普通高等教育“十一五”国家级规划教材
新世纪全国高等中医药院校规划教材（新二版）
配套教学用书

中医基础理论习题集

（第二版）

主　编　孙广仁（山东中医药大学）
副主编　童　瑶（香港大学）
陈文垲（南京中医药大学）
张庆祥（山东中医药大学）

中国中医药出版社
·北　京·

图书在版编目（CIP）数据

中医基础理论习题集/孙广仁主编.–2 版.—北京：中国中医药出版社，2010.1（2019.9 重印）
新世纪全国高等中医药院校规划教材配套教学用书
ISBN 978 – 7 – 80156 – 454 – 2

Ⅰ.中…　Ⅱ. 孙…　Ⅲ. 中医医学基础–中医学院–习题　Ⅳ.R22–44

中国版本图书馆 CIP 数据核字（2003）第 048834 号

中国中医药出版社出版
北京经济技术开发区科创十三街 31 号院二区 8 号楼
邮政编码　100176
传真　010 64405750
山东润声印务有限公司印刷
各地新华书店经销
*
开本　850 × 1168　1/16　印张 20　字数 480 千字
2003 年 7 月第 2 版　　2019 年 9 月第 15 次印刷
书　号　ISBN 978-7-80156-454-2
*
定价 48.00 元
网址　www.cptcm.com

如有印装质量问题请与本社出版部调换（010-64405510）

社长热线　010 64405720
读者服务部电话　010 64065415　010 84042153
书店网址　csln.net/qksd/

普通高等教育“十一五”国家级规划教材
新世纪全国高等中医药院校规划教材（新二版）
配套教学用书

《中医基础理论习题集》（第二版）

编委会

主　编　孙广仁（山东中医药大学）

副主编　童　瑶（香港大学）

陈文垲（南京中医药大学）

张庆祥（山东中医药大学）

编　委　（以姓氏笔画为序）

王承平（成都中医药大学）

皮明钧（湖南中医药大学）

曲长江（辽宁中医药大学）

孙理军（陕西中医学院）

李植延（福建中医学院）

吴华强（安徽中医学院）

张立侠（长春中医学药大学）

陈慧娟（上海中医药大学）

洪素兰（河南中医学院）

梅晓云（南京中医药大学）

潘　毅（广州中医药大学）

前　　言

为了全面贯彻国家的教育方针和科教兴国战略，深化教育教学改革，全面推进素质教育，培养符合新世纪中医药事业发展要求的创新人才，在全国中医药高等教育学会、全国高等中医药教材建设研究会组织编写的“普通高等教育‘十一五’国家级规划教材（中医药类）、新世纪全国高等中医药院校规划教材（新二版）”（习称“八版教材”）出版后，我们组织原教材编委会编写了与上述规划教材配套的教学用书——习题集，目的是使学生对已学过的知识，以习题形式进行复习、巩固、强化，也为学生自我测试学习效果，参加考试提供便利。

习题集所命习题范围与现行全国高等中医药院校本科教学大纲一致，与上述规划教材一致。习题覆盖教材的全部知识点，对必须熟悉、掌握的“三基”知识和重点内容以变换题型的方法予以强化。内容编排与相应教材的章、节一致，方便学生同步练习，也便于与教材配套复习。题型与各院校各学科现行考试题型一致，同时注意涵盖国家执业中医师、中西医结合医师资格考试题型。命题要求科学、严谨、规范，注意提高学生分析问题、解决问题的能力，临床课程更重视临床能力的培养。为方便学生全面测试学习效果，每章节后均附有参考答案和答案分析。“答案分析”可使学生不仅“知其然”，而且“知其所以然”，使学生对教材内容加深理解，强化已学知识，进一步提高认知能力。

本套习题集供高等中医药院校本科生、成人教育学生、执业医师资格考试人员及其他学习中医药人员与教材配套学习和应考复习使用。学习者通过对上述教材的学习和本套习题集的习题练习，可全面掌握各学科的知识和技能，顺利通过课程考试和执业医师考试，为从事中医药工作打下坚实的基础。

由于考试命题是一项科学性、规范化要求很高的工作，随着教材和教育内容的不断更新与发展，恳请各高等中医药院校师生在使用本套习题集时，不断总结经验，提出宝贵的修改意见，以使本套习题集不断修订提高，更好地适应本科教学和各种考试的需要。

出版者

2010年1月

修订说明

随着普通高等教育“十一五”国家级规划教材暨新世纪全国高等中医药院校规划教材（新二版）《中医基础理论》的修订出版，我们对原配套教学用书《中医基础理论习题集》作了修订。

新版习题集以中国中医药出版社2007年1月出版的普通高等教育“十一五”国家级规划教材暨新世纪全国高等中医药院校规划教材（新二版）《中医基础理论》为蓝本，所有练习题和模拟试题的答案与该教材相一致。

此次修订，在基本保留原版内容的基础上，做了如下工作：

1. 随着“十一五”国家级规划教材《中医基础理论》内容的调整而对习题作相应的调整，如将原第二章藏象的习题与第三章精气血津液神的习题前后对调，增加了“喉为肺之门户”以及“失精”等知识点的习题等。

2. 根据《中医基础理论课程教学大纲》（修订版）的要求，适当调整了各章节习题的数量，使其覆盖面更宽广，并修改了某些与新版教材内容不符的习题和答案。

3. 根据《国家中医类别中医、中西医结合执业医师、执业助理医师资格考试大纲》和《国际中医药从业人员考试大纲》的要求，适当扩充了各类选择题的数量，以适应执业医师和执业助理医师资格考试及国际中医药从业人员的中医师资格考试。

4. 原版习题集中附1的“综合问答题”很受读者欢迎,此次又作了进一步修订和补充。

5. 因硕士研究生入学考试科目的调整，此次修订删除了原版习题集中中医基础理论作为硕士研究生入学考试的专业基础课模拟试题，同时修订并充实了中医基础理论作为硕士研究生入学考试专业课的模拟试题。

此次修订过程中，于少泓、高博、徐宁、方亚利编写并补充了部分选择题和综合问答题。新习题集的总题量达到2163道。

该习题集可供所有使用普通高等教育“十五”、“十一五”国家级规划教材《中医基础理论》的学生复习巩固所学知识时应用，也可供参加中医或中西医结合执业医师或执业助理医师资格考试、国际中医药从业人员的中医师资格考试、研究生入学考试、专升本考试、职称晋升考试者参考。

敬请各位读者在使用该习题集的过程中提出意见和建议，以便修改提高。

主编　孙广仁

2009年12月

于山东中医药大学

目　　录

绪　论

【学习要求】

1. 掌握中医学理论体系的主要特点。

2. 了解中医学、中医基础理论、中医学理论体系的基本概念，中医学的学科属性，中医学理论体系的形成和发展概况等。

【练习题】

一、填空题

1. 中医学，是发祥于中国古代的研究人体________的科学。

2. 中医学是以________知识为主体的科学知识体系。

3. 中医学在________等古代哲学思想的影响下构建了独特的医学理论体系。

4. 中医学理论体系形成于__________时期。

5. 古人探求人体生命奥秘，所采用的观察方法主要有________和________两种。

6. 中医学理论体系形成的标志是________、________、________、________等医学典籍的问世。

7. 标志着以五脏为中心的藏象理论体系形成的医学典籍是________。

8. 创立了辨证论治理论的医学典籍是________

9. 最早提出"七情和合"药物配伍理论的著作是________。

10. 我国第一部病因病机证候学专著是________。

11. 倡导火热论的金元医家是______，后世称其为________派的代表。

12. 金元四大家中，攻邪派的代表人物是________。

13. 创立"戾气"说的明代医学家是________，其代表著作是________。

14. 叶桂著《温热论》，创建了温热病的________辨证体系；吴瑭著《温病条辨》，创立了温热病的________辨证体系。

15. 中医学理论体系的主要特点，一是________，二是________。

16. 中医学的整体观念，主要体现于________和________两个方面。

17. 人体自身的整体性，主要体现于两个方面，一是________，二是________。

18. 精、气、神为人身三宝：精为生命的________，气为生命的________，神为生命的________。

19. 昼夜的变化对疾病有一定影响："夫百病者，多以旦慧、__________、________、________。"

20. 疾病是致病邪气作用于人体，人体正气与之抗争而引起的机体________、________、________或________的一个完整的生命过程。

21. 证是疾病过程中________或________的病理概括。

22. 证候与病机的关系是：证候是病机的________，病机是证候的________。

23. 辨证论治的精神实质是________，________。

24. 中医学在认识和处理疾病的过程中，强调________与________相结合。

二、选择题

（一）A_1 型题

（答题说明：从每题的 A、B、C、D、E 5 个备选答案中选择 1 个最佳答案。答题说明以后从略）

25. 中医学的学科属性是
A. 属于自然科学与思维科学相结合的范畴
B. 属于人文社会科学的范畴
C. 属于中国古代哲学的范畴
D. 属于自然哲学的范畴
E. 属于自然科学为主体的多学科知识交融的科学

26. 中医学理论体系形成的时期是
A. 先秦秦汉　B. 两晋隋唐
C. 宋金元　D. 明清
E. 近代

27. 既为中医学理论体系的确立奠定了基础，也是中医学在理论与实践方面继续发展基石的书籍是
A.《黄帝内经》　B.《伤寒杂病论》
C.《神农本草经》　D.《难经》
E.《针灸甲乙经》

28. 最早提出“四气五味”药性理论的是
A.《黄帝内经》　B.《伤寒杂病论》
C.《神农本草经》　D.《难经》
E.《本草纲目》

29. 最早提出“七情和合”药物配伍理论的是
A.《黄帝内经》　B.《伤寒杂病论》
C.《神农本草经》　D.《难经》
E.《本草纲目》

30. 确立辨证论治理论体系的是
A.《黄帝内经》　B.《伤寒杂病论》
C.《神农本草经》　D.《难经》
E.《本草纲目》

31. 中医学理论发展最活跃的时期是
A. 先秦秦汉　B. 两晋隋唐
C. 宋金元　D. 明清
E. 近代

32. 最早提出“六气病源说”的是
A.《黄帝内经》　B.《伤寒杂病论》
C.《神农本草经》　D.《难经》
E.《左传》

33. 最早提出以解剖方法直接观察人体的是
A.《黄帝内经》　B.《伤寒杂病论》
C.《神农本草经》　D.《难经》
E.《左传》

34. 我国现存最早的针灸学专著是
A.《黄帝内经》　B.《伤寒杂病论》
C.《神农本草经》　D.《难经》
E.《针灸甲乙经》

35. 金元四大家中“寒凉派”的代表人物是
A. 刘完素　B. 张元素
C. 李杲　D. 朱震亨
E. 张从正

36. 金元四大家中“攻邪派”的代表人物是
A. 刘完素　B. 张元素
C. 李杲　D. 朱震亨
E. 张从正

37. 金元四大家中倡言“阳常有余，阴常不足”的是
A. 刘完素　B. 张元素
C. 李杲　D. 朱震亨
E. 张从正

38. 金元四大家中倡言“百病皆由脾胃衰而生也”的是
A. 刘完素　B. 张元素
C. 李杲　D. 朱震亨
E. 张从正

39. 明清时期温病学家中创建“卫气营

血”辨证体系的是

A. 叶桂　　B. 刘完素
C. 吴瑭　　D. 薛雪
E. 吴又可

40. 明清时期温病学家吴瑭的代表作是

A.《温热论》　　B.《湿热条辨》
C.《诸病源候论》　　D.《温疫论》
E.《温病条辨》

41. 金元时期易水学派的代表人物是

A. 刘完素　　B. 张从正
C. 李杲　　D. 朱震亨
E. 张元素

42. 提出“阳非有余”、“真阴不足”的医家是

A. 张从正　　B. 张仲景
C. 张介宾　　D. 赵献可
E. 吴有性

43. 改正了古籍中在人体解剖方面的某些错误，并发展了瘀血理论的医家是

A. 叶天士　　B. 王清任
C. 王叔和　　D. 刘完素
E. 张介宾

44.《素问·脉要精微论》所说“四变之动，脉与之上下”，主要反映了

A. 人体自身的完整性
B. 人与自然环境的统一性
C. 人与社会环境的统一性
D. 辨证论治
E. 以上都不是

45.《灵枢·顺气一日分为四时》所说的“夫百病者，多以旦慧、昼安、夕加、夜甚”，说明了

A. 人体自身的完整性
B. 自然环境对人体生理的影响
C. 社会环境对人体生理的影响
D. 自然环境对人体病理的影响
E. 社会环境对人体病理的影响

46.《灵枢·五癃津液别》所说“天寒衣薄则为溺与气，天热衣厚则为汗”，说明了

A. 人体自身的完整性
B. 自然环境对人体生理的影响
C. 社会环境对人体生理的影响
D. 自然环境对人体病理的影响
E. 社会环境对人体病理的影响

47.《素问·疏五过论》所说“尝贵后贱”可致“脱营”病，体现了

A. 人体自身的完整性
B. 自然环境对人体生理的影响
C. 社会环境对人体生理的影响
D. 自然环境对人体病理的影响
E. 社会环境对人体病理的影响

48. 以下属于“证候”的是

A. 痢疾　　B. 角弓反张
C. 心脉痹阻　　D. 恶寒发热
E. 脉象沉迟

49. 以下属于“疾病”的是

A. 痢疾　　B. 角弓反张
C. 心脉痹阻　　D. 恶寒发热
E. 脉象沉迟

50. 以下属于“体征”的是

A. 痢疾　　B. 胸闷心悸
C. 心脉痹阻　　D. 恶寒发热
E. 脉象沉迟

51. 中医学的指导思想是

A. 整体观念　　B. 辨证论治
C. 气一元论　　D. 阴阳学说
E. 五行学说

52. 我国现存医学文献中最早的一部典籍是

A.《黄帝内经》
B.《难经》
C.《伤寒杂病论》
D.《诸病源候论》
E.《脉经》

53. 中医学理论体系形成的主要思维方

法是

A. 直接观察法　B. 解剖分析法
C. 整体观察法　D. 逻辑演绎法
E. 取象比类法

54. 我国第一部病因病机证候学专著是

A.《脉经》
B.《诸病源候论》
C.《千金要方》
D.《三因极一病证方论》
E.《素问病机气宜保命集》

55. 在病因学方面提出“三因学说”的医家是

A. 张机　B. 钱乙
C. 巢元方　D. 陈言
E. 李杲

56. 明清时期温病学家中创建“三焦”辨证理论的是

A. 叶桂　B. 王孟英
C. 吴瑭　D. 薛雪
E. 吴又可

57. 根据“脉应四时”的理论，夏季的主脉是

A. 弦　B. 洪　C. 毛
D. 石　E. 代

58. 中医学整体观念形成的哲学基础是

A. 天人一体观　B. 气一元论
C. 形神一体观　D. 五脏一体观
E. 阴阳对立统一

59. 下列哪一项属于中医学的主要特点

A. 治病求本　B. 标本同治
C. 辨证论治　D. 审因论治
E. 三因制宜

（二）B_1 型题

（答题说明：从列出的 A、B、C、D、E5 个备选答案中，为下列每题选择 1 个正确答案。每个备选答案可以选用一次，也可以选用多次，也可以一次都不选。答题说明以后从略）

A.《黄帝内经》
B.《难经》
C.《伤寒杂病论》
D.《神农本草经》
E.《脉经》

60. 可与《内经》相媲美的古典医籍是

61. 我国现存最早的药物学专著是

A. 13 首　B. 280 首
C. 112 首　D. 269 首
E. 365 首

62.《黄帝内经》中所载方剂为

63.《伤寒杂病论》中所载方剂为

A. 张机　B. 王叔和
C. 陈言　D. 张介宾
E. 孙思邈

64. 提出“千般疢难，不越三条”的医家是

65. 系统阐述三因学说的医家是

A. 寒凉派　B. 滋阴派
C. 攻邪派　D. 补土派
E. 温补派

66.“治病以汗吐下三法为主”者为

67. 强调“百病皆因火热而致”者为

A. 叶桂　B. 刘完素
C. 吴瑭　D. 薛雪
E. 吴有性

68. 提出温疫病的病因为“戾气”者是

69. 提出“温邪上受，首先犯肺，逆传心包”者是

A.《医林改错》
B.《温病条辨》
C.《中国医学大成》
D.《医学衷中参西录》
E.《千金要方》

70. 中西汇通的代表作为

71. 20 世纪 30 年代曹炳章主编的集古今中医学大成的一部巨著是

（三）C 型题

（答题说明：从列出的 A、B、C、D 4 个备选答案中为下面的每一考题选择 1 个正确答案。若考题与 A 有关，则选 A；若与 B 有关，则选 B；若与 A、B 两项都有关，则选 C；若与 A、B 两项都无关，则选 D。答题说明以后从略）

A.《脉经》

B.《伤寒杂病论》

C. 二者均是

D. 二者均非

72. 我国第一部脉学专著是

73. 创立了辨证论治的诊治理论的是

A.《伤寒论》 B.《金匮要略》

C. 二者均是 D. 二者均非

74.《伤寒杂病论》是指

75. 由唐代孙思邈编撰的、可称我国第一部医学百科全书的方书是

A. 千般疢难，不越三条

B. 五志过极皆为热甚

C. 二者均是

D. 二者均非

76. 南宋陈言对病因的认识包括

77. 刘完素对病因的认识包括

A. 温补脾胃法

B. 汗、吐、下三法

C. 二者均是

D. 二者均非

78.“攻邪派”的治病方法有

79.“寒凉派”的治病方法有

A. 滋阴降火 B. 苦寒泻火

C. 二者均是 D. 二者均非

80.“滋阴派”在治疗上主要倡导

81.“补土派”在治疗上主要倡导

A.《格致余论》 B.《脾胃论》

C. 二者均是 D. 二者均非

82. 李杲的代表作为

83. 刘完素的代表作为

A. 张介宾 B. 赵献可

C. 二者均是 D. 二者均非

84. 明代对命门学说的发展作出重要贡献的医家是

85. 明代对温病学说的发展作出重要贡献的医家是

A. 改正了古医籍中在人体解剖方面的某些错误

B. 发展了瘀血致病理论

C. 二者皆是

D. 二者皆非

86. 王清任在《医林改错》中的贡献有

87. 张锡纯在《医学衷中参西录》中的贡献有

（四）X 型题

（答题说明：每题的 A、B、C、D、E 5 个备选答案中至少有 1 个是正确的，请为每题选择 1 个或 1 个以上的正确答案。选多、选少、选错者不得分。答题说明以后从略）

88. 下列哪些医学专著的成书，标志着中医学理论体系的基本确立

A.《黄帝内经》

B.《难经》

C.《伤寒杂病论》

D.《神农本草经》

E.《脉经》

89. 中医学的科学知识体系中涵括了

A. 自然科学的知识

B. 人类文化的知识

C. 社会科学的知识

D. 古代哲学思想和方法

E. 兵法学方面的知识

90. 中医学基础理论课程的主要内容包括

A. 中医学的哲学基础

B. 中医学对人体生理的认识

C. 中医学对疾病及其防治的认识

D. 中医学的思维方法

E. 中医学对宇宙变化的认识

91. 人体自身整体性的中心为

A. 五脏　B. 六腑

C. 五体　D. 五官

E. 经络

92. 中医学的整体观念，主要体现于

A. 人体自身的整体性

B. 人与自然环境的统一性

C. 人与社会环境的统一性

D. 人与精神情志的统一性

E. 人体是一个不断运动的整体

93. 中医学理论体系的主要特点是

A. 整体观念　B. 恒动观念

C. 辩证观念　D. 辨证论治

E. 治病求本

94. 中医学理论体系形成的基础包括

A. 有利的社会文化背景

B. 医药知识的积累

C. 对人体生命现象和自然现象的观察

D. 古代哲学思想对医学的渗透

E. 对天文、地理的认识

95.《温疫论》对温疫病的病因的认识包括

A. 病因为“戾气”，而非一般的六淫

B. 多从口鼻而入，往往递相传染，形成大流行

C. 症状、病程多类似

D. 不同的疫病，有不同的发病季节

E. 人与禽畜皆有疫病，但多各不相同

96. 下列医家属于宋金元时期者有

A. 陈言　B. 刘完素

C. 张元素　D. 张介宾

E. 朱震亨

97. 中医学辨证思维的主要内容为

A. 辨病因　B. 辨病位

C. 辨病性　D. 辨病之传变

E. 辨体质

98. 相同的疾病而治疗不同，主要是依据

A. 发病的时间不同

B. 发病地域不同

C. 疾病的阶段不同

D. 疾病的类型不同

E. 病人的体质有异

99. 下列哪些属于中医学“证”的范畴

A. 恶心呕吐　B. 肝阳上亢

C. 感冒　D. 舌苔薄黄

E. 心脉痹阻

100. 人体是一个有机的整体，主要体现于

A. 以五脏为中心的结构与功能的完整统一

B. 人体的生命活动受社会环境的影响

C. 人的形体与精神的相互依附，不可分割

D. 人体与自然环境的息息相关

E. 人体与社会环境的息息相关

三、名词术语解释

101. 中医学

102. 中医学理论体系

103. 整体观念

104. 辨证论治

105. 中医基础理论

106. 病

107. 证

108. 症

109. 辨证

110. 论治

111. 同病异治

112. 异病同治

四、简答题

113. 中医学理论体系形成的社会文化背景如何？

114. 简述中医学理论体系形成时医药知识的积累情况。

115. 中医学理论体系形成过程中运用了哪几种观察方法？

116.《内经》的主要内容有哪些？

117. 简述《神农本草经》的主要内容。

118. 魏晋隋唐时期中医学理论体系的发展是怎样的？

119.《三因极一病证方论》中是怎样论述三因学说的？

120. 简述“寒凉派”的学术思想及治疗特点。

121.“滋阴派”的学术思想及治疗特点是怎样的？

122. 简述明清医家对命门学说的贡献。

123.《温疫论》对温疫病的病因是如何认识的？

124. 近代中医学理论的发展趋势如何？

125. 简述现代中医学理论发展的特点。

126. 中医学理论的创新思路主要涵括哪些方面？

127. 如何理解中医学中形与神的关系？

128. 简述自然环境对人体生理的影响。

129. 简述辨证与论治的关系。

130. 辨证的具体内容有哪些？

五、问答题

131. 试述中医学的学科属性。

132. 试述中医学理论体系的形成基础。

133. 中医学理论体系是如何确立的？

134. 试述金元四大家的学术特点与治疗原则。

135. 试述中医学理论的发展与现代化思路。

136. 何谓整体观念？整体观念在中医学认识人体生理、病理和疾病的诊断、治疗等方面有何意义？

137. 如何理解人体是一个有机整体？

138. 怎样理解人与自然环境的整体性？

139. 如何理解人与社会环境的整体性？

140. 如何理解辨证与辨病相结合？

【参考答案】

一、填空题

1. 生命、健康、疾病
2. 自然科学
3. 精气、阴阳、五行学说
4. 战国至秦汉
5. 直接观察法　整体观察法
6.《黄帝内经》　《难经》　《伤寒杂病论》　《神农本草经》
7.《黄帝内经》
8.《伤寒杂病论》
9.《神农本草经》
10.《诸病源候论》
11. 刘完素　寒凉
12. 张从正
13. 吴有性（又可）　《温疫论》
14. 卫气营血　三焦
15. 整体观念　辨证论治
16. 人体自身的整体性　人与自然社会环境的统一性
17. 五脏一体观　形神一体观
18. 基础（本原）　动力（维系）　主宰
19. 昼安　夕加　夜甚
20. 阴阳失调　脏腑组织损伤　生理功能失常　心理活动障碍
21. 某一阶段　某一类型
22. 外在反映　内在本质
23. 证同则治同　证异则治异
24. 辨证　辨病

二、选择题

（一）A_1 型题

25. E　答案分析：中医学是以自然科学为主体、多学科知识相交融的医学科学。

26. A　答案分析：中医学理论体系形成于先秦至秦汉时期。

27. A　答案分析：《黄帝内经》的成书，既为中医学理论体系的确立奠定了基础，也是中医学在理论与实践方面继续发展的基石。

28. C　答案分析：《神农本草经》首次记载了药物的四气五味理论。

29. C　答案分析：《神农本草经》首次记载了药物的七情和合配伍理论。

30. B　答案分析：《伤寒杂病论》以六经论伤寒，以脏腑辨杂病，确立了辨证论治的理论体系。

31. C　答案分析：宋金元时期，出现了金元四大家等学术流派，堪称为中医学理论发展最活跃的时期。

32. E　答案分析：《左传·昭公元年》记载了秦国名医医和给晋侯诊病时提出了"六气病源说"，以解释疾病的发生原因。六气即阴、阳、风、雨、晦、明。

33. A　答案分析：《灵枢·经水》说："其死可解剖而视之。"解剖方法即属于直接观察法。

34. E　答案分析：晋代皇甫谧所著的《针灸甲乙经》虽明显晚于马王堆汉墓出土的《阴阳十一脉灸经》、《足臂十一脉灸经》及《针经》(即《灵枢经》)，但因其专论经络、针灸，故被称为现存最早的针灸学专著。

35. A　答案分析：刘完素倡言"六气皆从火化"，"五志过极皆为热甚"，用药善用寒凉，故称为寒凉派的代表。

36. E　答案分析：张从正倡言邪非人身所有，"邪去则正安"，善用汗、吐、下三法祛邪，故称为攻邪派的代表。

37. D　答案分析：朱震亨倡言相火论，提出"阳常有余，阴常不足"，倡导"滋阴降火"，故称为滋阴派的代表。

38. C　答案分析：李杲提出"百病皆由脾胃衰而生也"，擅长补养脾胃，后世称为补土派的代表。

39. A　答案分析：叶桂在其《温热论》中提出了温热病的"卫气营血"辨证体系。

40. E　答案分析：吴瑭撰《温病条辨》，提出了温热病的"三焦"辨证体系。

41. E　答案分析：张元素（字洁古）为易水学派的创始人，后人称为张易水，为李杲的老师。

42. C　答案分析：张介宾（字景岳）不同意朱震亨的"阳常有余，阴常不足"的观点，提出"阳非有余"、"真阴不足"的观点，强调肾阴、肾阳的重要性。

43. B　答案分析：王清任著《医林改错》，指出当时解剖方面的错误，并发展了瘀血致病理论。

44. B　答案分析：《素问·脉要精微论》所说"四变之动，脉与之上下"，主要反映了人与自然环境的统一性。人体气血的流动受一年四季气候变化的影响而出现"四时平脉"。

45. D　答案分析：《灵枢·顺气一日分四时》所说"夫百病者，多以旦慧、昼安、夕加、夜甚"，说明了自然环境对人体病理的影响，人体之气的盛衰受昼夜气候变化的影响。

46. B　答案分析：《灵枢·五癃津液别》所说"天寒衣薄则为溺与气，天热衣厚则为汗"，说明自然环境对人体生理产生影响，而人体作出的适应性调节。

47. E　答案分析：《素问·疏五过论》所说"尝贵后贱"可致"脱营"病，以及"尝贫后富"致"失精"病，皆体现了社会环境对人体病理的影响。

48. C　答案分析：心脉痹阻，反映了真心痛类疾病过程中的某一阶段或某一类型的病理概括。

49. A　答案分析：痢疾，是致病因素作用于人体所导致的一个完整的生命过程，故属“疾病”。

50. E　答案分析：脉象，是由医生检查出的临床征象，不属病人自身的异常感觉和行为，故属“体征”。

51. A　答案分析：整体观念是中医学基础理论和临床实践的指导思想。

52. A　答案分析：我国现存医学文献中最早的一部典籍是《黄帝内经》。

53. C　答案分析：整体观察法是中医学理论体系形成的主要思维方法。

54. B　答案分析：我国第一部病因病机证候学专著是《诸病源候论》。

55. D　答案分析：陈言（无择）著《三因极一病证方论》，将病因归纳为三大类，提出了“三因学说”。

56. C　答案分析：吴瑭撰《温病条辨》，提出了温热病的“三焦”辨证体系。

57. B　答案分析：根据“脉应四时”理论，四季的主脉分别是“春弦、夏洪、秋毛、冬石”。

58. B　答案分析：中国古代哲学“气一元论”是中医学整体观念形成的理论基础。

59. C　答案分析：中医学的主要特点是整体观念和辨证论治。

（二）B_1 型题

60. B　答案分析：《难经》是一部可与《内经》相媲美的古典医籍。

61. D　答案分析：《神农本草经》我国现存最早的药物学专著。

62. A　答案分析：《黄帝内经》中所载方剂为 13 首。

63. D　答案分析：《伤寒杂病论》中所载方剂为 269 首（《伤寒论》载方 112 首，《金匮要略》载方 262 首，扣除两书的重复者，共 269 首）。

64. A　答案分析：东汉医家张机在其著作《伤寒杂病论》中提出“千般疢难，不越三条”的说法。

65. C　答案分析：陈言（无择）在《三因极一病证方论》中将病因归纳为三大类：外感六淫为外因，七情内伤为内因，而饮食所伤、叫呼伤气等为不内外因。系统阐述了三因学说。

66. C　答案分析：以张从正为代表的“攻邪派”提出邪非人身所有，“邪去正自安”，治病以汗、吐、下三法攻邪为主。

67. A　答案分析：以刘完素为代表的寒凉派，倡导火热论，认为百病皆因火热，故在治疗中力主以寒凉清热。

68. E　答案分析：吴又可著《温疫论》，创“戾气”说。他指出温疫病的病因为“戾气”，而非一般的六淫病邪。

69. A　答案分析：叶桂在《温热论》中阐明了温热病发生发展的规律，即“温邪上受，首先犯肺，逆传心包”，并创建了温热病的卫气营血辨证理论。

70. D　答案分析：张锡纯所著的《医学衷中参西录》，为中西汇通的代表作。

71. C　答案分析：20 世纪 30 年代曹炳章主编的《中国医学大成》，是一部集古今中医学大成的巨著。

（三）C 型题

72. A　答案分析：晋代王叔和的《脉经》是我国第一部脉学专著。

73. B　答案分析：东汉张仲景所著的《伤寒杂病论》创立了辨证论治理论。

74. C　答案分析：东汉张仲景所著的《伤寒杂病论》，后经王叔和整理分为《伤寒论》与《金匮要略》两部分。

75. D　答案分析：由唐代孙思邈编撰

的、可称为我国第一部医学百科全书的是《千金方》（包括《千金要方》和《千金翼方》）。

76. D　答案分析：南宋陈言（无择）在《三因极一病证方论》中将病因归纳为三大类，提出了“三因学说”。而提出“千般疢难，不越三条”的是东汉张仲景的《伤寒杂病论》。

77. B　答案分析：刘完素对病因的认识包括“六气皆从火化”与“五志过极皆为热甚”，故在治疗中力主以寒凉清热，后人称其为“寒凉派”。

78. B　答案分析：以张从正为代表的“攻邪派”提出邪非人身所有，“邪去正自安”，治病以汗、吐、下三法攻邪为主，故后人称其为“攻邪派”。

79. D　以刘完素为代表的“寒凉派”对病因的认识包括“六气皆从火化”与“五志过极皆为热甚”，故在治疗中力主以寒凉清热。

80. A　答案分析：以朱丹溪为代表的“滋阴派”在治疗上主要倡导滋阴降火。

81. D　答案分析：以李杲为代表的“补土派”在治疗上主要倡导温补脾胃。

82. B　答案分析：李杲的代表作主要为《脾胃论》。

83. D　答案分析：刘完素的代表作主要为《素问玄机原病式》。

84. C　答案分析：明代对命门学说的发展作出重要贡献的医家是张介宾与赵献可。

85. D　答案分析：明代对温病学说的发展作出重要贡献的医家是吴又可。

86. C　答案分析：王清任著《医林改错》，改正了古医籍中在人体解剖方面的某些错误，并发展了瘀血理论。

87. D　答案分析：张锡纯所著《医学衷中参西录》，是中西汇通学派的代表作，他认为中西医互有优劣，殊途同归，主张汲取西医之长以发展中医。

（四）X 型题

88. ABCD　答案分析：中医学理论体系形成于战国至两汉时期，《黄帝内经》、《难经》、《伤寒杂病论》、《神农本草经》等医学专著的成书，标志着中医学理论体系的基本确立。

89. ABCDE　答案分析：中医学是以自然科学知识为主体、与人文社会科学知识相交融的科学知识体系。因此，中医学属于自然科学的范畴，但亦具有浓厚的社会科学的特点，同时还受到中国古代哲学思想的深刻影响，是一门以自然科学为主体、多学科知识相交融的医学科学。

90. ABC　答案分析：中医基础理论课程的内容，主要包括中医学的哲学基础、中医学对人体生理的认识、中医学对疾病及其防治的认识三部分。中医学的思维方法属于中医学的哲学基础，而中医学对宇宙变化的认识不属于中医学基础理论的主要内容。

91. A　答案分析：人体虽由五脏、六腑、形体、官窍等构成，且各个脏腑、组织、器官在结构上彼此衔接、沟通。但同时也是以五脏为中心，通过经络系统“内属于腑脏，外络于肢节”的联络作用，构成了由心、肝、脾、肺、肾五个生理系统组成的有机整体。

92. ABC　答案分析：中医学的整体观念，主要体现于人体自身的整体性、人与自然环境的统一性、人与社会环境的统一性等方面。

93. AD　答案分析：中医学理论体系的主要特点有两个，一是整体观念，二是辨证论治。

94. ABCD　答案分析：中医学理论体系形成的基础主要包括有利的社会文化背景、医药知识的积累、对人体生命现象和自然现象的观察、古代哲学思想对医学的渗透四个方面。有利的社会文化背景已经包含了对天文、地理的认识。

95. ABCDE　答案分析：吴有性在《温疫论》中创"戾气"说，对温疫病的病因有卓越之见。他指出，温疫病的病因为"戾气"，而非一般的六淫病邪；戾气多"从口鼻而入"，往往递相传染，形成地域性大流行；症状、病程多类似；不同的疫病，有不同的发病季节；人与禽畜皆有疫病，但多各不相同。

96. ABCE　答案分析：南宋陈言（字无择）著成《三因极一病证方论》，以病因与病证相结合的方法，系统阐述了三因理论。而刘完素、朱震亨等人，为金元时期医家，属于"金元四大家"，张元素为李杲的师傅，亦为金元时期医家。张介宾（字景岳）则为明代医家。

97. ABCD　答案分析：中医学辨证的主要内容为辨病因、辨病位、辨病性、辨病之传变等方面。

98. ABCDE　答案分析：相同的疾病治疗不同即同病异治，其主要依据为发病的时间、地域不同，或所处的疾病的阶段或类型不同，或病人的体质不同，故反映出的证候不同，因而治疗也就有异。

99. BE　答案分析：证，即证候，是疾病过程中某一阶段或某一类型的病理概括，一般由一组相对固定的、有内在联系的、能揭示疾病某一阶段或某一类型病变本质的症状和体征构成。肝阳上亢、心脉痹阻属于中医学证的范畴，而恶心呕吐属于症状，舌苔薄黄属于体征，感冒则属于疾病的范畴。

100. AC　答案分析：人体是一个有机整体，主要体现于五脏一体观和形神一体观两大方面。

三、名词术语解释

101. 中医学：是发祥于中国古代的研究人体生命、健康、疾病的科学。它具有独特的理论体系、丰富的临床经验和科学的思维方法，是以自然科学知识为主体、与人文社会科学知识相交融的科学知识体系。

102. 中医学理论体系：是包括理、法、方、药在内的整体，是关于中医学的基本概念、基本原理和基本方法的科学知识体系。它是以整体观念为主导思想，以精气、阴阳、五行学说为哲学基础和思维方法，以脏腑经络及精气血津液为生理病理学基础，以辨证论治为诊治特点的独特的医学理论体系。

103. 整体观念：是中医学关于人体自身的完整性及人与自然、社会环境的统一性的认识。

104. 辨证论治：是运用中医学理论辨析有关疾病的资料以确立证候，论证其治则、治法、方药并付诸实施的思维和实践过程。

105. 中医基础理论：是关于中医学的基本理论、基本知识和基本思维方法的学科，也是阐释和介绍中医学的基本理论、基本知识和基本思维方法的课程。

106. 病：即疾病，是致病邪气作用于人体，人体正气与之抗争而引起的机体阴阳失调、脏腑组织损伤、生理功能失常或心理活动障碍的一个完整的生命过程。

107. 证：即证候，是疾病过程中某一阶段或某一类型的病理概括，一般由一组相对固定的、有内在联系的、能揭示疾病某一阶段或某一类型病变本质的症状和体征构成。

108. 症：即症状和体征的总称，是疾病过程中表现出的个别、孤立的现象，可以是病人异常的主观感觉或行为表现，如恶寒发热、恶心呕吐、烦躁易怒等（称症状），也可以是医生检查病人时发现的异常征象，如舌苔、脉象等（称体征）。

109. 辨证：是在认识疾病的过程中确立证候的思维和实践过程，即将四诊（望、闻、问、切）所收集的有关疾病的所有资料，包括症状和体征，运用中医学理论进行分析、综合，辨清疾病的原因、性质、部位及发展趋向，然后概括、判断为某种性质的证候的过程。

110. 论治：是在通过辨证思维得出证候诊断的基础上，确立相应的治疗原则和方法，选择适当的治疗手段和措施来处理疾病的思维和实践过程。

111. 同病异治：是指同一种病，由于发病的时间、地域不同，或所处的疾病的阶段或类型不同，或病人的体质有异，故反映出的证候不同，因而治疗也就有异。

112. 异病同治：是指几种不同的疾病，在其发展变化过程中出现了大致相同的病机，大致相同的证，故可用大致相同的治法和方药来治疗。

四、简答题

113. 中医学理论体系形成的社会文化背景如何？

答：中医学理论体系形成于战国至两汉时期，其有利的社会文化背景主要表现在：①生产关系的改变和生产工具的改进，促进了生产水平的提高，因而使西周时期形成的以农为本的经济结构，在战国以后得到进一步的巩固和发展；②与农业相关的科学技术也得到了相应的发展，天文、历算、物候、农学、植物学、矿物学以及冶炼、酿造技术也有诸多创新；③在哲学思想方面出现了“诸子蜂起，百家争鸣”的局面，形成了道、儒、法、兵、阴阳等诸家。

114. 简述中医学理论体系形成时医药知识的积累情况。

答：①对药物的认识相当丰富，不但发明了酒及汤液，而且在医疗实践中应用了治病的“毒药”。②对疾病的认识已较深刻，并能为疾病确立专门的病名。③治疗技术更有所扩展，攻（灸疗）、达（针刺）、药（药物治疗）已是医生常用的治疗方法。④专业医生的出现，为医学理论的初步形成创造了极为有利的条件。⑤战国时期对疾病已有了一定的诊断方法，“四诊”方法已基本形成。⑥治病方法也有很大进步，除发展了药物、针灸、导引等丰富多彩的治病方法外，还产生了利用情绪变化治病的精神疗法，《吕氏春秋》就记载了文贽用激怒的方法治愈了齐闵王的忧思病。⑦长沙马王堆汉墓出土的《五十二病方》，记载了 103 个病名，涉及内、外、妇、儿、五官等科，并记载了药名 247 个，药方 283 个，说明战国时期的医药水平已有很大提高。

115. 中医学理论体系形成过程中运用了哪几种观察方法？

答：古人对人体生命及自然环境的观察方法主要有：①直接观察法，就是采用解剖方法直接观察人体。如通过解剖尸体观察人体内脏，以了解某些脏器的形态及某些机能。②整体观察法，是把活着的人作为一个整体进行观察，通过分析人体对不同的环境条件和外界刺激的不同反应，结合已有的解剖知识，并运用精气、阴阳、五行学说进行类比推理，从而认识人体生命活动规律的一种方法。如古人在砭刺治病过程中，逐渐发现了针感传导路线。这是建立经络学说的主要依据。

116.《内经》的主要内容有哪些？

答：①注重整体观念，既强调人体自身是一个有机整体，又强调人与自然、社会环境密切相关。②系统地将反映当时文化进步的古代哲学思想如精气、阴阳、五行学说等引入医学领域，作为思维方法以解释人体生命的产生、生命过程的维系、疾病发生的原因机理及诊断防治等。③构建了藏象经络理论，较详细地描述了脏腑的生理机能。

117. 简述《神农本草经》的主要内容。

答：①书中载药365种，并根据药物毒性的大小分为上、中、下三品：上品药无毒，主益气；中品药或有毒或无毒，主治病、补虚；下品药有毒，主除病邪、破积聚。②记载了每种药物的性能、主治，提出了“四气五味”的药性理论，明确了“治寒以热药，治热以寒药”的用药原则。③提出单行、相须、相使、相畏、相恶、相反、相杀等“七情和合”的药物配伍理论，为组方提供了重要的理论依据。

118. 魏晋隋唐时期中医学理论体系的发展是怎样的？

答：①晋代王叔和编撰的《脉经》，是我国第一部脉学专著。②晋代皇甫谧编撰的《针灸甲乙经》，是我国现存最早的针灸学专著。③隋代巢元方编撰的《诸病源候论》，是我国第一部病因病机证候学专著。④唐代孙思邈编撰《千金方》（包括《千金要方》和《千金翼方》），可称我国第一部医学百科全书。

119.《三因极一病证方论》中是怎样论述三因学说的？

答：宋代陈言（陈无择）在《三因极一病证方论》中将病因归纳为三大类：①外感六淫为外因；②七情内伤为内因；③饮食所伤、叫呼伤气、虫兽所伤、跌打损伤、中毒、金疮等为不内外因。

120. 简述“寒凉派”的学术思想及治疗特点。

答：①以刘完素为代表的“寒凉派”，倡导火热论，认为百病皆因火热，“六气皆从火化”，“五志过极皆为热甚”。②在治疗中力主以寒凉清热，后人称其为“寒凉派”。

121. “滋阴派”的学术思想及治疗特点是怎样的？

答：以朱震亨为代表的“滋阴派”，创造性地阐明了相火的常变规律，生理上相火有“生生不息”功能，“人非此火不能有生”。病理上，相火妄动，即属邪火，能煎熬真阴，从而得出“阳常有余，阴常不足”的结论。治疗上倡导“滋阴降火”，后人称其为“滋阴派”。代表作为《格致余论》。

122. 简述明清医家对命门学说的贡献。

答：明代张介宾、赵献可等医家对命门学说的构建和发展，作出了重要贡献。张介宾提出了“阳非有余”、“真阴不足”的见解，主张补养肾阳与肾阴。赵献可认为命门为人身之主，在《医贯》中强调“命门之火”在养生、防病中的重要意义。

123.《温疫论》对温疫病的病因是如何认识的？

答：吴有性著《温疫论》，创“戾气”说，其对温疫病的病因的认识包括：①温疫病的病因为“戾气”，而非一般的六淫病邪；②戾气多“从口鼻而入”，往往递相传染，形成地域性大流行，症状、病程多类似；③不同的疫病，有不同的发病季节；④人与禽畜皆有疫病，但病因多各不相同。

124. 近代中医学理论的发展趋势如何？

答：①收集和整理前人的学术成果，如20世纪30年代曹炳章主编的《中国医学大成》，是一部集古今中医学大成的巨著；②中西汇通和中医学理论科学化，认为中西医互有优劣，殊途同归，主张汲取西医之长以发展中医，如张锡纯所著的《医学衷中参西录》，即是中西汇通的代表作。

125. 简述现代中医学理论发展的特点。

答：现代中医学理论的发展主要呈现出三方面的趋势：①中医学理论经过梳理研究而更加系统、规范，如20世纪60年代编写的全国统编教材《内经讲义》，发展为70年代的《中医学基础》，再分化为80年代

《中医基础理论》，即其标志；②用哲学、控制论、信息论、系统论、现代实证科学等多学科方法研究中医学，大量的专著和科研成果相继出现；③对中医学理论体系构建的思维方法进行研究，探讨中医学理论概念的发生之源与继续发展、创新之路。

126. 中医学理论的创新思路主要涵括哪些方面？

答：中医学理论的创新思路主要涵括以下几个方面：①以整体观念为指导，保持中医学基本理论的特色；②将中医学理论纳入现代科学研究序列；③强化中医学思维方法的研究；④注重中医学在人文社会科学方面的发展；⑤创建科学的假说和构建新的理论。

127. 如何理解中医学中形与神的关系？

答：形体，是指构成人体的脏腑、经络、五体和官窍及运行或贮藏于其中的精、气、血、津液等。神，有广义与狭义之分。广义的神，是指人体生命活动的总体现或主宰者；狭义的神，是指人的意识、思维、情感、性格等精神活动。形与神的关系表现为：形与神是相互依附，不可分离的。形是神的藏舍之处，神是形的生命体现。神不能离开形体而单独存在，有形才能有神，形健则神旺。而神一旦产生，就对形体起着主宰作用。形神统一是生命存在的保证。

128. 简述自然环境对人体生理的影响。

答：自然环境（气候变化及地域环境的差异）对人体生理的影响主要体现于：①人体的生理活动随季节气候的规律性变化可出现相应的适应性调节；②昼夜晨昏变化，对人体生理也有不同影响，而人体也要与之相适应；③地域气候的差异，地理环境和生活习惯的不同，在一定程度上也影响着人体的生理活动和脏腑机能，进而影响体质的形成；④人对生存环境的适应是积极的、主动的，人类自身不仅能主动地适应自然，而且能在一定程度上改造自然，美化环境，使大自然为人类服务。

129. 简述辨证与论治的关系。

答：辨证与论治是诊治疾病过程中相互衔接、不可分割的两个方面：辨证是认识疾病，确立证候的思维和实践过程；论治是依据辨证的结果，确立治法和处方遣药的思维和实践过程。辨证是论治的前提和依据；论治是辨证的延续，也是对辨证正确与否的检验。辨证正确，才能立法无讹，疗效自然显著。

130. 辨证的具体内容有哪些？

答：①辨病因，即利用病因理论分析疾病的症状和体征，推导出疾病发生的原因和机理，得出以病因命名的证候，为针对病因治疗提供依据。②辨病位，即确定病证所在的部位。③辨病性，即确定疾病的虚实寒热之性。④辨病势，即辨明疾病的发展变化趋势及转归。

五、问答题

131. 试述中医学的学科属性。

答：中医学属于自然科学的范畴，但亦具有浓厚的社会科学的特点，同时还受到中国古代哲学思想的深刻影响，是一门以自然科学为主体、多学科知识相交融的医学科学。

①中医学属于自然科学范畴。中医学研究的对象是人，主要探讨人体的生、长、壮、老、已的生命规律，人体的形态结构、生理功能以及疾病的发生发展和防治规律等，因而具有自然科学的属性。

②中医学具有社会科学特性。人不仅具有自然物质（生物）的属性，还具有社会属性。人生活在社会中，必然受到社会环境的影响，由此引起一系列有关健康和疾病的医学问题。社会环境的变更，人的社会地位、经济条件的变化，对人体的身心健康常产生较大影响。因而中医学具有明显的社会

科学属性。

③中医学受到古代哲学的深刻影响。中医学在其形成与发展过程中，不断吸取了当时的哲学成就，用当时盛行的哲学思想如精气、阴阳、五行等，阐述关于生命、健康、疾病等的一系列医学问题，构建了自己独特的医学理论体系。

④中医学是多学科交互渗透的产物。古代的天文学、气象学、地理学、物候学、农学、生物学、矿物学、植物学、军事学、数学以及酿酒技术、冶炼技术等，都曾对中医学理论体系的形成与发展起过重要的促进作用。

132. 试述中医学理论体系的形成基础。

答：中医学理论体系形成于战国至两汉时期，形成的基础包括：

①有利的社会文化背景：战国时期是我国社会大变革的时期，与农业相关的科学技术也得到了相应的发展，天文、历算、物候、农学、植物学、矿物学以及冶炼、酿造技术也有诸多创新。这些都对中医学理论体系的构建产生了有利的影响。在哲学思想方面出现了“诸子蜂起，百家争鸣”的局面，形成了道、儒、法、兵、阴阳等诸家。这一有利的文化氛围对中医学理论体系的形成和发展产生了巨大影响。

②医药知识的积累：从原始社会医药的起源，到战国时期这一漫长的历史过程中，我国古代医药学家积累了丰富的医药学知识，并将此总结、升华，建立起一些医学理论雏形，为战国以后医药学的发展及理论体系的建立奠定了基础。

③对人体生命现象和自然现象的观察：古人为了探求人体生命的奥秘及生命活动与自然环境的关系，先后采用了两种不同的观察方法，即直接观察法和整体观察法。

④古代哲学思想对医学的渗透：先秦时期出现的精气、阴阳、五行学说，作为思维方法渗透到中医学，对中医学理论体系的形成产生了积极的影响。

133. 中医学理论体系是如何确立的？

答：战国至秦汉时期的《黄帝内经》、《难经》、《伤寒杂病论》、《神农本草经》等医学典籍的问世，标志着中医学理论体系的基本确立。

①理论框架的建立。《内经》的问世，是先秦至西汉医学发展的必然结果，该书全面论述了中医学的思维方法，人与自然的关系，人体的生理、病理及疾病的诊断、防治等，不但为中医学理论体系的确立奠定了基础，同时也是中医学在理论与实践方面继续发展的基石。

《难经》是一部可与《内经》相媲美的古典医籍，全书所述以基础理论为主，涉及生理、病理、诊断、病证、治疗等各个方面，尤其对脉学有较详悉而精当的论述和创见，对经络学说以及藏象学说中命门、三焦的论述，则在《内经》的基础上有所阐扬和发展。

《伤寒杂病论》创立了辨证论治的诊治理论。该书分为《伤寒论》与《金匮要略》两部分：前者以六经辨伤寒，后者以脏腑论杂病。该书提出了“观其脉证，知犯何逆，随证治之”的辨证论治原则，使中医学的基础理论与临床实践紧密结合起来，为临床医学的发展奠定了坚实的基础。

秦汉时期这三部医学巨著的问世，标志着医学发展的飞跃，即由原先零散的医学知识和医疗经验，上升为系统理论，并建立起独特的医学理论框架。

②治疗技术的发展。首先是药物疗法的发展。由于辨证论治这一临床治疗体系的确立，药物疗法从单一的“对症治疗”发展为有规律地用药，并多采用按一定法度组成的复方，从而提高了治疗效果，也推动了对药物的深入研究。药物研究方面的重大进展，主要表现为《神农本草经》的成书。

药物理论的提高，促进了方剂的发展。虽《内经》仅载13方，而先于《内经》的《五十二病方》约载方280余首。张机的《伤寒杂病论》载方269首（扣除《伤寒论》112方与《金匮要略》262方中的重复者），君臣佐使，配伍严谨，疗效确凿，故被奉为“经方”。

针灸技术的发展。中医的针灸疗法早于药物疗法。针灸疗法约产生于新石器时期，春秋战国时期有了较快的发展。当时的许多著名医生都用针灸治疗疾病，如战国时期的扁鹊就善于针灸。他用针刺急救了虢太子的尸厥病，用砭石割除了秦武王面部之疾等。《内经》所载治病方法，也多为针灸。该书对针灸理论及穴位的论述颇为详细，记载了365个腧穴（但实际计算与之不符），提出了五输穴及十二原穴的概念，并特别强调补泻手法，记载了逢时补泻、迎随补泻、疾徐补泻、深浅补泻、呼吸补泻、开阖补泻、提插补泻等多种操作方法。

134. 试述金元四大家的学术特点与治疗原则。

答：刘完素，创河间学派（后人尊称刘河间），倡导火热论。他认为“六气皆从火化”，化火化热是外感病的主要病机，而内伤病中“五志过极皆为热甚”。百病皆因火热，故在治疗中力主以寒凉清热，后人称其为“寒凉派”。

张从正，师从刘完素，提出邪非人身所有，“邪去正自安”，不可滥用补药的新见解，治病以汗、吐、下三法攻邪为主，后人称其为“攻邪派”。

李杲，师从易水学派的创始人张元素（字洁古），强调胃气对发病的决定性作用，倡言“百病皆由脾胃衰而生也”，善用温补脾胃之法，后人称其为“补土派”。

朱震亨，创造性地阐明了相火的常变规律，认为相火有“生生不息”功能，“人非此火不能有生”，而相火妄动，即属邪火，能煎熬真阴，从而得出“阳常有余，阴常不足”的结论。治疗上倡导“滋阴降火”，后人称其为“滋阴派”。

135. 试述中医学理论的发展与现代化思路。

答：中医基础理论的发展与现代化，必须走继承与创新并行的发展之路。继承是创新的基础，继承的目的是创新。

继承是一切研究的基础和前提：中医学理论是后世医家在继承前贤理论、经验和教训的前提下，结合自己的医疗实践，不断创新而丰富和完善起来的。因此，继承是一切研究的基础，是创新和发展的前提。

中医学理论的创新思路主要是：①以整体观念为指导，保持中医学基本理论的特色；②将中医学理论纳入现代科学研究序列；③强化中医学思维方法的研究；④注重中医学在人文社会科学方面的发展；⑤创建科学的假说和构建新的理论。

136. 何谓整体观念？整体观念在中医学认识人体生理、病理和疾病的诊断、治疗等方面有何意义？

答：整体观念是中医学关于人体自身的完整性及人与自然和社会环境的统一性的认识。主要体现在两方面：一是认为人体是一个有机整体；二是认为人与自然和社会环境之间有着密切联系。中医学的整体观念，在人体生理上，强调组织结构上不可分割，生理功能上相互协调，并重视自然环境和社会环境对人体生理的影响；在病理上，着眼于整体，重视局部病变所引起的整体病理反应，病变的相互影响和传变，并重视自然环境和社会环境对人体病理的影响；在诊断上，察外知内，根据外在病变表现推测内在脏腑的病理变化，综合分析辨证；在治疗上，强调从整体进行调节，注重因时、因地、因人制宜。

137. 如何理解人体是一个有机整体？

答：人体是一个内外联系、自我调节和自我适应的有机整体。人体是由脏腑、形体、官窍组成的，而各个脏腑、形体和官窍各有不同的结构和功能，但它们不是孤立的、肢解的、彼此互不相关的，而是相互关联、相互制约和相互为用的。因此，各个脏腑、形体、官窍，实际上是人体整体结构的一部分；各个脏腑、形体、官窍的机能，实际上是整体机能的一部分。

①生理上的整体性：人体自身在生理上的整体性，主要体现于两个方面：一是构成人体的各个组成部分在结构与功能上是完整统一的，即五脏一体观；二是人的形体与精神是相互依附、不可分割的，即形神一体观。

②病理上的整体性：中医学在分析病证的病理机制时，着眼于整体，着眼于局部病变引起的整体性病理反应，把局部病理变化与整体病理反应统一起来。既重视局部发生病变的脏腑、经络、形体、官窍，又不忽视病变之脏腑、经络对其他脏腑、经络的影响。

③诊治上的整体性：人体的局部与整体是辩证统一的，各脏腑、经络、形体、官窍在生理与病理上是相互联系、相互影响的，因而在诊察疾病时，可通过观察分析形体、官窍、色脉等外在的病理表现，推测内在脏腑的病理变化，从而作出正确诊断，为治疗提供可靠依据。治疗应从整体出发，在探求局部病变与整体病变的内在联系的基础上确立适当的治疗原则和方法，如口舌生疮可用泻心火的方法治疗等。

人体是形神统一的整体，形病可引起神病，神病亦可致形病，故中医学强调形神共养以养生防病，形神共调以康复治疗疾病。

138. 怎样理解人与自然环境的整体性？

答：①自然环境对人体生理的影响：自然环境主要包括自然气候和地理环境。人体生理随季节气候的规律性变化而出现相应的适应性调节，如四时平脉的变化。昼夜晨昏变化，对人体生理也有不同影响，而人体也要与之相适应。

地域气候的差异，地理环境和生活习惯的不同，在一定程度上也影响着人体的生理活动和脏腑机能，进而影响体质的形成。如江南多湿热，人体腠理多稀疏；北方多燥寒，人体腠理多致密。

人对生存环境的适应不是消极的、被动的，而是积极的、主动的。随着科学技术的发展，人们对客观世界的认识逐渐深入，人类自身不仅能主动地适应自然，而且能在一定程度上改造自然，美化环境，使大自然为人类服务。

②自然环境对人体病理的影响：人类适应自然环境的能力是有限的，如果气候变化过于剧烈或急骤，超越了人体的适应能力，或机体的调节机能失常，不能对自然环境的变化作出适应性调节时，就会导致疾病的发生。因此，疾病的发生与人体正气的适应、调节、抗邪等能力以及自然界邪气的致病能力两个方面有关。若人体正气充沛，适应、调节及抗病能力强，能抵御邪气的侵袭，一般不会发病；若气候特别恶劣，而人体正气相对不足，抵御病邪的能力相对减弱，病邪就会乘虚侵入而致病。

季节气候的异常变化对疾病的影响，表现在季节性多发病或时令性流行病等。昼夜的变化，对疾病也有一定影响。《灵枢·顺气一日分为四时》说："夫百病者，多以旦慧、昼安、夕加、夜甚。"地域环境的不同，对疾病也有一定的影响。某些地方性疾病的发生，与地域环境的差异密切相关。

③自然环境与疾病防治的关系：由于自然环境的变化时刻影响着人的生命活动和病理变化，因而在疾病的防治过程中，必须重视外在自然环境与人体的关系，在养生防病

中顺应自然规律，在治疗过程中遵循因时因地制宜的原则。

139. 如何理解人与社会环境的整体性？

答：①社会环境对人体生理的影响：社会环境不同，造就了个人的身心机能与体质的差异。这是因为社会的变迁，会给人们的生活条件、生产方式、思想意识和精神状态带来相应的变化，从而导致人的身心机能的改变。政治、经济地位的高低，对人的身心机能有重要影响。政治、经济地位过高，易使人骄傲、霸道、目空一切；政治、经济地位低下，容易使人产生自卑心理和颓丧情绪，从而影响人体脏腑的机能和气血的流通。政治、经济地位的不同，又可影响个体体质的形成。

②社会环境对人体病理的影响：社会环境常有变更，人的社会地位、经济条件也随之而变。剧烈、骤然变化的社会环境，对人体脏腑经络的生理机能有较大的影响，从而损害人的身心健康。《素问·疏五过论》指出，“尝贵后贱”可致“脱营”病，“尝富后贫”可致“失精”病。不利的社会环境，如家庭纠纷，邻里不和，亲人亡故，同事之间或上下级之间的关系紧张等，可破坏人体原有的生理和心理的协调和稳定，不仅易引发某些身心疾病，而且常使某些原发疾病如冠心病、高血压、糖尿病、肿瘤的病情加重或恶化，甚至导致死亡。

140. 如何理解辨证与辨病相结合？

答：辨证与辨病，都是认识疾病的思维过程。辨证是对证候的辨析，以确定证候为目的，从而根据证候来确立治法，据法处方以治疗疾病；辨病是对疾病的辨析，以确定疾病的诊断为目的，从而为治疗提供依据。辨证与辨病都是以病人的临床表现为依据，区别在于一为确立证候，一为确诊疾病。

辨病的过程实际上就是诊断疾病的过程，也就是通过四诊来采集有关病变的资料，并作相应的物理和生化方面的检查，然后分析综合所有有关疾病的材料，作出疾病诊断的思维和实践过程。疾病的诊断确定后，就要根据“病”来采用不同的方法进行治疗。某些病可用有特异性治疗作用的中药单方或复方治疗，如疟疾可用常山治之，痢疾一般可用黄连、三颗针、马齿苋等治之，肠痈一般可用大黄牡丹汤治之等。

在辨证思维过程中，以证候作为辨析目标反映了中医学诊治疾病的特色。但若只考虑证候的差异，即只考虑疾病的阶段和类型，不考虑疾病的全过程和全貌，要想认识疾病的某一阶段或某一类型的病变本质，必定是困难的，辨证的准确率也必定不会高。反之，若只将疾病诊断清楚，而没有运用辨证思维辨出反映疾病阶段性和类型性本质的证候，也难以实施有效的治疗。

因此，要发扬中医学辨证论治的诊治特色，提高中医的临床诊治水平，提高辨证的准确率，必须坚持辨病与辨证相结合的诊治思路。运用辨病思维来确诊疾病，对某一病的病因、病变规律和转归预后有一个总体的认识；再运用辨证思维，根据该病当时的临床表现和检查结果，辨析该病目前处于病变的哪一阶段或是哪一类型，从而确立当时该病的“证候”，然后根据“证候”来确定治则治法和处方遣药。此即通常所说的“以辨病为先，以辨证为主”的临床诊治原则。对某些难以确诊的病症，可发挥辨证思维的优势，依据病人的临床表现，辨出证候，随证施治。

第一章　中医学的哲学基础

【学习要求】

1. 掌握精、气的基本概念和精气学说的基本内容。

2. 掌握阴阳的基本概念和阴阳学说的基本内容。

3. 掌握五行的基本概念和五行学说的基本内容。

4. 了解精气学说、阴阳学说和五行学说在中医学中的应用。

5. 了解中医学思维方法的主要特点。

【练习题】

一、填空题

1. 宇宙万物的构成本原是________，这一思想又称为________。

2. 天地万物相互联系的中介是______。

3. 气的特性是________。

4. 气的运动称为________。

5. 精概念的产生，源于________说；气概念的产生，源于________说。

6. 精（气）生万物的机理是天地阴阳二气的________。

7. 根据阴阳的属性与可分性，一天之中属于阴中之阳的时间是________，属于阳中之阴的时间是________。

8. 以脏腑分阴阳，则五脏属________，六腑属________。

9.《素问·阴阳应象大论》提出：“阴在内，________；阳在外，________。”

10. 阴阳偏盛的治疗原则是________。

11. 阴阳偏衰的治疗原则是________。

12.“益火之源，以消阴翳”的治法适用于________证，《内经》称之为________。

13.“壮水之主，以制阳光”的治法适用于________证，《内经》称之为________。

14. 事物和现象五行归类的方法，主要有________和________两种。

15.《素问·阴阳应象大论》说：“阴胜则________，阳胜则________，阳胜则________，阴胜则________。”

16. 五行相生关系又称________，相克关系又称________。

17. 五行相生关系的传变，包括________和________两个方面。

18. 五行相克关系的传变，包括________和________两个方面。

19. 根据五行相生规律确定的治则是________和________。

20. 根据五行相克关系确定的治则是________和________。

21. 中和思维中的“中和”包含着________和________两层意思。

22. 类比法在中医学中叫做________法或________法。

二、选择题

（一）A_1 型题

23. 精气学说滥觞于

A. 先秦时期　B. 两汉时期

C. 春秋时期　D. 战国时期

E. 西周时期

24. 气的运动产生宇宙万物各种变化的

过程称为

A. 变化　B. 气化
C. 转化　D. 消化
E. 代谢

25. 古代哲学精概念的产生是源于
A. 水地说　B. 五材说
C. 元气说　D. 五方说
E. 人体之精说

26. 古代哲学认为，人类的化生本原是
A. 人气　B. 精气
C. 元气　D. 烦气
E. 水地

27. 使天地万物相互感应的是
A. 精气　B. 阴阳之气
C. 五行之气　D. 风气
E. 云气

28. 植物的生长收藏的变化形式属于
A. 气与形之间的转化
B. 形与形之间的转化
C. 气与气之间的转化
D. 有形之体自身的更新变化
E. 以上都不是

29.《素问·六微旨大论》所说“是以升降出入，无器不有”，说明气的运动具有
A. 特殊性　B. 普遍性
C. 对立性　D. 统一性
E. 以上都不是

30. 气的剧烈运动所促成的显著变化称为
A. 化　B. 变　C. 升
D. 降　E. 气化

31.“元气一元论”形成于
A. 西周时期　B. 两汉时期
C. 秦朝时期　D. 春秋时期
E. 战国时期

32. 自然界用来区分阴阳属性的最主要标志是
A. 内与外　B. 明与暗
C. 上与下　D. 左与右
E. 水与火

33. 言人体五脏之阴阳，则心为
A. 阳中之阳　B. 阳中之阴
C. 阴中之阴　D. 阴中之阳
E. 阴中之至阴

34. 言人体五脏之阴阳，则脾为
A. 阴中之阴　B. 阳中之阴
C. 阴中之阳　D. 阳中之阳
E. 阴中之至阴

35. 言人体五脏之阴阳，则肾为
A. 阳中之阳　B. 阳中之阴
C. 阴中之阳　D. 阴中之阴
E. 阴中之至阴

36. 言人体五脏之阴阳，则肝为
A. 阳中之阳　B. 阳中之阴
C. 阴中之阳　D. 阴中之阴
E. 阴中之至阴

37. 言人体五脏之阴阳，则肺为
A. 阳中之阴　B. 阳中之阳
C. 阴中之阴　D. 阴中之阳
E. 阴中之至阴

38.“阴胜则阳病，阳胜则阴病”说明了阴阳之间的哪种关系
A. 阴阳交感　B. 对立制约
C. 互根互用　D. 消长平衡
E. 相互转化

39. 属于阴中之阴的时间是
A. 上午　B. 下午
C. 前半夜　D. 后半夜
E. 以上都不是

40. 属于阳中之阴的时间是
A. 上午　B. 下午
C. 前半夜　D. 后半夜
E. 以上都不是

41. 属于阳中之阳的时间是
A. 上午　B. 下午
C. 前半夜　D. 后半夜

E. 以上都不是

42. 属于阴中之阳的时间是

A. 上午　　B. 下午

C. 前半夜　　D. 后半夜

E. 以上都不是

43. 下列哪一项不属于阴阳互根的关系

A. 阳在外，阴之使也

B. 孤阴不生，独阳不长

C. 阴在内，阳之守也

D. 重阴必阳，重阳必阴

E. 阴损及阳，阳损及阴

44. 阴损及阳，阳损及阴，说明了阴阳之间的哪种关系

A. 阴阳对立制约

B. 阴阳互根互用

C. 阴阳相互转化

D. 阴阳消长平衡

E. 阴阳自和与平衡

45. 阴阳交感是指

A. 阴阳二气的运动

B. 阴阳二气的和谐状态

C. 阴阳二气相互对立的状态

D. 阴阳二气相互感应

E. 阴阳二气在运动中相互感应而交合的过程

46. “热者寒之”的治疗方法主要适用于

A. 实寒证　　B. 实热证

C. 虚寒证　　D. 虚热证

E. 表实证

47. 阴邪盛而导致的实寒证，其治疗方法是

A. 实则泻之　　B. 虚则补之

C. 热者寒之　　D. 寒者热之

E. 阴病治阳

48. “阳病治阴”的方法适用于

A. 阳偏盛　　B. 阴偏盛

C. 阳偏衰　　D. 阴偏衰

E. 阴阳两虚

49. “阴病治阳”的方法适用于

A. 阳偏盛　　B. 阴偏盛

C. 阳偏衰　　D. 阴偏衰

E. 阴阳两虚

50. “益火之源，以消阴翳”的治法适用于

A. 实寒证　　B. 实热证

C. 虚寒证　　D. 虚热证

E. 阴阳两虚证

51. “壮水之主，以制阳光”的治法适用于

A. 实寒证　　B. 实热证

C. 虚寒证　　D. 虚热证

E. 阴阳两虚证

52. 五行学说中“木”的特性是

A. 炎上　　B. 稼穑

C. 润下　　D. 从革

E. 曲直

53. 在五行生克关系中，下列哪项是错误的

A. 木克土　　B. 火生土

C. 金生水　　D. 金克木

E. 水克木

54. 下列不符合五行生克规律的是

A. 木为水之子

B. 水为火之所不胜

C. 火为土之母

D. 金为木之所胜

E. 金为土之子

55. 下列属于母子关系的是

A. 水和火　　B. 土和金

C. 金和木　　D. 木和土

E. 金和火

56. 下列何项归属于五行之“土”

A. 目　　B. 舌　　C. 口

D. 鼻　　E. 耳

57. 下列何项归属于五行之“金”

A. 筋　B. 脉　C. 肉
D. 皮　E. 骨

58. 下列何项归属于五行之“水”
A. 恐　B. 喜　C. 怒
D. 思　E. 忧

59. 在五行学说中，五季中的“长夏”应归属于
A. 木　B. 火　C. 土
D. 金　E. 水

60. “见肝之病，知肝传脾”，从五行之间的关系看，其所指内容是
A. 木疏土　B. 木克土
C. 木乘土　D. 土侮木
E. 木胜土

61. 以五行生克关系推测，出现下列何种情况，其病为逆
A. “客色”胜“主色”
B. 色脉相符
C. “主色”胜“客色”
D. 生色之脉
E. 以上皆非

62. 下列说法中，不符合五行相生规律的是
A. 木为水之子　B. 水为木之母
C. 火为土之母　D. 土为金之子
E. 火为木之子

63. 下列说法中，不符合五行相克规律的是
A. 金为木之所不胜
B. 水为土之所胜
C. 木为土之所不胜
D. 火为水之所不胜
E. 木为金之所胜

64. 以下不属于五行相克关系传变的是
A. 木旺乘土　B. 土虚木乘
C. 木火刑金　D. 水不涵木
E. 土虚水侮

65. 以下不属于五行相生关系传变的是
A. 肝火犯肺　B. 肾病及肝
C. 心病及肝　D. 脾病传肺
E. 肺病及肾

66. 按五行生克规律，肺的所不胜是
A. 脾　B. 心　C. 肾
D. 肝　E. 胆

67. 按五行生克规律，肾的所不胜是
A. 心　B. 肝　C. 脾
D. 肺　E. 膀胱

68. 按五行生克规律，肝的所胜是
A. 心　B. 肺　C. 肾
D. 胆　E. 脾

69. 根据五行相克规律确立的治法是
A. 培土生金　B. 滋水涵木
C. 金水相生　D. 佐金平木
E. 益火补土

70. “泻南补北”法适用于
A. 肾阴虚而相火妄动
B. 心阴虚而心阳亢
C. 肾阴虚而心火旺
D. 肾阴虚而肝阳亢
E. 肾阳虚而心火旺

71. 属于“子病犯母”的是
A. 脾病及肺　B. 脾病及肾
C. 肝病及肾　D. 肝病及心
E. 肺病及心

72. 气的缓和运动所促成的某些改变称为
A. 化　B. 变　C. 升
D. 降　E. 气化

73. 阴阳转化的内在依据是
A. 阴阳对立　B. 阴阳互用
C. 阴阳自和　D. 阴阳交感
E. 阴阳互藏

74. “阴胜则寒”的含义是
A. 阴精亢盛则发为实寒证
B. 阴血亢盛则发为实寒证
C. 阴津亢盛则发为实寒证

D. 阴液亢盛则发为实寒证

E. 阴气亢盛则发为实寒证

75. 下列选项中解释“阳胜则阴病”最为贴切的是

A. 阴阳相互消长

B. 阴阳互根互用

C. 阴阳对立制约

D. 阴阳交感

E. 阴阳相互转化

76.“阴胜则阳病”的含义是

A. 阴精亢盛则损伤阳气

B. 阴气亢盛则损伤阳气

C. 阴津亢盛则损伤阳气

D. 阴液亢盛则损伤阳气

E. 阴血亢盛则损伤阳气

77.“阴虚则热”的含义是

A. 阴精不足，阳气相对亢盛，发为虚热

B. 阴血不足，阳气相对亢盛，发为虚热

C. 阴津不足，阳气相对亢盛，发为虚热

D. 阴液不足，阳气相对亢盛，发为虚热

E. 阴气不足，阳气相对亢盛，发为虚热

78.“寒者热之”的治疗方法主要适用于

A. 实寒证　　B. 实热证

C. 虚寒证　　D. 虚热证

E. 表实证

79.“益火之源，以消阴翳”属于下列哪种治法

A. 阳病治阴　　B. 阴病治阳

C. 阴中求阳　　D. 阳中求阴

E. 以上都不是

80.“壮水之主，以制阳光”属于下列哪种治法

A. 阳病治阴　　B. 阴病治阳

C. 阴中求阳　　D. 阳中求阴

E. 以上都不是

81. 阴阳平衡协调关系的维系机制是

A. 阴阳对立制约

B. 阴阳互根互用

C. 阴阳相互消长

D. 阴阳相互转化

E. 阴阳交感

82. 肺病影响到肝，以五行学说来说明，属于

A. 金乘木　　B. 金克木

C. 木乘金　　D. 木侮金

E. 金侮木

83. 心病影响到脾，以五行学说来说明，属于

A. 火乘土　　B. 母病及子

C. 子病及母　　D. 相乘传变

E. 相侮传变

84. 根据五行相生规律确立的治法是

A. 培土生金　　B. 培土制水

C. 泻南补北　　D. 佐金平木

E. 抑木扶土

85. 以下以五行相生关系来解释的是

A. 补脾气以益肺气

B. 养心血以补肝血

C. 补肾阴以滋心阴

D. 补脾气以益肾气

E. 补肾阳以助脾阳

（二）B_1 型题

A. 弥散　　B. 变　　C. 化

D. 升降出入　　E. 升降聚散

86. 在自然界，气运动的形式主要有

87. 人体之气运动的形式主要有

A. 水地　　B. 精气

C. 阴阳　　D. 五行

E. 男女之精

88. 天地万物相互联系的中介是

89. 精气学说的产生之源是上述哪种学说
A. 阳中之阳 B. 阴中之阳
C. 阳中之阴 D. 阴中之阴
E. 阴中之至阴
90. 以时间分阴阳则上午为
91. 以时间分阴阳则下半夜为
A. 阳中之阳 B. 阴中之阳
C. 阳中之阴 D. 阴中之阴
E. 阴中之至阴
92. 以时间分阴阳则上半夜为
93. 以时间分阴阳则下午为
A. 阳中之阳 B. 阴中之阳
C. 阳中之阴 D. 阴中之阴
E. 阴中之至阴
94. 以五脏分阴阳则心为
95. 以五脏分阴阳则脾为
A. 实热证 B. 虚热证
C. 虚寒证 D. 真寒假热证
E. 阴阳两虚证
96. 阴阳互损可形成
97. 阴盛格阳可形成
A. 寒者热之 B. 热者寒之
C. 阳病治阴 D. 阴病治阳
E. 补阴扶阳
98. "益火之源，以消阴翳"在《黄帝内经》中指的是
99. "壮水之主，以制阳光"在《黄帝内经》中指的是
A. 阴阳的对立 B. 阴阳的互根
C. 阴阳的转化 D. 阴阳的消长
E. 阴阳的平衡
100. 寒极生热，热极生寒，说明
101. "阴在内，阳之守也；阳在外，阴之使也"说明
A. 此消彼长 B. 此长彼消
C. 此消彼亦消 D. 此长彼亦长
E. 彼此皆不消长
102. 属彼此制约不及者为
103. 属互根互用不及者为
A. 阴阳二气的交感
B. 阴阳二气的制约
C. 阴阳二气的互藏
D. 阴阳二气的平衡
E. 阴阳二气的互根
104. 万物发生和变化的根源是
105. 阴阳交感的动力根源是
A. 肝 B. 心 C. 脾
D. 肺 E. 肾
106. 面青，嗜酸，脉弦，病多在
107. 面赤，口苦，脉数，病多在
A. 肝病及心 B. 肝病及肾
C. 肝病及肺 D. 肝病及脾
E. 脾病及肝
108. 属母病及子的是
109. 属子病及母的是

（三）C 型题

A. 宇宙中无形而运动不息的极细微物质
B. 专指气中的精粹部分
C. 二者均是
D. 二者均非
110. 古代哲学精的基本概念是指
111. 古代哲学气的基本概念是指
A. 阴阳消长 B. 阴阳转化
C. 二者均是 D. 二者均非
112. 阴阳的相对性体现在
113. 阴阳的相互制约体现在
A. 量变过程 B. 质变过程
C. 二者均是 D. 二者均非
114. 阴阳的消长过程是
115. 阴阳的转化过程是
A. 阴中求阳 B. 阳中求阴
C. 二者均是 D. 二者均非
116. 依据阴阳互根互用理论确立的治法是
117. 依据阴阳相互制约理论确立的治

法是

A. 补母治则　　B. 泻子治则

C. 二者均是　　D. 二者均非

118. 滋水涵木法属于

119. 抑木扶土法属于

A. 心肝火旺　　B. 心肾不交

C. 二者均是　　D. 二者均非

120. 可以运用实则泻其子治法的证候是

121. 可以运用虚则补其母治法的证候是

A. 木旺乘土　　B. 土壅木郁

C. 二者均是　　D. 二者均非

122. 属于相克关系异常的是

123. 属于相生关系异常的是

A. 精气学说　　B. 五行学说

C. 二者均是　　D. 二者均非

124. 中医学整体观念构建的哲学基础是

125. 对五脏一体观的形成具有重要影响的是

A. 阴阳互为消长

B. 阴阳皆消皆长

C. 二者均是

D. 二者均非

126. 与阴阳对立制约密切相关的是

127. 与阴阳互根互用密切相关的是

（四）X 型题

128. 在中国古代哲学中，认为可为宇宙万物构成本原的有

A. 精　　B. 气　　C. 道

D. 太极　　E. 元气

129. 精（气）的存在形式有

A. 有形　　B. 无形

C. 弥散　　D. 凝聚

E. 运动

130. 在自然界，气的运动形式主要有

A. 升　　B. 降　　C. 出

D. 聚　　E. 散

131. 在古代哲学中，气化的形式主要有

A. 气与形的转化

B. 形与形的转化

C. 气与气之间转化

D. 有形之体自身的不断更新变化

E. 无形之精与有形之质的转化

132. 气的概念源于

A. 水地说　　B. 阴阳说

C. 五行说　　D. 云气说

E. 元气说

133. 以下哪些属于以气为中介而相互感应的现象

A. 磁石吸铁　　B. 乐器共振

C. 公鸡司晨　　D. 海水潮汐

E. 人体昼精夜瞑

134. 古代哲学精气学说对中医学精气生命理论构建的影响，主要体现于

A. 促进精为人体生命之本原理论的建立

B. 促进气为人体生命之维系理论的建立

C. 促进气为人体生命信息传导之中介理论的建立

D. 促使气为人体生命之本原理论的建立

E. 促使人体之气所分化的阴阳二气升降协调以维持生命进程理论的建立

135. 阴阳偏盛的治疗方法是

A. 寒者热之　　B. 热者寒之

C. 泻阴补阳　　D. 阴病治阳

E. 阳病治阴

136. 阴阳偏衰的治疗方法是

A. 寒者热之　　B. 热者寒之

C. 补阴泻阳　　D. 阳病治阴

E. 阴病治阳

137. 症见寒象的病人，其病机可以是

A. 阳虚　　B. 阴虚

C. 阳盛　　D. 阴盛

E. 阴阳两虚

138. 发热的病人，其病机可以是

A. 阴虚　　B. 阳虚

C. 阴盛　　D. 阳盛

E. 阴阳两虚

139. 阴阳偏盛的治疗原则是

A. 补其不足　　B. 损其有余

C. 虚则补之　　D. 实则泻之

E. 损者益之

140. 根据阴阳互根互用原理确定的治疗原则是

A. 阳病治阴　　B. 阴病治阳

C. 泻阳益阴　　D. 阳中求阴

E. 阴中求阳

141. 按照事物或现象阴阳属性的划分原则，下列各项中属阴的有

A. 发散　　B. 明亮

C. 温煦　　D. 抑制

E. 晦暗

142. 按照事物或现象阴阳属性的划分原则，下列各项中属阳的有

A. 温煦　　B. 抑制

C. 潜藏　　D. 凉润

E. 推动

143. 从夏至到冬至的气候变化是

A. 阴消阳长　　B. 阳消阴长

C. 由阴转阳　　D. 由阳转阴

E. 热极生寒

144. 药物五味中属阳的是

A. 辛味　　B. 酸味

C. 甘味　　D. 苦味

E. 咸味

145. 下列各项中属于五行相克关系者为

A. 木与火　　B. 火与金

C. 金与木　　D. 水与木

E. 土与水

146. 下列各项中属于五行的母子关系者为

A. 木与火　　B. 火与金

C. 金与木　　D. 水与木

E. 土与水

147. 下列各项中，不符合五行生克规律的是

A. 木为水之子

B. 火为土之母

C. 水为火之所胜

D. 金为木之所胜

E. 金为土之子

148. 下列各项中，依据五行相生规律确定的治法是

A. 滋水涵木法　　B. 益火补土法

C. 佐金平木法　　D. 金水相生法

E. 壮水制火法

149. 下列各项中，依据五行相克规律确定的治法是

A. 滋水涵木法　　B. 佐金平木法

C. 培土制水法　　D. 泻南补北法

E. 益火补土法

150. 下列各项中，哪几项符合五行理论在情志病治疗中的具体应用

A. 思胜恐　　B. 惊胜思

C. 悲胜忧　　D. 悲胜怒

E. 恐胜喜

151. 根据五行相克规律确定的治疗原则是

A. 抑强　　B. 扶弱

C. 补母　　D. 泻子

E. 母子双补

152. 阴阳学说认为，阴与阳之间的平衡是

A. 是绝对的

B. 是相对的

C. 是量上相等的
D. 不是静止的
E. 不是绝对的

153. 五脏分阴阳，在五脏中属阴的是
A. 心　B. 肺　C. 脾
D. 肝　E. 肾

154. 根据五行生克乘侮规律来判断疾病的转归，下列为逆的有
A. 肝病色青见浮脉
B. 心病面赤见沉脉
C. 肝病色青见沉脉
D. 肺病色白见洪脉
E. 肾病色黑见沉脉

155. 具有所胜、所不胜关系的是
A. 木与火　B. 土与水
C. 木与金　D. 水与金
E. 水与火

156. 根据事物阴阳属性划分原则，属阳者为
A. 外　B. 表　C. 腹
D. 背　E. 五脏

157. 八纲中以阴阳为总纲，其余六纲中属阴的是
A. 里　B. 寒　C. 虚
D. 表　E. 实

158. 根据阴阳相互制约原理确定的治法是
A. 阴阳双补　B. 阴病治阳
C. 阳中求阴　D. 阴中求阳
E. 寒者热之

159. 属于五行相乘的是
A. 气有余，则制己所胜
B. 气不及，己所胜者轻而侮之
C. 气有余，则侮所不胜
D. 气不足，则己所不胜，侮而乘之
E. 子有余反侮其母

160. 下列各项中，属于阴阳相互转化的是
A. 重寒则热　B. 重热则寒
C. 阴损及阳　D. 阳损及阴
E. 重阳必阴

161. 在五行关系中，木气有余可以导致
A. 克土　B. 乘土
C. 生火　D. 侮金
E. 侮水

162. 下列各项中，属于阴偏衰治疗方法的有
A. 阳病治阴　B. 阴病治阳
C. 阴中求阳　D. 阳中求阴
E. 滋阴壮水

163. 阴阳的相对性表现在
A. 阴阳对立制约
B. 阴阳互根互用
C. 阴阳相互转化
D. 阴阳消长平衡
E. 阴阳之中复有阴阳

164. 中医学思维方法的特点表现在
A. 注重宏观观察
B. 注重整体研究
C. 擅长哲学思维
D. 强调功能联系
E. 倡导辨证论治

三、名词术语解释

165. 精气学说（古代哲学）
166. 精（古代哲学）
167. 气（古代哲学）
168. 气化（古代哲学）
169. 阴阳
170. 阴阳交感
171. 阴阳互根
172. 阴阳互藏
173. 阴阳自和
174. 五行
175. 五行相生

176. 五行相克
177. 五行制化
178. 五行胜复
179. 五行相乘
180. 五行相侮
181. 母病及子
182. 子病及母
183. 滋水涵木
184. 培土生金
185. 益火补土
186. 金水相生
187. 抑木扶土
188. 培土制水
189. 佐金平木
190. 泻南补北
191. 中和
192. 类比

四、简答题

193. 为什么说精气是构成宇宙的本原?

194. 气运动的意义是什么?

195. 气化的形式主要有哪几种?

196. 怎样理解气运动的普遍性?

197. 为什么说精气是天地万物相互联系的中介?

198. 天地万物相互感应的机理是什么?

199. 何谓阴阳学说?其基本观点是什么?

200. 何谓五行学说?其基本观点是什么?

201. 事物阴阳属性的相对性表现在哪些方面?

202. 如何分析事物或现象的阴阳属性?

203. 阴阳学说的基本内容包括哪些?

204. 如何理解阴阳的对立和制约?

205. 如何理解阴阳的互根与互用?

206. 何谓阴阳的消长、转化?二者关系如何?

207. 怎样理解“人生有形,不离阴阳”?

208. 怎样运用阴阳理论来概括分析药物的性味及功能?

209. 人体五脏阴阳是怎样划分的?

210. 如何运用阴阳理论概括分析各种证候?

211. 怎样理解“春夏养阳,秋冬养阴”?有何临床意义?

212. 五行各自的特性如何?

213. 何谓“取象比类法”?举例说明之。

214. 何谓“推演络绎法”?举例说明之。

215. 依据五行相生规律确定的治则和治法有哪些?

216. 依据五行相克规律确定的治则和治法有哪些?

217. 何谓五行相乘?其次序如何?导致相乘的原因是什么?

218. 何谓五行相侮?其次序如何?导致相侮的原因是什么?

219. 何谓“母病及子”?一般规律是什么?举例说明之。

220. 何谓“子病及母”?一般规律是什么?举例说明之。

221. 如何以五行生克乘侮理论指导情志病的治疗?

222. 何谓阴阳互为消长?举例说明之。

223. 何谓阴阳皆消皆长?举例说明之。

224. 阴阳转化的形式如何?举例说明之。

225. 何谓“阴阳自和”?其对人体有何意义?

226. 何谓“五行制化”?其规律如何?

227. 五行生克乘侮理论在针灸取穴中有何指导作用?

228. 中医学思维方法的基本特点有哪些?

五、问答题

229. 试述古代哲学精概念与气概念的形成。

230. 试述古代哲学精气学说的主要内容。

231. 气的运动与气化之间的关系如何？

232. 试述古代哲学精气学说在中医学中的应用。

233. 试述古代哲学的精、气概念与中医学的精、气概念的区别。

234. 怎样理解事物阴阳属性的绝对性和相对性？举例说明之。

235. 阴阳转化发生的根据和条件是什么？

236. 试述阴阳交感的含义及其内在机制。

237. 试述阴阳互藏的含义及其意义。

238. 试述阴阳平衡的含义及其意义。

239. 试述阴阳消长的形式及其与阴阳对立制约和互根互用的关系。

240. 怎样运用阴阳理论阐释人体的病理变化？

241. 举例说明阴阳学说在四诊方面的应用。

242. 阴阳学说在指导确定治疗原则方面的基本观点是什么？

243. 五行学说在生理方面的应用如何？

244. 何谓“五行胜复”？其规律如何？

245. 如何运用五行理论指导脏腑用药？

246. 何谓“生我”、“我生”、“克我”、“我克”？举例说明之。

247. 如何以五行的特性说明五脏的生理特点？

248. 如何以五行生克制化理论来阐释五脏之间的生理联系？举例说明之。

249. 五行生克理论在阐释五脏病变的传变方面有何意义？举例说明之。

250. 如何运用五行生克理论指导控制疾病的传变？

251. 何谓“中和思维”？举例说明中和思维在中医学中的应用。

252. 何谓“类比思维”？举例说明类比思维在中医学中的应用。

【参考答案】

一、填空题

1. 气或精气　气一元论
2. 气或精气
3. 运动（或无形而运行不息）
4. 气机
5. 水地　云气
6. 交感合和
7. 后半夜　下午
8. 阴　阳
9. 阳之守也　阴之使也
10. 损其有余
11. 补其不足
12. 虚寒　阴病治阳
13. 虚热　阳病治阴
14. 取象比类法　推演络绎法
15. 阳病　阴病　热　寒
16. 母子关系　所胜所不胜关系
17. 母病及子　子病及母
18. 相乘　相侮
19. 补母　泻子（或虚则补其母，实则泻其子）
20. 抑强　扶弱
21. 平衡　和谐
22. 援物比类　取象比类

二、选择题

（一）A_1 型题

23. A　答案分析：精气学说滥觞于先

秦时期，两汉时被“元气说”同化。

24. B　答案分析：气的运动产生宇宙万物各种变化的过程称为气化。

25. A　答案分析：精气概念的产生，是源于水地说，古人在观察自然界万物的发生与成长的过程中，认识到自然界万物皆生于水中或土中。

26. B　答案分析：精气是气中的精华部分，是构成人类形体与精神的本原。

27. A　答案分析：精气不仅是维系天地万物相互联系的中介，而且是促使天地万物之间相互感应的中介。

28. D　答案分析：植物的生长收藏的变化是生物体在不同阶段的变化形式，因而属于有形之体自身的更新变化。

29. B　答案分析：气是活力很强的、运行不息的物质，气的运动具有普遍性，因而《素问·六微旨大论》所说“是以升降出入，无器不有”，说明气的运动具有普遍性。

30. B　答案分析：气的剧烈运动所促成的显著变化称为“变”，类似于今之“质变”。

31. B　答案分析：西汉时期始有元气学说提出，如董仲舒；东汉的王充、何休等认为气是宇宙万物的构成本原，发展为气一元论或元气一元论。

32. E　答案分析：火性明亮，温热而炎上，具有比较典型的阳性特征；水性晦暗，寒凉而趋下，具有比较典型的阴性特征。故常用水火作为区分阴阳属性的最主要标志。《素问·阴阳应象大论》说：“水火者，阴阳之征兆也。”

33. A　答案分析：心肺居于上，为阳脏。心属火，主温通，故为阳中之阳脏。

34. E　答案分析：肝脾肾居于下，为阴脏。脾属土，居中焦，故为阴中之至阴。

35. D　答案分析：肝脾肾居于下，为阴脏。肾属水，主闭藏，故为阴中之阴脏。

36. C　答案分析：肝脾肾居于下，为阴脏。肝属木，主升发，故为阴中之阳脏。

37. A　答案分析：心肺居于上，为阳脏。肺属金，主肃降，故为阳中之阴脏。

38. B　答案分析：阴阳双方中的一方过于亢盛，则过度制约另一方而致其不足。阴偏盛则导致阳不足；阳偏盛则导致阴不足。

39. C　答案分析：根据事物阴阳属性的划分，昼为阳，夜为阴。前半夜为阴中之阴，后半夜为阴中之阳。

40. B　答案分析：根据事物阴阳属性的划分，昼为阳，夜为阴。上午为阳中之阳，下午为阳中之阴。

41. A　答案分析：根据事物阴阳属性的划分，昼为阳，夜为阴。上午为阳中之阳，下午为阳中之阴。

42. D　答案分析：根据事物阴阳属性的划分，昼为阳，夜为阴。前半夜为阴中之阴，后半夜为阴中之阳。

43. D　答案分析：“重阴必阳，重阳必阴”属阴阳转化。

44. B　答案分析：由于阴阳之间存在着互根互用的关系，当阴阳偏衰到一定程度的时候，就会出现阴损及阳、阳损及阴的阴阳互损的情况。

45. E　答案分析：阴阳交感是指阴阳二气在运动中相互感应而交合的过程。

46. B　答案分析：实热证应采用“热者寒之”的治疗方法。

47. D　答案分析：实寒证应采用“寒者热之”的治疗方法。

48. D　答案分析：阴偏衰的虚热证宜用“壮水之主，以制阳光”的方法治疗，《内经》称之为“阳病治阴”。

49. C　答案分析：阳偏衰的虚寒证宜用“益火之源，以消阴翳”的方法治疗，

《内经》称之为“阴病治阳”。

50. C 答案分析：“益火之源，以消阴翳”的治法适用于阳偏衰的虚寒证。

51. D 答案分析：“壮水之主，以制阳光”的治法适用于阴偏衰的虚热证。

52. E 答案分析：《尚书·洪范》说：“木曰曲直。”

53. E 答案分析：水所克的一行是火，而不是木。

54. D 答案分析：木所胜的一行是土，而不是金。

55. B 答案分析：土能生金，故土和金是母子关系。

56. C 答案分析：脾开窍于口，脾属土，故口亦属土。

57. D 答案分析：肺外合皮毛，肺属金，故皮亦属金。

58. A 答案分析：肾在志为恐，肾属水，故恐亦属水。

59. C 答案分析：五季中的长夏归属于五行中的土。

60. C 答案分析：“见肝之病，知肝传脾”是指木旺可能乘土，即肝旺可能乘脾的病理变化，故属木乘土。

61. C 答案分析：根据“主色”与“客色”的变化推断病情的顺逆，一般而言，“主色”胜“客色”为逆。

62. D 答案分析：金之子是水，而非土。

63. D 答案分析：水的所不胜行是土，而非火。

64. D 答案分析：水与木是相生关系，故“水不涵木”不属于五行相克关系传变。

65. A 答案分析：肝木与肺金是相克关系，故肝火犯肺属相克关系传变。

66. B 答案分析：金的所不胜行是火，故肺的所不胜是心。

67. C 答案分析：水的所不胜行是土，故肾的所不胜是脾。

68. E 答案分析：木的所胜行是土，故肝的所胜是脾。

69. D 答案分析：金与木是相克关系，故“佐金平木”是根据五行相克规律确定的治法。

70. C 答案分析：“泻南补北”法适用于肾阴虚而心火旺的心肾不交证。

71. C 答案分析：肾水生肝木，肾为肝之母，故肝病及肾属“子病犯母”。

72. A 答案分析：气的缓和运动所促成的某些改变称为化。

73. E 答案分析：阴阳转化发生的内在依据是阴阳互藏。阴中寓阳，阴才有向阳转化的可能性；阳中藏阴，阳才有向阴转化的可能性。

74. E 答案分析：“阴胜则寒”的含义是阴气亢盛则发为实寒证。“阴”指阴气，而非精、血、津、液。

75. C 答案分析：阳胜则阴病，是指阴阳双方中的阳气过于亢盛，则过度制约阴气而致其不足，见于《素问·阴阳应象大论》，为“制约太过”的一种表现。

76. B 答案分析：阴胜则阳病，是指阴阳双方中的阴气过于亢盛，则过度制约阳气而致其不足，见于《素问·阴阳应象大论》，“阴”指阴气，而非精、血、津、液。

77. E 答案分析：“阴虚则热”是指阴阳双方中的阴气过于虚弱，无力抑制阳气而致其相对偏盛，亦即“阴虚则阳亢”，为“制约不及”的一种表现。

78. A 答案分析：阴阳偏盛形成的实证，用“损其有余”的方法治疗。阴偏盛而导致的实寒证，用“寒者热之”的治疗方法。

79. B 答案分析：阴阳偏衰形成的虚证，用“补其不足”的方法治疗。阳偏衰的虚寒证，当扶阳抑阴，用“益火之源，以消阴翳”的治法，《内经》称之为“阴病治阳”。

80. A　答案分析：阴阳偏衰形成的虚证，用“补其不足”的方法治疗。阴偏衰的虚热证，当滋阴制阳，用“壮水之主，以制阳光”的治法，《内经》称之为“阳病治阴”。

81. A　答案分析：阴阳的相互对立制约维持了阴阳之间的动态平衡，是阴阳平衡协调关系的维系机制。

82. A　答案分析：肺属金，肝属木，金为木之所不胜，肺病及肝为金对木的过度克制，即金乘木。

83. B　答案分析：心属火，脾属土，火为土之母，心病及脾为母病及子。

84. A　答案分析：土生金，培土生金法为根据五行相生规律确立的治法。

85. A　答案分析：补脾气以益肺气即培土生金法，可以五行相生关系来解释。

（二）B_1 型题

86. E　答案分析：自然界气的运动形式主要有升降聚散。

87. D　答案分析：人体之气运动的主要形式有升降出入。

88. B　答案分析：天地万物相互联系的中介是精气。

89. A　答案分析：“水地说”是精气学说的产生之源，古人认为自然界万物皆由水中或地中产生，水或地是万物产生之源。

90. A　答案分析：昼为阳，夜为阴。上午为阳中之阳。

91. B　答案分析：昼为阳，夜为阴。下半夜为阴中之阳。

92. D　答案分析：昼为阳，夜为阴。上半夜为阴中之阴。

93. C　答案分析：昼为阳，夜为阴。下午为阳中之阴。

94. A　答案分析：心肺居于上，为阳脏。心为阳中之阳。

95. E　答案分析：肝脾肾居于下，为阴脏。脾为阴中之至阴。

96. E　答案分析：阴阳互损可以形成阴阳两虚证。

97. D　答案分析：阴盛格阳可以形成真寒假热证。

98. D　答案分析：“益火之源，以消阴翳”，《内经》亦称“阴病治阳”。

99. C　答案分析：“壮水之主，以制阳光”，《内经》亦称“阳病治阴”。

100. C　答案分析：寒极生热，是属阴的事物转化为属阳的事物；热极生寒，是属阳的事物转化为属阴的事物。二者都属于阴阳之间的相互转化。

101. B　答案分析：“阴在内，阳之守也；阳在外，阴之使也”说明了阴阳双方存在着相互依存、相互为用的关系。

102. A　答案分析：属彼此制约不及的是此消彼长。

103. C　答案分析：属互根互用不及的是此消彼亦消。

104. A　答案分析：阴阳二气的交感是万物发生和变化的根源。

105. C　答案分析：阴阳互藏是阴阳二气交感和合的动力根源。

106. A　答案分析：肝属木，青色、酸味、弦脉亦属木，故面青、嗜酸、脉弦病多在肝。

107. B　答案分析：心属火，赤色、苦味、数脉亦属火，故面赤、口苦、脉数病多在心。

108. A　答案分析：肝木生心火。肝为母，心为子，故肝病及心属母病及子。

109. B　答案分析：肾水生肝木。肾为母，肝为子，故肝病及肾属子病及母。

（三）C 型题

110. C　答案分析：在古代哲学中，精的内涵既指充满宇宙之中无形的运动不息的极细微物质，有时又指气中的精粹部分。

111. A　答案分析：在古代哲学中，气是指充满宇宙之中无形的运动不息的极细微物质。

112. B　答案分析：阴阳的相对性体现在阴阳属性相互转化、阴阳之中复有阴阳和以比较分阴阳三个方面。阴阳属性相互转化是阴阳相对性的具体表现之一。

113. C　答案分析：阴阳消长与阴阳转化都是阴阳相互对立制约过程中出现的变化，是阴阳由量变到质变的过程，故都与阴阳的相互制约有关。

114. A　答案分析：阴阳消长的过程是阴阳双方量变的过程。

115. B　答案分析：阴阳的转化是阴阳双方由量变发生质变的过程。

116. C　答案分析：阴中求阳与阳中求阴都是根据阴阳互根的理论而制定的。

117. D　答案分析：阴中求阳与阳中求阴都不是根据阴阳相互制约的理论而制定的。

118. A　答案分析：滋水涵木法是根据虚则补其母的治疗原则而制定的，故属于补母治则。

119. D　答案分析：补母与泻子是根据五行相生关系确立的治则，而抑木扶土是根据五行相克关系确立的治法。

120. A　答案分析：心肝火旺属实热证，故应用实则泻其子的方法治疗。

121. D　答案分析：虚则补其母适用于虚证，而心肝火旺、心肾不交均非单纯虚证，故均不宜使用。

122. C　答案分析：木旺乘土与土壅木郁均属相克关系异常。

123. D　答案分析：木旺乘土与土壅木郁均不属于相生关系异常。

124. C　答案分析：古代哲学的精气学说、阴阳学说、五行学说都是构建中医学整体观念的哲学基础。

125. B　答案分析：五行学说对五脏一体观的形成具有重要影响。

126. A　答案分析：阴阳的对立制约导致了阴阳的互为消长。

127. B　答案分析：阴阳的互根互用导致了阴阳的皆消皆长。

（四）X 型题

128. ABCDE　答案分析：先秦至两汉时期，不同思想家认为宇宙万物的构成本原是有别的：《管子》等认为是“精气”；《老子》认为是“道”；《周易》认为是“太极”；东汉王充等认为是“气”或“元气”。

129. ABCD　答案分析：精气的存在形式有“有形”（即形）与“无形”（即气）两种形式，而弥散即无形状态，凝聚即成形质。

130. ABDE　答案分析：在自然界，气的运动形式主要有升、降、聚、散，在人体，气运动的主要形式有升、降、出、入。

131. ABCDE　答案分析：气化的形式主要有气与形的转化、形与形的转化、气与气之间转化、有形之体自身的不断更新变化四种形式，而无形之精与有形之质的转化实属气与形的转化，故加选 E。

132. D　答案分析：气的概念源于“云气说”，是先民们“运用观物取象”的思维方法，将直接观察到的云气、风气、水气以及呼吸之气等加以概括、提炼，抽象出的一般概念。

133. ABCDE　答案分析：气是万物相互感应的中介，包括磁石吸铁、乐器共振、海水潮汐、动物及人与自然变化相应等。

134. ABCE　答案分析：在古代哲学中，气是宇宙万物包括人类的构成本原；但在中医学中，人体生命之本原是精而非气，故不选 D。

135. AB　答案分析：“寒者热之”适用于实寒证，“热者寒之”适用于实热证。二者都是阴阳偏盛的治疗方法。

136. DE　答案分析：“阴病治阳”适用于阳偏衰的虚寒证，“阳病治阴”适用于阴偏衰的虚热证。二者都是阴阳偏衰的治疗方法。

137. ADE　答案分析：阳虚则阴盛，阳虚则寒；阴盛则阳病，阴盛则寒；阴阳两虚或阴虚为主，阳虚为辅，或阳虚为主，阴虚为辅，但都可以表现出寒象。

138. ADE　答案分析：阴虚则阳亢，阴虚则热；阳盛则阴病，阳盛则热；阴阳两虚或阴虚为主，阳虚为辅，或阳虚为主，阴虚为辅，但都可以表现出热象。

139. BD　答案分析：阴阳偏盛是属于阴或阳任何一方高于正常水平的病理状态，其形成的证候都是实证。故采取“损其有余”、“实则泻之”的治疗原则。

140. DE　答案分析：阳中求阴、阴中求阳都是根据阴阳互根互用原理确定的治疗原则。

141. DE　答案分析：抑制与兴奋相对立，抑制属阴，兴奋属阳；晦暗与明亮相对立，晦暗属阴，明亮属阳。

142. AE　答案分析：按照事物阴阳属性的划分，温煦与推动皆属阳。

143. BDE　答案分析：从夏至到冬至，气候由热变凉转寒，这个过程既体现了阳消阴长的量变过程，又体现了热极生寒、由阳转阴的质变过程。

144. AC　答案分析：药物五味阴阳属性的划分是：辛甘淡属阳；酸苦咸属阴。

145. BCE　答案分析：火与金、金与木、土与水三组均属相克关系。

146. AD　答案分析：木与火、水与木二组均属相生关系，也是母子关系。

147. CD　答案分析：水能克火，而非为火之所胜；金能克木，而非为木之所胜。

148. ABD　答案分析：滋水涵木法、益火补土法、金水相生法都是依据五行相生规律确定的治疗方法。

149. BCD　答案分析：佐金平木法、培土制水法、泻南补北法都是依据五行相克规律确定的治疗方法。

150. ADE　答案分析：思为脾之志，恐为肾之志；悲为肺之志，怒为肝之志；恐为肾之志，喜为心之志。按五行相克规律，思能胜恐，悲能胜怒，恐能胜喜。

151. AB　答案分析：抑强与扶弱都是依据五行相克规律确定的治疗原则。

152. BDE　答案分析：阴阳学说认为，阴和阳之间的平衡是相对的、动态的常阈平衡，而非绝对的静态的平衡。

153. CDE　答案分析：肝、脾、肾三脏居于下，为五脏中之阴脏。

154. ABD　答案分析：肝病色青见弦脉，是色脉相符为顺，若反见浮脉则为逆；心病色赤脉洪，是色脉相符为顺，若反见沉脉则为逆；肺病色白脉浮，是色脉相符为顺，若反见洪脉则为逆。

155. BCE　答案分析：土与水、木与金、水与火均是相克关系，故也是所胜、所不胜关系。

156. ABD　答案分析：外与内相对应，外为阳，内为阴；表与里相对应，表为阳，里为阴；背与腹相对应，背为阳，腹为阴。

157. ABC　答案分析：八纲中阴阳为总纲。其余六纲中，表、实、热为阳；里、虚、寒为阴。

158. BE　答案分析：“阴病治阳”与“寒者热之”是根据阴阳相互制约的原理确定的治法。

159. AD　答案分析：五行相克关系中，某一行过于亢盛，会导致对所胜行的过度克制，即发生相乘；而当其不足时，所不胜行又会乘虚侵袭，也会发生相乘。

160. ABE　答案分析：“重寒则热”、“重热则寒”、“重阳必阴”都是事物发展到极点而发生的相互转化。

161. BD　答案分析：木气有余可以导致对所胜行“土”的过度克制，即木旺乘土；也可以导致对所不胜行“金”的反克，即所谓“木反侮金”。

162. ADE　答案分析：“阳病治阴”、“阳中求阴”与“滋阴壮水”都是属于阴偏衰的治法。

163. CE　答案分析：阴阳的相对性表现在三个方面：阴阳属性的相互转化性；阴阳之中复有阴阳；以比较分阴阳。

164. ABCD　答案分析：中医学思维方法的主要特点有注重宏观观察、注重整体研究、擅长哲学思维、强调功能联系四个方面。

三、名词术语解释

165. 精气学说（古代哲学）：古代哲学的精气学说，是研究精气的内涵及其运动变化规律，并用以阐释宇宙万物的构成本原及其发展变化的一种古代哲学思想，是对中医学影响较大的古代哲学思想之一。

166. 精（古代哲学）：在古代哲学中，精的基本概念有二：①一般泛指气，是一种充塞宇宙之中的无形而运动不息的极细微物质，是构成宇宙万物的本原；②在某些情况下专指气中的精粹部分，是构成人类的本原。

167. 气（古代哲学）：在古代哲学中，气是指存在于宇宙之中的不断运动且无形可见的极细微物质，是宇宙万物的共同构成本原。

168. 气化（古代哲学）：在古代哲学中，气化是指由气的运动产生宇宙各种变化的过程。

169. 阴阳：是中国古代哲学的一对范畴，是对自然界相互关联的某些事物或现象对立双方属性的概括。

170. 阴阳交感：是阴阳二气在运动中相互感应而交合，亦即相互发生作用。

171. 阴阳互根：是指一切事物或现象中相互对立着的阴阳两个方面，具有相互依存，互为根本的关系。

172. 阴阳互藏：是指相互对立的阴阳双方中的任何一方，都包含着另一方，即阴中有阳，阳中有阴。

173. 阴阳自和：是指阴阳双方自动维持和自动恢复其协调平衡状态的能力和趋势。

174. 五行：是指木、火、土、金、水五种物质及其运动变化，衍化为归纳宇宙万物并阐释其相互关系的五种基本属性。

175. 五行相生：是指木、火、土、金、水之间存在着有序的递相资生、助长和促进的关系，即五行中的一行对其子行的资生和促进，如木生火，火生土等。

176. 五行相克：是指木、火、土、金、水之间存在着有序的间相克制、制约的关系，即五行中的一行对其所胜行的克制和制约，如木克土，土克水等。

177. 五行制化：是指五行之间既相互资生，又相互制约，维持平衡协调，推动事物间稳定有序的变化与发展。

178. 五行胜复：是指五行中一行亢盛，引起其所不胜的报复性制约，从而使五行之间复归于协调和稳定。

179. 五行相乘：是指五行中的一行对其所胜的过度制约和克制，如木亢乘土，水盛乘火等。

180. 五行相侮：是指五行中的一行对其所不胜的反向制约和克制，如木亢侮金，水旺侮土等。

181. 母病及子：是指五行中的某一行

异常，累及其子行，导致母子两行皆异常。

182. 子病及母：是指五行中的某一行异常，影响到其母行，终致子母两行皆异常。

183. 滋水涵木：是滋肾阴以养肝阴的治法，又称滋肾养肝法、滋补肝肾法。适用于肾阴亏损而肝阴不足，甚或肝阳上亢之证。

184. 培土生金：是健脾益气以补益肺气的治法。适用于脾肺气虚之证。

185. 益火补土：是温肾阳以补脾阳的治法，又称温肾健脾法、温补脾肾法。适用于肾阳衰微而致脾阳不振之证。

186. 金水相生：是滋养肺肾之阴的治法，亦称滋养肺肾法。适用于肺阴亏虚，不能滋养肾阴，或肾阴亏虚，不能滋养肺阴的肺肾阴虚证。

187. 抑木扶土：是疏肝健脾或平肝和胃以治疗肝脾不和或肝气犯胃病证的治法，又称疏肝健脾法、调理肝脾法（或平肝和胃法）。适用于木旺乘土或土虚木乘之证。

188. 培土制水：是健脾利水以治疗水湿停聚病证的治法，又称敦土利水法。适用于脾虚不运，水湿泛滥而致水肿胀满之证。

189. 佐金平木：是滋肺阴清肝火以治疗肝火犯肺病证的治法，也可称为“滋肺清肝法”。适用于肺阴不足，右降不及的肝火犯肺证。

190. 泻南补北：是泻心火补肾水以治疗心肾不交病证的治法，又称泻火补水法、滋阴降火法。适用于肾阴不足，心火偏旺，水火不济，心肾不交之证。

191. 中和：又称“中庸”、“中行”、“中道”，含有平衡、和谐之意，是中国古代哲学中重要的思维方式。

192. 类比：是根据两个（或两类）对象之间在某些方面的相似或相同而推出它们在其他方面也可能相似或相同的一种逻辑方法，是一种由一事物推到另一事物的推理方法。

四、简答题

193. 为什么说精气是构成宇宙的本原？

答：精气是构成宇宙的本原，主要包括以下三方面的含义：①宇宙万物的生成皆为精或气自身运动的结果，精或气是构成天地万物（包括人类）的共同原始物质；②精气生成万物的机理是天地之气交感、阴阳二气合和；③精气有“有形”与“无形”两种不同的存在形式。

194. 气运动的意义是什么？

答：气的运动称为气机，运动形式多种多样，但主要有升、降、聚、散几种。气的升降聚散运动，推动着宇宙万物的生成、发展、变化和消亡，维持着自然界新陈代谢的平衡。

195. 气化的形式主要有哪几种？

答：气化是指由气的运动产生宇宙各种变化的过程。气化的形式主要有：气与形之间的转化，形与形之间的转化，气与气之间的转化，有形之体自身的更新变化四种。

196. 怎样理解气运动的普遍性？

答：气运动的普遍性主要表现在：①宇宙中的任何有形之体自身都具备运动特性及升降聚散等运动形式，即所谓“升降出入，无器不有”；②气的升降聚散运动使宇宙充满了生机，并促进了生物的生长壮老已；③气的运动止息，则宇宙失去生生之机。

197. 为什么说精气是天地万物相互联系的中介？

答：精气的中介作用主要体现于：①精气维系着天地万物之间的相互联系，使之成为一个整体；②精气使万物得以相互感应，如乐器共鸣，磁石吸铁等。

198. 天地万物相互感应的机理是什么？

答：天地万物相互感应的机理是“类

同则召，气同则合，声比则应”，即《周易》所谓“同气相求”。万物相互感应的中介是精气或气。

199. 何谓阴阳学说？其基本观点是什么？

答：阴阳学说，是研究阴阳的内涵及其运动变化规律，并用以阐释宇宙间万事万物的发生、发展和变化的一种古代哲学理论。它是中国古代朴素的对立统一理论，是古人探求宇宙本原和解释宇宙变化的一种世界观和方法论。其基本观点是：世界是物质性的整体，是阴阳二气对立统一的结果。阴阳二气的相互作用，促进了事物的发生并推动着事物的发展和变化。

200. 何谓五行学说？其基本观点是什么？

答：五行学说是研究木火土金水五行的概念、特性、生克制化乘侮规律，并用以阐释宇宙万物的发生、发展、变化及其相互关系的一种古代哲学思想。其基本观点是：宇宙间一切事物都是由木、火、土、金、水五种基本物质所构成的，自然界各种事物和现象的发展变化，都是这五种物质不断运动和相互作用的结果。

201. 事物阴阳属性的相对性表现在哪些方面？

答：事物阴阳属性的相对性主要表现在：阴阳属性相互转化、阴阳之中复有阴阳和以比较分阴阳三个方面。

202. 如何分析事物或现象的阴阳属性？

答：事物的阴阳属性，是根据事物或现象不同的运动趋势、不同的功能属性、不同的空间和时间等，通过相互比较而归纳出来的。一般来说，凡是运动的、外向的、上升的、温热的、明亮的、兴奋的都属于阳；相对静止的、内守的、下降的、寒冷的、晦暗的、抑制的都属于阴。

203. 阴阳学说的基本内容包括哪些？

答：阴阳学说的基本内容包括：阴阳对立制约，阴阳互根互用，阴阳交感与互藏，阴阳消长，阴阳转化，阴阳自和与平衡。

204. 如何理解阴阳的对立和制约？

答：阴阳之间的对立，是指阴和阳的属性是相反的，相互对待着的，如寒与热、水与火、动与静等。所以，只有相反的、相互对待着的事物和现象，才能区分其阴阳的属性。阴阳之间的制约，是指相互对立着的阴阳之间不是静止着的相互对待，而是存在着相互制约的关系，阴可以制约阳，阳也可以制约阴。如寒可以制热，热也可以制寒；动可以制静，静也可以制动等。

对立，是阴阳之间的普遍规律，凡是阴阳关系，就有对立相反。制约，存在于多数阴阳关系中，如上述的寒与热，动与静等；但在某些阴阳关系中，如精与气、气与血之间，并不表现为相互制约、相互抑制、相互牵制的关系。

205. 如何理解阴阳的互根与互用？

答：阴阳互根，是指一切事物或现象中相互对立着的阴阳两个方面，具有相互依存、互为根本的关系。即阴和阳任何一方都不能脱离另一方而单独存在，每一方都以相对的另一方的存在作为自己存在的前提和条件。如上与下、寒与热、明与暗、升与降等阴阳关系中，主要是相互依赖而存在的关系。若阴阳互根关系被破坏，有阴无阳则谓“独阴”，有阳无阴则谓“独阳”，而“独阴不生”，“独阳不长”，表示事物的发展变化停止而死亡。

阴阳互用，是指相互依存的阴阳双方还具有相互资生、促进和助长的关系。阴能促进阳的化生，阳能促进阴的生成，“无阴则阳无以生，无阳则阴无以化”。如气与血、精与气等阴阳关系中，主要存在着相互资助和相互促进的关系。若阴阳互用关系失常，则出现阴损及阳、阳损及阴的病理变化。

206. 何谓阴阳的消长、转化？二者关系如何？

答：阴阳消长，是指对立互根的阴阳双方不是一成不变的，而是处于不断的增长和消减的变化之中。阴阳双方在彼此消长的运动过程中保持着动态平衡。阴阳转化，是指事物的总体属性在一定的条件下可以向其相反的方向转化，即属阳的事物可以转化为属阴的事物，属阴的事物可以转化为属阳的事物。阴阳消长和阴阳转化都是阴阳运动变化的过程和形式，二者之间的关系是：阴阳消长是在阴阳对立制约、互根互用基础上表现出的量变过程，阴阳转化则是在量变基础上的质变，是阴阳消长的结果。

207. 怎样理解“人生有形，不离阴阳”？

答：人体是一个有机整体，组成人体的脏腑、经络、形体、组织，既是有机联系的，又都可以根据其所在部位、功能特点划分为相互对立的阴阳两个部分。故《素问·宝命全形论》说：“人生有形，不离阴阳。”如以人体内外而言，则体表为阳，体内为阴；以内脏而言，则五脏为阴，六腑为阳；以气血而言，则气为阳，血为阴等。

208. 怎样运用阴阳理论来概括分析药物的性味及功能？

答：中药的性能，主要依据药物的四气、五味和升降浮沉而定。四气中的寒凉属阴，温热属阳；五味中的辛甘（淡）属阳，酸苦咸属阴；升降浮沉中的升浮属阳，沉降属阴。

209. 人体五脏阴阳是怎样划分的？

答：脏腑分阴阳，以其功能特点而言，则五脏藏精气而不泻，属里，属阴；六腑传化物而不藏，属表，属阳。五脏再分阴阳，则心、肺居于上属阳：其中心属火，主温通，为阳中之阳脏；肺属金，主肃降，为阳中之阴脏。肝、脾、肾居于下属阴：其中肝属木，主升发，为阴中之阳；肾属水，主闭藏，为阴中之阴；脾属土，居中焦，为阴中之至阴。

210. 如何运用阴阳理论概括分析各种证候？

答：确定证候是中医学诊断疾病的核心，而辨别阴证、阳证又是诊断疾病的重要原则，在临床诊断疾病中具有重要意义。如八纲辨证中，表证、热证、实证属阳；里证、寒证、虚证属阴。在脏腑辨证中，脏腑精气阴阳失调可以表现出许多复杂的证候，但概括起来，无外乎阴阳两大类。因此，在辨证过程中，只有分清阴阳，才能抓住疾病的本质，做到执简驭繁。

211. 怎样理解“春夏养阳，秋冬养阴”？有何临床意义？

答：“春夏养阳，秋冬养阴”是养生防病的一条重要原则。即春夏阳气旺盛时善于保养人体之阳气，不可过用寒凉；秋冬阴气充盛时善于保养人体之阴气，不可过用温热。如此则使人体阴阳之气与四时阴阳变化相适应。临床根据这一原则，对“能夏不能冬”的阳虚阴盛体质者，夏季可给予温热之药预培其阳，则冬季不易发病；对“能冬不能夏”的阴虚阳亢体质者，冬季可给予凉润之品预养其阴，则夏季不易发病。

212. 五行各自的特性如何？

答：五行的特性是：木曰曲直，火曰炎上，土爰稼穑，金曰从革，水曰润下。

213. 何谓“取象比类法”？举例说明之。

答：“取象比类法”是事物和现象五行归类方法中的一种。取象，即是从事物的形象（形态、作用、性质）中找出能反映本质的特有征象；比类，即是以五行各自的抽象属性为基准，与某种事物所特有的征象相比较，以确定其归属。事物或现象的某一特征与木的特性相类似，则将其归属于木；与水的特性相类似，则将其归属于水；其他以此类推。如以方位配五行：日出东方，与木升发特性相类似，故东方归属于木；南方炎热，与火特性相类似，故南方归属于火；日落于西方，与金之沉降相类似，故西方归属于金；北方寒冷，与水之特性相类似，故北方归属于水；中原地带土地肥沃，万物繁茂，与土之特性相类似，故中央归属于土。

214. 何谓“推演络绎法”？举例说明之。

答：“推演络绎法”是事物和现象五行归类方法中的一种。这种方法是根据已知的某些事物的五行归属，推演归纳其他相关的事物，从而确定这些事物的五行归属。例如，已知肝属木，由于肝合胆、主筋，其华在爪，开窍于目，因此可推演络绎胆、筋、爪、目皆属于木。同理，心属火，则小肠、脉、面、舌与心有关，故亦属于火。

215. 依据五行相生规律确定的治则和治法有哪些？

答：依据五行相生规律确定的治则是：补母和泻子，即“虚则补其母，实则泻其子”。依据五行相生规律确定的治法主要有：滋水涵木法、益火补土法、培土生金法、金水相生法四种。

216. 依据五行相克规律确定的治则和治法有哪些？

答：依据五行相克规律确定的治则是：抑强和扶弱。抑强，适用于相克太过引起的相乘和相侮；扶弱，适用于相克不及引起的相乘和相侮。依据五行相克规律确定的治法主要有：抑木扶土法、培土制水法、佐金平木法、泻南补北法四种。

217. 何谓五行相乘？其次序如何？导致相乘的原因是什么？

答：五行相乘，是指五行中一行对其所胜行的过度制约或克制，又称“倍克”。五行相乘的次序与相克相同，即木乘土，土乘水，水乘火，火乘金，金乘木。

导致五行相乘的原因有二：一是所不胜行太强，对其所胜过度制约，如木旺乘土；二是所胜行太弱，其所不胜行相对过亢而产生过度制约，如土虚木乘。

218. 何谓五行相侮？其次序如何？导致相侮的原因是什么？

答：五行相侮，是指五行中一行对其所不胜行的反向制约和克制，又称“反克”。五行相侮的次序是相克的反向，即木侮金，金侮火，火侮水，水侮土，土侮木。

导致五行相侮的原因有二：一是所胜行太强，不但不受其所不胜行的克制，反而侮其所不胜，如木亢侮金；二是所不胜行太弱，不能制约其所胜，反而被其反向克制，如土虚水侮。

219. 何谓“母病及子”？一般规律是什么？举例说明之。

答：母病及子，是指母脏之病传及子脏。如肾属水，肝属木，水能生木，故肾为母脏，肝为子脏。肾病及肝，即属母病及子。母病及子的一般规律是：母脏虚弱，导致子脏也不足，终致母子皆虚。如肾精不足，引起肝血亦虚，终致肝肾精血亏虚。

220. 何谓“子病及母”？一般规律是什么？举例说明之。

答：子病及母，是指疾病的传变，从子脏传及母脏。如肝属木，心属火，木能生火，故肝为母脏，心为子脏。心病及肝，即是子病及母。子病及母的规律一般有三：一是子盛致母盛，如心火盛导致肝火盛，出现心肝火旺；二是子虚引起母亦虚，如心血虚引起肝血虚而见心肝两虚；三是子盛伤母致母亏，如肝火亢盛，下劫肾阴，以致木亢水亏。

221. 如何以五行生克乘侮理论指导情志病的治疗？

答：人的情志活动，属五脏功能之一，

而情志活动异常，又会损伤相应内脏。由于五脏之间存在相生相克的关系，故人的情志变化也有相互抑制作用。临床上可以运用不同情志变化的相互抑制关系来达到治疗目的。如怒伤肝，悲可以胜怒；喜伤心，恐可以胜喜；思伤脾，怒可以胜思等。

222. 何谓阴阳互为消长？举例说明之。

答：阴阳双方中的某一方增长而另一方消减，或某一方消减而另一方增长称之为阴阳互为消长。例如一年四季气候的变化，从冬至春及夏，气候从寒冷逐渐转暖变热，这是“阳长阴消”的过程；由夏至秋及冬，气候由炎热逐渐转凉变寒，这是“阴长阳消”的过程。

223. 何谓阴阳皆消皆长？举例说明之。

答：阴阳双方中的某一方增长而另一方亦增长，或某一方消减而另一方亦消减称之为阴阳皆消皆长。例如人体生理活动中，饥饿时出现的气力不足，即是由于精（阴）不足，不能化生气（阳）而导致气的不足，属阳随阴消的阴阳皆消变化；而补充精（阴），产生能量（阳），增加了气力，则属阳随阴长的阴阳皆长的消长变化。

224. 阴阳转化的形式如何？举例说明之。

答：阴阳转化既可以表现为渐变形式，又可以表现为突变形式。一年四季之中的寒暑交替，一天之中的昼夜转化等，即属于渐变的形式；夏季酷热天气的骤冷和突袭冰雹，急性热病中由高热突然转为体温下降、四肢厥冷等，即属于突变的形式。

225. 何谓“阴阳自和”？其对人体有何意义？

答：阴阳自和，是指阴阳双方自动维持和自动恢复其协调平衡状态的能力和趋势。阴阳双方存在的这种能力和趋势是维持事物或现象协调发展的内在机制。中医学运用阴阳自和理论来说明人体阴阳自动协调促使病势向愈和机体恢复健康的内在机制。

226. 何谓“五行制化”？其规律如何？

答：五行制化，是指五行之间既相互资生，又相互制约，维持平衡协调，推动事物间稳定有序的变化与发展。五行制化的规律是：木生火，火生土，而木又克土；火生土，土生金，而火又克金；土生金，金生水，土又克水；水生木，木生火，而水又克火。如此循环往复。

227. 五行生克乘侮理论在针灸取穴中有何指导作用？

答：在针灸疗法中，针灸学家将手足十二经近手足末端的井、荥、输、经、合“五输穴”分别配属于木、火、土、金、水五行。在治疗脏腑疾病时，根据不同的病情以五行的生克规律进行选穴治疗。如治疗肝虚时，根据“虚则补其母”的原则，取肾经的合穴阴谷，或本经合穴曲泉进行治疗。若治疗肝实证，根据“实则泻其子”的原则，取心经荥穴少府，或本经荥穴行间治疗，以达到补虚泻实、恢复脏腑正常功能之效。

228. 中医学思维方法的基本特点有哪些？

答：中医学思维方法具有注重宏观观察、注重整体研究、擅长哲学思维、强调功能联系等四个方面的基本特点。

五、问答题

229. 试述古代哲学精概念与气概念的形成。

答：精概念的形成：①源于“水地说”，即万物由水、地产生发展而来。②中医学有关精的认识，对哲学中精气概念的形成具有重要的启发作用。③古代哲学家在“水地说”与对人体之精认识的基础上，把精的概念抽象为无形而动的极细微物质，是宇宙万物的共同构成本原。

气概念的形成：①源于“云气说”，即日常生活中直接观察到的云气、风气、水气、大气等是气概念产生之源。②中医学对人体之气的认识，也是气概念产生的基础。③在此基础上进一步抽象，则产生了气的一般概念，即气是无形而运行不息的极细微物质，是宇宙万物生成的本原。

230. 试述古代哲学精气学说的主要内容。

答：精气学说的主要内容有：①精气是构成宇宙的本原：宇宙万物的生成皆为精气自身运动的结果，精或气是构成天地万物包括人类的共同原始物质；精气生万物的机理，是由天地之气交感、阴阳二气的合和来完成的。②气的运动称为气机。气的运动形式主要有升、降、聚、散。气的运动推动着宇宙万物的发生发展变化及消亡。由气的运动产生宇宙变化的过程，称为气化，主要形式有：气与形之间的转化，形与形之间的转化，气与气之间的转化，有形之体自身的更新变化四种。③精气是天地万物相互联系的中介：精气维系着天地万物之间的相互联系；精气使万物得以相互感应。④天地精气化生为人：天地精气是构成人的本原物质；人的生死过程也就是气的聚散过程。

231. 气的运动与气化之间的关系如何？

答：气的运动称为气机，运动形式主要有升、降、聚、散等几种。由气的运动而产生的宇宙万物的形态、性能变化的过程，称为气化。气化过程分为“化”与“变”两种不同的类型：化是指气的缓和运动所促成的某些改变，类似于“量变”；变是指气的剧烈运动所促成的显著变化，类似于“质变”。化与变，皆取决于气的运动。因此，气的运动是产生气化过程的前提和条件，而在气化过程中又寓有气的各种形式的运动。

232. 试述古代哲学精气学说在中医学中的应用。

答：古代哲学精气学说在中医学中的应用，主要体现于两个方面：①对中医学精气生命理论构建的影响。在古代哲学精气学说的影响下，中医学构建了精气生命理论，认为人体之精是指藏于脏腑中的液态精华物质，是构成人体和维持人体生命活动的最基本物质，是人的形体和精神的化生之源。人体之气是不断运动且无形可见的极细微物质，是人体生命活动的动力，是维持人体生命的根本；人体诸气皆为一身之气的分化；人气分阴阳，阴阳之气的升降出入运动协调维持人体生命进程；气是感受和传递各种生命信息的载体。②对中医学整体观念构建的影响。精气学说促使中医学建立了“同源性”思维方法，即认为人与自然万物有一个共同来源，人与自然、社会环境之间时刻进行着各种物质与信息的交流；自然社会环境的各种变化，对人体的生理病理产生一定影响。

233. 试述古代哲学的精、气概念与中医学的精、气概念的区别。

答：精，又称精气，在古代哲学中，一般泛指气，是一种充塞宇宙之中的无形（指肉眼看不见形质）而运动不息的极细微物质，是构成宇宙万物的本原；在某些情况下专指气中的精粹部分，是构成人类的本原。在中医学中，精是指藏于脏腑中的液态精华物质，是构成人体和维持人体生命活动的最基本物质，是人体生命之本原。既包括父母遗传的生命物质，称先天之精；又包括后天获得的水谷之精，称后天之精。

气，在古代哲学中，是指存在于宇宙之中的不断运动且无形可见的极细微物质，是宇宙万物的共同构成本原。在中医学中，是指人体内生命力很强、不断运动且无形可见的极细微物质，既是人体的重要组成部分，又是激发和调控人体生命活动的动力源泉，感受和传递各种生命信息的载体。气的不断运动，推动和调控着人体内外的新陈代谢，激发着物质与能量的转化，负载和传递着生命信息，推动和调控着脏腑的机能，从而维系着人体的生命进程。气的运动停止，则意味着生命的终止。

因此，古代哲学的精与气，其内涵是同一的，是关于宇宙本原的概念；中医学所讲的人体内的精与气，其内涵是有别的，是关于人体生命的产生和维系的认识。精与气的概念，在古代哲学与中医学中是有明显区别的：人体内的精与气的概念是具体的，宇宙中的精或气的概念是极为抽象的。

234. 怎样理解事物阴阳属性的绝对性和相对性？举例说明之。

答：事物阴阳属性的绝对性，主要表现在其属阴属阳的不可变性，即不可反称性。如水与火，水属阴，火属阳，其阴阳属性一般是固定不变的，不可反称的。水不论多热，对火来说，仍属阴；火不论多弱，对水来说，仍属阳。

事物阴阳属性的相对性主要表现在以下三个方面：①阴阳属性的相互转化性，如阴证可转化为阳证，阳证可转化为阴证。②阴阳之中复有阴阳，所谓阴中有阳，阳中有阴，事物的阴阳属性被淡化。③同一层次中，比较的对象不同，其阴阳属性不同，如春天与冬天相比属阳，与夏天相比属阴。

235. 阴阳转化发生的根据和条件是什么？

答：阴阳转化发生的内在根据是阴阳互藏。阴中寓阳，阴才有向阳转化的可能性；阳中藏阴，阳才有向阴转化的可能性。阴阳转化的必备条件是阴阳的消长运动。如以阴阳消长为量变过程的话，那么变化之极，就可发生阴阳转化的质变。正如《素问·阴阳应象大论》中所说："重阴必阳，重阳必阴"，"寒极生热，热极生寒"。这里的"重"和"极"就是阴阳转化发生的条件。没有消长的量变过程，就不会有转化的质变过程。

236. 试述阴阳交感的含义及其内在机制。

答：阴阳交感，是指阴阳二气在运动中相互感应而交和，亦即相互发生作用。在自然界，天之阳气下降，地之阴气上升，阴阳二气交感，形成云、雾、雷电、雨露，生命得以诞生，从而化生出万物。在阳光雨露的沐浴滋润下，万物才得以成长。在人类，男女构精，新的生命个体诞生，人类得以繁衍。如果没有阴阳二气的交感运动，就没有生命，也就没有自然界。可见，阴阳交感是生命产生的基本条件。

阴阳交感合和的内在机制是阴阳互藏。天之阳气的下降与地之阴气的上升，古代哲学家是用"本乎天者亲上，本乎地者亲下"（《周易·乾传》）来解释的。也就是说，天气虽在上，但内涵地之阴气，即阳中有阴，有"亲下"之势，故天气在其所涵地之阴气的作用下下降于地；地气虽居下，但内寓天之阳气，即阴中涵阳，有"亲上"之势，故地气在其所涵天之阳气的鼓动下上升于天。如此则阴升阳降，天地之气交感合和。

237. 试述阴阳互藏的含义及其意义。

答：阴阳互藏，是指相互对立的阴阳双方中的任何一方都包含着另一方，即阴中有阳，阳中有阴。宇宙中的任何事物都含有阴与阳两种属性不同的成分，属阳的事物含有阴性成分，属阴的事物也寓有属阳的成分。阴阳互藏的意义表现在以下几个方面：①阴阳互藏是阴阳双方交感合和的动力根源；②阴阳互藏是构筑阴阳双方相互依存、相互为用关系的基础和纽带；③阴阳互藏是阴阳消长与转化的内在根据。

238. 试述阴阳平衡的含义及其意义。

答：所谓阴阳平衡，是指阴阳双方在相互斗争、相互作用中处于大体均势的状态，即阴阳协调和相对稳定状态。这种平衡，是动态的常阈平衡。阴阳双方维持动态常阈平衡的关系，在自然界标志着气候的正常变化，四时寒暑的正常更替；在人体标志着生命活动的稳定、有序、协调。

239．试述阴阳消长的形式及其与阴阳对立制约和互根互用的关系。

答：阴阳的消长变化主要有两类八种形式：一类是阴阳的互为消长，包括阴消阳长、阳消阴长、阴长阳消和阳长阴消；另一类是阴阳的皆消皆长，包括阴随阳消、阳随阴消、阴随阳长和阳随阴长。阴阳消长是阴阳运动变化的一种形式，而导致阴阳出现消长变化的根本原因在于阴阳之间存在着的对立制约与互根互用的关系。第一类消长形式主要由阴阳的对立制约关系所决定，阴盛制阳，表现为阴长阳消；阳盛制阴，表现为阳长阴消；阴衰不能制阳，表现为阴消阳长；阳衰不能制阴，表现为阳消阴长。第二类消长形式由阴阳的互根互用关系所决定，阴虚不能生阳或阳虚不能生阴，表现为阴阳的此消彼亦消；滋阴以生阳或益阳以生阴，表现为阴阳的此长彼亦长。

240．怎样运用阴阳理论阐释人体的病理变化？

答：阴阳学说认为，人体的正常生命活动，是阴阳双方保持着对立统一的协调关系的结果。阴阳双方出现偏盛、偏衰、互损，协调平衡关系遭到破坏，则标志着疾病的发生。阴阳学说用阴阳偏盛、阴阳偏衰、阴阳互损等来概括疾病的病理变化。阴阳偏盛的基本病理变化是：阴盛则阳病，阴盛则寒；阳盛则阴病，阳盛则热。阴阳偏衰的基本病理变化是：阴虚则阳亢，阴虚则热；阳虚则阴盛，阳虚则寒。由于阴阳之间存在着互根互用的关系，当阴阳偏衰到一定程度时，就会出现阴损及阳、阳损及阴的病理变化，终致阴阳两虚。

241．举例说明阴阳学说在四诊方面的应用。

答：《素问·阴阳应象大论》说："善诊者，察色按脉，先别阴阳。"这说明在临床诊断疾病过程中，将望、闻、问、切四诊所搜集的各种资料，包括即时的症状和体征，以阴阳理论辨析其阴阳属性是非常重要的。如观察色泽的明暗，可以辨别病情的阴阳属性。色泽鲜明者为病属于阳；色泽晦暗者为病属于阴。观察呼吸气息的动态，听其发出的声音，可以区别病情的阴阳属性。语声高亢洪亮、多言而躁动者，多属实、属热，为阳；语声低微无力、少言而沉静者，多属虚、属寒，为阴。呼吸微弱，多属于阴证；呼吸声高气粗，多属于阳证。再如辨脉之部位、动态、至数、形状也可以分辨病证的阴阳属性。以部位分，寸为阳，尺为阴；以动态分，至者为阳，去者为阴；以至数分，数者为阳，迟者为阴；以状态分，浮大洪滑者为阳，沉涩细小者为阴。

242．阴阳学说在指导确定治疗原则方面的基本观点是什么？

答：由于阴阳失调是疾病的基本病机，而偏盛、偏衰和互损又是基本表现形式，因而在把握阴阳失调状况的基础上，调整阴阳偏盛偏衰和互损，恢复阴阳的协调和平衡，是治疗疾病的基本原则之一。故《素问·阴阳应象大论》说："谨察阴阳所在而调之，以平为期。"阴阳偏盛形成的是实证，故总的治疗原则是"损其有余"。具体而言，阳偏盛的实热证采用"热者寒之"的治疗方法；阴偏盛的实寒证采用"寒者热之"的治疗方法。阴阳偏衰形成的是虚证，故总的治疗原则是"补其不足"。具体而言，阴偏衰的虚热证，当滋阴制阳，用"壮水之主，以制阳光"的治法，《内经》称之为"阳病治阴"；阳偏衰的虚寒证，当扶阳抑阴，用"益火之源，以消阴翳"的治法，《内经》称之为“阴病治阳”。阴阳互损导致阴阳两虚，故采用阴阳双补的治疗原则。阴损及阳当补阴为主，兼以补阳；阳损及阴当补阳为主，兼以补阴。

243. 五行学说在生理方面的应用如何？

答：五行学说在生理方面的应用，主要可概括为三个方面：一是以五行的特性说明五脏的生理功能；二是构建天人一体的五脏系统；三是用五行相生相克关系说明五脏之间既相互资生又相互制约的生理联系。

244. 何谓“五行胜复”？其规律如何？

答：五行胜复，是指五行中的一行亢盛（即胜气），则引起其所不胜（即复气）的报复性制约，从而使五行之间复归于协调和稳定。五行胜复的规律是“有胜则复”。五行中一行亢盛，则按相克次序克制，引起其所不胜（即复气）旺盛，以制约该行的亢盛，使之复归于常。如以木行亢盛为例，木旺克土引起土衰，土衰则制水不及而致水盛，水盛克火而使火衰，火衰则制金不及而致金旺，金旺则克木，使木行亢盛得以平复。

245. 如何运用五行理论指导脏腑用药？

答：不同的药物，有不同的颜色与气味。以颜色分，有青、赤、黄、白、黑五色；以气味辨，则有酸、苦、甘、辛、咸五味。药物的五色、五味与五脏的关系是以天然色味为基础，以其不同性能与归经为依据，按照五行归属来确定的。即青色、酸味入肝；赤色、苦味入心；黄色、甘味入脾；白色、辛味入肺；黑色、咸味入肾。如白芍、山茱萸味酸入肝经以补肝之精血；丹参味苦色赤入心经以活血安神；石膏色白味辛入肺经以清肺热；白术色黄味甘以补益脾气；玄参、生地色黑味咸入肾经以滋养肾阴等。

246. 何谓“生我”、“我生”、“克我”、“我克”？举例说明之。

答：“生我”、“我生”、“克我”、“我克”，用以说明五行生克关系中其中一行与其他四行的联系方式。从五行相生关系来说，每一行都有两行与其相联系，即“生我”与“我生”。以木为例，则“生我”者为水，“我生”者为火，《难经》称“生我”者为母，“我生”者为子。从五行相克关系来说，每一行也都有两行与其联系，即“克我”与“我克”。仍以木为例，则“克我”者为金，“我克”者为土。《内经》中称“克我”者为“所不胜”，“我克”者为“所胜”。

247. 如何以五行的特性说明五脏的生理特点？

答：五行学说将人体的五脏分别归属于五行，并以五行的特性来说明五脏的生理机能。如木有生长、升发、舒畅、条达的特性，肝喜条达而恶抑郁，有疏通气血、调畅情志的机能，故以肝属木；火有温热、向上、明亮的特性，心主血脉以维持体温恒定，心主神明为脏腑之主，故以心属火；土性敦厚，有生化万物的特性，脾主运化水谷、化生精微以营养脏腑形体，为气血生化之源，故以脾属土；金性清肃、收敛，肺具有清肃之性，以清肃下降为顺，故以肺属金；水具有滋润、下行、闭藏的特性，肾有藏精、主水功能，故以肾属水。

248. 如何以五行生克制化理论来阐释五脏之间的生理联系？举例说明之。

答：五行学说运用五行生克制化理论来说明脏腑生理机能的内在联系，即五脏之间存在着既相互资生又相互制约的关系。①以五行相生说明五脏之间的资生关系。如肝生心即木生火，肝藏血以济心，肝之疏泄以助心行血等。②以五行相克说明五脏之间的制约关系。如肾制约心即水克火，肾水上济于心，可以防止心火之亢烈等。③以五行制化说明五脏之间的协调平衡。五脏中的每一脏都具有生我、我生和克我、我克的生理联系。五脏之间的生克制化，说明每一脏在功能上因有他脏的资助而不至于虚损；又因有他脏的制约和克制而不至于过亢；本脏之气太盛，则有他脏之气制约；本脏之气虚损，则又可由他脏之气补之。如脾土之气，其虚，则有心火生之；其亢，则有肝木克之。

249. 五行生克理论在阐释五脏病变的传变方面有何意义？举例说明之。

答：以五行学说阐释五脏病变的相互传变，可分为相生关系的传变和相克关系的传变两类。相生关系的传变包括母病及子和子病及母两种情况。母病及子，即母脏之病传及子脏。如肾属水，肝属木，水能生木，故肾病及肝，即属母病及子。子病及母，是指疾病的传变，从子脏传及母脏。如肝属木，心属火，木能生火，故心病及肝，即是子病及母。相克关系的传变，包括相乘和相侮两个方面。相乘，是相克太过致病。如肝属木，脾胃属土，正常情况下，肝木能克脾土。若肝气郁结，或肝气上逆，影响脾胃的受纳运化功能，出现胸胁苦满、脘腹胀痛、泛酸、泄泻等表现时，称为“木旺乘土”。相侮，是反向克制致病。如肺金本能克制肝木，由于暴怒而致肝火亢盛，肺金不仅无力制约肝木，反遭肝火反向克制，而出现急躁易怒、面红目赤，甚则咳逆上气、咯血等肝木反侮肺金的症状，称为“木火刑金”。

250. 如何运用五行生克理论指导控制疾病的传变？

答：根据五行生克乘侮理论，五脏中一脏有病，可以传及其他四脏而发生传变。如肝有病可以影响到心、肺、脾、肾等脏。心、肺、脾、肾有病也可以影响肝脏。不同脏腑的病变，其传变的规律不同。因此，临床治疗时除对所病本脏进行治疗之外，还要根据其传变规律，治疗其他脏腑，以防止其传变。如肝气太过，或郁结或上逆，木亢则乘土，病将及脾胃，此时应在疏肝、平肝的基础上，预先培补脾气，使肝气得平，脾气得健，则肝病不得传于脾 。如《难经·七十七难》所说：“见肝之病，则知肝当传之于脾，故先实其脾气。”

251. 何谓“中和思维”？举例说明中和思维在中医学中的应用。

答：中和，又称“中庸”、“中行”、“中道”，是中国古代哲学中的重要思维方式。中，即不偏不倚，无太过、无不及的平衡状态；和，是对一切有内在联系的事物进行协调，使之达到和谐状态的过程。因此，中和包含着平衡与和谐两层意思。在中国古代，几乎所有的哲学家都把中和这种平衡、和谐、适中、适应看作事物内在的最好也是最理想的状态。中医学研究的对象是人体，人体要保持其内外环境的平衡与和谐，人的生命活动才能进行下去。中和这种哲学思想正好反映了中医学这种本质的内在要求，因而中和思想成为中医学的重要思维方式。中和思想的核心是平衡和和谐，这种平衡和和谐的思想贯穿在中医学理论体系的各个方面。如阴阳学说认为，在正常情况下，人体的阴阳相对平衡协调意味着健康。若体内阴阳的相对平衡被打破，出现阴阳的平衡失调，则人体由生理状态转为病理状态。针对疾病过程中出现的阴阳平衡失调，治疗原则是“损其有余”，“补其不足”，即所谓“谨察阴阳所在而调之，以平为期”（《素问·至真要大论》）。

252. 何谓“类比思维”？举例说明类比思维在中医学中的应用。

答：类比，是根据两个（或两类）对象之间在某些方面的相似或相同而推出他们在其他方面也可能相似或相同的一种逻辑方法，是由一事物推到另一事物的推理方法。中医学从整体观念出发，常以自然界和社会的事物与人体内的事物相类比去探索和论证人体生命活动的规律、疾病的病理变化以及疾病的诊断防治等问题。如中医学把人体疾病过程中表现出来的症状和体征与自然界中的某些事物和现象进行类比推理，形成了病因理论中的“六淫学说”。例如自然界的风具有轻扬向上、善动不居的特性，类比到人体的病理变化，则凡具有轻扬开泄、善行数变而主动等特性的病理表现，如肢体关节游走性疼痛、皮肤瘙痒无定处、头痛汗出、抽搐等，皆属外感风邪为患，治疗时应采用祛风的方法。

第二章　精气血津液神

【学习要求】

1. 掌握人体之精的基本概念、分类、代谢及功能。

2. 掌握人体之气的基本概念、生成、运行、功能及其分类。

3. 掌握血的基本概念、生成、运行和功能。

4. 掌握津液的基本概念、代谢和功能。

5. 掌握神的基本概念、生成和作用。

6. 了解精、气、血、津液、神之间的关系。

【练习题】

一、填空题

1. 精是人体生命的________。

2. 人体之精分藏于脏腑，但主要藏于________中。

3. 精是神化生的________。

4. 气的运动称作________。

5. 人体之气的运动形式，简单地归纳为________四种基本形式。

6. 气的运动保持正常状态，称之为________。

7. 气的运动而产生的各种变化称为________。

8. 元气是人体生命活动的________。

9. 元气是通过________而流行于全身的。

10. 宗气在胸中积聚之处又称为________。

11. 血液的生成主要依赖于________的运化功能。

12. 血具有________和________两方面功能。

13. 津液是机体________的总称。

14. 津液入脉化血，有________血液浓度的作用。

15. 津液的排泄主要是通过排出________和________来完成的。

16. 神是人体生命活动的________。

17. 神寓于________之中。

18. 精、气、神三者称为人身之________。

19. 气为血之________。

20. 血为气之________。

21. 大失血导致气的涣散不收，称为________。

22. 精与血之间相互资生、相互转化的关系，称为________。

23. 津液与血液之间互相渗透转化称为________。

24. 神能________精________气。

二、选择题

(一) A_1 型题

25. 由父母遗传的生命物质，称之为

A. 先天之精　　B. 后天之精
C. 肾精　　D. 水谷之精
E. 生殖之精

26. 人体之精分藏于各脏腑，但主要贮藏于

A. 肝　　B. 心　　C. 脾

D. 肺　　　E. 肾

27. 肾精化为生殖之精以施泄，依靠于

A. 肾阳温煦　　B. 肾阴凉润

C. 天癸促发　　D. 脾胃运化

E. 肝气疏泄

28. 人体中活力很强的运行不息的精微物质是

A. 精　　B. 气　　C. 血

D. 津　　E. 液

29. 一身之气的生成与哪组脏腑的关系最为密切

A. 心肝脾　　B. 心肺肾

C. 脾肺肾　　D. 肝脾肾

E. 心脾肾

30. 人体之气的运动称作

A. 气机　　B. 气化

C. 升降出入　　D. 气机调畅

E. 阴阳转化

31. 维持人体相对恒定的体温，属于气的哪项功能

A. 推动与调控　　B. 温煦与凉润

C. 固摄　　D. 防御

E. 中介

32. 人体生长发育迟缓，责之于气的哪项功能减退

A. 凉润　　B. 中介

C. 推动　　D. 防御

E. 固摄

33. 控制人体体液有规律地排泄和分泌，属于气的哪项功能

A. 推动　　B. 凉润

C. 温煦　　D. 防御

E. 以上都不是

34. 人体内各种生命信息的感应和传递，属于气的哪项功能

A. 调控　　B. 防御

C. 温煦　　D. 中介

E. 固摄

35. 人体中最根本、最重要的气是

A. 元气　　B. 宗气

C. 营气　　D. 卫气

E. 脏腑之气

36. 对血运和呼吸运动均有推动作用的是

A. 心气　　B. 宗气

C. 脾气　　D. 卫气

E. 营气

37. 称为水谷之悍气的是

A. 谷气　　B. 清气

C. 宗气　　D. 营气

E. 卫气

38. 称为水谷之精气的是

A. 谷气　　B. 清气

C. 宗气　　D. 营气

E. 卫气

39.《灵枢·决气》说："中焦受气取汁，变化而赤是谓血。"其"气"是指

A. 自然界清气　　B. 脾胃之气

C. 水谷之气　　D. 饮食水谷

E. 胸中宗气

40. 脏腑之精、脏腑之气、脏腑之阴、脏腑之阳之间的关系是

A. 脏腑之精化生脏腑之气，脏腑之气分为脏腑之阴与脏腑之阳

B. 脏腑之精即是脏腑之气，脏腑之精分为脏腑之阴与脏腑之阳

C. 脏腑之精包含脏腑之气，脏腑之气分为脏腑之阴与脏腑之阳

D. 脏腑之气包含脏腑之精，脏腑之气分为脏腑之阴与脏腑之阳

E. 脏腑之精即脏腑之阴，脏腑之气即脏腑之阳

41. 逸出脉外的血称为

A. 血府　　B. 瘀血

C. 离经之血　　D. 坏血

E. 以上都不是

42. 具有“壅遏营气，令无所避”功能的是

A. 脾 B. 心 C. 脉
D. 气 E. 三焦

43. 与津液的生成最为密切相关的脏腑是

A. 脾肺 B. 脾胃
C. 脾肾 D. 肠胃
E. 肺肾

44.《素问·厥论》中称“为胃行其津液者”，是指

A. 肝 B. 肺 C. 肾
D. 脾 E. 三焦

45. 对津液输布代谢的影响最为重要的腑是

A. 胃 B. 小肠 C. 膀胱
D. 大肠 E. 三焦

46. 布散于体表，渗入血脉之内起滋润作用的是

A. 气 B. 水 C. 精
D. 津 E. 液

47. 与津液代谢关系最为密切的是哪一组脏腑

A. 心肝肾 B. 心脾肾
C. 脾肝肾 D. 脾肺肾
E. 脾胃肾

48. 称为“神之宅”的是

A. 精 B. 脏 C. 腑
D. 气 E. 形

49. 称为“形之主”的是

A. 精 B. 神 C. 气
D. 血 E. 脏

50. 血液的运行离不开气的功能，说明了气与血之间的什么关系

A. 气能生血 B. 气能行血
C. 气能摄血 D. 血能载气
E. 血能养气

51. “吐下之余，定无完气”说明哪一项病理变化

A. 气血两虚 B. 气随血脱
C. 气不化水 D. 气不摄血
E. 气随津脱

52. “夺汗者无血，夺血者无汗”说明哪两者之间的密切关系

A. 气与津液 B. 气与血
C. 血液与精 D. 血液与津液
E. 以上都不是

53. 血虚引起气虚病变的理论根据是

A. 气能生血 B. 气能行血
C. 气为血帅 D. 血能养气
E. 血能载气

54. “亡血家不可发汗”的告诫，是哪一项理论的实际应用

A. 精血同源 B. 气血同源
C. 肝肾同源 D. 津血同源
E. 血汗同源

55. 人体内物质新陈代谢的调控与主宰是

A. 气 B. 血 C. 肾
D. 神 E. 心

（二）A_2 型题

（答题说明：从每题的 A、B、C、D、E 5 个备选答案中选择 1 个最佳答案，答题说明其后从略）

56. 患者，年老体弱，少气声低，小便清长，尿次频数，甚至有余沥不尽，夜间尤重，病机属于

A. 气失凉润 B. 气失防卫
C. 气失固摄 D. 气失温煦
E. 气失感传

57. 患者，半月前下肢创伤大出血，经手术治疗后，精神疲惫，失眠多梦，健忘，病机属于

A. 血不养气 B. 血不化神
C. 血不濡筋 D. 血不载气
E. 以上都不是

58. 患者，下肢浮肿两月余。面色萎黄，食纳不香，腹部时而胀满，大便次数尚正常，但大便不成形，下肢浮肿，按之凹陷，下午明显。病机属于

A. 肺不行水　B. 脾失运化

C. 肝失疏泄　D. 肾失蒸化

E. 三焦失利

59. 患者，全身紫癜三个月。素体虚弱，操劳过度，体疲乏力，头昏自汗，全身出现散在出血点，有的部位已成片状，色淡紫，病机属于

A. 气不生血　B. 气不行血

C. 气不摄血　D. 气不养血

E. 气不调血

60. 患者剧烈吐泻后，出现气短声低，少气懒言，精神疲惫，体倦乏力，头晕目眩，自汗，动则加剧等临床表现。属于

A. 血不养气　B. 气随津泄

C. 气不生津　D. 血不载气

E. 以上均非

61. 患者素体虚弱，神疲乏力，头昏自汗，畏寒肢冷，口淡喜热饮，小便清长，大便稀薄。属于

A. 气失凉润　B. 气失防卫

C. 气失固摄　D. 气失温煦

E. 气失感传

62. 患者外伤大出血后，出现呼吸微弱，汗出不止，全身瘫软，神识朦胧，二便失禁，面色苍白，脉微欲绝。病机属于

A. 血不养气　B. 血不化神

C. 血不濡筋　D. 气随血脱

E. 以上均非

63. 患者素体虚弱，近因操劳过度，出现体疲乏力，头昏自汗，渐见口、鼻、唇舌、咽喉干燥，皮肤干燥枯瘪，大便干燥，小便短少而黄等临床表现。病机属于

A. 血不养气　B. 津不载气

C. 气不生津　D. 气不行津

E. 以上均非

64. 患者素体虚弱，操劳过度，出现体疲乏力，头昏自汗，精神疲惫，失眠多梦，健忘等症。属于

A. 血不养气　B. 血不化神

C. 气不行血　D. 津不载气

E. 气不化神

65. 患者下肢浮肿，伴有气短声低，少气懒言，体倦乏力，头晕目眩等症。属于

A. 气不生津　B. 气不行津

C. 气不摄津　D. 气不养血

E. 气不行血

66. 患者平素神疲体弱，气短懒言，经常感冒，发病时恶寒发热较甚，咳嗽痰白，咯痰无力。属于

A. 气失凉润　B. 气失防卫

C. 气失固摄　D. 气失温煦

E. 气失感传

67. 患者产后失血过多，出现少气懒言，体倦乏力，头晕自汗，动则加剧等。属于

A. 血不生气　B. 血不化神

C. 血不濡筋　D. 血不荣面

E. 以上均非

68. 患者素体虚弱，症见神疲乏力，形体消瘦，口燥咽干，颧红，五心烦热，潮热盗汗。其病机是

A. 气失凉润　B. 气失防卫

C. 气失固摄　D. 气失温煦

E. 气失感传

69. 患者，年老体弱，腰膝酸软，头晕耳鸣，精神疲惫，失眠多梦，健忘。其病机是

A. 气不摄精　B. 血不生神

C. 精不化神　D. 津不载气

E. 气不化神

（三）B_1 型题

A. 精　B. 气　C. 血

D. 津液　E. 神

70. 具有繁衍生命作用的是

71. 具有主宰生命活动功能的是

A. 肝　B. 心　C. 脾

D. 肺　E. 肾

72. 称为生气之根的是

73. 称为生气之源的是

A. 升　B. 降　C. 出

D. 入　E. 相交

74. 五脏中，肝的气机主

75. 五脏中，脾的气机主

A. 推动作用　B. 温煦作用

C. 防御作用　D. 固摄作用

E. 中介作用

76. 激发和促进人体生长发育，依赖于气的

77. 人体内脏各种信息的相互传递，依赖于气的

A. 元气　B. 宗气

C. 营气　D. 卫气

E. 谷气

78. 以先天之精化生者为

79. 以水谷之精化生者为

A. 心肺　B. 肝肾

C. 脾胃　D. 脾肺

E. 肺肾

80. 在血液的化生中，起着最重要作用的是

81. 在津液的化生中，起着最重要作用的是

A. 气　B. 血　C. 津

D. 液　E. 精

82. 布散于体表皮肤，并能渗入血脉的是

83. 灌注于骨节、脏腑、脑髓的是

A. 意　B. 志　C. 思

D. 虑　E. 智

84. 通过心的忆念活动形成对事物表象的认识，称为

85. 在反复思索的基础上，由近而远地估计未来的思维过程，称为

（四）C 型题

A. 卫气　B. 营气

C. 二者均是　D. 二者均非

86. 称为水谷之悍气的是

87. 称为水谷之精气的是

A. 意　B. 志

C. 二者均是　D. 二者均非

88. 将意念保存下来，通过记忆来累计事物表象认识的过程，称为

89. 在考虑的基础上，准确处理事物，支配行为对事物作出适当反应的措施，称为

A. 先天之精　B. 后天之精

C. 二者均是　D. 二者均非

90. 脏腑之精的生成来源有

91. 生殖之精的生成来源有

A. 激发、兴奋、促进

B. 宁静、抑制、减缓

C. 二者均是

D. 二者均非

92. 气的推动作用包括

93. 气的调控作用包括

A. 推动作用　B. 防御作用

C. 二者均是　D. 二者均非

94. 体内液态物质大量流失，责之于气的哪项作用失常

95. 体内液态物质生成不足，责之于气的哪项作用失常

A. 水谷之气　B. 自然界清气

C. 二者均是　D. 二者均非

96. 宗气的生成来源是

97. 卫气的生成来源是

A. 推动作用　B. 固摄作用

C. 二者均是　D. 二者均非

98. 血液的正常运行依赖于气的

99. 津液的正常运行依赖于气的

A. 心　　B. 脾
C. 二者均是　　D. 二者均非

100. 与血液化生相关的脏腑，包括

101. 与津液化生相关的脏腑，包括

A. 调节脏腑生理机能
B. 主宰人体生命活动
C. 二者均是
D. 二者均非

102. 神的作用包括

103. 气的作用包括

A. 气的升降出入运动
B. 物质与能量的转化
C. 二者均是
D. 二者均非

104. 与气机密切相关的是

105. 与气化密切相关的是

（五）X 型题

106. 人体之精的功能有

A. 防御　　B. 化血
C. 化气　　D. 化神
E. 统摄

107. 人体之精的生成来源有

A. 先天之精　　B. 肾精
C. 脏腑之精　　D. 后天之精
E. 生殖之精

108. 人体之气的生成来源有

A. 先天之气　　B. 水谷之气
C. 脏腑之气　　D. 清气
E. 经络之气

109. 人体之气的生成充足与哪些脏腑的生理机能密切相关

A. 心　　B. 脾　　C. 肺
D. 肾　　E. 胃

110. 气机失调的表现有

A. 气滞　　B. 气逆
C. 气陷　　D. 气闭
E. 气脱

111. 气化的具体体现有

A. 精化为气
B. 精与血互化
C. 气的生成
D. 津液化生汗液
E. 精化为髓

112. 人体之气的生理功能有

A. 推动　　B. 温煦
C. 凉润　　D. 防御
E. 中介

113. 气的固摄作用减弱，可以出现

A. 小便失禁　　B. 呕吐清水
C. 容易感冒　　D. 四肢不温
E. 滑精

114. 具有防御、抗邪、康复作用的气是

A. 元气　　B. 宗气
C. 谷气　　D. 正气
E. 卫气

115. 与宗气生理功能相关的方面有

A. 呼吸　　B. 语言
C. 发声　　D. 心律
E. 视听

116. 卫气的生理功能有

A. 防卫　　B. 营养
C. 温养　　D. 调控腠理
E. 化生血液

117. 与血液正常运行密切相关的脏腑有

A. 肝　　B. 心　　C. 脾
D. 肺　　E. 肾

118. 影响血液运行的因素有

A. 寒邪的入侵　　B. 脉道的畅通
C. 气的推动　　D. 气的温煦
E. 气的固摄

119. 与津液的输布密切相关的脏腑是

A. 肝　　B. 心　　C. 脾
D. 肺　　E. 肾

120. 津液能够滋养濡润

A. 官窍　B. 关节
C. 骨髓　D. 皮毛
E. 脏腑

121. 神的物质基础有
A. 精　B. 气　C. 血
D. 津液　E. 脏腑

122. 神可具体体现于
A. 言谈　B. 眼神
C. 应答　D. 表情
E. 精神

123. "气为血之帅"包括的内容有
A. 气能生血　B. 气能养血
C. 气能行血　D. 气能载血
E. 气能摄血

124. 治疗血虚病变，常常补气，源于什么理论
A. 气能生血　B. 气能行血
C. 气能摄血　D. 血能养气
E. 血能载气

125. 利水药与补气药配合治疗痰饮水肿，源于什么理论
A. 气能生津　B. 气能行津
C. 气能摄津　D. 津能生气
E. 津能载气

126. 形成"气随津脱"病变的原因有
A. 过用发汗方法
B. 剧烈呕吐
C. 大量泄泻
D. 过度使用下法
E. 滥用补液法

127. 相对而言，属于阴的基本物质有
A. 气　B. 血　C. 津
D. 液　E. 精

128. 人身三宝是指
A. 精　B. 气　C. 神
D. 血　E. 津液

129. 中医学形神统一观的内涵有
A. 神以精气为物质基础
B. 神统驭精气
C. 神为形之主
D. 形是神之宅
E. 形与神俱，尽终天年

三、名词术语解释

130. 精（人体之精）
131. 气（人体之气）
132. 气机
133. 气化
134. 元气（人体之元气）
135. 宗气
136. 津液
137. 神
138. 气为血之帅
139. 血为气之母
140. 气随血脱
141. 气随津脱
142. 精血同源
143. 津血同源
144. 夺汗者无血
145. 夺血者无汗

四、简答题

146. 人体之精的生成来源有哪几个方面？
147. 精的施泄有哪几种形式？
148. 人体之精与人体之气有什么区别？
149. 简述脏腑之精的含义。
150. 人体之气的生成来源有哪几个方面？
151. "气机调畅"的状态是怎样的？
152. 气机与气化有什么关联？
153. 试述气的温煦与凉润作用的生理意义。
154. 试述气的推动与调控作用的生理意义。
155. 气的生理功能可以归纳为几个方

面？

156. 气的固摄作用具体表现在哪几个方面？

157. 什么是气的中介作用？

158. 元气有什么生理功能？

159. 宗气有什么生理功能？

160. 营气有什么生理功能？

161. 卫气有什么生理功能？

162. 简述脏腑之气的概念。

163. 简述脏腑之阴气与脏腑之阳气的概念。

164. 化生血液的物质基础有哪些？

165. 影响血液运行的因素有哪些？

166. 血液有什么生理功能？

167. 津和液有什么区别？

168. 神有什么生理作用？

169. 气与血之间的密切关系表现在哪几个方面？

170. 气与津液之间的密切关系表现在哪几个方面？

171. 精与血之间有什么密切关系？

172. 津液与血液之间有什么密切关系？

173. 精与气之间有什么密切关系？

五、问答题

174. 试述中医学理论中精的含义。

175. 精在人体内的贮藏和施泄是怎样的？

176. 试述精的生理功能。

177. 人体之气的生成与哪些脏腑的生理功能有关？

178. 试述气的运动在生命活动中的重要意义。

179. 试述脏腑之气的运动规律。

180. 阐述阳气和阴气在人体生命活动中的密切关系。

181. 为什么说营气与卫气之间既有联系又有区别？

182. 试述在血液化生中相关脏腑的共同作用。

183. 血液的正常运行与哪些脏腑的功能密切相关？

184. 试述津液在体内生成后的输布过程。

185. 津液代谢后的废物是如何向体外排泄的？

186. 试述中医学理论中神的内涵。

187. 为什么说“气为血之帅”？

188. 试述精、血、津液三者之间的关系。

189. 为什么称精、气、神为人身之“三宝”？

【参考答案】

一、填空题

1. 本原（本源）
2. 肾
3. 物质基础
4. 气机
5. 升降出入
6. 气机调畅
7. 气化
8. 原动力
9. 三焦
10. 气海
11. 脾胃（或脾）
12. 濡养　化神
13. 一切正常水液
14. 调节（或稀释）
15. 尿液　汗液
16. 主宰
17. 形体
18. 三宝
19. 帅

20. 母
21. 气随血脱
22. 精血同源
23. 津血同源
24. 统　驭

二、选择题

（一）A_1 型题

25. A　答案分析：父母遗传的生命物质与生俱来，构成胚胎，称为先天之精。

26. E　答案分析：依赖于肾的封藏作用，先后天之精都藏于肾。

27. C　答案分析：天癸促进生殖机能的成熟和生殖活动的进行。

28. B　答案分析：气在体内运动不息以发挥生理作用。

29. C　答案分析：气的生成以脾胃为源，由肺所主，以肾为根。

30. A　答案分析：气的运动简称气机。

31. B　答案分析：气的温煦与凉润作用共同维持体温的恒定。

32. C　答案分析：气的推动和激发促进人体生长发育。

33. E　答案分析：控制体液排泄和分泌属于气的固摄作用。

34. D　答案分析：气是生命信息的载体，是脏腑组织间联系的中介。

35. A　答案分析：元气推动人体生长发育，推动和调控各脏腑生理活动。

36. B　答案分析：宗气有行呼吸和行血气的生理作用。

37. E　答案分析：卫气由水谷精微中的慓悍滑疾部分化生。

38. D　答案分析：营气由水谷精微中的富有营养的精华部分化生。

39. D　答案分析："中焦受气"中的"气"是指饮食水谷而言。

40. A　答案分析：脏腑之精化生脏腑之气，脏腑之气分为脏腑之阴与脏腑之阳。

41. C　答案分析：血液不循脉中运行而成为出血，称之为离经之血。

42. C　答案分析：脉约束血液运行，称为血府。

43. B　答案分析：胃主受纳，脾主运化，在津液生成中起决定作用。

44. D　答案分析：胃肠中吸收的水液必须通过脾的运化才能布散全身。

45. E　答案分析：三焦是水液运行的通路，保证津液在体内正常流注布散。

46. D　答案分析：津流动性大，外而皮毛，内渗血脉，起滋润作用。

47. D　答案分析：津液的整个代谢过程以脾、肺、肾三脏的综合调节为首要。

48. E　答案分析：神依附于形，形神不可分离。

49. B　答案分析：神是生命活动的主宰，无神则形无以活。

50. B　答案分析：血液的运行离不开气的推动，气机调畅则血行正常。

51. E　答案分析：津液是气的载体，大吐大下后，气随津液的丢失而外脱。

52. D　答案分析：血液与津液互相渗透、互相化生，任何一方大量丧失，都可以引起另一方的亏耗。

53. D　答案分析：气的充盛和功能发挥离不开血的濡养。

54. E　答案分析：血液丧失，导致津液不足，汗液则化生无源，故不可用汗法。

55. D　答案分析：神是生命活动的主宰，精、气、血、津液等物质的新陈代谢都必须受神的调控。

（二）A_2 型题

56. C　答案分析：患者有体弱少气等气虚表现，而主症为尿多频数，余沥不尽，属气虚失去固摄所致。

57. B　答案分析：患者外伤、手术致血液丧失过多，神志活动的物质基础缺乏，故而有神疲、失眠、多梦等表现。

58. B　答案分析：患者纳呆、腹胀等是脾气虚衰的表现，脾气虚衰不能运化水液，津液输布障碍而发生水肿。

59. C　答案分析：患者素体气虚，继而出现肌肤出血，属气不摄血所致。

60. B　答案分析：患者剧烈吐泻后伤津严重，继而出现少气乏力、体倦自汗等气虚表现，属气随津泄所致。

61. D　答案分析：患者素体虚弱，出现畏寒肢冷、口淡喜热饮等虚性寒象，属气失温煦所致。

62. D　答案分析：患者外伤大出血后，出现汗出不止、二便失禁、脉微欲绝等气脱表现，证属气随血脱。

63. C　答案分析：患者素体虚弱，操劳伤气，已有气虚症状，继而出现口鼻、咽喉、皮肤干燥，大便干燥，小便短少等干涩少津的临床表现，证属气不生津。

64. E　答案分析：精神疲惫，失眠健忘，属气不化神所致。

65. B　答案分析：患者下肢浮肿，伴有气虚症状，证属气虚不能运行津液所致。

66. B　答案分析：患者平素体弱，有气虚表现，经常感冒，感冒后表证与气虚症状同现，属气失防卫所致。

67. A　答案分析：患者产后失血过多，继而出现少气乏力、体倦自汗等气虚症状，属血虚不能生气所致。

68. A　答案分析：患者素体虚弱，出现潮热盗汗等虚性热象，属气失凉润所致。

69. C　答案分析：患者年老精虚，继而出现精神疲惫、失眠健忘，属精不化神所致。

（三）B_1 型题

70. A　答案分析：精化生生殖之精，并能促使生殖机能的正常发挥。

71. E　答案分析：神主宰整个人体的生命活动。

72. E　答案分析：肾藏先天之精，化生元气，是人体气之根本。

73. C　答案分析：脾胃运化水谷，成为人体之气的主要生成来源。

74. A　答案分析：肝主疏泄，升发是其气机运动的特点。

75. A　答案分析：脾主升清，脾气以升为其运动特点。

76. A　答案分析：气的活力很强，其推动作用可以促进人体生长发育。

77. E　答案分析：气的中介作用促进了人体内脏各种信息的相互传递。

78. A　答案分析：肾中所藏之精化生元气。

79. E　答案分析：脾胃将水谷之精化为谷气。

80. C　答案分析：脾胃运化所产生的营气和津液是血液化生的主要物质基础。

81. C　答案分析：胃的受纳和脾的运化对津液化生起着至关重要的作用。

82. C　答案分析：津较清稀，流动性大，既可布散体表，又可渗入血脉。

83. D　答案分析：液较稠黏，流动性小，渗灌于骨节、脏腑、脑髓。

84. A　答案分析：心有所忆谓之意。

85. D　答案分析：因思而远慕谓之虑。

（四）C 型题

86. A　答案分析：《素问·痹论》说："卫者，水谷之悍气也。"

87. B　答案分析：《素问·痹论》说："营者，水谷之精气也。"

88. B　答案分析：意之所存谓之志。

89. D　答案分析：因虑而处物谓之智，而非意与志。

90. C　答案分析：脏腑之精的生成得到先天之精的资助和后天之精的补充。

91. C　答案分析：生殖之精以先天之精为基础，以后天之精为补充。

92. A　答案分析：气的推动作用，是指阳气的激发、促进、兴奋等作用。

93. B　答案分析：气的调控作用，是指阴气的宁静、减缓、抑制等作用。

94. D　答案分析：体内液态物质的大量流失可能是气的固摄作用减弱所致。

95. A　答案分析：精血津液的化生有赖于气的推动作用。

96. C　答案分析：宗气是由脾胃运化的水谷之气与肺吸入的清气结合而成的。

97. A　答案分析：卫气是水谷之气中的慓悍滑疾部分。

98. C　答案分析：气的推动作用与固摄作用之间的协调平衡保证了血液的正常运行。

99. C　答案分析：气的推动作用与固摄作用之间的协调平衡保证了津液的正常运行。

100. C　答案分析：脾胃运化的水谷精微是血液生成的主要物质基础；同时，由精微化生血液的过程中也离不开心气的作用。

101. B　答案分析：津液的生成主要依赖于脾胃的运化功能。

102. C　答案分析：神是人体生命活动的主宰，同时对脏腑生理活动起调控作用。

103. A　答案分析：气通过阳气与阴气之间的协调作用，调节了脏腑的生理功能。

104. A　答案分析：气的运动称为气机，在人体内表现为气的升降出入运动。

105. C　答案分析：气的运动而产生的各种变化称为气化，包括体内精微物质的化生及输布，精微物质之间、精微物质与能量之间的互相转化，以及废物的排泄等。

（五）X 型题

106. BCD　答案分析：精可以化生气血，又是神的物质基础。

107. AD　答案分析：精的生成来源有先天之精、后天之精两部分。

108. ABD　答案分析：气的生成来源有先天之气、水谷之气、清气三部分。

109. BCDE　答案分析：气的生成与脾胃运化、肺主气、肾藏精的功能有关。

110. ABCDE　答案分析：气机失调有气滞、气逆、气陷、气闭、气脱等表现。

111. ABCDE　答案分析：气化包括体内所有物质的新陈代谢和互相转化。

112. ABCDE　答案分析：气有推动、温煦、凉润、防御、中介等生理功能。

113. ABE　答案分析：气的固摄作用减弱可以出现人体液态物质的排泄和分泌过多。

114. D　答案分析：正气与邪气相对而言，具有防卫、抗邪、康复作用。

115. ABCDE　答案分析：宗气能行呼吸、行血气，与多种生理活动有关。

116. ACD　答案分析：卫气为卫阳之气，有防卫、温养和调控腠理等功能。

117. ABCD　答案分析：血液正常运行依靠心气和肺气的推动、肝气的疏泄、脾气的统摄，共同协作才得以完成。

118. ABCDE　答案分析：气的推动、温煦和固摄作用之间的协调，以及脉道的通畅是保证血行的条件，邪气入侵也能影响血行。

119. ACDE　答案分析：津液的输布依靠脾的运化、肝的疏泄、肺的布散和肾的蒸腾气化。

120. ABCDE　答案分析：津液有滋润官窍、皮毛、脏腑、骨髓、关节的作用。

121. ABCD　答案分析：神的产生以气、血、精、津液为物质基础。

122. ABCDE　答案分析：神是人体生命活动外在表现的总称，具体表现在多个方面。

123. ACE　答案分析：气为血帅包括生血、行血、摄血三方面。

124. A　答案分析：通过补气的方法促使血液的化生。

125. B　答案分析：通过补气药以改善津液输布障碍，消除水肿。

126. ABCD　答案分析：过度的汗、吐、泻、下使津液大量丧失，由于津液是气的载体，故而易于出现气随津脱病变。

127. BCDE　答案分析：气活力强，主运动属阳，而其他均属液态物质，主静谧属阴。

128. ABC　答案分析：精、气、神三者在人体生命活动中占重要位置，且三者之间不可分离，故称为三宝。

129. ABCDE　答案分析：神是主宰，形是物质基础，二者协调，辩证统一，以保持健康，延年益寿。

三、名词术语解释

130. 精（人体之精）：是禀受于父母的生命物质与后天水谷精微相结合而形成的一种精华物质，是人体生命的本原，是构成人体和维持人体生命活动的最基本物质。

131. 气（人体之气）：是人体内活力很强、运行不息的极精微物质，是人体生命的维系，是构成人体和维持人体生命活动的基本物质。

132. 气机：气的运动称作气机，在人体内主要有升、降、出、入四种基本运动形式。

133. 气化：气的运动而产生的各种变化称为气化，在人体内主要是指精气血津液各自的新陈代谢及其相互转化，亦即体内物质与能量的新陈代谢过程，是生命的基本特征之一。

134. 元气（人体之元气）：是人体中最根本、最重要的气，由肾精（或先天之精）化生，是人体生命活动的原动力。

135. 宗气：是由脾胃运化的水谷之精所化生的谷气上输于肺，与肺吸入的自然界清气相结合而聚于胸中的气。有推动血行和促进呼吸等作用。

136. 津液：是机体一切正常水液的总称，是构成人体和维持人体生命活动的基本物质之一，包括津和液两个部分。

137. 神：广义的神，是人体生命活动的主宰及其外在总体表现的统称；狭义的神，是指人的意识、思维、情感、性格等精神活动。

138. 气为血之帅：气有生血、行血和摄血的作用，对血有统率作用，故称之为血之帅。

139. 血为气之母：血有养气、载气的作用，是气的化生基础和载体，故称之为气之母。

140. 气随血脱：当大出血时，气往往随之大量丧失，导致气涣散不收的气脱病变，称为气随血脱。

141. 气随津脱：当大汗、大吐、大泻等津液大量丢失时，气亦随之大量外脱，称为气随津脱。

142. 精血同源：精与血皆由水谷精微充养或化生，化源相同；彼此之间又相互资生、相互转化，即藏于脏腑中的精可融入血脉中而为血，血脉中的血液输送到脏腑中也可充养脏腑之精。精与血之间的化源相同而又相互资生的关系，称为“精血同源”。

143. 津血同源：血与津液皆由水谷精微化生，来源相同；彼此之间又相互资生、相互转化，即脉外之津液渗入脉中而为血液的组成部分，脉内血液中的水液渗出脉外又为津液。血与津液之间的来源相同而又相互资生的关系，称为“津血同源”。

144. 夺汗者无血：当大量出汗而津液丧失后，脉内津液渗出脉外，以图补充津液不足，形成血液亏少的病理变化，此时不能再施以放血或破血疗法，称之为“夺汗者无血”。

145. 夺血者无汗：当大量失血时，血量减少，脉外津液渗入脉中，导致脉外津液亏少，汗液生成无源，此时不可再妄用发汗疗法，称之为“夺血者无汗”。

四、简答题

146. 人体之精的生成来源有哪几个方面？

答：人体之精，由先天之精和后天之精两部分组成。先天之精禀受于父母，为生命的原始物质；后天之精来源于水谷，即脾胃化生的水谷之精。后天之精不断充养先天之精，先天之精又可促进后天之精的化生，二者相辅，使人体之精逐渐充盛。

147. 精的施泄有哪几种形式？

答：精的施泄主要有两种形式：一是分藏于各个脏腑，濡养脏腑，并化气以推动调控各脏腑的生理机能；二是化为生殖之精而有度地排泄以繁衍生命。

148. 人体之精与人体之气有什么区别？

答：在人体中，精是生命的本原，是构成人体和维持人体生命活动的最基本物质；气是由精化生的运动不息的极细微物质，是生命的维系。精是脏腑机能活动的物质支撑，气是推动和调控脏腑生理活动的动力。相对而言，精藏于脏腑，主静而属阴；气运行于全身，主动而属阳。

149. 简述脏腑之精的含义。

答：一身之精分藏于脏腑，则为脏腑之精。脏腑之精，是指脏腑所藏的具有濡养、滋润和支撑本脏腑及其所属的形体、官窍等作用的液态精华物质。脏腑之精中既有先天之精的成分，又有后天之精的成分。其中肾精主要是先天之精，其他脏腑之精主要是后天之精。

150. 人体之气的生成来源有哪几个方面？

答：人体之气，来源于先天之精所化生的先天之气、水谷之精化生的水谷之气和吸入的自然界的清气，三者在脾肺肾等脏腑的综合作用下结合而成为一身之气。

151. “气机调畅”的状态是怎样的？

答：气的运动称气机，“气机调畅”一方面是指气的运动是通畅无阻的，另一方面是说气的升降出入运动之间必须平衡协调。

152. 气机与气化有什么关联？

答：气的升降出入运动是气化过程发生和赖以进行的前提与条件，而气的各种运动形式正是在气化过程中而得以体现的。气的运动及其所维持的气化过程存在于生命的始终。

153. 试述气的温煦与凉润作用的生理意义。

答：气温煦作用的生理意义：①温煦机体，维持相对恒定的体温；②温煦各脏腑、经络、形体、官窍，助其进行正常的生理活动；③温煦精血津液，助其正常施泄、循行、输布。

气凉润作用的生理意义：①凉润机体，维持相对恒定的体温；②凉润各脏腑、经络、形体、官窍，防其生理机能过亢；③凉润精血津液，防其过度代谢和运行失常。

154. 试述气的推动与调控作用的生理意义。

答：气推动作用的生理意义：①激发和促进人体的生长发育及生殖机能；②激发和促进各脏腑经络的生理机能；③激发和促进精血津液的生成及运行输布；④激发和兴奋精神活动。

气调控作用的生理意义：①抑制和减缓

人体的生长发育及生殖机能；②抑制和宁静各脏腑经络的生理机能；③抑制和减缓精血津液的生成及运行输布；④抑制和减缓精神活动。

155. 气的生理功能可以归纳为几个方面？

答：气的功能可以归纳为：①推动与调控作用；②温煦与凉润作用；③防御作用；④固摄作用；⑤中介作用。

156. 气的固摄作用具体表现在哪几个方面？

答：气的固摄作用具体表现在：①统摄血液在脉中运行，防止逸出脉外；②固摄汗液、尿液、唾液、胃肠液，控制其分泌量；③固摄精液，防止妄加排泄。

157. 什么是气的中介作用？

答：气充斥于人体各个脏腑、形体、官窍之间，成为它们相互间联系的中介，并且气是感应传导信息的载体，能感应传导信息以维持机体的整体联系，从而发挥中介作用。

158. 元气有什么生理功能？

答：元气是生命活动的原动力，其生理功能主要表现在两个方面：一是推动和调节人体的生长发育和生殖机能，二是推动和调控各脏腑、经络、形体、官窍的生理活动。

159. 宗气有什么生理功能？

答：宗气的生理功能：一是推动肺的呼吸，与呼吸、语言、发声有关。二是促进心脏推动血液运行，与气血运行、心搏的力量及节律有关。三是作为后天生成之气，对先天之气有重要资助作用。

160. 营气有什么生理功能？

答：营气注于脉中，有化生血液的功能；营气循血流注全身，发挥营养作用。

161. 卫气有什么生理功能？

答：卫气的生理功能：一是防御外邪入侵；二是温煦全身，内而脏腑，外而肌肤，均得到卫气的温养；三是调节控制腠理的开阖，促使汗液有节制地排泄。

162. 简述脏腑之气的概念。

答：脏腑之气是全身之气的一部分，一身之气分布到某一脏腑即成为某一脏腑之气。是构成各脏腑的基本物质，又是推动和调控各脏腑进行生理活动的基本物质。

163. 简述脏腑之阴气与脏腑之阳气的概念。

答：一身之气可分为阴阳二气，其所分化的脏腑之气也有阴阳之别。脏腑之阴气，是脏腑之气中具有凉润、宁静、抑制等作用的部分；脏腑之阳气，是脏腑之气中具有温煦、推动、兴奋等作用的部分。

164. 化生血液的物质基础有哪些？

答：化生血液的物质基础有营气、津液、肾精等三个方面。

165. 影响血液运行的因素有哪些？

答：影响血行的因素主要有：①气的推动和温煦作用；②气的宁静和凉润作用；③气的固摄作用；④脉道的完整与通畅；⑤血液的清浊及黏稠度；⑥病邪的入侵。

166. 血液有什么生理功能？

答：血液具有濡养作用，滋润和濡养各脏腑组织，以利其发挥生理功能。同时，血液是机体精神活动的主要物质基础。概而言之，血液有濡养和化神两方面生理功能。

167. 津和液有什么区别？

答：津较清稀，流动性大，布散于体表皮肤、肌肉和孔窍，并能渗入血脉，起滋润作用。液较浓稠，流动性小，灌注于骨节、脏腑、脑髓，起濡养作用。

168. 神有什么生理作用？

答：神具有统领、调控精气血津液等物质代谢和各脏腑生理功能的作用，主宰着人体的生理活动和心理活动，因此神是生命活动的主宰，对人体生命十分重要。

169. 气与血之间的密切关系表现在哪

几个方面？

答：气对于血而言，有气能生血、气能行血、气能摄血三方面，统称“气为血之帅”。血对于气而言，有血能养气、血能载气两方面，统称“血为气之母”。

170. 气与津液之间的密切关系表现在哪几个方面？

答：气与津液之间的密切关系表现在气能生津、气能行津、气能摄津、津能生气、津能载气等方面。

171. 精与血之间有什么密切关系？

答：精与血之间存在着密切关系：精与血皆由水谷精微充养或化生，化源相同；彼此之间又相互资生、相互转化，即藏于脏腑中的精可融入血脉中而为血，血脉中的血液输送到脏腑中也可充养脏腑之精。精与血之间的化源相同而又相互资生的关系，称为“精血同源”。

172. 津液与血液之间有什么密切关系？

答：血和津液之间存在着密切关系：血与津液皆由水谷精微化生，来源相同；彼此之间又相互资生、相互转化，即脉外之津液渗入脉中而为血液的组成部分，脉内血液中的水液渗出脉外又为津液。血与津液来源相同而又相互资生的关系，称为“津血同源”。

173. 精与气之间有什么密切关系？

答：精与气之间存在着相互资生、相互为用的关系：气的充盛和运行不息可以促进精的化生，同时气还能固摄精，使精聚藏于内而不致无故外泄。另一方面，精为气化生的本源，精足则气旺。

五、问答题

174. 试述中医学理论中精的含义。

答：中医学认为人体之精是生命的本原，是构成人体和维持人体生命活动的最基本物质。其初始含义实指繁衍后代的生殖之精，这是狭义之精的概念。从精华之意出发，人体的血、津液以及水谷精微等一切液态精华物质均属于广义之精的范畴。一般来说，目前认为精的含义只包括先天之精、后天之精、脏腑之精、生殖之精而言，称为“一般意义的精”。

175. 精在人体内的贮藏和施泄是怎样的？

答：人体之精分藏于脏腑之中，但主要贮藏于五脏。先后天之精，在胎儿发育和生理活动中分藏于各脏腑，五脏皆藏先天之精和后天之精，但有成分比例的不同：肾脏主要是先天之精，也有水谷之精的充养；其他脏腑之精主要是后天之精，但也有部分先天之精。肾所贮藏之精，一方面施泄于各脏腑，起着濡养作用，并且化为脏腑之气推动和调控脏腑机能的发挥，一方面化为生殖之精，通过有度地排泄以繁衍下一代。

176. 试述精的生理功能。

答：首先，精是生命本原，由精化生的生殖之精可以繁衍生命。其次，精能滋润濡养人体各脏腑、形体、官窍，以保证其生理功能的正常进行。此外，精可以转化为气、转化为血，使气血充盛，以保持生命活动的旺盛。同时，精是神化生的物质基础，积精全神是生命存在的根本保证。

177. 人体之气的生成与哪些脏腑的生理功能有关？

答：人体之气的生成与肾、脾、胃、肺的生理功能密切关联。肾所藏之精尤其是先天之精化生的先天之气是人体之气生成的根本。脾胃为气血生化之源，其运化的水谷精微是人体后天之气的主要来源。肺主呼吸，所吸入的清气是人体后天之气的另一主要来源。因此，肾、脾、胃和肺的功能正常和相互协调，则人体之气生成充足，反之则会导致气的亏少和功能不足的病变。

178. 试述气的运动在生命活动中的重

要意义。

答：人体脏腑、经络、形体、官窍的生理活动以及它们之间的相互协调与联系都必须通过气的运动才得以实现，人体内部的精、血、津液以及气本身的运行流动和生理功能的发挥也必须通过气的运动来完成。此外，人与自然环境之间的联系也离不开气的运动。因此，人体整个生命活动都离不开气的升降出入运动。气的升降出入运动是生命活动的根本，一旦停息，也就意味着生命活动的终止。

179．试述脏腑之气的运动规律。

答：人体脏腑之气的运动都有其独特的规律，例如心肺在上，其气宜降；肝肾在下，其气宜升。而且每一脏腑之气的运动，就其本身来说有升有降，是一个升降的统一体，如肺气宣发与肃降。同时，脏腑之间的关系中也体现了升降的统一，如肝气升发与肺气肃降，脾气升清与胃气降浊等。因此脏腑气机体现了升中有降、降中有升、升已而降、降已而升的运动特点以及对立统一、协调平衡的规律。

180．阐述阳气和阴气在人体生命活动中的密切关系。

答：人体之气中的阳气发挥推动、兴奋、温煦等作用，而人体之气中的阴气发挥宁静、抑制、凉润等作用，人体的生长发育、物质的新陈代谢等生命活动是阴阳二气相反相成作用的结果，阴阳二气之间的功能协调维持着生命活动的稳定有序，既无太过，也无不及，任何一方功能的失常都会影响二者之间的协调平衡。

181．为什么说营气与卫气之间既有联系又有区别？

答：营气与卫气均由水谷精微所化生，有其共同之处，也可称为“同源”。但二者有一定区别：营气由水谷之精中的精华部分化生，其性精纯，行于脉中，具有营养和化血作用；卫气由水谷之精中的悍烈部分化生，其性滑利，行于脉外，具有防卫、温养和调控腠理等作用。二者相对而言，营属阴，卫属阳。营卫之间必须相互协调，相偕运行，才能发挥防御外邪和调节脏腑生理活动的作用。

182．试述在血液化生中相关脏腑的共同作用。

答：由脾胃运化水谷精微所化生的营气和津液，向上输于心肺，与肺吸入的清气相结合，贯注心脉，在心气的作用下变化而成为血液。此外，脏腑之精，包括肾精也可融入血脉中而化为血液；肾气充沛也利于脾胃心肺的机能发挥。因此，血液的化生主要依赖于脾胃的运化，并且在心、肺、肾等脏的生理机能配合作用下才能充盛不衰。

183．血液的正常运行与哪些脏腑的功能密切相关？

答：血液的正常运行依赖于心主血脉的功能，心、脉、血构成独立的系统，心气能推动血液在脉中运行。肺主气，朝百脉，肺气宣发肃降辅助心气推动血行。肝主疏泄，有贮藏血液和调节血量的功能，调畅气机，保证血行通畅，也可以防止血逸脉外的出血。脾主统血，能控制血液在脉中运行而不逸出脉外。因此，血液的正常运行依赖于心气、肺气、肝气的推动促进，又依赖于脾气、肝气的固摄控制，它们之间的相互协调和密切配合是血行正常的保证。

184．试述津液在体内生成后的输布过程。

答：津液的输布是多个脏腑生理机能密切协调，相互配合的结果。首先，脾气一方面将津液上输于肺，一方面向四周散至全身；其次，肺气宣发，将津液向体表和上部布散，肺气肃降将津液向下部和内脏输布；再次，肾气将肺下送的津液经过升清降浊，清者重新吸收。在津液的输布过程中，肾气的蒸化起着主导作用。此外，还需要肝气疏泄、调畅气机以推动水液运行，以及三焦水道的通利，如此方能保证津液的正常输布。

185. 津液代谢后的废物是如何向体外排泄的？

答：津液代谢后的废物排泄主要通过排出尿液和汗液来完成。肾气的蒸化，升清降浊，将浊者下送膀胱成为尿液，并且肾气的推动和控摄使尿液贮存一定量后正常排出。肺气宣发津液至体表，并通过卫气的控摄调节，将汗液排出体表。此外，呼出气体以及排出粪便时也排出一定水液。因此津液的排泄也与肾、肺、脾胃的功能密切相关。

186. 试述中医学理论中神的内涵。

答：中医学的神，是人体生命活动的主宰及其外在总体表现的统称。神的内涵是广泛的，人体五脏功能的协调、精气血津液的代谢、情志活动的调畅都必须依赖神的统帅和调控，因此神是人体一切生理活动和心理活动的主宰。神又是生命活动外在的总体现，其中又将意识、思维、情志活动归为狭义之神的范畴。中医学的神是有关生命的认识，其产生有着对精、气等物质的依赖性，其含义与古代哲学的神有着明显的区别。

187. 为什么说“气为血之帅”？

答：“气为血之帅”说明了气对于血的统帅、驾驭作用。血液的化生离不开气作为动力，营气、津液和精化生血液的每个环节都依靠气的推动和激发，再者血液的运行离不开气的推动作用和固摄作用，而二者之间的协调配合更是血液在脉中正常运行的保证，所以气对血的关系简称为气能生血、气能行血和气能摄血三方面，统称为“气为血之帅”。

188. 试述精、血、津液三者之间的关系。

答：精、血、津液均为液态物质。生理上三者之间互相化生，互相补充，例如精与血之间互相资生、互相转化，称为精血同源；津液与血液之间互相渗透、互相转化，称为津血同源。病理上也往往会发生相互影响，一方不足导致另一方的亏少，产生精血不足和津枯血燥的病变，所以三者之间关系非常密切，一荣俱荣，一衰俱衰。

189. 为什么称精、气、神为人身之“三宝”？

答：精是生命的本原，是构成人体和维持人体生命活动的最基本物质；气是生命的维系，气的运行不息，维持着人体的生命活动；神是人体生命活动的主宰。三者在生命活动中占有重要地位，存在着相互依存、相互为用的关系：精能生气养神，气能生精化神，神能统精驭气。它们之间的辩证关系是养生防病、延年益寿以及诊治疾病、推测预后的重要理论依据，三者缺一不可，三者之间不协调统一更不可，故称为人身“三宝”。

第三章　藏　象

【学习要求】

1. 掌握藏象的基本概念，脏、腑及奇恒之腑的生理特点，脏腑精气阴阳的概念及相互关系。

2. 掌握五脏的生理功能，生理特性，及与形、窍、志、液、时的关系。

3. 掌握六腑的生理功能和生理特性。

4. 掌握脑和女子胞的生理功能。

5. 掌握脏与脏、脏与腑、腑与腑、脏与奇恒之腑之间的关系。

6. 了解藏象学说的形成和特点。

7. 了解心包和命门学说的梗概。

【练习题】

一、填空题

1. 藏象，是指藏于体内的内脏及其表现于外的________征象及与自然界相通应的事物和现象。

2. 藏象学说的主要特点是以五脏为中心的整体观，主要表现在________和________。

3. 五脏共同的生理特点是________。

4. 六腑共同的生理特点是________。

5. 肾气推动和调控脏腑气化，是通过肾气的两种成分________和________来实现的。

6. 脾为________之本，________之源。

7. 藏象学说常以________来概括整个消化系统的生理功能。

8. 血液在脉中正常运行，必须以脉管通利、________、________为基本条件。

9. 心藏神，是指心有统帅全身脏腑、经络、形体、官窍的________和主司________的机能。

10. 脏腑可分为脏、________和________三类。

11. 肺气的基本运动形式是________和________。

12. 肝的生理特性是________和________。

13. 脾的生理特性是________和________。

14. 脾气主升可表现在________和________两个方面。

15. 肺之窍是________；肺之门户是________。

16. 五志归属五脏，思为________之志，恐为________之志。

17. 心的生理功能主要有两个方面，一是主________，二是________。

18. 肾藏先天之精，主生殖，为人体生命之本原，故称肾为________之本。肾藏精，主蛰，又称为________之本。

19. 脾的运化功能包括________和________两个方面的生理作用。

20. 肾开窍于________和________。

21. 肝的主要生理机能是：主________和主________。

22. 六腑以________为用，以________为顺。

23. ________有“中精之府”、“清净之府”或“中清之府”之称。

24. 既为六腑之一，又为奇恒之腑之一的是________。

25. ________有“太仓”、“水谷之海”之称。

26. 胃的生理特性是________、________

27. ________主液；________主津。

28. ________有“传导之官”之称。

29. ________称之为孤府。

30. 上焦如雾，中焦如________，下焦如________。

31. ________为元神之府。

32. 女子胞的主要生理功能是________、________。

33. 奇恒之腑除________外，其余都与五脏没有表里配合。

34. 心与脾的关系主要表现在________和________两个方面。

35. 心肾相交在理论上认为________必须下降于肾，________必须上济于心。

36. 肺与肝的关系，主要表现于人体________方面。

37. 肺与肾的关系，主要表现在________、________和阴阳互资三个方面。

38. 膀胱的贮尿和排尿机能，全赖于________的蒸化作用。

39. 参与机体水液代谢的主要脏腑有________。

40. 气道通畅，呼吸匀调是________和________两脏共同作用的结果。

41. 在呼吸运动中，肺主________气，肾主________气。

42. 肺为气之________，肾为气之________。

43. ________为生痰之源，________为贮痰之器。

44. ________为生气之源，________为主气之枢。

二、选择题

(一) A_1 型题

45. 藏象学说主要是研究

A. 脏腑生理

B. 脏腑病理

C. 脏腑生理、病理之间的关系

D. 脏腑生理、病理及其相互关系

E. 脏腑、组织、器官结构形态

46. 五脏的生理特性是

A. 传化物而不藏，实而不能满

B. 藏精气而不泻，实而不能满

C. 传化物而不藏，满而不能实

D. 藏精气而不泻，满而不能实

E. 虚实交替，泻而不藏

47. 区分五脏、六腑、奇恒之腑的最主要依据是

A. 解剖形态的差异

B. 分布部位的不同

C. 功能特点的不同

D. 经脉阴阳属性的不同

E. 病理表现的不同

48. 下列各项中，哪一项最确切地说明了脏与腑的区别

A. 实质性器官与空腔性器官

B. 实而不满与满而不实

C. 化生贮藏精气与受盛传化水谷

D. 与水谷直接接触与不直接接触

E. 经络属表、属阳与属里、属阴

49. 下列哪项属于奇恒之腑

A. 胃　　B. 小肠

C. 三焦　　D. 胆

E. 膀胱

50. 藏象的基本含义是

A. 五脏六腑的形象

B. 内在组织器官的表象

C. 五脏六腑和奇恒之腑

D. 脏腑藏于内，其生理病理表现于

外

E. 五脏的形象

51. 与精神意识思维活动关系最密切的是

A. 心主血脉的生理功能

B. 肝主疏泄的生理功能

C. 脾主运化的生理功能

D. 肺主治节的生理功能

E. 肾主藏精的生理功能

52. 心与哪季相应

A. 春　B. 长夏　C. 冬

D. 夏　E. 秋

53. 观察心主血脉的功能是否正常与哪项关系较小

A. 面色　B. 舌色

C. 爪色　D. 脉象

E. 胸部的感觉

54. 五脏六腑之大主是

A. 心　B. 肺　C. 脾

D. 肝　E. 肾

55. 心主神志最主要的物质基础是

A. 津液　B. 血液

C. 精液　D. 宗气

E. 营气

56. 将肺称为“娇脏”的主要依据是

A. 肺主一身之气

B. 肺外合皮毛

C. 肺气通于天，不耐寒热

D. 肺为水之上源

E. 肺朝百脉

57. 肺的行水功能主要依赖于

A. 肺主一身之气

B. 肺司呼吸

C. 肺输精于皮毛

D. 肺朝百脉

E. 肺气宣发肃降

58. 肺为“水之上源”的主要依据是

A. 肺位最高，通调水道

B. 肺具有布散津液的功能

C. 肺具有输精于皮毛的功能

D. 肺为脏腑之华盖

E. 饮入于胃，上归于肺

59. 肺吸入清气主要靠下列哪项功能

A. 宣发　B. 肃降

C. 疏通　D. 调节

E. 朝百脉

60. 肺主治节是指

A. 肺主气的调节作用

B. 肺主宣发和肃降的调节作用

C. 对肺生理功能的高度概括

D. 肺协助心调节全身血行作用

E. 肺对津液的调节作用

61. 下列哪项不属于肺气宣发的具体体现

A. 排出体内浊气

B. 输布卫气于体表

C. 将津液输布全身，外达皮毛

D. 将代谢后的津液化为汗液排出体外

E. 使全身的血液会聚于肺

62. 以下哪项不属于肺气肃降的具体体现

A. 吸入自然界清气

B. 排出体内的浊气

C. 将宗气下蓄丹田

D. 将津液向内布散各脏腑

E. 将代谢后的水液下输肾或膀胱

63. “主治节”的脏是

A. 脾　B. 肝　C. 肺

D. 肾　E. 心

64. 脾统血的主要作用机理是

A. 控制血液的流速

B. 控制内脏的血液容量

C. 控制外周血液容量

D. 控制血液在脉道内的运行

E. 控制血液上荣头目

65. 脾主升清的确切内涵是

A. 脾的阳气主升

B. 脾以升为健

C. 脾气散精，上归于肺

D. 与胃的降浊相对而言

E. 脾输布津液，防止水湿内生

66. 具有化湿而恶湿特点的脏腑是

A. 心　B. 脾　C. 肺

D. 肝　E. 肾

67. 脾为气血生化之源的生理基础是

A. 脾主统血

B. 脾喜燥恶湿

C. 脾主升清

D. 脾主运化水谷精微

E. 脾为后天之本

68. 脾主运化是指

A. 运化水湿

B. 运化水液

C. 运化食物和水液

D. 运化食物

E. 化生血液

69. 五脏中，具有“以升为健”特点的脏是

A. 心　B. 肝　C. 脾

D. 肾　E. 肺

70. 脾统血是通过下面哪项实现的

A. 气的固摄作用

B. 气的温煦作用

C. 气的气化作用

D. 气的卫外作用

E. 气的防御作用

71. 藏象学说常以下列哪项来概括整个消化系统的机能活动

A. 胃的通降　B. 脾的运化

C. 胃的受纳　D. 脾升胃降

E. 小肠的泌别清浊

72. 脾的生理特性是

A. 喜和降　B. 喜清肃

C. 喜燥恶湿　D. 喜润恶燥

E. 喜条达

73. 脾虚可致下列哪一种血行异常

A. 出血　B. 血瘀

C. 血行加速　D. 血行迟缓

E. 血脱

74. 下列哪一项是脾胃虚弱导致血虚的基本机制

A. 脾失健运　B. 脾失统血

C. 脾不升清　D. 化源不足

E. 升降失常

75. 四肢肌肉的壮实主要取决于

A. 心主血脉的功能

B. 肾主骨的功能

C. 脾主运化的功能

D. 肺主气的功能

E. 肝主筋的功能

76. 男子精液的正常排泄是哪两脏合作的结果

A. 肝肺　B. 心肺

C. 肝肾　D. 肝脾

E. 脾肾

77. 胆汁的分泌与排泄取决于

A. 肝气的疏泄功能

B. 胆贮藏胆汁功能

C. 胆排泄胆汁的功能

D. 脾气的运化功能

E. 小肠泌别清浊的功能

78. 肝在志为

A. 魂　B. 怒　C. 喜

D. 悲　E. 恐

79. 大怒主要影响机体的

A. 呼吸功能　B. 疏泄功能

C. 藏精功能　D. 气化功能

E. 运化功能

80. 下列哪一项与肝气的疏泄关系最不密切

A. 情志的舒畅　B. 脾胃的运纳

C. 血液的循行 D. 津液的输布

E. 呼吸运动的正常

81. 下列不属于肝的主要生理机能的是

A. 调节全身水液代谢

B. 调节全身血量

C. 调节全身阴阳

D. 调畅全身气机

E. 调节一切心理活动

82. 在肝气疏泄作用的各种表现中，最根本的是

A. 调畅情志 B. 调畅气机

C. 调节血量 D. 疏通水道

E. 促进脾胃运化功能

83. 对肝主疏泄影响最大的情志活动是

A. 喜 B. 怒 C. 思

D. 惊 E. 恐

84. 在肾气的闭藏功能中，最基本的是

A. 纳气归肾，促进元气的生成

B. 固摄二便，防止二便失禁

C. 固摄水液，防止水液无故流失

D. 固摄肾精，防止精的无故散失

E. 摄纳阳气，防止阳气浮越于上

85. 为全身阴阳之根本的脏是

A. 心 B. 肝 C. 肾

D. 脾 E. 肺

86. “天癸”的产生取决于

A. 先天禀赋的强弱

B. 元气的充沛

C. 肾阴肾阳的协调平衡

D. 肾中精气的充盈

E. 后天之精的充养

87. 维持呼吸深度需哪脏的功能

A. 肝 B. 肺 C. 心

D. 肾 E. 脾

88. 下列哪项不属于“肾气不固”的临床表现

A. 浮肿 B. 遗精

C. 小便失禁 D. 早泄

E. 带下清稀量多

89. 以下哪项有误

A. 心在液为汗 B. 肝在液为泪

C. 脾在液为涎 D. 肺在液为涕

E. 肾在液为尿

90. 以下哪项说法有误

A. 肾为先天之本

B. 肾为封藏之本

C. 肾为人体全身阴阳之本

D. 肾阳为五脏阳气之本

E. 肾为气之本

91. 毛发的荣枯主要与体内哪两种物质的盛衰有关

A. 精与气 B. 精与液

C. 精与血 D. 津与气

E. 气与血

92. 与脑髓充盈关系最密切的脏是

A. 心 B. 肺 C. 肝

D. 脾 E. 肾

93. 下列说法中错误的是

A. 脑为元神之府

B. 脉为血之府

C. 腰为肾之府

D. 肺为气之府

E. 胆为中精之府

94. 下列说法中错误的是

A. 冲为血海

B. 脑为髓之海

C. 肺为气海

D. 胃为水谷之海

E. 膻中为气海

95. 下列不属于“七冲门”的是

A. 吸门 B. 飞门

C. 户门 D. 气门

E. 阑门

96. “孤府”所指的脏腑是

A. 胃 B. 胆 C. 膀胱

D. 小肠 E. 三焦

97. “中精之府”是指

A. 胃 B. 胆 C. 膀胱

D. 小肠 E. 三焦

98. 下列何项属于胃的生理特性

A. 喜燥 B. 喜满

C. 喜润 D. 喜运

E. 喜升

99. “中焦如沤”是描绘

A. 胃的受纳功能

B. 脾的散精功能

C. 小肠泌别清浊功能

D. 脾胃肝胆等脏腑的消化饮食物的生理过程

E. 心肺输布气血的作用

100. “泌别清浊”属于

A. 胃的功能 B. 小肠的功能

C. 三焦的功能 D. 膀胱的功能

E. 胆的功能

101. “利小便即所以实大便”治法的依据是

A. 小肠泌别清浊

B. 脾运化水液

C. 肺宣发肃降

D. 肾阳气化

E. 肾主水液

102. 大肠功能失常，可直接导致

A. 肾失气化 B. 肝失疏泄

C. 肺失肃降 D. 脾失健运

E. 脾失升清

103. 具有“通行诸气和运行水液”生理机能的腑是

A. 胆 B. 膀胱

C. 胃 D. 三焦

E. 小肠

104. 下列说法中错误的是

A. 脑为元神之府

B. 脑为血之府

C. 脑主宰生命活动

D. 脑主意识思维

E. 脑主感觉运动

105. 下列不属于奇恒之腑的是

A. 脑 B. 三焦

C. 胆 D. 脉

E. 骨

106. 脾胃之气的运动特点是

A. 胃主受纳，脾主运化

B. 脾喜燥恶湿，胃喜润恶燥

C. 脾气主升，胃气主降

D. 脾为湿土，胃为燥土

E. 脾属太阴，胃属阳明

107. 气机升降之“枢”是指

A. 肺主呼气，肾主纳气

B. 心火下降，肾水上升

C. 脾主升清，肺主肃降

D. 脾气主升，胃气主降

E. 肝主升发，肺主肃降

108. “太阴湿土，得阳始运；阳明燥土，得阴自安”说明了脾胃之间存在的哪一种关系

A. 升降相因 B. 纳运协调

C. 以膜相连 D. 燥湿相济

E. 表里配合

109. 称为“气血生化之源”的脏腑是

A. 心肺 B. 脾胃

C. 大小肠 D. 肝肾

E. 肺肾

110. 心与肺的关系主要体现在

A. 心气与宗气的关系

B. 神与魄的关系

C. 心阳与肺阴的关系

D. 气与血的相互为用关系

E. 火克金的关系

111. 脏与脏之间主要表现为阴阳水火互济互制关系的是

A. 心与肺 B. 心与肾

C. 肾与肝 D. 脾与肾

E. 心与肝

112. 脏与脏之间具有先后天互相资生关系的是

A. 心与肾　B. 心与脾

C. 心与肺　D. 脾与肾

E. 肝与脾

113. 精血互生主要反映哪两脏之间的关系

A. 心与肾　B. 肝与脾

C. 肺与心　D. 肝与肾

E. 心与脾

114. 精神互用反映哪两脏的关系

A. 心与肾　B. 心与脾

C. 心与肺　D. 心与肝

E. 肺与脾

115. 肝肺之间的关系主要表现在

A. 气机的调节　B. 血液的运行

C. 津液的输布　D. 气的生成

E. 血的生成

116. 在机体水液代谢中具有输布水液作用的是

A. 肺与肝　B. 肺与脾

C. 脾与肝　D. 肺与肾

E. 心与肺

117. 在机体水液代谢过程中起主要作用的脏腑是

A. 肺胃脾　B. 脾肝肾

C. 肺脾肾　D. 肺肝肾

E. 心肝肾

118. 与呼吸关系最密切的两脏是

A. 心肺　B. 肝脾

C. 肺脾　D. 心脾

E. 肺肾

119. “肾为气之根”主要是指

A. 肾阳生气

B. 肾为先天之本

C. 肾藏精

D. 肾主纳气

E. 肾主水液

120. 与“气虚”关系最大的脏腑是

A. 肺与脾　B. 脾与胃

C. 心与肾　D. 肝与肺

E. 肝与脾

121. 机体阳气不足与下列哪组脏腑关系最密切

A. 心与脾　B. 脾与肝

C. 脾与肾　D. 心与肺

E. 肝与肾

122. 奇恒之腑的主要机能是

A. 行血气　B. 藏精气

C. 传化物　D. 主生殖

E. 溢奇邪

123. 病人喜笑不休多因为

A. 心气虚　B. 心血虚

C. 心气实　D. 心血瘀

E. 心阴虚

124. 下列哪项不属于对肺的描述

A. 华盖　B. 娇脏

C. 水之上源　D. 气之根

E. 气之本

125. 内脏下垂主要是因为

A. 宗气虚　B. 胃气虚

C. 脾气虚　D. 肾气虚

E. 肝气虚

126. 称脾为“后天之本”是因为

A. 脾主运化水液

B. 脾主运化水谷

C. 脾主升清

D. 脾主统摄血液

E. 以上都不是

127. 情志抑郁与下列哪项有关

A. 肝气郁结　B. 肺气郁滞

C. 肝气亢逆　D. 脾气郁滞

E. 心气涣散

128. 下列脏腑中与二便的排泄均有密切关系的是

A. 膀胱　　B. 胆
C. 肺　　D. 肾
E. 大肠

129. 肾精、肾气、肾阴、肾阳之间的关系是

A. 肾精即肾阴，肾气即肾阳
B. 肾精化生肾气，肾气分为肾阴和肾阳
C. 肾精包括肾气，肾精分为肾阴和肾阳
D. 肾气包括肾精，肾气分为肾阴和肾阳
E. 肾气即肾精，肾气分为肾阴和肾阳

130. 机体的阴气不足与下列哪项关系最为密切

A. 心阴　　B. 胃阴
C. 肾阴　　D. 肺阴
E. 肝阴

（二）A_2 型题

131. 患者，心悸失眠两月余。由于思虑劳神过度而见眩晕、心悸、失眠、多梦、腹胀、食少、体倦乏力、精神萎靡、面色无华。属哪两脏同病

A. 肝、脾　　B. 心、脾
C. 肝、肺　　D. 肝、胃
E. 心、肾

132. 患者，咳嗽咯血月余。由于经常急躁易怒，情志抑郁，而出现咳嗽、胸痛、咯血。属哪两脏同病

A. 心、脾　　B. 肝、胃
C. 肝、肺　　D. 肝、脾
E. 心、肾

133. 患者，食少乏力 3 个月。由于过度劳累而致头晕乏力、纳呆食少、胸胁胀满、腹痛泄泻。病机属于

A. 肝气乘脾　　B. 肝气犯胃
C. 脾虚肝乘　　D. 胃弱肝乘
E. 肝火犯肺

134. 患者，男，45 岁。心烦不寐，眩晕耳鸣，健忘，腰酸梦遗，舌红少津，脉细数。其病变所在脏腑是

A. 心、脾　　B. 肺、肾
C. 肺、肝　　D. 心、肾
E. 肝、胃

135. 患者大便稀溏，纳差，腹胀，食后尤甚。主要和下述哪一机能失常有关

A. 肺主行水　　B. 脾主升清
C. 脾主运化　　D. 肝主疏泄
C. 肾主水

136. 患者头晕目花，少气倦怠，腹部有坠胀感，脱肛，舌淡苔白，脉弱。主要与下述哪一功能失常有关

A. 脾气运化　　B. 肝气升发
C. 脾气升清　　D. 肝气疏泄
E. 肺气宣发

137. 症见肢体浮肿，畏寒肢冷，心悸怔忡，胸闷气喘，小便不利，神疲乏力，腰膝酸冷，唇甲青紫。病机属于

A. 肝气乘脾　　B. 心脾两虚
C. 心肾阳虚　　D. 脾肾阳虚
E. 心肾阴虚

138. 症见咳嗽，胸闷，气短而喘，心悸，动则尤甚，吐痰清稀，神疲乏力，声低懒言，自汗，面色淡白。病机属于

A. 心脾两虚　　B. 心肺气虚
C. 脾虚肝乘　　D. 胃弱肝乘
E. 肝火犯肺

139. 女子闭经 3 个月，伴心悸，多梦健忘，头晕目眩，视物模糊，肢麻震颤，面白无华，爪甲不荣等。病机属于

A. 心脾两虚　　B. 心肺气虚
C. 肺脾气虚　　D. 胃弱肝乘
E. 心肝血虚

140. 临床表现为食少，乏力，腹胀，便溏，久咳不止，气短而喘，咯痰清稀，面部虚浮，声低懒言，面白无华。病机属于

A. 心脾两虚　B. 心肺气虚
C. 脾虚肝乘　D. 脾肺气虚
E. 肺肾气虚

141. 患者耳鸣，咳喘无力，呼多吸少，动则尤甚，吐痰清稀，声低，乏力，自汗，腰膝酸软，尿随咳出。病机属于

A. 心脾两虚　B. 心肺气虚
C. 肺肾阴虚　D. 脾肺气虚
E. 肺肾气虚

142. 患者咯痰带血，咳嗽痰少，声音嘶哑，腰膝酸软，形体消瘦，口燥咽干，骨蒸潮热，盗汗，颧红，舌红少苔，脉细数。病机属于

A. 心脾两虚　B. 心肺气虚
C. 肺肾阴虚　D. 脾肺气虚
E. 肺肾气虚

143. 患者身黄目黄，胁肋胀痛，胁下痞块，纳呆，厌油腻，泛恶欲呕，腹胀，大便不调，小便黄，寒热往来，口苦口干，带下黄稠臭秽，舌苔黄腻，脉弦数。病机属于

A. 肝胆湿热　B. 肝火犯胃
C. 肝火犯肺　D. 肝气乘脾
E. 肝郁脾虚

144. 患者胁肋胀满疼痛，走窜不定，胃脘胀痛，吞酸嘈杂，嗳气，呃逆，不思饮食，情志抑郁，善太息。病机属于

A. 肝胆湿热　B. 肝胃不和
C. 肝火犯肺　D. 肝气乘脾
E. 心肾不交

145. 患者便溏，胸胁胀满窜痛，善太息，情志抑郁，食少，腹胀，肠鸣矢气，腹痛欲便，泻后痛减。病机属于

A. 肝胆湿热　B. 肝火犯胃
C. 肝火犯肺　D. 肝肾阴虚
E. 肝郁脾虚

146. 患者耳鸣，头晕目眩，健忘，胁痛，腰膝酸软，失眠多梦，五心烦热，颧红，遗精。病机属于

A. 肝肾阴虚　B. 心肺气虚
C. 肺肾阴虚　D. 脾肾阳虚
E. 肺肾气虚

147. 患者腹泻，腰膝及下腹冷痛，畏冷肢凉，五更泄泻，完谷不化，便质清冷，全身水肿，小便不利，舌淡苔白，脉迟。病机属于

A. 肝肾阴虚　B. 心肺气虚
C. 肺肾阴虚　D. 脾肾阳虚
E. 肺肾气虚

148. 患者胃脘、腹部胀满疼痛，走窜不定，痛而欲泻，泻而不爽，嗳气，肠鸣，矢气，得嗳气、矢气后痛减。病机属于

A. 胃气虚衰　B. 胃肠气滞
C. 脾气下陷　D. 脾气虚衰
E. 肝郁气滞

149. 患者大便燥如羊屎，艰涩难下，数日一行，腹胀作痛，左少腹触及包块，口干，口臭。病机属于

A. 肾气不固　B. 津亏肠燥
C. 肠热腑实　D. 脾气虚证
E. 大肠湿热

150. 患者心悸，胸闷，气短，精神疲倦，自汗，活动后加重，面色淡白。病机属于

A. 心血不足　B. 肾气虚衰
C. 心气虚衰　D. 脾气虚衰
E. 以上均非

151. 患者自觉咽部异物，吞之不下，吐之不出，伴有情志抑郁，善太息，胸胁、少腹胀满疼痛，走窜不定。病机属于

A. 肾气不固　B. 胃肠气滞
C. 肺气失宣　D. 脾气虚衰
E. 肝气郁结

152. 患者久病咳喘，咳嗽无力，气短而喘，动则尤甚，咯痰清稀，伴有声低懒言，自汗，畏风，神疲体倦等。病机属于

A. 肺气虚衰　B. 肾气虚衰

C. 心气虚衰　　D. 脾气虚衰
E. 胃气虚弱

153. 患儿，生长发育迟缓，病机属于
A. 肾气不固　　B. 肾气虚衰
C. 肾精不足　　D. 脾气虚衰
E. 心肾不交

154. 患者，胃脘隐痛，痞满喜按，食欲不振，食后胀甚，嗳气，口淡不渴，面色萎黄，气短懒言，神疲倦怠。病机属于
A. 肝气郁结　　B. 胃肠气滞
C. 肺气失宣　　D. 脾气虚衰
E. 胃气虚弱

155. 患者，闭经，伴有头晕眼花，视力减退，肢体麻木，手足震颤，爪甲不荣，面白无华。病机属于
A. 心血不足　　B. 肝血不足
C. 心气虚衰　　D. 脾不统血
E. 心肝血虚

（三）B_1 型题

A. 心　　B. 脾　　C. 肝
D. 肾　　E. 肺
156. 称“先天之本”的是
157. 称“罢极之本”的是
A. 心　　B. 脾　　C. 肝
D. 肾　　E. 肺
158. 主调节血量的是
159. 主统血的是
A. 心　　B. 脾　　C. 肝
D. 肾　　E. 肺
160. 气之主是
161. 气之根是
A. 心　　B. 脾　　C. 肝
D. 肾　　E. 肺
162. 喜燥恶湿与哪项有关
163. 体阴而用阳与哪项有关
A. 生气　　B. 纳气
C. 主气　　D. 载气
E. 调气
164. 属肾的生理机能的是
165. 属肺的生理机能的是
A. 皮肤　　B. 汗孔
C. 头发　　D. 津液
E. 卫气
166. 与肺的宣发关系不密切者是
167. 与人体抵御外邪关系最密切的是
A. 肺　　B. 脾　　C. 三焦
D. 肾　　E. 膀胱
168. 主行水的是
169. 主宰水液代谢的是
A. 水脏　　B. 娇脏
C. 刚脏　　D. 孤府
E. 子脏
170. 肺为
171. 肝为
A. 君主之官　　B. 将军之官
C. 作强之官　　D. 仓廪之官
E. 相傅之官
172. 肺为
173. 肾为
A. 心　　B. 肝　　C. 脾
D. 肺　　E. 肾
174. 血液的生化之源是
175. 推动血液运行的是
A. 神　　B. 魂　　C. 魄
D. 意　　E. 志
176. 肝藏
177. 心藏
A. 元神之府　　B. 玄府
C. 血之府　　D. 孤府
E. 传导之府
178. 脉为
179. 汗孔为
A. 阑门　　B. 幽门
C. 贲门　　D. 吸门
E. 魄门
180. 大肠与小肠交接处是

181. 小肠与胃交接处是

A. 髓海　　B. 气海

C. 水谷之海　　D. 血海

E. 经脉之海

182. 脑为

183. 胃为

A. 孤府　　B. 中精之府

C. 精明之府　　D. 血之府

E. 筋之府

184. 三焦为

185. 胆为

A. 胆　　B. 脑　　C. 脉

D. 头　　E. 骨

186. “元神之府”指的是

187. “血之府”指的是

A. 膀胱　　B. 大肠

C. 小肠　　D. 三焦

E. 胃

188. 州都之官是指

189. 受盛之官是指

A. 大肠　　B. 小肠

C. 三焦　　D. 膀胱

E. 肾

190. 主运行水液的是

191. 主传化糟粕的是

A. 肝与脾　　B. 心与肾

C. 肝与肾　　D. 肺与脾

E. 肺与肾

192. “水火既济”说明哪两脏的关系

193. “乙癸同源”说明哪两脏的关系

A. 心与肾　　B. 肝与肾

C. 脾与肾　　D. 肺与脾

E. 肺与肾

194. 与水液代谢和呼吸运动关系密切的是

195. 与气的生成和津液的输布关系密切的是

（四）C 型题

A. 脑　　B. 肝

C. 二者均是　　D. 二者均非

196. “髓海”指的是

197. “血海”指的是

A. 肝　　B. 三焦

C. 二者均是　　D. 二者均非

198. 将军之官是指

199. 决渎之官是指

A. 目　　B. 毛

C. 二者均是　　D. 二者均非

200. 肺脏其华在

201. 肝脏其华在

A. 肝主升发　　B. 肝主疏泄

C. 二者均是　　D. 二者均非

202. 肝脏的生理机能为

203. 肝脏的生理特性为

A. 肺与肾　　B. 脾与胃

C. 二者均是　　D. 二者均非

204. 与水液代谢关系密切的是

205. 与津液生成关系密切的是

A. 天癸　　B. 肾精肾气

C. 二者均是　　D. 二者均非

206. 与人的生长、发育有关的是

207. 与人的生殖机能有关的是

A. 肾阳的温煦作用

B. 肝气的疏泄功能

C. 二者均是

D. 二者均非

208. 与维持正常内脏位置有关的是

209. 与维持正常情志活动有关的是

A. 吸收和输布水谷精微

B. 输布水液

C. 二者均是

D. 二者均非

210. 脾主统血的生理机能是指

211. 脾主运化的生理机能是指

A. 尿量明显增多

B. 尿量明显减少

C. 二者均是

D. 二者均非

212. 肾气的蒸化失常可见

213. 肺气的肃降失常可见

A. 水液代谢　　B. 呼吸运动

C. 二者均是　　D. 二者均非

214. 与肾的生理机能有关的是

215. 与肺的生理机能有关的是

A. 气虚　　B. 出血

C. 二者均是　　D. 二者均非

216. 脾运化的机能失常可表现为

217. 脾统血的机能失常可表现为

A. 心主血脉　　B. 心主神志

C. 二者均是　　D. 二者均非

218. 心开窍于舌与哪项有关

219. 心在液为汗与哪项有关

A. 血虚　　B. 出血

C. 二者均是　　D. 二者均非

220. 肝不藏血可出现

221. 脾不统血可出现

A. 肺气宣发　　B. 肺气肃降

C. 二者均是　　D. 二者均非

222. 与卫气有关的是

223. 与元气有关的是

A. 脾　　B. 肝

C. 二者均是　　D. 二者均非

224. 与血液正常循行有关的是

225. 与气的升降出入运动有关的是

A. 肾阳的蒸化功能减退

B. 肝气的疏泄功能减退

C. 二者均是

D. 二者均非

226. 症见小便清长可由于

227. 症见胸胁少腹胀痛可由于

A. 脾　　B. 胃

C. 二者均是　　D. 二者均非

228. 具有纳运协调关系的脏腑是

229. 具有燥湿相济关系的脏腑是

A. 伤心　　B. 伤脾

C. 二者均是　　D. 二者均非

230. 思虑过度易

231. 饮食不节易

A. 中正之官　　B. 中精之府

C. 二者均是　　D. 二者均非

232. 胆称为

233. 肝称为

A. 心　　B. 肾

C. 二者均是　　D. 二者均非

234. 精神互用体现于

235. 君相安位体现于

A. 膀胱　　B. 肾

C. 二者均是　　D. 二者均非

236. 与正常排尿有关的脏腑是

237. 与正常排便有关的脏腑是

A. 精血同源　　B. 乙癸同源

C. 二者均是　　D. 二者均非

238. 说明心与肾之间关系的是

239. 说明肝与肾之间关系的是

A. 齿　　B. 爪

C. 二者均是　　D. 二者均非

240. 观察肾精盛衰的标志是

241. 观察肝血盛衰的标志是

A. 奇恒之腑　　B. 六腑

C. 二者均是　　D. 二者均非

242. 胆属于

243. 骨属于

（五）X 型题

244. 下列脏腑中属于奇恒之腑的是

A. 三焦　　B. 胆　　C. 脑

D. 女子胞　　E. 髓

245. 观察肾精盛衰的标志是

A. 齿　　B. 骨　　C. 发

D. 脉　　E. 面色

246. 脾的运化机能是指脾对饮食营养的

A. 消化　　B. 吸收

C. 转输　　D. 传导
E. 排泄

247. 与促进血液运行有关的是
A. 心主血脉　　B. 肝主疏泄
C. 肾主蒸化　　D. 肺朝百脉
E. 脾主统血

248. 心主血脉的机能正常与否，可观察
A. 面色　　B. 脉搏
C. 意识　　D. 舌色
E. 心胸部感觉

249. 肺气的宣发运动表现为
A. 呼出浊气
B. 输布卫气于体表
C. 布散津液于体表
D. 将水谷精微上输头面
E. 生成宗气

250. 肾精不足可出现
A. 小儿囟门迟闭
B. 小儿骨软无力
C. 牙齿松动脱落
D. 老年人骨质脆弱
E. 脑转耳鸣

251. 脾气主升，主要表现在
A. 配合胃腐熟水谷
B. 上输水谷精气于心肺、头目
C. 在体合肉，主四肢
D. 维系脏器位置的恒定
E. 运化水液

252. 肺主一身之气主要体现于
A. 宗气的生成　　B. 宣发津液
C. 通调水道　　D. 朝百脉
E. 调节全身气机

253. 肝藏血的生理意义包括
A. 贮藏血液于肝内
B. 调节人体各部分血量分配
C. 调节水液代谢平衡
D. 防止出血
E. 魂神有所依舍

254. 有防止出血功能的脏是
A. 肝　　B. 心　　C. 脾
D. 肺　　E. 肾

255. 补肾精以治脱发的理论依据是
A. 肾其华在发
B. 精血互生
C. 发之生机在肾
D. 肾主纳气
E. 滋水涵木

256. 肾气不固的临床表现有
A. 大便滑脱
B. 遗尿
C. 肠液枯涸而便秘
D. 遗精
E. 呼吸短促，动则气急

257. 心藏神的含义是
A. 主宰五脏六腑的生理活动
B. 主宰形体官窍的生理活动
C. 主宰人体的精神活动
D. 推动血液在脉中运行
E. 总司脏腑气化

258. 脾的主要生理机能是
A. 运化食物　　B. 运化水液
C. 主升清　　D. 主统血
E. 主四肢

259. 不属“五液”的是哪项
A. 尿　　B. 泪　　C. 汗
D. 涕　　E. 白带

260. 肾阴对机体的作用，主要表现在
A. 凉润　　B. 化气
C. 宁静　　D. 凝结
E. 抑制

261. 肾阳对机体的作用，主要表现在
A. 温煦　　B. 推动
C. 凉润　　D. 兴奋
E. 宣散

262. 影响肺的呼吸机能的有

A. 宗气不足　　B. 气机失调
C. 水液停聚　　D. 肾气亏损
E. 肾失封藏

263. 以五脏为中心的整体观主要体现在
A. 一脏一腑互为表里
B. 五脏与形体诸窍联结成一个整体
C. 五脏的生理功能与情志密切相关
D. 五脏生理功能之间的协调平衡
E. 五脏外应五时

264. 机体血液的正常运行，最基本的前提条件是
A. 心气充沛　　B. 血液充盈
C. 脉管通利　　D. 气机通畅
E. 肺气通利

265. 肾气闭藏与肝气疏泄之间的关系，主要体现于
A. 人体的生长发育
B. 女子的月经来潮
C. 男子的排精
D. 精血之间的相互化生
E. 津液的正常输布

266. 肾主闭藏的生理特性主要体现在
A. 藏精　　B. 主骨
C. 纳气　　D. 生髓
E. 通脑

267. 中医学称肺为
A. 娇脏　　B. 生之本
C. 水之上源　　D. 华盖
E. 气之海

268. 肝的疏泄机能关系到
A. 气机的调畅
B. 情志活动
C. 脾胃运化功能
D. 胆汁的分泌和排泄
E. 男子排精和女子排卵行经

269. 心的主要生理机能是
A. 输布卫气　　B. 推动血行
C. 藏神　　D. 总司气化
E. 宣泄汗液

270. 肝气郁结后可导致的病理变化有
A. 冲任失调　　B. 胃气上逆
C. 血行不利　　D. 清气不升
E. 气滞血瘀

271. “中气下陷”主要表现为
A. 皮下出血　　B. 腹部胀满
C. 久泻脱肛　　D. 恶心呕吐
E. 内脏下垂

272. 下列官窍中与肾有关的是
A. 目　　B. 鼻　　C. 口
D. 耳　　E. 二阴

273. 肺的各种生理机能能否正常进行，主要取决于
A. 肺气的宣发　　B. 肺司呼吸
C. 肺朝百脉　　D. 肺气的肃降
E. 肺主治节

274. 肾精的主要生理作用是
A. 促进机体生长发育和生殖
B. 促进气血的化生
C. 推动和调节脏腑气化
D. 为心神化生的物质基础
E. 增强机体抗病能力

275. 肝的疏泄机能失常，在情志方面的常见表现是
A. 易怒　　B. 易惊
C. 悲忧　　D. 抑郁不乐
E. 恐惧

276. 下列与脾有关的是
A. 在志为悲　　B. 在液为涎
C. 在窍为口　　D. 其华在唇
E. 在体为筋

277. 肺主治节的生理机能具体表现为哪几方面
A. 调节呼吸
B. 调节气机
C. 调节津液输布代谢

D. 调节全身阴阳
E. 助心行血

278. 与呼吸有关的脏是
A. 肝 B. 脾 C. 肾
D. 心 E. 肺

279. 脾的生理特性为
A. 喜条达恶抑郁
B. 喜润恶燥
C. 喜燥恶湿
D. 以降为和
E. 以升为健

280. 以下哪项说法是对的
A. 齿为骨之余 B. 爪为筋之余
C. 脉为血之府 D. 发为血之余
E. 腰为肾之府

281. 调节全身气机的脏腑主要有
A. 肾 B. 肺 C. 肝
D. 脾 E. 胃

282. 下列属于七冲门范畴的有
A. 吸门 B. 气门
C. 户门 D. 贲门
E. 魄门

283. 属于胆的生理机能有
A. 化生胆汁 B. 贮藏胆汁
C. 排泄胆汁 D. 调节胆汁
E. 控制胆汁排泄

284. 胆为六腑的依据是
A. 胆形态中空
B. 胆藏精汁
C. 胆汁助饮食消化
D. 胆不直接传化饮食物
E. 胆与肝相表里

285. 奇恒之腑的特点是
A. 形态中满
B. 形态中空
C. 与五脏相表里
D. 传化水谷
E. 贮藏精气

286. 胆为奇恒之腑的依据是
A. 胆为六腑之首
B. 胆与肝相表里
C. 胆不直接传化水谷
D. 胆藏精汁
E. 胆汁助消化

287. 胃的生理机能为
A. 受纳水谷 B. 运化水谷
C. 腐熟水谷 D. 主通降
E. 受盛化物

288. 胃的生理特性表现为
A. 喜燥 B. 恶燥
C. 喜润 D. 恶湿
E. 喜升

289. 小肠的生理功能体现在
A. 受纳水谷 B. 受盛化物
C. 传化水谷 D. 泌别清浊
E. 升清降浊

290. 小肠泌别清浊机能主要体现在
A. 将饮食分离为精微和残渣
B. 吸收精微和输送食物残渣
C. 吸收水谷中的水液
D. 将精微上输心肺
E. 将糟粕排出体外

291. 大肠的传导作用主要与下列哪些脏腑的作用有关
A. 胃气的通降
B. 肺气的肃降
C. 肝气的疏泄
D. 肾气的蒸化和固摄
E. 脾气的运化

292. 膀胱的生理机能为
A. 化生尿液 B. 贮存尿液
C. 排泄尿液 D. 吸收水分
E. 蒸化尿液

293. 部位三焦总的生理机能为
A. 通行诸气
B. 传化水谷精气

C. 水液运行之道路
D. 布散精微
E. 化生营气

294. 《内经》概括上、中、下三焦的功能特点分别为
A. 上焦如雾　B. 中焦如沤
C. 上焦如羽　D. 下焦如渎
E. 下焦如权

295. 女子胞与哪些脏腑经络关系密切
A. 心　B. 肾　C. 肝
D. 任脉　E. 冲脉

296. 心与脾的生理关系主要体现在
A. 生成血液　B. 运行血液
C. 统摄血液　D. 精血互化
E. 化生津液

297. 心脾两虚证，临床可见
A. 心悸　B. 气短
C. 腹胀　D. 腹痛
E. 便溏

298. 心肾相交的生理联系主要是
A. 心阳下助肾阳，以温肾阴
B. 肾阳上升以助心阳
C. 肾阴上济心阴，以制约心阳
D. 心阴下助肾阴，以维持阴阳平衡
E. 肾阴制约肾阳

299. 肺与脾的关系体现在
A. 气的生成
B. 气的布散
C. 水液的输布代谢
D. 水谷精微的生成
E. 精与血的互相转化

300. 肺与肾的关系体现在
A. 呼吸运动　B. 血液运行
C. 水液代谢　D. 气的布散
E. 气的生成

301. 肝与脾在哪些方面有密切联系
A. 血的贮藏　B. 血的运行
C. 血的生成　D. 气的生成
E. 津液的生成

302. “乙癸同源”是指
A. 精血同源　B. 津血同源
C. 肝肾同源　D. 气血同源
E. 血汗同源

303. 脾与胃的生理联系主要体现在
A. 纳运协调　B. 升降相因
C. 燥湿相济　D. 津血同源
E. 以膜相连

304. 肺气的肃降作用表现为
A. 吸入自然界清气
B. 输布津液和水谷精微于内脏
C. 输送代谢产生的浊液到肾或膀胱
D. 输送糟粕于大肠并排出体外
E. 输布津液和水谷精微于体表

305. 肺的生理特性主要有
A. 肺气宣降
B. 肺为娇脏
C. 肺为华盖
D. 肺为水之上源
E. 肺为气之本

306. 肝的生理特性主要有
A. 肝主疏泄　B. 肝气升发
C. 肝为血海　D. 肝为刚脏
E. 罢极之本

307. 肾气的功能，主要有
A. 推动和调节人体的生长发育和生殖
B. 推动和调节全身津液的代谢
C. 推动和调节全身脏腑的气化
D. 推动和调节全身血液的运行
E. 保持呼吸深度，防止呼吸表浅

308. 肝气上逆的临床表现主要有
A. 面红目赤　B. 烦躁易怒
C. 两胁窜痛　D. 吐血咯血
E. 心情抑郁

309. 下列各项中与女子月经来潮密切相关的有

A. 天癸的至与竭
B. 肝气的疏泄和藏血
C. 脾气的运化和统血
D. 肺气的宣发和肃降
E. 肾精肾气的充盛

三、名词术语解释

310. 藏象
311. 脏腑
312. 肾精
313. 肾气
314. 肾主纳气
315. 肝主疏泄
316. 心主血脉
317. 心主通明
318. 心藏神
319. 神
320. 肺朝百脉
321. 肺主行水
322. 肺主治节
323. 肺为华盖
324. 气门
325. 后天之本
326. 脾主统血
327. 肝藏血
328. 肝体阴而用阳
329. 罢极之本
330. 先天之本
331. 肾藏精
332. 天癸
333. 肾主水
334. 六腑
335. 七冲门
336. 中精之府
337. 水谷之海
338. 孤府
339. 小肠主液
340. 大肠主津
341. 三焦气化
342. 奇恒之腑
343. 女子胞
344. 上焦如雾
345. 中焦如沤
346. 下焦如渎
347. 心脾两虚
348. 肝肾同源
349. 心肾相交

四、简答题

350. 何谓藏象学说?
351. 简述藏象学说的特点。
352. 简述藏象学说的形成基础。
353. 脏腑是如何分类的?每类中各有哪些脏器?
354. 五脏的共同生理特点是什么?六腑的共同生理特点是什么?
355. 简述脏腑精气阴阳之间的关系。
356. 如何理解“心主身之血脉”?
357. 如何理解“肺为娇脏”?
358. 简述脾主升清的含义。
359. 简述脾主运化的含义。
360. 如何理解“脾喜燥而恶湿”?
361. 简述肝为刚脏的含义。
362. 简述心的生理特性。
363. 简述肺的生理特性。
364. 简述肝的生理特性。
365. 简述肾的生理特性。
366. 简述脾的生理特性。
367. 简述心主血脉的含义。
368. 简述肺主气的含义。
369. 简述五脏与形体官窍的联系。
370. 简述五脏与五液的联系。
371. 何谓肾阴?与一身之阴的关系如何?
372. 何谓肾阳?与一身阳气的关系如何?

373．简述肺主治节机能的具体作用。

374．如何理解心为“五脏六腑之大主”？

375．简述肝气升发的含义。

376．肝的疏泄功能失常主要表现为哪两方面的病理变化？

377．简述肾主纳气的含义。

378．简述肾主水的具体体现。

379．简述肝藏血的生理意义。

380．简述肝气疏泄功能的具体体现。

381．简述肺气宣发的具体体现。

382．简述肺气肃降的具体体现。

383．试述唾与涎的区别。

384．胃气的含义是什么？

385．简述胆的主要生理机能。

386．简述小肠的生理机能。

387．简述六腑三焦及部位三焦的生理机能。

388．何谓“三焦气化”？

389．为什么说“六腑以通为用”？

390．何谓“心肾不交”？

391．胃的主要生理机能是什么？

392．胃有什么生理特性？

393．胃气的通降主要体现于哪些方面？胃气不降主要有哪些临床表现？

394．小肠的泌别清浊机能主要体现在哪些方面？

395．大肠的传化糟粕机能与哪些脏腑有关？

396．何谓“膀胱气化”？

397．女子胞的生理机能与天癸有何关系？

398．脉有何生理机能？

五、问答题

399．试述脏与腑的区别。

400．怎样理解“心开窍于舌”？

401．试述肾精、肾气、肾阴、肾阳的含义及其相互关系。

402．试述肾与骨、齿、髓、脑的关系。

403．试述肾与耳及二阴的关系。

404．试述脾的运化功能。

405．何谓心包络？有何临床指导意义？

406．如何理解“满而不能实”和“实而不能满”？对临床辨证论治有何指导意义？

407．试述“汗为心之液”的理论依据和临床意义。

408．试述肺是如何完成行水机能的。

409．为什么称脾胃为“后天之本”？

410．试述肝开窍于目的生理病理意义。

411．试述肝主疏泄对脾胃的生理作用和病理影响。

412．试述肝主疏泄对津液代谢的影响。

413．为什么说肾阴肾阳是五脏阴阳之根本？

414．试述肾对人体生长发育及衰老所起的作用。

415．肺主治节主要体现在哪些方面？

416．脾与精、气、血、津液在生理方面有何联系？

417．如何理解“心在志为喜”？

418．“肺与秋气相通应”有何临床意义？

419．如何理解肝“主筋”、“其华在爪”？有何临床意义？

420．如何理解脾“在体合肉”、“主四肢”？有何临床意义？

421．试述脾气主升的生理和病理表现。

422．“肝在志为怒”有何临床意义？

423．三焦主持诸气与肺主一身之气有何不同？

424．胆为什么既属六腑又属奇恒之腑？

425. 临床上为什么把“保胃气”作为重要的治疗原则？

426. 小肠的机能失调为何出现二便异常？

427. 如何理解三焦通行诸气的生理机能？

428. 上中下三焦的部位是如何划分的？其各自的生理特点是什么？

429. 与女子月经来潮和胎儿的孕育有关的生理因素有哪些？

430. 脑有何生理机能？

431. 心与肺的关系如何？

432. 试述心与脾在生理、病理方面的联系。

433. 试述心与肝的关系。

434. 试述心与肾的关系。

435. 肺与脾在生理方面有何联系？

436. 肺与肝在生理、病理方面有何联系？

437. 试述肝与肾的关系。

438. 肺与肾在病理方面有何联系？

439. 脾与肾的关系如何？

440. 脾与肾之间在病理方面有何相互影响？

441. 为什么说“脾为生痰之源，肺为贮痰之器”？

442. 试述脾与胃之间的关系。

443. 机体对饮食物的消化、吸收和排泄过程如何？

444. 六腑之间在病理方面是如何相互影响的？

445. 为什么说“肾者胃之关”？

446. 肺与大肠相表里有何依据及临床意义？

447. 肾和膀胱在生理、病理方面有何联系？

448. 奇恒之腑与五脏之间在生理上有何联系？

【参考答案】

一、填空题

1. 生理病理

2. 以五脏为中心的人体自身的整体性　五脏与自然环境的统一性

3. 化生和贮藏精气

4. 受盛和传化水谷

5. 肾阴　肾阳

6. 后天　气血生化

7. 脾胃之气的升降运动

8. 血液充盈　心气充沛

9. 生理活动　意识、思维、情志等精神活动

10. 腑　奇恒之腑

11. 宣发　肃降

12. 肝为刚脏　肝气升发

13. 脾气主升　喜燥恶湿

14. 升清　升举内脏

15. 鼻　喉

16. 脾　肾

17. 血脉　藏神

18. 先天　封藏

19. 运化食物　运化水液

20. 耳　二阴

21. 疏泄　藏血

22. 通　降

23. 胆

24. 胆

25. 胃

26. 主通降　喜润恶燥

27. 小肠　大肠

28. 大肠

29. 三焦

30. 沤　渎

31. 脑

32. 主持月经　孕育胎儿

33. 胆

34. 血液生成　血液运行

35. 心火　肾水

36. 气机升降的调节

37. 水液代谢　呼吸运动

38. 肾阳

39. 肺　脾　肾

40. 肺　肾

41. 呼　纳

42. 主　根

43. 脾　肺

44. 脾　肺

二、选择题

（一）A_1 型题

45. D　答案分析：藏象学说是研究脏腑生理、病理及其相互关系的学说。

46. D　答案分析：五脏的功能特点是化生贮藏精气，精气对人体起到重要作用，故宜藏不宜泻。五脏所藏精气宜充满、不宜呆实，精气不断运作，才能维持五脏正常生理机能。

47. C　答案分析：五脏、六腑、奇恒之腑的区别可体现在形态上，也可体现在功能特点上。中医学区分五脏、六腑、奇恒之腑主要依据了三者不同的功能特点。

48. C　答案分析：化生贮藏精气是五脏的功能特点，受盛传化水谷是六腑的功能特点，故此项最能说明脏与腑的区别。

49. D　答案分析：胆虽为六腑之一，又属于奇恒之腑的范畴。

50. D　答案分析：藏象即藏于体内的内脏及其表现于外的生理病理现象。

51. A　答案分析：心藏神的功能建立在心主血脉的基础之上，因为血液是神志活动的主要物质基础。

52. D　答案分析：心气通于夏。

53. C　答案分析：面色、舌色、脉象、胸部的感觉是判断心主血脉功能是否正常的客观指征。相对而言，爪色与心主血脉关系最不密切。

54. A　答案分析：《灵枢·邪客》提出心为“五脏六腑之大主”。

55. B　答案分析：血液是神志活动的主要物质基础。

56. C　答案分析：肺之所以被称为“娇脏”，主要是由于肺通过口鼻与外界大气直接相通，自然界外邪通过口鼻侵犯人体可直接伤肺。

57. E　答案分析：宣发、肃降是肺气运动的两种基本形式，宣发肃降直接促成肺的行水功能。

58. A　答案分析：五脏中肺位最高，且参与调节全身水液代谢，故称“肺为水之上源”。

59. B　答案分析：宣发与肃降推动和调节呼吸运动，其中肃降主要关系到吸气。

60. C　答案分析：肺主治节是对肺各种生理机能的高度概括，包括了肺对呼吸运动、气的生成和运行、水液代谢、血液运行的调节作用。

61. E　答案分析：肺气宣发主要体现于：①呼出浊气；②输布卫气于体表；③将津液向上向外布散；④将代谢后的津液化为汗液排出。

62. B　答案分析：排出浊气是肺气宣发运动的体现。

63. C　答案分析：主治节是肺的生理机能之一。

64. D　答案分析：脾主统血是指脾气有统摄、控制血液在脉中正常运行而不逸出脉外的功能。

65. C　答案分析：脾主升清是指通过脾气的升动转输作用，将胃肠道吸收的水谷精微和水液上输于心、肺等脏，通过心、肺的作用化生气血，以营养濡润全身。故脾气散精，上归于肺最为确切。

66. B　答案分析：脾主运化水液，防止水湿聚集，又具有喜燥恶湿的生理特性。

67. D　答案分析：脾主运化水谷精微，为气血的生成提供了物质基础。

68. C　答案分析：脾的运化功能包括运化食物和运化水液两个方面。

69. C　答案分析：脾气的运动方式以上升为主，脾气上升对维持其正常生理机能至关重要，故具有“以升为健”的特点。

70. A　答案分析：脾统血的机能是气的固摄作用的体现。

71. D　答案分析：中医藏象学说常以脾升胃降概括整个消化系统的机能活动。

72. C　答案分析：喜燥恶湿为脾的生理特性。

73. A　答案分析：脾气虚，统血无权，可致出血。

74. A　答案分析：脾胃虚弱，运化失职，水谷精微化生不足，可导致血虚。

75. C　答案分析：脾合肌肉主四肢。脾气健运，则四肢营养充足，肌肉丰厚。

76. C　答案分析：男子精液的正常排泄依赖肝气疏泄和肾气闭藏的共同调节。

77. A　答案分析：胆汁的分泌、排泄是在肝气疏泄功能的控制调节下完成的。

78. B　答案分析：怒为肝之志。

79. B　答案分析：怒伤肝，影响肝的疏泄功能。

80. E　答案分析：选项中只有呼吸运动与肝的疏泄功能关系不密切，其他如情志的舒畅、脾胃的运纳、血液的循行、津液的输布都与肝的疏泄功能有密切关系。

81. C　答案分析：调节全身阴阳不属于肝的生理机能。

82. B　答案分析：肝气疏泄有多个生理作用，其中调畅气机是最基本的，其他生理作用都以此为基础所派生。

83. B　答案分析：怒伤肝，暴怒或大怒易扰乱肝气的疏泄功能。

84. D　答案分析：肾气的闭藏功能体现于：闭藏肾精、摄纳二便、纳气归肾、固摄经带等，但闭藏肾精是最基本的。

85. C　答案分析：肾气分为肾阴、肾阳，又称元阴、元阳，是全身阴阳的根本，其他脏腑阴虚或阳虚都会累及肾阴、肾阳，而肾的阴虚或阳虚必致其他脏腑阴虚或阳虚。

86. D　答案分析：天癸是肾精肾气充盈到一定程度时机体内产生的一种促进性腺、生殖器官发育而使人具备生殖能力的物质，天癸的至与竭取决于肾精肾气的盛衰。

87. D　答案分析：正常呼吸运动由肺所主，但呼吸要保持一定深度，则需肾气的摄纳来维持。

88. A　答案分析：浮肿是水液代谢异常引起的，而非肾气不固所致。

89. E　答案分析：尿不属于“五液”的范畴，肾在液为唾。

90. E　答案分析：因肺主呼吸，故气之本是肺，而非肾。

91. C　答案分析：发为血之余，为肾之外华，依赖血液、肾精的充养，故发的荣枯与精和血的盛衰有关。

92. E　答案分析：肾藏精，精生髓，髓充脑，脑为髓海。脑髓由肾精所化，故脑髓的充盈与否主要取决于肾精的盈亏。

93. D　答案分析：肺为气之府的提法是错误的。

94. C　答案分析：膻中为气海，故肺为气海的提法是错误的。

95. D　答案分析：气门是指汗孔，又称“玄府”，不属于“七冲门”的范围。

96. E　答案分析：三焦（部位三焦）是包容胸腹腔中五脏六腑的一个“大府”，

并因其大而称之为“孤府”。

97．B　答案分析：胆贮藏的胆汁，是由肝血或肝之余气所化之“精汁”，故称“中精之府”。

98．C　答案分析：胃的生理特性之一是喜润恶燥。

99．D　答案分析：中焦如沤，生动地表述了脾胃肝胆等脏腑的消化饮食物的生理过程。

100．B　答案分析：小肠具有泌别清浊的生理机能。

101．A　答案分析：小肠泌别清浊机能正常，则水液和糟粕各走其道而二便正常。

102．C　答案分析：肺与大肠相表里，故大肠传导功能失常则会影响肺气之肃降。

103．D　答案分析：部位三焦的总体生理功能是通行诸气和运行水液。

104．B　答案分析：脉为血之府，故脑为血之府是错误的。

105．B　答案分析：三焦为六腑之一，不属于奇恒之腑。

106．C　答案分析：脾气主升、胃气主降是脾胃之气的运动特点。

107．D　答案分析：脾气主升、胃气主降是协调全身气机升降之枢纽。

108．D　答案分析：脾为太阴湿土，胃为阳明燥土，燥湿相济。

109．B　答案分析：脾胃运化腐熟水谷，化生精微，为气血生化之源。

110．D　答案分析：心与肺的关系主要表现在血液运行和呼吸之间的协同调节关系，也就是气与血的互根互用关系。

111．B　答案分析：心与肾之间的关系表现为阴阳水火互济互制关系。

112．D　答案分析：脾为后天之本，肾为先天之本，二者之间存在着互相资生和促进的关系。

113．D　答案分析：肝藏血，肾藏精，精血互相化生。

114．A　答案分析：心藏神，肾藏精。精能化气生神，神能统精驭气。

115．A　答案分析：肺与肝的关系主要体现在人体气机升降的调节方面。

116．B　答案分析：肺主行水，脾运化水液，二脏输布水液。

117．C　答案分析：肺主行水，脾运化水液，肾主水液。三脏共同完成水液的输布代谢。

118．E　答案分析：肺主呼吸，肾主纳气，二者与呼吸关系密切。

119．D　答案分析：在呼吸运动中，肾气纳摄有权，有利于肺气肃降。

120．A　答案分析：肺吸入自然界之清气，脾运化水谷之精而化生谷气，是气的主要生成来源，故肺脾两脏与气虚关系最大。

121．C　答案分析：肾阳是一身阳气的根本，肾阳温煦脾阳。临床上以脾肾阳虚最为多见。

122．B　答案分析：奇恒之腑在形态上中空有腔与六腑相类，功能上贮藏精气与五脏相同，与五脏和六腑都有明显区别，故称之。

123．C　答案分析：心在志为喜，心气实则精神亢奋可使人喜笑不休，《素问·调经论》说：“神有余则笑不休，神不足则悲。”

124．D　答案分析：华盖、娇脏、水之上源、气之本都是肺的别称，而气之根是指肾。

125．C　答案分析：脾气上升，升举内脏，维持内脏位置的相对稳定，防止其下垂。因此内脏下垂主要责之于脾气虚。

126．B　答案分析：人出生之后，生命活动的继续和精气血津液的化生与充实，均赖于脾胃运化的水谷精微，故称脾胃为“后天之本”。

127. A　答案分析：肝气疏泄，维持情志的舒畅，肝失疏泄又主要分为肝气郁结和肝气亢逆，其中肝气郁结多因情志抑郁而致。

128. D　答案分析：肾与二便排泄均有密切关系。尿液的生成及排泄必须依赖于肾气的蒸化和固摄作用协调，粪便的排泄亦与肾气的推动和固摄作用有关。

129. B　答案分析：肾气由肾精所化，其中具有凉润、宁静、抑制、凝聚等作用的部分是肾阴，具有温煦、推动、兴奋、宣散等作用的部分是肾阳。

130. C　答案分析：肾阴为一身阴气之源，“五脏之阴气，非此不能滋”，因此机体的阴气不足与肾阴的关系最为密切。

（二）A_2 型题

131. B　答案分析：思虑劳神过度，既耗心血，又损脾气。心悸、失眠、多梦系心血亏虚、不能养神所致；食少、腹胀、乏力系脾主运化功能失常所致。故属心脾同病。

132. C　答案分析：情志抑郁伤肝，致肝气郁结，郁而化火。肝火上炎侮肺，影响肺之正常宣降，则引起肺气上逆，肺络灼伤，出现咳嗽、胸痛、咯血等症。结合其发病诱因及现有表现，当属肺肝同病。

133. C　答案分析：食少乏力示脾气不足，劳累过度耗伤脾气，致脾气愈虚；脾虚肝木乘克，可进一步影响脾的运化功能，出现纳呆食少、腹痛泄泻之症，胸胁胀满系肝气横逆之象。故病机属脾虚肝乘。

134. D　答案分析：心烦不寐系心火旺、神明被扰所致；眩晕耳鸣、健忘、腰酸梦遗、舌红少津、脉细数提示肾阴虚。二组症状同时出现，属心肾不交。

135. C　答案分析：患者大便稀溏，纳差，腹胀，食后尤甚，均由脾失健运所致。

136. C　答案分析：头晕目花、少气倦怠、舌淡苔白、脉弱为气虚表现；腹部有坠胀感、脱肛责之于气陷，气陷一般发生在脾气虚的基础上，由脾不升清所致。

137. C　答案分析：症见畏寒肢冷、唇甲青紫等虚性寒象，又有肢体浮肿、小便不利、腰膝酸冷之肾阳虚表象及心悸怔忡、胸闷气喘的心阳虚表象。病机属心肾阳虚。

138. B　答案分析：咳嗽、吐痰清稀、胸闷、气短而喘为肺气虚之象，心悸、动则尤甚可见心气虚衰，神疲乏力、声低懒言、自汗、面色淡白为气虚之象。病机属心肺气虚。

139. E　答案分析：头晕目眩、视物模糊、肢麻震颤、爪甲不荣等为肝血虚表现，心悸、面白无华、多梦健忘由心血虚引起。此患者闭经由心肝血虚所致。

140. D　答案分析：病人食少、乏力、腹胀、便溏，有脾虚之候；久咳不止、气短而喘、咯痰清稀、面部虚浮，现肺虚之象；声低懒言、面白无华是气虚之征。故病机属脾肺气虚。

141. E　答案分析：患者咳喘无力、呼多吸少、动则尤甚，吐痰清稀、声低乏力，自汗，为肺气虚所致；耳鸣、腰膝酸软、尿随咳出为肾气虚所致。病机属肺肾气虚。

142. C　答案分析：患者咯痰带血，咳嗽痰少，声音嘶哑，可见肺阴不足；腰膝酸软为肾阴虚之象；消瘦、骨蒸潮热、盗汗、颧红、舌红少苔、脉细数为阴虚表现。病机属肺肾阴虚。

143. A　答案分析：胁肋胀痛、胁下痞块为肝热之象，寒热往来、口苦口干为胆热之象，湿热熏蒸中焦故纳呆、厌油腻、泛恶欲呕、腹胀、大便不调，带下黄稠臭秽、舌苔黄腻、脉弦数为湿热之象。病机属肝胆湿热。

144. B　答案分析：胁肋胀满疼痛，走窜不定，情志抑郁，善太息，为肝气郁滞所致；胃脘胀痛，吞酸嘈杂，嗳气，呃逆，不思饮食，为胃气上逆。病机属肝胃不和。

145. E　答案分析：便溏、食少、腹胀为脾虚表现，胸胁胀满窜痛、善太息、情志抑郁为肝郁表现，肠鸣矢气、腹痛欲便、泻后痛减为气机郁滞所致。病机为肝郁脾虚。

146. A　答案分析：耳鸣、眩晕健忘、腰膝酸软、遗精，病在肾；胁痛病在肝；失眠多梦、五心烦热、颧红为阴虚表现。病机属肝肾阴虚。

147. D　答案分析：畏冷肢凉、舌淡苔白、脉迟为阳虚表现；腰膝及下腹冷痛，五更泄泻，完谷不化，便质清冷，全身水肿，小便不利，病机属脾肾阳虚。

148. B　答案分析：患者胃脘、腹部疼痛，病位在胃肠；胀满疼痛，走窜不定，痛而欲泻，泻而不爽，嗳气，肠鸣，矢气，得嗳气、矢气后痛减，为气滞的表现。病机属胃肠气滞。

149. B　答案分析：患者大便燥涩难下、腹胀作痛、左少腹包块，病位在大肠，病现干涩少津之象，无寒热、气虚等症状。病机属津亏肠燥。

150. C　答案分析：患者气短、疲倦、自汗，活动后加重，为气虚表现，以心悸、胸闷为主症，病机属心气虚衰。

151. E　答案分析：肝气郁结、疏泄失职可见情志抑郁、善太息、胸胁、少腹胀满疼痛、走窜不定，咽部异物感为情志抑郁、痰气郁结所致。

152. A　答案分析：患者久病咳喘，肺气耗伤，咳嗽无力、气短而喘、咯痰清稀为肺气虚所致；自汗、畏风、神疲体倦为气虚症状。

153. C　答案分析：肾精化生肾气，主司机体的生长发育，肾精不足则小儿发育迟缓；肾在体合骨、生髓，脑为髓海，肾精虚少可见患儿囟门迟闭，智力低下，骨骼痿软。

154. E　答案分析：气短懒言、神疲倦怠为气虚表现，胃脘隐痛、痞满喜按为胃气虚之候，食欲不振、食后胀甚、嗳气因胃气虚弱不能受纳所致。

155. B　答案分析：肝在窍为目，故肝血不足可见头晕眼花、视力减退；在体合筋、其华在爪，故肢体麻木、手足震颤、爪甲不荣；面白无华为血虚之象。病机属肝血不足。

（三）B_1 型题

156. D　答案分析：肾中藏有先天之精。先天之精是胚胎发育的原始物质，决定了人的先天禀赋，故被称为“先天之本”。

157. C　答案分析：肝主筋，筋主司运动。肝气血充盛，筋得其所养，则筋力强健，能耐受疲劳，故称“罢极之本”。

158. C　答案分析：肝贮藏充足的血液，可根据生理需要调节人体各部分血量的分配。

159. B　答案分析：脾主统血，能固摄血液，防止出血。

160. E　答案分析：肺主一身之气，故称“气之主”。

161. D　答案分析：肾主纳气，为元气的发源地，故称“气之根”。

162. B　答案分析：脾有喜燥恶湿的特性。

163. C　答案分析：肝主疏泄，其用属阳，又主藏血，其体属阴，故有“体阴而用阳”之说。

164. B　答案分析：肾有主纳气的功能。

165. C　答案分析：肺有主气的功能。

166. C　答案分析：肺气的宣发运动能够将津液向外周布散，敷布于皮肤，经过代谢后的津液化为汗液，由汗孔排出。此外，通过肺气宣发，还能宣散卫气。故选C。

167. E　答案分析：卫气具有防御作用，能抵御外邪，防止外邪入侵。

168. A　答案分析：肺主行水，又称通调水道。

169. D　答案分析：肾有主水的功能，能主宰和控制水液代谢。

170. B　答案分析：肺直接与外界大气相通，故外感六淫侵袭人体，易伤于肺，故称其为“娇脏”。

171. C　答案分析：肝气主升主动，具有刚强躁急的生理特性，故称其“刚脏”。

172. E　答案分析：《素问·灵兰秘典论》称肺为“相傅之官”。

173. C　答案分析：《素问·灵兰秘典论》称肾为“作强之官”。

174. C　答案分析：血液生成的物质基础是水谷之精，水谷之精的化生依赖脾气的运化，故脾为血液生化之源。

175. A　答案分析：血液运行全身最基本的动力是心气，故说心主行血。

176. B　答案分析：《素问·宣明五气篇》说“肝藏魂”。

177. A　答案分析：《素问·调经论》提出“心藏神”。

178. C　答案分析：脉是血液运行的道路，故称“血之府”。

179. B　答案分析：《内经》把汗孔称为“玄府”。

180. A　答案分析：小肠与大肠交接处是阑门。

181. B　答案分析：胃与小肠交接处是幽门。

182. A　答案分析：髓汇集为脑，故脑为髓之海。

183. C　答案分析：胃受纳腐熟水谷，故称胃为水谷之海。

184. A　答案分析：三焦（部位三焦）是包容胸腹腔中五脏六腑的最大的“府”，故称孤府。

185. B　答案分析：胆贮藏的胆汁是精汁，故胆为中精之府。

186. B　答案分析：元神藏于脑中，故脑为元神之府。

187. C　答案分析：脉是血液运行的通道，故脉为血之府。

188. A　答案分析：中医认为，膀胱是贮存水液的器官，故有“州都之官，津液藏焉”之说。

189. C　答案分析：小肠主受盛化物，故为受盛之官。

190. C　答案分析：三焦是运行水液的通道。

191. A　答案分析：大肠主传化糟粕。

192. B　答案分析：心属火，肾属水心气分为心阳、心阴；肾气分为肾阳、肾阴。心阳下降温煦肾阴，使肾阴不亢；肾阴上奉制约心阳，使心阳不亢。故心与肾是水火既济的关系。

193. C　答案分析：以天干配五行，肝属乙木，肾属癸水，故肝肾同源又称乙癸同源。

194. E　答案分析：肺与肾都参与水液代谢和呼吸运动。

195. D　答案分析：肺与脾都参与气的生成和津液的输布。

（四）C型题

196. A　答案分析：《灵枢·海论》说：“脑为髓之海。”

197. B　答案分析：肝主藏血，称为“血海”。

198. A　答案分析：《素问·灵兰秘典论》说：“肝者，将军之官，谋虑出焉。”

199. B　答案分析：《素问·灵兰秘典论》说："三焦者，决渎之官，水道出焉。"

200. B　答案分析：肺脏其华在毛。

201. D　答案分析：肝脏其华在爪。

202. B　答案分析：肝脏的主要生理机能为主疏泄和主藏血。

203. A　答案分析：肝脏的生理特性为肝为刚脏和肝气升发。

204. A　答案分析：肺肾两脏，相互协作，调节水液代谢。

205. B　答案分析：中焦脾胃，运化水液，与津液生成有着密切关系。

206. B　答案分析：人体骨骼、牙齿、头发等的生长发育与肾精肾气呈同步变化。即随着肾精肾气的充盛，出现牙齿、骨骼、头发快速生长现象。而中年以后，随着肾精肾气衰少，又相应出现各种衰老现象。因此可以说肾精肾气对生长发育具有推动作用。

207. C　答案分析：天癸是肾精肾气充盈到一定程度时机体产生的一种物质，具有促进生殖器官发育、使人具有生殖能力的作用。天癸至，则男女具备生殖机能，天癸竭则丧失生殖机能。因此，天癸与人的生殖机能有密切关系。由于天癸的至与竭取决于肾精肾气的充盛与否，因此，肾精肾气和生殖功能也密切相关。

208. D　答案分析：与维持正常内脏位置有关的是脾气的升举，与肝肾无关。

209. B　答案分析：肝的疏泄机能可以调畅情志，以维持情绪活动的正常。

210. D　答案分析：脾主统血是指脾气统摄血液运行脉中，防止出血。

211. C　答案分析：脾主运化不仅表现在对水谷精微的吸收和输布，而且表现在对水液的输布。

212. C　答案分析：肾气的蒸化失常，既可表现为气化不利，而见尿少、水肿，也可表现为气化失职，见尿频、遗尿。

213. B　答案分析：由于肺为水之上源，因此，肺气的肃降失常往往表现为少尿或无尿。

214. C　答案分析：肾主水液，主纳气，因此与水液代谢、呼吸运动均有关系。

215. C　答案分析：肺主行水，司呼吸，因此与水液代谢、呼吸运动均有关。

216. A　答案分析：脾主运化主要表现为运化食物和水液。前者是化生气血的主要来源，脾主运化机能失常，气血生化乏源，日久可引起气虚、血虚。

217. B　答案分析：脾统血，是指脾气能统摄血液运行于脉中以防止出血。若脾统血无权，可引起出血。

218. C　答案分析：心开窍于舌与心主血脉机能有关，也与心主神志机能有关。这是由于舌对血液变化较为敏感，能反映心主血脉机能是否正常；另一方面，舌体的运动及舌的味觉机能赖心神的调节，舌体运动及味觉情况能反映心主神志机能正常与否。

219. C　答案分析：心在液为汗与心主血脉机能有关，这是由于血与汗皆由津液所化，由于津血同源，所以心与汗关系密切。此外，精神紧张时多有汗出，说明汗出和心主神志机能相关。

220. C　答案分析：肝不藏血的病理表现，一方面为肝血不足，失于濡养，而见目涩、肢麻、月经量少等；另一方面由于不能藏血，可引起吐血、咯血、衄血等出血病症。

221. B　答案分析：脾不统血主要表现为脾气不摄的各种出血。

222. A　答案分析：卫气布散于体表，依赖肺气的宣发运动。

223. B　答案分析：元气根于肾，赖肺所吸入自然界清气的充养，得以充盛。清气下纳于肾，除了依靠肾气的摄纳外，肺气的肃降也起了一定作用。

224. C　答案分析：肝藏血，脾统血，都能起到防止出血的作用。且肝气疏泄能促进血液运行，因此，二脏皆和血液运行有关。

225. C　答案分析：脾气主升，胃气主降，为人体气机升降之枢；肝气升发，肺气肃降，也可对人体气机升降发挥调节作用。因此，肝脾二脏皆与气机升降出入有关。

226. A　答案分析：肾的蒸化对小便生成至关重要。若肾阳不足，失于温煦蒸化，可见到小便清长、尿频等。

227. B　答案分析：足厥阴肝经布胁肋，抵少腹，若肝气郁结，常可见到上述部位胀满疼痛。

228. C　答案分析：脾主运化，胃主受纳，纳运协调，则饮食得以正常消化。

229. C　答案分析：脾为湿土，喜燥恶湿；胃为燥土，喜润恶燥。故云二者燥湿相济。

230. C　答案分析：思虑过度一方面耗损脾气，另一方面暗耗心血。

231. B　答案分析：由于脾主运化，饮食的消化吸收皆赖于脾，因此，饮食不节易伤脾。

232. C　答案分析：胆既有“中正之官”之称，又有“中精之府”之谓。

233. D　答案分析：肝的别称为“将军之官”。

234. C　答案分析：肾藏精，心藏神，精能化气生神，神能统精驭气，故曰精神互用。

235. C　答案分析：心为君火，肾为相火。君火在上，为生命之主宰；相火在下，为阳气之根基。相火秘藏，则心阳充足；心阳亢盛，则相火亦旺。君火相火，各安其位，则心肾上下交济。

236. C　答案分析：膀胱有贮尿排尿作用，肾阳的蒸化参与小便的生成与排泄，故二者均与小便有关。

237. B　答案分析：大便的排泄与肾有一定关系，这是由于肾开窍于前后二阴。

238. D　答案分析：心与肾之间的关系主要体现在水火既济、精神互用与君相安位三方面。

239. C　答案分析：乙癸同源即精血同源，是指肝血和肾精具有相互资生、转化的关系。

240. A　答案分析：肾在体合骨，齿与骨同出一源，亦由肾精充养，故称“齿为骨之余”。是观察肾精盛衰的标志之一。

241. B　答案分析：肝其华在爪，“爪为筋之余”，赖肝血濡养；肝血的盛衰，可以影响到爪的荣枯。

242. C　答案分析：胆既属于六腑之一，又属于奇恒之腑。

243. A　答案分析：骨属于奇恒之腑。

（五）X 型题

244. BCDE　答案分析：奇恒之腑包括脑、髓、骨、脉、胆、女子胞。

245. ABC　答案分析：齿、骨、发均依赖肾精的充养，通过观察牙齿、骨骼和头发，可以了解肾精的盛衰，故齿、骨、发可视为肾精盛衰的标志。

246. ABC　答案分析：脾主运化食物不仅体现在将饮食物消化吸收，还体现在通过脾气散精将水谷精微布散全身。

247. ABD　答案分析：心主血脉，肺朝百脉，肝主疏泄，均能促进血液运行。

248. ABDE　答案分析：心主血脉机能正常与否，可通过面色、舌色、脉象和心胸部位的感觉来判断。

249. ABCD　答案分析：肺气宣发能呼出浊气、宣散卫气、将津液向外周布散、将水谷精微上输头面。

250. ABCDE　答案分析：肾精具有推

动生长、发育、生殖的生理效应，故肾精不足可出现小儿生长发育迟缓和成人早衰的现象。肾精能充养脑髓，肾精不充则脑转耳鸣。

251. BD 答案分析：通过脾气上升的运动，既能将水谷精微输布心肺、头面部，又能升提内脏，维持脏器恒定的位置。

252. AE 答案分析：肺主一身之气表现在两个方面：其一与气的生成，特别是宗气生成有关；其二通过肺气的宣发肃降运动对全身气的升降出入运动发挥调节作用。

253. ABD 答案分析：肝藏血的生理意义表现在三方面：贮藏血液；调节血量；防止出血。

254. AC 答案分析：脾主统血，能约束血液在脉中运行，起到防止出血的作用。肝主藏血，能贮藏血液，防止出血。

255. ABC 答案分析：肾其华在发。发为血之余，依赖肾精和血液的充养。补肾治脱发不仅通过补益肾精来促进头发的生长，而且通过肾精化血，使血液充盈，发得所养。

256. ABD 答案分析：肾气不固是由于肾气虚衰，封藏失职，而致精微物质和液态物质流失的病理状态。遗精、大便滑脱、遗尿均是肾气不固的临床表现，呼吸短促、动则气急为肾气虚、肾不纳气的表现。

257. ABC 答案分析：心藏神的神既指一切生命活动，包括五脏六腑等的生理活动和人的心理活动，又专指意识、思维、情志等精神活动。

258. ABD 答案分析：脾的主要生理机能为主运化和主统血，运化机能又包括运化食物和运化水液。

259. AE 答案分析：“五液”包括汗、泪、涕、唾、涎。

260. ACDE 答案分析：肾阴对全身各脏腑组织发挥凉润、宁静、凝聚、抑制等作用。

261. ABDE 答案分析：肾阳对全身各脏腑组织发挥推动、温煦、兴奋、宣散等作用。

262. ABCDE 答案分析：肺的呼吸运动由肺气的宣发和肃降来完成，宗气不足、气机失调、水液停聚都会影响肺的宣发、肃降运动进而影响其主呼吸的机能。肺主呼吸还依赖肾主纳气的协助，以维持呼吸深度，防止呼吸表浅。故肾气亏损、封藏失职也会影响肺的呼吸运动。

263. ABCDE 答案分析：中医藏象学说的特点是以五脏为中心的整体观。以五脏为中心，每一脏联系一个腑、一个形体、一个官窍、一种情绪活动，构成五个系统。以五脏为中心的五个系统间彼此又存在密切关系，其生理功能相互协作、协调平衡。五个系统与自然界的五季、五色、五味等又相对应，使人与自然构成统一的整体。

264. ABC 答案分析：血液正常循环必须具备三个条件：心气充沛，血液充盈，脉道通利。

265. BC 答案分析：肝气疏泄和肾气闭藏对男子排精、女子月经共同发挥调节作用。

266. AC 答案分析：肾主闭藏体现在：藏精、纳气、固摄经带、固摄二便等。

267. ACD 答案分析：“娇脏”、“华盖”和“水之上源”均为肺的别称。

268. ABCDE 答案分析：肝气疏泄调畅气机的作用体现在：促进血液与津液的运行输布；调畅情志；促进脾胃运化和胆汁的分泌排泄；调节男子排精和女子排卵行经。

269. BC 答案分析：心的主要生理机能有藏神、主血脉。

270. ABCDE 答案分析：肝气郁结，疏泄功能失调，影响脾胃之气的升降，则清气不升，胃气不降；影响血液正常运行，则致血行不利、气滞血瘀；影响女子生殖功能，则致冲任失调。

271. CE 答案分析：中气下陷为脾气不升所致的病理变化。脾气虚衰，上升运动失职，不能维持脏器的恒定位置，可出现久泻脱肛、内脏下垂。腹部胀满、恶心呕吐、皮下出血不是中气下陷的典型表现。

272. DE 答案分析：肾开窍于耳及二阴。

273. AD 答案分析：宣发、肃降是肺气运动的两种基本形式，由宣发、肃降促成了肺的各种生理机能，包括主呼吸、主一身之气、主行水和肺朝百脉。

274. ACD 答案分析：肾精的主要生理作用是：促进生长、发育、生殖；化气以推动和调节脏腑气化；为心神化生的物质基础。

275. AD 答案分析：肝气的疏泄失常，既包括疏泄失职，气机郁结；又包括疏泄太过，气机上逆。前者可见情绪抑郁不乐，后者可见情绪急躁易怒。

276. BCD 答案分析：脾在液为涎，开窍于口，其华在唇。

277. ABCE 答案分析：肺主治节是对肺各种机能的高度概括，概括了肺对呼吸运动的调节、对气机的调节、对水液代谢的调节、对血液运行的调节。

278. CE 答案分析：呼吸由肺肾共同调节：肺主呼吸，肾主纳气。

279. CE 答案分析：喜燥恶湿、以升为健为脾的生理特性。喜润恶燥、以降为和是胃的生理特性。喜条达恶抑郁是肝的生理特性。

280. ABCDE 答案分析：齿和骨都由肾精滋养，齿为骨之余；筋和爪都由肝血濡养，爪为筋之余；发的生长依赖血液荣养，故发为血之余；脉为血液运行的通道，故称“血之府”；腰为肾所在的部位，故称其“肾之府”。

281. BC 答案分析：肺司呼吸调节全身气机，肝主疏泄调畅全身气机。

282. ACDE 答案分析：会厌为吸门，齿为户门，胃上口为贲门，下极为魄门。四者皆属七冲门，而“气门”即汗孔，不属于七冲门范围。

283. BC 答案分析：胆的主要机能是贮藏排泄胆汁。

284. ACE 答案分析：六腑形态中空，胆是囊状脏器；六腑生理功能为受盛传化水谷，胆汁参与饮食物消化；六腑与五脏相表里，胆与肝相表里。因此胆属六腑之一。

285. BE 答案分析：奇恒之腑形态似腑，形态中空；功能似脏，贮藏精气。

286. CD 答案分析：胆藏精汁，不直接传化水谷，为奇恒之腑。

287. AC 答案分析：胃的生理机能是受纳水谷和腐熟水谷。

288. BC 答案分析：胃的生理特性是喜润恶燥。

289. BD 答案分析：小肠的生理机能主要是受盛化物，泌别清浊。

290. ABC 答案分析：小肠泌别清浊是吸收水谷中的水液，将饮食分离为精微和残渣，吸收精微和输送食物残渣。

291. ABDE 答案分析：胃气的通降、肺气的肃降有助于大肠的传导；肾气的蒸化和固摄有利于大肠传导排泄粪便，肾司二便；脾气的运化，有助于大肠中水液的吸收。

292. BC 答案分析：膀胱的机能是贮存、排泄尿液。

293. AC 答案分析：部位三焦总的功能是通行诸气和运行水液。

294. ABD 答案分析：上、中、下三焦的功能特点是：上焦如雾，中焦如沤，下焦如渎。

295. ABCDE　答案分析：女子胞与心、肝、肾及冲、任脉都有密切关系。

296. AB　答案分析：心与脾的关系主要体现在血液生成和血液运行两个方面。

297. ABCE　答案分析：心脾两虚可见心悸、气短、腹胀、便溏。

298. AC　答案分析：心阳下助肾阳，以制约肾阴，使肾阴不盛；肾阴上济心阴，以制约心阳，使心阳不亢。如此水火既济，心肾相交。

299. AC　答案分析：肺与脾的关系主要体现在气的生成和水液的输布代谢两个方面。

300. AC　答案分析：肺与肾的关系主要体现在呼吸运动和水液代谢两个方面。

301. ABC　答案分析：肝主疏泄，脾主运化；肝主藏血，脾主生血统血。故肝与脾在血的贮藏、血的生成、血的运行方面有密切关系。

302. AC　答案分析：乙癸同源又称为肝肾同源，又指精血同源。

303. ABC　答案分析：脾与胃的关系体现在脾运胃纳，脾升胃降，脾喜燥胃喜润三个方面。

304. ABC　答案分析：肺气的肃降作用表现为：吸入自然界清气，输布津液和水谷精微于内脏，输送代谢产生的浊液到肾或膀胱。

305. ABC　答案分析：肺的生理特性为：肺为娇脏，肺为华盖，肺气宣降。

306. BD　答案分析：肝的生理特性为：肝为刚脏，肝气升发。

307. ABCE　答案分析：肾气主要有推动和调节人体的生长发育和生殖、推动和调节全身津液的代谢、推动和调节全身脏腑气化、保持呼吸深度防止呼吸表浅等功能。推动和调节全身血液的运行主要是心气的功能。

308. ABCD　答案分析：肝气上逆的临床表现主要有面红目赤、烦躁易怒、两胁窜痛、吐血咯血、失眠头痛、甚则突然昏厥等。心情抑郁为肝气郁结的临床表现。

309. ABCE　答案分析：女子月经来潮必须在肾精肾气充盛到一定程度而产生天癸以后。血液充盛，是月经按时来潮的重要保证，脾气的运化和统血、肝气的疏泄和藏血功能正常是血液充盛的基础。

三、名词术语解释

310. 藏象：藏象是指藏于体内的内脏及其表现于外的生理病理征象及与自然界相通应的事物和现象。

311. 脏腑：脏腑是人体内脏的总称，分为脏、腑和奇恒之腑三类。脏有肝、心、脾、肺、肾五脏；腑有胆、胃、小肠、大肠、三焦、膀胱六腑；奇恒之腑有脑、髓、骨、脉、胆、女子胞六个脏器。

312. 肾精：是肾中所藏之精，以先天之精为主体，赖后天之精充养，是人体生命之源。

313. 肾气：为肾精所化，也是一身之气分布到肾的部分。由于肾所藏的精主要是先天之精，故其所化之气也主要是先天之气，与元气的概念基本相同。

314. 肾主纳气：是指肾气有摄纳肺所吸入的自然界清气，保持吸气的深度，防止呼吸表浅的作用。

315. 肝主疏泄：是指肝气具有疏通、畅达全身气机，进而促进精血津液的运行输布、脾胃之气的升降、胆汁分泌排泄以及情志的舒畅等作用。

316. 心主血脉：是指心气推动和调控血液在脉道中运行，流注全身，发挥营养和滋润作用。

317. 心主通明：是心的生理特性，指心脉以通畅为本，心神以清明为要。

318. 心藏神：是指心有统帅全身脏腑、经络、形体、官窍的生理活动和主司意识、思维、情志等精神活动的功能。

319. 神：有广义与狭义之分。广义之神，是整个人体生命活动的主宰和总体现；狭义之神，是指人的精神、意识、思维、情感活动及性格倾向等。

320. 肺朝百脉：是指全身的血液都通过百脉流经于肺，经肺的呼吸，进行体内外清浊之气的交换，然后再通过肺气的宣降运动，将富有清气的血液通过百脉输送到全身。

321. 肺主行水：是指肺气的宣发肃降运动推动和调节全身水液的输布和排泄。

322. 肺主治节：是指肺气具有治理调节肺之呼吸及全身之气、血、水的作用。

323. 肺为华盖：肺位于胸腔，覆盖其余各脏和六腑之上，位置最高，因而有“华盖”之称。

324. 气门：即汗孔，汗孔不仅是排泄汗液之门户，而且也是随着肺气的宣发和肃降进行体内外气体交换的部位，故称之为气门。

325. 后天之本：人出生之后，生命活动的继续和精气血津液的化生和充实，均赖于脾胃之气运化的水谷精微，故称脾胃为“后天之本”。

326. 脾主统血：是指脾气有统摄、控制血液在脉中正常运行而不逸出脉外的生理机能。

327. 肝藏血：是指肝脏具有贮藏血液、调节血量和防止出血的生理机能。

328. 肝体阴而用阳：肝主疏泄，其用属阳，又主藏血，其体属阴，故有“肝体阴而用阳”之说。

329. 罢极之本：肝藏血，肝血充足则筋力强健，运动灵活，能耐受疲劳，并能较快地解除疲劳，故称肝为“罢极之本”。

330. 先天之本：由于肾藏先天之精，主生殖，为人体生命之本原，故称肾为“先天之本”。

331. 肾藏精：是指肾具有贮存、封藏精的生理机能。

332. 天癸：是肾精及肾气充盈到一定程度时体内出现的一种精微物质，具有促进人体生殖器官的发育成熟和维持人体生殖机能的作用。

333. 肾主水：是指肾气具有主司和调节全身水液代谢的功能。

334. 六腑：即胆、胃、大肠、小肠、三焦、膀胱的总称。

335. 七冲门：是消化道的七道关隘，即唇为飞门，齿为户门，会厌为吸门，胃上口为贲门，太仓下口为幽门，大肠小肠会为阑门，下极为魄门。

336. 中精之府：指胆。由于胆内藏精汁，即胆汁，故称中精之府。

337. 水谷之海：饮食入口，经过食管，容纳于胃，故称胃为“水谷之海”。

338. 孤府：指三焦。有二说：①作为人体部位划分的三焦，是分布于胸腹腔包含五脏六腑的“大府”，因其大而称为“孤府”。②作为六腑之一的三焦，是胃肠道的水液渗注到膀胱的通路，因无脏以配表里，故称为“孤府”。

339. 小肠主液：是指小肠在吸收水谷精微的同时，也吸收大量的水液，从而参与体内的水液代谢。

340. 大肠主津：是指大肠吸收食物残渣中的水液以形成粪便，说明大肠与体内水液代谢有关。

341. 三焦气化：三焦有疏通水道、运行水液的作用，是水液升降运行的通路，其对水液代谢的协调平衡作用，称为三焦气化。

342. 奇恒之腑：即脑、髓、骨、脉、

胆、女子胞的总称。奇，异也；恒，常也。因其形态似腑，为中空性器官，功能似脏，能贮藏精气，似脏非脏，似腑非腑，故名奇恒之腑。

343. 女子胞：又称胞宫，即子宫，是女子发生月经和孕育胎儿的器官。

344. 上焦如雾：雾，即雾露。喻指上焦心肺输布气血津液如天降雾露的生理特点。

345. 中焦如沤：沤，即沤渍。是对水谷腐熟为食糜状态的生动描述，表述了脾胃肝胆消化饮食物的生理过程。

346. 下焦如渎：渎，即沟渠。是对下焦大小肠、肾和膀胱渗泄水液，泌别清浊，排泄二便作用的生动描述。

347. 心脾两虚：是心脾两脏在病理上相互影响而形成的病变，临床症见眩晕、心悸、失眠、多梦、腹胀、食少、体倦、面色无华等。

348. 肝肾同源：肝藏血，肾藏精，精血同源互化，故称“肝肾同源”，又称“乙癸同源”。

349. 心肾相交：是指心与肾之间的协调互济关系，主要表现为：①水火既济：心阳下降于肾，资助肾阳，制约肾阴，使肾阴不盛；肾阴上济于心，资助心阴，制约心阳，使心阳不亢。②精神互用：肾藏精，心藏神，精生神，神御精，相互为用。

四、简答题

350. 何谓藏象学说？

答：藏象学说，是研究藏象的概念内涵，各脏腑的形态结构、生理功能、病理变化及其与精气血津液神之间的相互关系，以及脏腑之间、脏腑与形体官窍及自然社会环境之间的相互关系的学说。

351. 简述藏象学说的特点。

答：藏象学说的主要特点有：①以五脏为中心的人体自身的整体性；②五脏与自然环境的统一性。

352. 简述藏象学说的形成基础。

答：藏象学说的形成基础，大致有以下四方面：①古代解剖学的认识是藏象学说形成的形态学基础；②长期生活实践的观察是藏象学说形成的主要方法；③古代哲学思想的渗透使藏象理论系统化；④医疗实践经验的积累使藏象理论不断充实和完善。

353. 脏腑是如何分类的？每类中各有哪些脏器？

答：中医学以脏腑的形态和生理特点不同，将其分为脏、腑和奇恒之腑三类。脏有五，即心、肺、脾、肝、肾，合称五脏（但在经络学说中，心包也为脏，共有六脏，以与手足六阴经相配）；腑有六，即胆、胃、小肠、大肠、膀胱、三焦，合称六腑；奇恒之腑也有六，即脑、髓、骨、脉、胆、女子胞（在男子为精室）。

354. 五脏的共同生理特点是什么？六腑的共同生理特点是什么？

答：五脏的共同生理特点是化生和贮藏精气，藏而不泻，满而不实；六腑的共同生理特点是受盛和传化水谷，泻而不藏，实而不满。

355. 简述脏腑精气阴阳之间的关系。

答：脏腑之精气阴阳之间的关系有以下三方面：①精分藏于脏腑之中，称为脏腑之精；②脏腑之精所化之气为脏腑之气；③脏腑之气中具有温暖、推动作用的部分为脏腑之阳气，脏腑之气中具有凉润、宁静作用的部分为脏腑之阴气。

356. 如何理解“心主身之血脉”？

答：心、脉、血三者密切相连，构成一个血液循环系统。血液在脉中正常运行，必须以心气充沛、血液充盈、脉管通利为基本条件。其中心脏的正常搏动，对血液循环系统生理机能的正常发挥起着主导作用，故说

"心主身之血脉"。

357. 如何理解"肺为娇脏"?

答:肺叶娇嫩,不耐寒热燥湿诸邪之侵;肺位最高又上通鼻窍,外合皮毛,与自然界息息相通,易受外邪侵袭,故有"娇脏"之称。

358. 简述脾主升清的含义。

答:脾主升清,是指脾气的升动转输作用,将胃肠吸收的水谷精微和水液上输于心、肺等脏,通过心、肺的作用化生气血,以营养濡润全身。

359. 简述脾主运化的含义。

答:脾主运化,是指脾气具有把饮食水谷化为水谷精微和津液,并把水谷精微和津液吸收、转输到全身各脏腑的生理作用。

360. 如何理解"脾喜燥而恶湿"?

答:脾主运化,以升为健。由于内湿、外湿皆易困遏脾气,致使脾气不升,影响其正常功能的发挥,故脾欲求干燥清爽,"脾燥则升",此所谓"脾喜燥而恶湿"。

361. 简述肝为刚脏的含义。

答:肝为刚脏,是指肝气主升主动,具有刚强躁急的生理特性。

362. 简述心的生理特性。

答:心的生理特性是:为阳脏而主通明。心位于胸中,在五行属火,为阳中之阳,故称为阳脏。心主通明,是指心脉以通畅为本,心神以清明为要。

363. 简述肺的生理特性。

答:肺的生理特性有:①肺为华盖:肺位于胸腔,覆盖其余诸脏和六腑之上,位置最高,因而有"华盖"之称。②肺为娇脏:肺脏生理上清虚而娇嫩,吸之则满,呼之则虚,为脏腑之华盖,百脉之所朝会;病理上,外感六淫之邪从皮毛或口鼻而入,常易犯肺为病;其他脏腑病变,亦常累及于肺。③肺气宣降:是指肺气的向上向外的和向内向下的相反相成的运动,以维持呼吸和水液代谢的协调有序。

364. 简述肝的生理特性。

答:肝的生理特性有:①肝为刚脏,是指肝气主升主动,具有刚强躁急的生理特性;②肝气升发,是指肝气具有向上升动和向外发散以调畅气机的生理特性。

365. 简述肾的生理特性。

答:肾的生理特性是主蛰守位。主蛰,喻指肾有潜藏、封藏、闭藏之生理特性,是对其藏精功能的高度概括。守位,是指肾中相火涵于肾中,潜藏不露,以发挥其温煦、推动等作用。

366. 简述脾的生理特性。

答:脾的生理特性有:①脾气主升,是指脾气的运动特点,以上升为主,具体表现为升清和升举内脏;②喜燥恶湿,内湿、外湿皆易困遏脾气,致使脾气不升,脾阳不振,影响正常功能的发挥,故脾欲求干燥清爽。

367. 简述心主血脉的含义。

答:心主血脉,即指心气推动和调控血液在脉道中运行,流注全身,发挥营养和滋润作用。包括心气推动和调控血液的运行和化生,推动和调控心脏的搏动和脉道的舒缩,使血流通畅。

368. 简述肺主气的含义。

答:肺主气包括主呼吸之气和主一身之气两个方面。肺主呼吸之气,是指肺是气体交换的场所。肺主一身之气,是指肺有主司一身之气的生成和运行的作用。

369. 简述五脏与形体官窍的联系。

答:心:在体合脉,其华在面,在窍为舌。肺:在体合皮,其华在毛,在窍为鼻。脾:在体合肉,主四肢,其华在唇,在窍为口。肝:在体合筋,其华在爪,在窍为目。肾:在体合骨,生髓,其华在发,在窍为耳及二阴。

370. 简述五脏与五液的联系。

答：心在液为汗；肺在液为涕；脾在液为涎；肝在液为泪；肾在液为唾。

371. 何谓肾阴？与一身之阴的关系如何？

答：肾阴，是肾气中具有凉润、宁静、抑制等作用的部分，为一身阴气之源，能滋养五脏六腑之阴，所谓“五脏之阴气，非此不能滋”。各脏腑之阴亏虚，久必累及肾阴，导致肾阴不足，故病变发展到肾阴亏虚，则标志着一身阴气的亏虚。

372. 何谓肾阳？与一身阳气的关系如何？

答：肾阳，是肾气中具有温煦、推动、兴奋等作用的部分，为一身阳气之本，能鼓动五脏六腑之阳，所谓“五脏之阳气，非此不能发”。各脏腑之阳亏虚，久必累及肾阳，导致肾阳虚衰，故病变发展到肾阳虚衰，则标志着一身阳气的虚衰。

373. 简述肺主治节机能的具体作用。

答：肺主治节主要表现在四个方面：①治理调节呼吸运动；②调理全身气机；③治理调节血液的运行；④治理调节津液代谢。

374. 如何理解心为“五脏六腑之大主”？

答：心藏神，神能统精驭气，调节血液和津液的运行输布。精藏于脏腑之中而为脏腑之精，脏腑之精所化之气为脏腑之气，脏腑之气推动和调控脏腑的机能。因此，心神通过驾驭协调各脏腑之气以达到调控各脏腑机能之目的，故称心为“五脏六腑之大主”。

375. 简述肝气升发的含义。

答：肝气升发，是指肝具有向上升动和向外发散以调畅气机的生理特性。肝气左升，与肺气右降相协调，发挥调畅全身气机，协调脏腑功能及精气血津液运行输布等作用。肝气升发失常，一般表现为升发障碍的肝气郁结与升发太过的肝气上逆的病理变化，并影响各脏腑的功能及精气血津液的运行输布，故有“肝为五脏之贼”之说。

376. 肝的疏泄功能失常主要表现为哪两方面的病理变化？

答：肝的疏泄机能失常，称为肝失疏泄，主要表现为两个方面的病理变化：一为肝气郁结，疏泄失职，多因情志抑郁，郁怒伤肝而致。临床表现多见闷闷不乐，悲忧欲哭，胸胁、两乳或少腹等部位胀痛不舒等症。二是肝气亢逆，疏泄太过，多因暴怒伤肝，或气郁日久化火，导致肝气亢逆，升发太过。临床表现为急躁易怒、失眠头痛、面红目赤、胸胁乳房常走窜胀痛，或血随气逆而吐血、咯血，甚则突然昏厥等。另外，肝气虚弱，升发无力，疏泄不及，可出现一系列因虚而郁滞的临床表现，如忧郁胆怯、懈怠乏力、头晕目眩、两胁虚闷、常太息、脉弱等。

377. 简述肾主纳气的含义。

答：肾主纳气，是指肾气有摄纳肺所吸入的自然界清气，保持吸气的深度，防止呼吸表浅的作用。人体的呼吸功能，由肺所主，其中呼气主要依赖肺气的宣发，吸气主要依赖肺气的肃降。但吸入的清气，由肺气的肃降下达于肾，必须再经肾气的摄纳潜藏，使其维持一定的深度，以利于气体的交换。

378. 简述肾主水的具体体现。

答：肾主水，即肾气主司和调节整个水液代谢的全过程，主要体现在两方面：①肾气对参与水液代谢脏腑的促进作用。肾气及肾阴肾阳对水液代谢过程中各脏腑之气的功能，尤其是脾肺之气的运化和输布水液的功能，具有促进和调节作用。肾气及肾阴肾阳通过对各脏腑之气及其阴阳的资助和促进作用，主司和调节着机体水液代谢的各个环节。②肾气的生尿和排尿作用。尿的生成和排泄是水液代谢的一个重要环节。水液代谢过程中，各脏腑、形体、官窍代谢后产生的浊液，通过三焦水道下输于肾或膀胱，在肾气的蒸化作用下，分为清浊：清者回吸收，由脾气的转输作用通过三焦水道上腾于肺，重新参与水液代谢；浊者则化为尿液，在肾与膀胱之气的推动作用下排出体外。只有肾阴肾阳协调平衡，肾气的蒸化和推动作用发挥正常，输于肾或膀胱的水液才能升清降浊，化生尿液和排泄尿液。

379. 简述肝藏血的生理意义。

答：肝藏血，是指肝脏具有贮藏血液、调节血量和防止出血的生理机能。肝藏血的生理意义有以下五个方面：①涵养肝气：肝贮藏充足的血液，化生和涵养肝气，使之冲和畅达，发挥其正常的疏泄功能，防止疏泄太过而亢逆。②调节血量：肝贮藏充足的血液，可根据生理需要调节人体各部分血量的分配。③濡养肝及筋目：肝贮藏充足的血液，可濡养肝脏及其形体官窍，使其发挥正常的生理功能。④为经血之源：女子以血为本，肝藏血充足，冲脉血液充盛，是其月经按时来潮的重要保证。⑤防止出血：肝主凝血以防止出血。

380. 简述肝气疏泄功能的具体体现。

答：肝气的疏泄功能主要体现在四个方面：①促进血液与津液的运行输布。肝的疏泄功能，能调畅气机，使全身脏腑经络之气的运行畅达有序。气能运血，气行则血行，故说肝气的疏泄作用能促进血液的运行，使之畅达而无瘀滞。气又能行津，气行则津布，故说肝的疏泄作用能促进津液的输布代谢，使之无聚湿成水、生痰化饮之患。②促进脾胃的运化功能和胆汁分泌排泄。肝气疏泄，调畅气机，有助于脾胃之气的升降，从而促进脾胃的运化功能。另一方面，肝气的疏泄功能正常发挥，能促进胆汁的分泌与排泄。③调畅情志。肝气的疏泄功能，能调畅气机，因而能使人心情舒畅，既无亢奋，也无抑郁。④促进男子排精与女子排卵行经。女子的排卵与月经来潮，男子的排精等，与肝气的疏泄功能有密切的关系。

381. 简述肺气宣发的具体体现。

答：肺气的宣发运动主要体现在以下三个方面：①呼出体内浊气；②将脾所转输来的津液和部分水谷精微上输头面诸窍，外达于全身皮毛肌腠；③宣发卫气于皮毛肌腠，以温分肉，充皮肤，肥腠理，司开阖，将代谢后的津液化为汗液，并控制和调节其排泄。

382. 简述肺气肃降的具体体现。

答：肺气的肃降作用主要体现在以下三个方面：①吸入自然界之清气，并将吸入之清气与谷气相融合而成的宗气向下布散至脐下，以资元气；②将脾转输至肺的津液及部分水谷精微向下向内布散于其他脏腑以濡润之；③将脏腑代谢后产生的浊液下输于肾或膀胱，成为尿液生成之源。

383. 试述唾与涎的区别。

答：唾与涎，虽然都是口腔分泌的液体，但是二者有一定区别。涎为脾精所化，出自两颊，质地较清稀，可自口角流出；唾为肾精所生，出自舌下，质地较稠厚，多从口中唾出。

384. 胃气的含义是什么？

答：胃气的含义主要归纳为以下四点：①一身之气分布于胃的部分，是指推动胃或胃肠道的运动以发挥受纳腐熟水谷功能的一类精微物质。②是脾气与胃气的合称，即推动和调控整个胃肠道的运动以使饮食物消化及精微物质吸收转输和糟粕下排的两类不同运动趋向的精微物质，又可称为“中气”。③指水谷之气，即水谷之精所化之气，简称谷气。④指代一身之气或正气。

385. 简述胆的主要生理机能。

答：胆的主要生理机能是：①贮藏和排

泄胆汁。胆汁来源于肝，由肝精、肝血化生，或由肝之余气凝聚而成。胆汁生成后，进入胆腑，由胆腑浓缩并贮藏。贮藏于胆腑的胆汁，在肝气的疏泄作用下排泄而注入肠中，以促进饮食水谷的消化和吸收。②主决断，是指胆在精神意识思维活动中，具有判断事物、作出决定的作用。这对于防御和消除某些精神刺激的不良影响，以维持精气血津液的正常运行和代谢，确保脏腑之间的协调关系，有着极为重要的作用。

386．简述小肠的生理机能。

答：小肠的主要生理功能有二：一是受盛化物，受盛即接受胃初步消化的饮食物，化物即对饮食物作进一步的消化；二是泌别清浊，即是将经过消化的饮食物，分为水谷精微和食物残渣两个部分，并吸收其水谷精微和水分，将食物残渣向大肠传递。

387．简述六腑三焦与部位三焦的生理机能。

答：作为六腑之一的三焦，位于腹中，其生理机能是“决渎之官，水道出焉”，有疏通水道、将胃肠道的水液渗入膀胱的作用。

作为人体上中下部位划分的三焦，其生理机能主要有：①通行诸气，即三焦是诸气升降运行的通道，也是气化的场所。如元气与宗气，皆沿三焦升降运行。②运行水液，是指三焦是全身水液上下输布运行的通道。全身水液的输布和排泄，是由肺、脾、肾等脏的协同作用而完成的，但必须以三焦为通道，才能升降出入运行。

388．何谓“三焦气化”？

答：全身水液的输布和排泄，是由肺、脾、肾等脏的协同作用而完成的，但必须以三焦为通道，才能升降出入运行，三焦对水液代谢的协调平衡作用，称作“三焦气化”。

389．为什么说“六腑以通为用”？

答：由于六腑传化水谷，实而不满，需要不断地受纳、消化、传导和排泄，虚实更替，宜通不宜滞，故称“六腑以通为用”。

390．何谓“心肾不交”？

答：心肾不交指心肾阴阳水火关系失调的病变。肾阴不足或心火扰动，均能使两者失去正常协调关系。主要表现为失眠、心烦、多梦、心悸、怔忡、遗精等。

391．胃的主要生理机能是什么？

答：胃的生理功能是：①受纳水谷：受纳，即接受和容纳。指胃有接受和容纳饮食物的作用。②腐熟水谷：即胃气对饮食物初步消化，并使之成为食糜的作用。

392．胃有什么生理特性？

答：胃的生理特性有：①胃气通降，以降为和。由于饮食必先受纳于胃，经胃气的初步消化后，又必须在胃气的通降作用下逐级向小肠和大肠传递，形成粪便经魄门排出体外，故说胃主通降，以降为和。②喜润恶燥。由于胃为腑，属阳土，必赖充足津液的滋养，才能正常发挥其受纳和腐熟水谷的生理功能，因而说胃喜润恶燥。

393．胃气的通降主要体现于哪些方面？胃气不降主要有哪些临床表现？

答：胃气通降主要体现于饮食物的消化和糟粕的排泄过程中：①饮食物入胃，胃容纳而不拒之；②经胃气的腐熟作用而形成的食糜，下传小肠作进一步消化；③食物残渣下移大肠，燥化后形成粪便；④粪便有节制地排出体外。胃气不降，则出现纳呆脘闷、胃脘胀满或疼痛、大便秘结等胃失和降之症。若胃气不降反而上逆，则出现恶心、呕吐、呃逆、嗳气等胃气上逆之候。

394．小肠的泌别清浊机能主要体现在哪些方面？

答：小肠泌别清浊是指小肠中的食糜在作进一步消化的过程中，随之分为清浊两部分：清者，即水谷精微和津液，由小肠吸收，经脾气的转输作用输布全身；浊者，即食物残渣和部分水液，经胃和小肠之气的作用通过阑门传送到大肠。

395. 大肠的传化糟粕机能与哪些脏腑有关？

答：大肠传化糟粕功能与肺、胃、脾、肾关系密切。肺与大肠互为表里，肺气的清肃下降，能推动和促进大肠内糟粕的下行排泄；胃气的通降，包括大肠传化糟粕的机能在内，大肠的传导作用是胃气通降的延伸；脾气的运化作用，有助于大肠对食物残渣中水液的吸收；肾气的蒸化和固摄作用，主司二便的排泄。

396. 何谓“膀胱气化”？

答：“膀胱气化”实际上是指膀胱的生尿、贮尿和排尿作用。胃肠道的水液渗入膀胱，经肾气的蒸化作用和固摄作用的协调，生成尿液，贮藏尿液，并适时排泄尿液。因而“膀胱气化”实际上是由肾气来推动和调控的。

397. 女子胞的生理机能与天癸有何关系？

答：女子胞的主要生理机能是发生月经和孕育胎儿。女子胞的发育，全赖于“天癸”的作用。天癸，是人体内肾精、肾气充盛到一定程度时体内产生的一种精微物质，具有促进生殖器官的发育成熟和维持生殖机能的作用。只有在天癸的作用下，女子生殖器官才能发育成熟，月经来潮，为孕育胎儿准备条件。人进入老年，由于“天癸”渐竭，就进入绝经期，形体衰老，胞宫萎缩而丧失生育能力。

398. 脉有何生理机能？

答：脉，即血脉，是容纳和运行血气的通道，故称“脉为血之府”。脉的生理机能有二：一是“壅遏营气，令无所避”，血脉本身具有约束、固摄血气在脉道中运行，防止逸出脉外的作用；二是脉道必须保持通利滑润，防止血液瘀滞。

五、问答题

399. 试述脏与腑的区别。

答：脏与腑的区别主要有：在解剖形态学方面，脏多为实质性脏器，腑多为空腔性器官；在生理特点方面，脏的特点是化生和贮藏精气，故需满而不实，腑的特性是受盛和传化水谷，故需实而不能满；在临床上，脏病多虚，腑病多实，所以治疗上脏病宜补，腑病宜泻。

400. 怎样理解“心开窍于舌”？

答：心开窍于舌，是指心之精气盛衰及其功能常变可从舌的变化得以反映。因而观察舌的变化可以了解心的主血脉及藏神机能是否正常。①心与舌体通过经脉相互联系，手少阴之别络连舌本。②心主血脉，而舌体血管丰富，外无表皮覆盖，故舌色能灵敏地反映心主血脉的功能状态。③舌具有感受味觉的功能。心主血脉，心之气血通过经脉上荣于舌，使之发挥鉴别五味的作用。④舌与言语、声音有关，舌体运动及语言表达功能依赖心神的统领。因此，心的主血、藏神功能正常，则舌体红活荣润，柔软灵活，味觉灵敏，语言流利。若心有病变，亦可从舌上反映出来。

401. 试述肾精、肾气、肾阴、肾阳的含义及其相互关系。

答：肾精是有形的藏于肾中的精华物质，以禀受于父母的先天之精为主体，加之部分水谷之精的充养而成。肾气是由肾精化生的无形而运行不息的精微物质，与元气的概念相近，具有推动和调控人体的生长发育、生殖及脏腑气化等作用。肾气包含阴阳两种成分：肾阳是其中具有温煦、推动、兴奋、宣散等作用的部分，又称为元阳、真阳，为一身阳气之根；肾阴是其中具有凉润、宁静、抑制、凝聚等作用的部分，又称元阴、真阴，为一身阴气之本。肾阴与肾阳对立统一，协调共济，则肾气冲和畅达。

402. 试述肾与骨、齿、髓、脑的关系。

答：肾藏精，精生髓，髓居于骨中称骨髓，骨的生长发育，有赖于骨髓的充盈及其所提供的营养。所以只有肾精充足，骨髓生化有源，骨骼得到髓的滋养，才能坚固有力；若肾精不足，骨髓生化无源，不能营养骨骼，便会出现小儿囟门迟闭，骨软无力，以及老年人骨质脆弱，易于骨折等。齿与骨同出一源，亦由肾精充养，故称“齿为骨之余”。牙齿松动、脱落及小儿齿迟等，多与肾精不足有关。热性病中望齿的润燥和有无光泽，又是判断肾精及津液盛衰的重要标志。髓分骨髓、脊髓和脑髓，皆由肾精化生。肾精的盛衰，不仅影响骨骼的发育，而且也影响脊髓及脑髓的充盈。脊髓上通于脑，脑由髓聚而成，因此，肾精充足，髓海得养，脑发育健全，则思维敏捷，精力充沛；反之，肾精不足，髓海空虚，脑失所养，则见“脑转耳鸣，胫酸眩冒，目无所见，懈怠安卧”。

403. 试述肾与耳及二阴的关系。

答：耳是听觉器官，耳的听觉功能灵敏与否，与肾精、肾气的盛衰密切相关。因此，只有肾精及肾气充盈，髓海得养，才能听觉灵敏，分辨力高；反之，若肾精及肾气虚衰，则髓海失养，出现听力减退，或见耳鸣，甚则耳聋。人到老年，由于肾精及肾气衰少，则多表现为听力减退。临床常以耳的听觉变化，作为判断肾精及肾气盛衰的重要标志，故说肾开窍于耳。二阴，指前阴和后阴。前阴是指排尿和生殖的器官；后阴是指排泄粪便的通道。因此肾精肾气充盈，气化正常，则二便排泄和生殖机能正常；反之，肾精肾气亏损，气化失司，则会造成二便异常和生殖机能障碍。

404. 试述脾的运化功能。

答：脾主运化分为运化食物和运化水液两个方面：①运化食物，是指脾气促进食物的消化和吸收并转输其精微（谷精）的功能。食物须经脾气的推动、激发作用，才能被消化。其精微部分，经脾气的激发作用由小肠吸收，再由脾气的转输作用输送到其他四脏，分别化为精、气、血、津液，内养五脏六腑，外养四肢百骸、皮毛筋肉。②运化水液，是指脾气的吸收、转输水精、调节水液代谢的功能。主要表现为两个方面：一是将胃和小肠消化吸收的津液，即水精，以及大肠吸收的水液，由肾气的蒸化作用回吸收的水液，经脾气的转输作用上输于肺。二是在水液的代谢过程中起枢转作用。脾居中焦，为水液升降输布的枢纽。凡水液的上腾下达，均赖于脾气的枢转使之上行下达，畅通无阻，从而维持了水液代谢的平衡。运化食物和运化水液，是脾主运化的两个方面，二者是同时进行的。两者皆主要依赖脾气的作用。

405. 何谓心包络？有何临床指导意义？

答：心包络，是心脏外面的包膜，有保护心脏的作用。心为人身之君主，不得受邪，所以若外邪侵心，则心包络当先受病，故心包有“代心受邪”之功用。外感热病中出现的神昏谵语等心神功能失常的病理变化，称之为“热入心包”或“痰热蒙蔽心包”。

406. 如何理解“满而不能实”和“实而不能满”？对临床辨证论治有何指导意义？

答：“满而不能实”和“实而不能满”概括了五脏与六腑各自的生理特点，阐明了两者之间的主要区别。“满而不能实”是强调五脏的精气宜保持充满，但必须流通布散而不应呆滞；“实而不能满”是强调六腑内应有水谷食物，但必须不断传导变化，以保持虚实更替永不塞满的状态。脏与腑的生理特点对临床辨证论治，有重要指导意义，一般来说病理上“脏病多虚”、“腑病多实”，治疗上“五脏宜补”、“六腑宜泻”。

407. 试述“汗为心之液”的理论依据和临床意义。

答：汗液的生成、排泄与心血、心神的关系十分密切。汗是津液通过阳气的蒸化后，经汗孔排出体外的液体。心主血脉，血液与津液同源互化，血液中的水液渗出脉外则为津液，津液是汗液化生之源。心血充盈，津液充足，汗化有源，既可滋润皮肤，又可排出体内代谢后的废水。汗出过多，津液大伤，必然耗及心精、心血，可见心慌、心悸之症。故有“汗为心之液”之说。心以其主血脉和藏神机能为基础，主司汗液的生成与排泄，从而维持了人体内外环境的协调平衡。汗是阳气蒸化津液所致，汗多可耗散心气或心阳，大汗可致心气、心阳暴脱而出现气脱或亡阳的危候。

408. 试述肺是如何完成行水机能的。

答：肺依靠肺气的宣降运动调节水液的输布：①通过肺气的宣发，将脾气转输至肺的水液和水谷之精中的较轻清部分，向上向外布散，上至头面诸窍，外达全身皮毛肌腠以濡润之；输送到皮毛肌腠的水液在卫气的推动作用下化为汗液，并在卫气的调节作用下有节制地排出体外。②通过肺气的肃降，将脾气转输至肺的水液和水谷精微中的较稠厚部分，向内向下输送到其他脏腑以濡润之，并将脏腑代谢所产生的浊液下输至肾（或膀胱），成为尿液生成之源。

409. 为什么称脾胃为“后天之本”？

答：脾胃同居中焦，是人体对饮食物进行消化、吸收并输布其精微的主要脏器。人出生之后，生命活动的继续和精气血津液的化生和充实，均赖脾胃运化的水谷精微，故称脾胃为“后天之本”。

410. 试述肝开窍于目的生理病理意义。

答：目之视物依赖肝精肝血之濡养和肝气之疏泄，肝的经脉又上连目系，所以肝与目关系密切。肝血充足，肝气调和，目才能正常发挥其视物辨色的功能。若肝血不足，则会导致两目干涩、视物不清、目眩、目眶疼痛等症；肝经风热则目赤痒痛；肝风内动则目睛上吊、两目斜视；因情志不畅，致肝气郁结，久而火动痰生，蒙阻清窍，可致二目昏蒙，视物不清。由于肝与目在生理病理上关系密切，临床上凡眼目疾患多从肝论治。

411. 试述肝主疏泄对脾胃的生理作用和病理影响。

答：脾胃的运化功能，体现在脾胃之气的升降相因，平衡协调，这与肝气的疏泄功能有密切的关系。肝气疏泄，调畅气机，有助于脾胃之气的升降，从而促进脾胃的运化功能。另一方面，食物的消化吸收还要借助于胆汁的分泌和排泄，因为胆汁是参与饮食物消化和吸收的“精汁”。胆汁乃肝之余气所化，其分泌和排泄受肝气疏泄功能的影响。正因为肝气的疏泄与脾胃的运化和胆汁的分泌排泄有着密切的关系，所以肝病常影响脾胃及胆等脏腑的机能，常出现肝木乘土（脾胃）及胆汁郁滞不畅的病变。若肝病以影响脾土为主的，多称之为“肝脾不调”或“肝脾不和”。

412. 试述肝主疏泄对津液代谢的影响。

答：津液的输布代谢，有赖于气机的调畅。肝气的疏泄，能调畅气机，使全身脏腑经络之气的运行畅达有序。气能行津，气行则津布，故说肝气疏泄作用能促进津液的输布代谢，使之无聚湿成水、生痰化饮之患。肝气疏泄失常，气机郁结，亦会导致津液的输布代谢障碍，形成水湿痰饮等病理产物，出现水肿、痰核等病症。因此，疏肝理气是治疗痰饮水湿内停的常法。

413. 为什么说肾阴肾阳是五脏阴阳之

根本？

答：肾气由肾精所化，主要属先天之气，与元气、真气的概念类同。肾阳是肾气中具有温煦、推动、兴奋等作用的部分，又称元阳或真阳。肾阳是一身阳气之根，具有促进全身脏腑阳气的作用，所以肾阳旺，则全身脏腑阳气皆旺，“五脏之阳气，非此不能发”。肾阴是肾气中具有凉润、宁静、抑制等作用的部分，又称元阴或真阴。肾阴是一身阴气之本，具有滋养全身脏腑阴气的作用，所以肾阴充足，则全身脏腑阴气皆充足，“五脏之阴气，非此不能滋”。若肾阳虚衰则可导致全身脏腑之阳虚衰；肾阴亏虚则可导致全身脏腑之阴亦虚。而任何脏腑阴阳的偏衰，日久也会累及肾之阴阳，导致肾阴、肾阳的不足。所以说肾阴肾阳为各脏阴阳之根本。

414. 试述肾对人体生长发育及衰老所起的作用。

答：肾主生长发育和生殖，是肾精及其所化肾气的生理作用。精是构成人体和维持人体生命活动，促进人体生长发育和生殖的最基本物质。肾藏精，精化气，肾精所化之气为肾气，肾精足则肾气充，肾精亏则肾气衰。因而人体生、长、壮、老、已的生命过程，以及在生命过程中的生殖能力，都取决于肾精及肾气的盛衰。人体生、长、壮、老、已的生命过程，可分为幼年期、青年期、壮年期和老年期等几个阶段，而每一阶段机体的生长发育或衰退情况，都取决于肾精及肾气的盛衰。

415. 肺主治节主要体现在哪些方面？

答：肺主治节，是指肺气具有治理调节肺之呼吸及全身之气、血、津液的作用。肺主治节的生理作用主要表现在四个方面：①治理调节呼吸运动。肺气的宣发与肃降作用协调，维持通畅均匀的呼吸，使体内外气体得以正常交换。②调理全身气机。通过呼吸运动，调节一身之气的升降出入，保持全身气机调畅。③治理调节血液的运行。通过肺朝百脉和气的升降出入运动，辅佐心脏，推动和调节血液的运行。④治理调节津液代谢。通过肺气的宣发与肃降，治理和调节全身水液的输布与排泄。

416. 脾与精、气、血、津液在生理方面有何联系？

答：精有先天之精与后天之精之分，先天之精须依赖后天之精不断培育补充，才能保持充盈以发挥其正常生理功能。而后天之精主要由脾胃运化的水谷精微所化生，所以脾气健运才能使精气充盈。气血都是由脾胃消化饮食物，吸收水谷精微所化生的，故脾胃为气血生化之源。脾气健运，饮食营养得以消化吸收，气血生成来源充足。此外，血在脉中运行而不逸出脉外，还有赖于脾气的固摄作用。脾气健运，气的生成充足，固摄血液有力，则血不逸出脉外，故脾有统血以防止出血作用。津液的生成来源主要是脾胃消化饮食物后生成的水谷精微，所以脾气的运化功能正常，津液生成充足。津液的正常输布又有赖于脾气的运化功能，脾气有调节水液代谢以防止水液在体内停聚的作用。

417. 如何理解“心在志为喜”？

答：心在志为喜，是指心的生理功能与喜志有关。喜，一般来说属于对外界刺激产生的良性反应。喜乐愉悦有益于心主血脉的功能，但喜乐过度则可使心神受伤。从心主神志的功能状况来分析，又有太过与不及的变化。精神亢奋可使人喜笑不休，精神萎靡可使人易于悲哀。另外，心为神明之主，不仅过喜能伤心，而且五志过极均能损伤心神。

418. “肺与秋气相通应”有何临床意义？

答：五脏与自然界四时阴阳相通应，肺主秋，肺与秋同属于五行之金。时令至秋，暑去而凉生，草木皆凋。人体肺气主清肃下行，为阳中之阴，同气相求，故与秋气相应。秋季之肃杀，是对夏气生长太过的削减；肺气之肃降，是对心火上炎太过的制约。肺与秋气相通，故肺金之气应秋而旺，肺气的制约和收敛功能强盛。时至秋日，人体气血运行也随“秋收”之气而衰落，逐渐向“冬藏”过渡。所以治疗肺病时，秋季不可过分发散肺气，而应顺其收降之性。此外，秋季气候多清凉干燥，而肺为清虚之脏，喜润恶燥，故秋季易见肺燥之证，临床可见干咳无痰、口鼻干燥、皮肤干裂等症，可用增液润燥之品如桑杏汤、清燥救肺汤治之。

419. 如何理解肝“主筋”、“其华在爪”？有何临床意义？

答：筋依赖于肝血的濡养。肝血充足，筋得其养，才能运动灵活而有力，能耐受疲劳，并能较快地解除疲劳，故称肝为“罢极之本”。如果肝血亏虚，筋脉得不到很好的濡养，则筋的运动能力就会减退，甚至可出现手足震颤、肢体麻木、屈伸不利等征象。又如邪热过盛，燔灼肝之筋脉，耗伤肝血、肝阴，使筋不得滋养，也会出现手足震颤、抽搐，甚则角弓反张等表现。前者称为“血虚生风”，后者称为“热极生风”，治疗大多从肝着眼。爪甲亦赖肝血以濡养，因而肝血的盛衰，可以影响到爪的荣枯，而观察爪甲的荣枯，又可以测知肝脏机能正常与否。肝血充足，则爪甲坚韧，红润光泽；若肝血不足，则爪甲萎软而薄，枯而色夭，甚则变形、脆裂。

420. 如何理解脾“在体合肉”、“主四肢”？有何临床意义？

答：脾在体合肉，是指脾气的运化功能与肌肉的壮实及其功能发挥之间有着密切的联系。全身的肌肉，都有赖于脾胃运化的水谷精微及津液的营养滋润，才能壮实丰满，并发挥其收缩运动的功能。脾胃的运化功能失常，水谷精微及津液的生成和转输障碍，肌肉得不到水谷精微及津液的营养和滋润，必致瘦削，软弱无力，甚至痿废不用。健脾胃生精气是治疗痿证的基本原则，《素问·痿论》称为“治痿独取阳明”。人体的四肢，同样需要脾胃运化的水谷精微及津液的营养和滋润，以维持其正常的生理活动，故称“脾主四肢”。脾气健运，则四肢的营养充足，活动轻劲有力；若脾失健运，转输无力，则四肢的营养缺乏，可见倦怠无力，甚或痿废不用。

421. 试述脾气主升的生理和病理表现。

答：脾气主升的生理表现为两个方面：一是升清，指脾气的升动转输作用将胃肠道吸收的水谷精微和水液上输于心、肺等脏，通过心、肺的作用化生气血，以营养濡润全身。若脾气虚弱而不能升清，浊气亦不得下降，则上不得精气之滋养而见头目眩晕，精神疲惫，中有浊气停滞而见脘腹满闷，下有精气下流而见便溏、泄泻。二是升举内脏，指脾气上升能起到维持内脏位置的相对稳定，防止下垂的作用。若脾气虚弱，无力升举而下陷，则可导致某些内脏下垂，如胃下垂、肾下垂、子宫脱垂、脱肛等病症。

422. “肝在志为怒”有何临床意义？

答：怒是人在情绪激动时的一种情志变化，由肝之精气所化，故说肝在志为怒。一般来说，怒志人人皆有，一定限度内的情绪发泄对维持机体的生理平衡有重要的意义，但大怒或郁怒不解，对于机体是一种不良的刺激，既可引起肝气郁结，气机不畅，精血津液运行输布障碍，痰饮瘀血及癥瘕积聚内生，又可致肝气上逆，血随气逆，发为出血或中风昏厥。大怒暴怒，可导致肝气升发太过，表现为烦躁易怒，激动亢奋，称为大怒伤肝；郁怒不解，则易致肝气郁结，表现为心情抑郁，闷闷不乐，称为“郁怒伤肝”。

怒由肝之精气所生，若肝之精血不足，不能涵养怒志，或肝阴不足，肝阳偏亢，则稍有刺激，即易发怒。临床辨证属郁怒者，当以疏肝解郁为治；属大怒者，当以平肝降逆为治。

423. 三焦主持诸气与肺主一身之气有何不同？

答：所谓三焦主持诸气，是指三焦（部位三焦）为诸气升降运行的通路。三焦之所以能主持诸气，主要取决于三焦通行诸气的功能：元气藉三焦之道，上输至五脏六腑，分布于全身，以激发和调节各脏腑、形体、官窍的活动；宗气藉三焦之道，下输丹田，以资先天之元气，合为一身之气。

肺主一身之气，是指肺主持一身之气的生成和运行。肺吸入的自然界清气与脾转输而来的水谷精微所化之谷气在肺中相结合形成宗气，宗气的生成决定着一身之气的盛衰；通过肺气的宣发肃降运动，调节着呼吸和全身之气的升降出入运动。

424. 胆为什么既属六腑又属奇恒之腑？

答：由于胆在解剖形态上属于空腔器官，在生理功能上有助于传化水谷，且附于肝之短叶间，其经脉与肝之经脉相互络属于肝胆，构成表里关系，所以说胆为六腑之一。但因胆贮藏的胆汁，为清净之精汁，类似于五脏之藏精；胆又不盛纳水谷，无直接传化饮食物的生理功能，与一般的六腑有所不同，故又属奇恒之腑。

425. 临床上为什么把“保胃气”作为重要的治疗原则？

答：胃气充足，则脾胃运化机能正常，才能化生精、气、血、津液等营养物质，以供给脏腑、经络等组织器官的需求，使之维持正常的生理活动。特别是一身之气的盛衰，与胃气的盛衰更是密切相关。由胃气的作用所化生的水谷之精进而化成的水谷之气，是一身之气的重要组成部分。故有“人以胃气为本”之说。若胃气损伤，则一身之气虚弱，脏腑功能失常，防御功能减退，百病丛生。说明胃气之盛衰有无，直接关系到人体的生命活动及其存亡，所以临床上常把“保胃气”作为重要的治疗原则。

426. 小肠的机能失调为何出现二便异常？

答：小肠的泌别清浊，不仅将泌别出来的水谷精微和津液上输于脾，而且又将剩余的食物残渣和水液向下输送到大肠和膀胱，化为粪便和尿，经魄门和溺窍排出体外。小肠的功能正常，糟粕和水液各行其道，则二便正常；若小肠泌别清浊功能异常，则清浊不分，不仅水谷精微得不到吸收，出现便溏，而且水液经粪便大量排出会致尿量减少。所以临床上常采用利小便法治疗腹泻，提出“利小便即所以实大便”的治法，就是这个道理。

427. 如何理解三焦通行诸气的生理机能？

答：三焦（部位三焦）是诸气升降运行的通道。元气由肾精所化，以三焦为通道自下而上布散全身，激发和推动各脏腑组织的功能。宗气由脾胃化生的谷气与肺吸入的自然界清气相融合而成，积聚于胸中气海，可以三焦为通道自上而下运行，以资先天元气。元气与宗气相合为一身之气，推动和调节精血津液的代谢和脏腑经络的功能，因此说三焦能通行诸气。

428. 上中下三焦的部位是如何划分的？其各自的生理特点是什么？

答：上焦是指横膈以上的部位，包括心肺两脏和胸、头面、上肢，其生理特点是开发和宣散水谷精微、气血、津液等物质，使之布散全身，发挥营养和滋润的作用，故称“上焦如雾”。中焦是指横膈以下，脐以上的腹部，包括脾胃肝胆等脏器，其生理特点为运化水谷，化生精微，“泌糟粕，蒸津液”，为升降之枢，气血生化之源，故称“中焦如沤”。下焦是指脐以下的部位和有关脏器，如小肠、大肠、肾和膀胱等，其生理特点为排泄糟粕和尿液，故称“下焦如渎”。

429. 与女子月经来潮和胎儿的孕育有关的生理因素有哪些?

答：女子的月经来潮和胎儿的孕育，是一个复杂的生理过程，与之有关的主要有如下三个方面的生理因素：①肾精、肾气及天癸的作用：肾藏精而主生殖，肾精化肾气，肾气促进天癸的产生，以促进生殖器官的发育、女子月经来潮及排卵。②冲任二脉的作用：冲任皆起于胞中，冲脉为十二经之海，任脉为阴脉之海，冲任二脉气血充盛，可使月事调匀，并能妊养胎儿，故有“冲为血海，任主胞胎”之说。③心、肝、脾三脏的作用：女子以血为本，心主血，肝藏血，脾为血液生化之源并统血，使血液化生充足并运行正常，有助于月经来潮及胎儿的孕育；心主神明而驾驭诸气，肝主疏泄而调畅气机，可致五脏安和，气血和调，有助于行经和孕育。

430. 脑有何生理机能?

答：脑的主要生理功能有主宰生命活动，主精神意识和感觉运动。脑，是机体进行意识、思维、情志等精神活动的器官，故称脑为“元神之府”。人体的视、听、言、动、嗅等功能活动都属于脑。但是，藏象学说将脑的生理功能统归于心而分属于五脏，将人的意识、思维、情志等精神活动归属于心所主，称心为“五脏六腑之大主，精神之所舍也”；同时又分属于五脏，即是将神、魂、魄、意、志分属于心、肝、肺、脾、肾所藏。

431. 心与肺的关系如何?

答：心与肺的关系主要体现在气与血的互根互用：①肺气助心行血。心主身之血脉，推动血液循环，百脉上朝于肺，肺主一身之气，肺气贯注心脉以行血，两者配合，保证了气血的正常运行。所以有“气为血之帅”，“气行则血行”之说。肺气助心行血，主要是通过宣发、肃降和朝百脉、生成宗气等生理功能来实现的。故肺病则可影响心血的运行，出现胸闷、呼吸不利、心悸、唇紫等血瘀之病证。②心血载运清气。血为气母，血载气行。肺吸入的清气必须得到血的运载才能输布全身。故心功能异常，如心气不足、心阳不振、瘀阻心脉等导致血行异常时，也会导致肺之功能异常，宣肃失职而出现咳嗽、气促等肺气上逆的病理表现。由于宗气与心肺之气的生成有关，并具有贯心脉而行呼吸的作用，故为联结心之搏动与肺之呼吸的中心环节。

432. 试述心与脾在生理、病理方面的联系。

答：心与脾在生理上的联系，主要表现在血液的生成和运行两个方面：①在血液的生成方面：血由水谷精微所化生，而脾主运化，为气血生化之源，心主血脉、化赤以生血，心脾共同协作，血液才能化生充足。脾气充足，则心血充盈；心血旺盛，脾得濡养，则脾气健运。②在血液运行方面：心行血，脾统血，心脾功能正常，则血行脉中而不外逸，共同维持着血液的正常运行。

在病理上，心脾两脏常相互影响，如思虑过度，既暗耗心血，又影响脾之运化。若脾气虚弱，运化失职，则气血生化乏源，致使血虚而心无所主；若脾不统血而致血液妄行，也会造成心血不足。由于心脾之间在病理上常相互影响，最后可形成“心脾两虚”证，临床上可见心悸、失眠、多梦、眩晕、面色无华、腹胀、食少、倦怠等症。

433. 试述心与肝的关系。

答：心与肝之间的关系主要表现在血液的运行与贮藏及神志活动两个方面：①心主

血与肝藏血在血液运行方面的相互关系。心主血脉的功能正常，则肝有所藏；肝藏血，调节血量的功能正常，使心血充盈，则心有所主。同时，肝主疏泄，调畅气机，亦有助于心的行血。心肝的任何一方失常，常常相互影响。若心血不足，肝血亦因之而虚；肝血亏虚，心血亦因之而弱。故临床上常常是心血不足与肝血亏虚同时并见。②心藏神与肝主疏泄，在调畅情志方面亦密切相关。人的情志活动，虽由心所主，但亦有赖于肝之疏泄，调畅气机和调畅情志的作用；而肝的正常疏泄，亦有赖于心藏神的作用，两脏相互配合，则精神活动正常。若心肝发生病变，往往可见到精神活动异常。如心肝血虚，神不守舍，可见心烦、失眠、多梦等症；若肝失疏泄，情志不达，可致气郁化火生痰，上蒙心窍，出现精神错乱的病症。

434．试述心与肾的关系。

答：心与肾之间的生理联系，称为“心肾相交”；心与肾之间的协调平衡关系失调，称为“心肾不交”。心与肾之间的生理联系，主要表现在三个方面：①水火既济：心在五行属火，位居于上而属阳；肾在五行属水，位居于下而属阴。心肾阴阳、水火、上下之间必须相互交通，即心阳必须下降于肾，以助肾阳，共同温煦肾阴，使肾阴不盛；肾阴必须上济于心，以滋心阴，共同涵养心阳，使心阳不亢。②精神互用：心藏神，肾藏精。精能生神，神能御精。精足则神安，神安则精固。③君相安位：心为君火，肾寓相火，“君火以明，相火以位”。若心肾之间的水火、阴阳、精神生理平衡失调，则为心肾不交，表现为心火不能下降于肾而独亢，肾阴不能上济于心而凝聚的一系列病理变化，可见失眠、心悸怔忡、心烦、腰膝酸软及男子梦遗、女子梦交等。此外，心肾阴阳之间，也有着密切的关系，在心或肾病变时，亦相互影响。肾阳虚水泛，能上凌于心，而见水肿、惊悸等水气凌心的证候；心阴虚，亦能下及肾阴，而致心肾阴虚。

435．肺与脾在生理方面有何联系？

答：肺与脾在生理方面的联系主要有二：①气的生成：脾气运化的水谷精微所化之谷气，与肺司呼吸所吸入的自然界清气，在肺中生成宗气。宗气是一身之气的重要组成部分，决定着一身之气的盛衰，故气虚一般责之脾肺两脏。脾气散精，上归于肺，使肺获得水谷精微的濡养；肺气宣发肃降，使脾气化生的津液和谷气得以布散全身。②水液代谢：肺气宣降以行水，有助于脾气的运化水液功能；脾气主升运化水液，有助于肺气的行水功能。两者相互为用，调节水液的输布。

436．肺与肝在生理、病理方面有何联系？

答：肺与肝在生理方面的联系主要表现在对气机升降的调节方面。肺气主降，肝气主升，两者相互协调，全身的气血升降亦随之而协调。如果肺降不及或肝升太过，全身气血升降也会失去协调，而导致气血上逆，出现咳嗽、气逆或咯血等表现。如果肝失疏泄，气机郁滞，亦能影响肺气的宣发，而致胸胁胀满、刺痛等。

437．试述肝与肾的关系。

答：肝与肾的关系主要体现在三个方面：①精血同源：肝藏血，肾藏精，精血互生。肝血、肾精同源于水谷精微，而肝血的化生有赖于肾精的资助，肾精的充盛亦有赖于血液的滋养。精血二者，盛则同盛，衰则同衰，故称“精血同源”。②藏泄互用：肝主疏泄，肾主闭藏，二者“藏”与“泄”既相反又相成。肝气之疏泄可使肾气开合有度，生殖之精得以正常的化生与施泄；肾气的封藏则使精不妄泄，精足则能涵养肝气，使之正常疏泄而不致太过。这种肝肾藏泄互用的关系主要表现在女子月经、生育和男子排精等方面。肝肾藏泄失调，可致月经失调，男子泄精的异常。③肝肾之阴相互资生：肾阴为一身阴气之源，肾阴滋补肝阴，共同制约肝阳，可使肝阳不致上亢，肾水与肝木的这种关系谓之“水能涵木”。若肾阴不足，不能涵养肝木，即“水不涵木”，可导致肝肾阴虚，肝阳上亢，甚则化风的病变。同样，肝阴不足，也可导致肾阴不足，形成肝肾阴虚的病变。

438. 肺与肾在病理方面有何联系？

答：肺与肾在病理方面的联系主要表现在以下三个方面：①在水液代谢失常中，可由肺气的宣发、肃降的异常，行水功能的减退，而致肾气的蒸化失常，形成尿少、水肿等病；相反，肾气的蒸化失常，肾水上泛，又可引起喘呼、咳逆倚息、不得平卧等肺气上逆的征象。②在呼吸功能失常中，既可由肺失宣发、肃降，日久导致肾不纳气，加剧肺气的上逆；也可由于肾气不足，固摄功能减退，肾不纳气而导致肺气上逆。③在肺肾阴虚方面，常常相互影响，而致阴虚的加剧。

439. 脾与肾的关系如何？

答：脾与肾之间的关系，也就是先天与后天之间的关系。脾为后天之本，肾为先天之本。先天与后天，相互资生，相互促进。先天激发资助后天，后天充养培育先天。如脾之运化，赖肾阳之温煦；肾藏之精，赖脾运化的水谷精微的培育和充养等。在病理上，则相互影响，互为因果。如肾阳不足，不能温煦脾阳，可见腹中冷痛、下利清谷或水肿等症；脾气久虚，后天之精化生无源，不能充养先天之精，可致肾精亏虚而见机体的发育迟缓。另外，脾与肾的关系还表现在水液代谢方面：脾主运化水液，肾主宰水液代谢，二者相互为用，共同完成水液的输布和排泄。

440. 脾与肾在病理方面有何相互影响？

答：脾与肾在病理方面的相互影响主要表现在：①脾肾精气阴阳之间相互资助和相互促进关系的失调。脾为后天之本，肾为先天之本。先天与后天，在生理上相互资生，相互促进。在病理上，一方亏虚，常累及另一方。如水谷之精化生不足，不能充养肾精，以致肾精亏虚，可出现发育迟缓等症；脾气不运，气生无源，日久及肾，以致肾气亦虚，或先天之气不足，不能资助后天之脾气，终致脾肾气虚，出现少气乏力、二便失禁等症；脾阳不足，日久损及肾阳，或肾阳虚衰不能温煦脾阳，从而形成脾肾阳虚，出现畏寒肢冷、泄泻、水肿等症；肾阴虚衰，不能滋养脾阴和胃阴，或脾胃阴虚，日久累及肾阴，也可致脾肾阴虚而见五心烦热、口舌生疮、饥不欲食等症。②水液代谢失常，与脾肾两脏关系密切。脾气不能运化水液，肾气失其蒸化之职，均可致水液停聚而成痰饮水肿。脾肾阳虚是慢性水肿的最常见病机。

441. 为什么说“脾为生痰之源，肺为贮痰之器”？

答：“脾为生痰之源”，是指痰饮的生成主要因脾气的运化功能失常。脾气具有运化水液的作用，脾气健运，则津液四布，以濡养全身脏腑组织，若脾气失于运化转输之能，则津液不得输布，聚而成痰。“肺为贮痰之器”，主要是指肺是痰饮易停滞之所。停聚于肺中的痰饮，究其成因，一是因肺气宣发肃降失常，津液不得布散，停聚于肺而成痰；二是因脾失健运，津液不得正常输布，停聚于肺中为痰。故有“脾为生痰之源，肺为贮痰之器”之说。这一理论说明了痰与肺脾两脏之间的关系，临床上治疗痰饮伏肺证，除治肺之外，还要调脾，令痰生无源。一般规律是病急治肺为主，病缓调脾为要。

442．试述脾与胃之间的关系。

答：脾与胃同居中焦，足太阴脾经属脾络胃，足阳明胃经属胃络脾，因而构成表里关系。脾与胃虽同司饮食物的消化、吸收和转输，但性能上各有不同。胃主受纳，脾主运化；胃气主降，脾气主升；胃为腑，属阳土，性喜润而恶燥；脾为脏，属阴土，性喜燥而恶湿。二者纳运协调，升降相因，燥湿相济，阴阳相合，共同完成饮食物的消化吸收及其精微的输布，故称脾胃为"后天之本"。由于脾胃在生理上相互联系，因而在病理上也是相互影响的。若脾为湿困，运化失职，清气不升，可影响胃的受纳与和降，而胃失和降亦可影响脾的升清和运化，从而出现腹胀、泄泻等症。

443．机体对饮食物的消化、吸收和排泄是怎样一个过程？

答：饮食物经口入胃，经胃的腐熟和初步消化，变成食糜向下传入小肠。食糜在小肠内经脾气的作用进一步消化后而泌别清浊：其清者，即水谷之精和津液，由脾吸收而布散于肺心肝等脏，进而濡养全身，所谓"中央土以灌四傍"；其浊者，为食物残渣和部分水液，降入大肠，大肠吸收其中的水液，变化为粪便，经魄门而排出体外。此外，饮食物的消化，还有赖于胆汁的分泌排泄，以助脾胃的运化。而水液的输布，除有赖于脾气的运化、肺气的宣降、肾气的蒸化、肝气的疏泄之外，还以三焦为通道，输布环流于周身。

444．六腑之间在病理方面是如何相互影响的？

答：六腑之间在病理方面的相互影响，主要体现于饮食物消化过程中的传化失常，而形成腑与腑之间的相互影响。如胃失和降，就能影响及小肠的泌别清浊和大肠的传化糟粕功能，从而出现腹胀、腹痛、大便秘结等症。小肠的受盛化物、泌别清浊功能失常，一方面既可影响胃的降浊，而致胃气上逆，另一方面又可影响大肠的传化糟粕，出现腹泻，影响尿液的生成，而致尿少等症。大肠的传导失司，同样可殃及胃和小肠，如大便久秘，可致浊气上逆于小肠、胃而出现脘腹胀痛、恶心呕吐等症。胆汁的分泌排泄不利，也同样可以影响胃和肠的通降作用，出现腹痛、呕逆、便秘等症，而胃或肠的通降失司，也能导致胆汁的分泌排泄异常，出现口苦，甚则黄疸等症。

445．为什么说"肾者胃之关"？

答："肾者胃之关"，是指肾能控制和调节水液和糟粕的排泄而言。饮食物和水饮入于胃后，水液的代谢及糟粕的排泄，需要多个脏腑协调完成，但主要依赖于肾气的蒸化和固摄作用。若肾气的蒸化和固摄作用协调，则水液和糟粕化为尿和粪便得以正常排出；若肾气衰弱，蒸化与固摄功能失常，则水液和糟粕排泄障碍，出现腹泻或便秘、尿闭或失禁，以及水肿等症。所以说"肾者胃之关"。

446．肺与大肠相表里有何依据及临床意义？

答：肺与大肠相表里的主要依据是：手太阴肺经与手阳明大肠经相互属络于肺和大肠。肺气肃降有助于大肠的传化糟粕，大肠的正常传化糟粕有利于肺气的清肃下行。因此，其临床指导意义主要有：肺气壅滞逆上、痰涎壅盛于肺，可用通腑利肠之法以泻肺实，下痰涎，使肺气得以宣发肃降；大肠传化糟粕不利而致的便秘，可用清肃肺气的治法，清肃之气下行而腑通；肺气虚弱，亦可导致大肠的失于固摄或失于传化，故气虚滑脱或气虚便秘，均可采用补肺益气的治法来治疗。

447．肾和膀胱在生理、病理方面有何联系？

答：肾和膀胱在组织结构上直接相通，

足少阴肾经与足太阳膀胱经相互属络于肾和膀胱，互为表里。膀胱的贮尿和排尿功能，实际上是肾气蒸化和固摄作用的延续，故膀胱的生理功能及其病理变化直接与肾有关。如肾气充盈，蒸化和固摄有权，则膀胱既能固摄，又能通利，开合有度，以维持正常的贮尿和排尿。相反，肾气不足，蒸化和固摄无权，则膀胱既缺乏固摄，又缺乏通利，开合不利，从而导致尿频、遗尿、失禁或小便不利、尿有余沥等。在湿热下注膀胱时，日久亦必影响肾气的蒸化和固摄作用，而使病情加剧。

448. 奇恒之腑与五脏之间在生理上有何联系？

答：奇恒之腑与五脏在生理上密切相关。①脑、髓、骨，都由肾精所化之髓所充养：肾藏精，精化髓，髓充骨腔中则称骨髓，充养脊髓腔中则称脊髓，脊髓汇于脑则称脑髓。肾精充足，则骨坚而脑髓充足，故为“作强之官，伎巧出焉”。②女子胞的发育及其主持月经、孕育胎儿的机能，与肾精、肾气的充盈及其促生的“天癸”有关，与心主血而藏神、肝藏血而调畅气机、脾为气血生化之源而统血以维持的气血和调环境也有关。③脉为血之府，隶属于心主血脉的机能，但与脾气的统摄、肝气的疏泄、肺气的推动作用也有关。④胆，又属六腑之一，与肝相连，胆汁是藉肝之余气而化生，其分泌排泄，又受肝气疏泄作用的控制和调节。所以说，奇恒之腑的生理机能，实际上是有关脏腑的生理机能的延续。

第四章　经　　络

【学习要求】

1. 掌握经络的概念、经络系统的组成。

2. 掌握十二经脉的走向交接规律、分布规律、表里关系、流注次序和大体循行路线。

3. 掌握奇经八脉的概念、主要生理机能，督脉、任脉、冲脉、带脉的循行和基本机能。

4. 掌握经络的生理机能。

5. 了解阴跷脉、阳跷脉、阴维脉、阳维脉的循行路线和基本机能。

6. 了解经别、别络、经筋、皮部的基本概念和机能。

7. 了解经络学说的临床应用。

【练习题】

一、填空题

1. 经络是经脉和________的总称。

2. 经络，作为人体一种组织结构的名称，最早见于________。

3. 最细小的络脉称为________。

4. 同名的手足阳经在________交接。

5. 除________经外，阳经均行于四肢外侧或躯干的背面。

6. 十二经脉气血流注从________经开始。

7. 十二经脉气血流注，足少阴肾经下接________经。

8. 十二经脉中，左右交叉于人中，并至对侧鼻旁的经脉是________。

9. 相为表里的两条经脉，都在________交接。

10. 十二经脉中，具有“连舌本，散舌下”循行特点的经脉是________。

11. 手厥阴心包经与________经相表里。

12. 称为“阳脉之海”的经脉是________。

13. 具有约束纵行诸经作用的经脉是________。

14. 十二经别的循行分布特点，可用________四个字概括。

15. 十二经脉各有一支别络，加上任脉、督脉的别络和________，共称“十五别络”。

16. 冲、任、督三脉同起于________，故有“一源三岐”之说。

17. 对经穴刺激引起的感应及传导，通常称为________。

18. 足少阴肾经起于________。

19. 手太阳经属________络________。

20. 手三阴经从________走向________。

21. 足少阳胆经和足厥阴肝经在________处交接。

22. 十二经脉的分布，在小腿下半部和足背部，________在前缘，________在中线。

23. 经筋，是十二经脉之气“结、聚、散、络”于________、________的体系。

24. 首次提出“十四经”命名的著作是________。

25. 阳跷脉起于外踝下________经的申脉穴。

26. 阴阳维脉的主要生理机能是维系联络________。

二、选择题

（一）A_1 型题

27. 奠定经络学说理论体系基础的古典医籍是

A.《黄帝内经》

B.《难经》

C.《伤寒杂病论》

D.《阴阳十一脉灸经》

E.《十四经发挥》

28. 首创“奇经八脉”一词的古典医籍是

A.《黄帝内经》

B.《难经》

C.《伤寒杂病论》

D.《阴阳十一脉灸经》

E.《针灸甲乙经》

29. 经络系统中，与脏腑有直接络属关系的是

A. 奇经八脉　B. 十二经别

C. 别络　D. 十二正经

E. 十二经筋

30. 经络系统中，气血运行的主要通道是

A. 奇经八脉　B. 十二经别

C. 十二正经　D. 浮络

E. 别络

31. 在人体内具有“溢奇邪”、“通荣卫”作用的是

A. 浮络　B. 皮部

C. 经别　D. 别络

E. 孙络

32. 行于上肢内侧后缘的经脉是

A. 心经　B. 肺经

C. 心包经　D. 脾经

E. 肝经

33. 在内踝尖上八寸以上，循行于内侧前缘的经脉是

A. 脾经　B. 肝经

C. 肾经　D. 胃经

E. 心包经

34. 《灵枢·逆顺肥瘦》说“足之三阳”的走向是

A. 从手走头　B. 从足走腹

C. 从头走足　D. 从脏走手

E. 从内走外

35. 足、手阴经交接于

A. 头　B. 胸　C. 腹

D. 手　E. 足

36. 在头面部，手太阳经主要行于

A. 头顶　B. 头后

C. 侧头部　D. 面颊部

E. 额部

37. 十二经脉中，行于躯干胸腹面的阳经是

A. 手太阳经　B. 足少阳经

C. 足太阳经　D. 手阳明经

E. 足阳明经

38. 十二正经中，有两支别络的经脉是

A. 足太阴经　B. 足阳明经

C. 足厥阴经　D. 手阳明经

E. 手厥阴经

39. 按十二经脉流注次序，小肠经下接

A. 膀胱经　B. 胆经

C. 心经　D. 肾经

E. 三焦经

40. 十二正经中，“络脑”的经脉是

A. 心经　B. 肾经

C. 肝经　D. 膀胱经

E. 胆经

41. 绕阴器，抵小腹的经脉是

A. 足少阴经　B. 足太阳经

C. 足太阴经　　D. 足厥阴经
E. 足少阳经

42. 循行于“乳中线”的经脉是
A. 肝经　　B. 胃经
C. 胆经　　D. 脾经
E. 肾经

43. 十二正经中，既分布于目内眦，又分布于目外眦的经脉是
A. 手少阳三焦经
B. 手太阳小肠经
C. 足少阳胆经
D. 手阳明大肠经
E. 足太阳膀胱经

44. 起于目外眦的经脉是
A. 三焦经　　B. 小肠经
C. 胆经　　D. 胃经
E. 大肠经

45. 奇经八脉中，与任脉在咽喉部相会的经脉是
A. 督脉　　B. 冲脉
C. 阴跷脉　　D. 阳维脉
E. 阴维脉

46. 任脉的终点在
A. 目内眦　　B. 目眶下
C. 上唇系带　　D. 咽喉
E. 下颌部

47. 奇经八脉中，与足少阴经相并，夹脐上行的经脉是
A. 任脉　　B. 督脉
C. 冲脉　　D. 阴维脉
E. 阴跷脉

48. “司眼睑开合”的经脉是
A. 跷脉　　B. 维脉
C. 冲脉　　D. 任脉
E. 督脉

49. 分布于皮肤表面的络脉称为
A. 孙络　　B. 细络
C. 别络　　D. 浮络
E. 以上都不是

50. 具有约束骨骼、主司关节运动功能的是
A. 皮部　　B. 维脉
C. 经筋　　D. 别络
E. 督脉

51. 十二正经中，联系脏腑最多的经脉是
A. 足厥阴肝经
B. 足少阴肾经
C. 足太阴脾经
D. 足阳明胃经
E. 足太阳膀胱经

52. 按循经诊断，在胸前“虚里”处疼痛，痛连左手臂及小指，应考虑
A. 心脏疾病　　B. 肺脏疾病
C. 肝胆疾病　　D. 脾胃疾病
E. 肾脏疾病

53. 创立“引经报使”理论的医家是
A. 李杲　　B. 朱震亨
C. 刘完素　　D. 寇宗奭
E. 张元素

54. 按分经诊断，下牙痛多在
A. 足阳明胃经
B. 手阳明大肠经
C. 手太阳小肠经
D. 足少阳胆经
E. 手少阳三焦经

55. 足少阳胆经与阳跷脉会于
A. 头顶　　B. 目内眦
C. 项后　　D. 目外眦
E. 以上都不是

56. 具有调节阴经气血，称为“阴脉之海”的经脉是
A. 冲脉　　B. 督脉
C. 带脉　　D. 任脉
E. 阳跷脉

57. 经与络的区别主要在于

A．经脉深而不见，络脉浮而常见
B．经脉较粗大，络脉较细小
C．经脉纵行，络脉纵横交错
D．经为主干，络为分支
E．以上都不是

58．以下不具有表里经关系的是
A．阳跷脉与阴跷脉
B．手太阴肺经与手阳明大肠经
C．足阳明胃经与足太阴脾经
D．足厥阴肝经与足少阳胆经
E．手少阳三焦经与手厥阴心包经

59．具有加强十二经脉表里两经在体内联系作用的是
A．别络　B．经别
C．皮部　D．奇经八脉
E．经筋

60．手太阴肺经的起点在
A．肺中　B．中焦
C．胃中　D．膻中
E．手拇指桡侧端

61．在内踝尖上八寸以下，循行于内侧前缘的经脉是
A．脾经　B．肝经
C．肾经　D．胃经
E．心包经

62．足三阳经的走向规律是
A．从手走头　B．从足走腹
C．从头走足　D．从脏走手
E．从内走外

63．下列经脉中，不到达目内眦的经脉是
A．手太阳经　B．任脉
C．足太阳经　D．阴跷脉
E．阳跷脉

64．阴跷脉与阳跷脉会于
A．头顶　B．项后
C．目内眦　D．目外眦
E．以上都不是

65．循行经过寸口的经脉是
A．手少阴经　B．手太阳经
C．手厥阴经　D．手阳明经
E．手太阴经

66．带脉的起点在
A．胁肋处　B．少腹处
C．小腹处　D．季胁处
E．以上均非

67．称为“血海”的经脉是
A．冲脉　B．任脉
C．足厥阴经　D．足阳明经
E．足少阴经

68．称为“十二经脉之海”的经脉是
A．督脉　B．任脉
C．冲脉　D．胃经
E．肾经

69．主司妇女带下的经脉是
A．冲脉　B．任脉
C．带脉　D．督脉
E．以上均非

（二）A_2 型题

70．患者产后子宫脱垂，腰脊绕腹而痛，带下增多，属于下列哪经的病变
A．冲脉　B．督脉
C．带脉　D．任脉
E．以上均非

71．患者头痛，后头部尤甚，下连项部，属于下列哪经的病变
A．阳明经　B．少阳经
C．太阴经　D．厥阴经
E．太阳经

72．患者因大怒暴发耳鸣，伴两侧头痛耳后尤甚，治疗应取
A．足阳明经　B．足少阳经
C．手太阳经　D．手阳明经
E．手少阳经

73．患者两目红赤，两胁及少腹胀痛，头痛，巅顶痛甚，病在

A. 足阳明经　　B. 足少阳经
C. 手太阳经　　D. 足厥阴经
E. 手厥阴经

74. 患者足跟部绵绵作痛，不能任地，伴有腰膝酸软等症，病属

A. 足阳明经　　B. 足少阳经
C. 足太阴经　　D. 足厥阴经
E. 足少阴经

75. 患者下肢水肿明显，心慌气喘，不能平卧，小便量少，病属

A. 足阳明经　　B. 足太阴经
C. 足少阴经　　D. 足厥阴经
E. 手少阴经

76. 患者两胁胀痛，牵引少腹及睾丸，病属

A. 足阳明经　　B. 足少阳经
C. 足少阴经　　D. 足厥阴经
E. 冲脉

（三）B_1 型题

A. 别络　　B. 经别
C. 浮络　　D. 孙络
E. 经筋

77. 属经脉的是
78. 属经络系统连属部分的是

A. 心经　　B. 脾经
C. 肺经　　D. 肝经
E. 肾经

79. 行于上肢内侧前缘的是
80. 行于下肢内侧后缘的是

A. 头顶部　　B. 头侧部
C. 面颊部　　D. 额部
E. 以上都不是

81. 足阳明经行于
82. 手太阴肺经行于

A. 从脏走手　　B. 从手走头
C. 从头走足　　D. 从足走腹
E. 以上都不是

83. 手少阳三焦经的走向是
84. 足厥阴肝经的走向是

A. 手阳明经　　B. 足阳明经
C. 手太阴经　　D. 足少阳经
E. 手太阳经

85. 属大肠络肺的经脉是
86. 下交于肝经的经脉是

A. 胸中　　B. 心中
C. 肺中　　D. 无名指端
E. 以上都不是

87. 足厥阴肝经和手太阴肺经交接于
88. 手太阳小肠经与足太阳膀胱经交接于

A. 任脉　　B. 督脉
C. 冲脉　　D. 带脉
E. 跷脉

89. 有主胞胎作用的是
90. 有主司妇女带下作用的是

A. 经筋　　B. 经别
C. 皮部　　D. 奇经八脉
E. 别络

91. 具有加强足三阴、足三阳经脉与心脏联系作用的是
92. 具有加强十二经脉表里两经在体表联系作用的是

A. 皮部　　B. 经筋
C. 奇经八脉　　D. 经别
E. 别络

93. 对全身无数细小络脉起主导作用的是
94. 具有涵蓄和调节十二经气血功能的是

A. 颅内　　B. 缺盆
C. 目内眦　　D. 气街
E. 以上都不是

95. 督脉循行经过
96. 冲脉循行经过

A. 手阳明经　　B. 手太阳经
C. 手太阴经　　D. 手厥阴经

E. 手少阴经
97. 循行经过寸口的经脉是
98. 循行经过目系的经脉是

（四）C 型题

A. 督脉　　B. 任脉
C. 二者均是　　D. 二者均非
99. 经过会阴部的是
100. 具有妊养胞胎作用的是
A. 痛在后头及项部
B. 痛在头侧部
C. 二者均是
D. 二者均非
101. 阳明经头痛是
102. 足太阳经头痛是
A. 心经　　B. 肝经
C. 二者均是　　D. 二者均非
103. 连于目系的经脉是
104. 入于耳中的经脉是
A. 手太阴经　　B. 足少阳经
C. 二者均是　　D. 二者均非
105. 与肝经交接的经脉是
106. 与三焦经交接的经脉是
A. 任脉　　B. 冲脉
C. 二者均是　　D. 二者均非
107. 到达目内眦的是
108. 环绕口唇的是
A. 躯干背部
B. 下肢外侧前缘
C. 二者均是
D. 二者均非
109. 足太阳膀胱经分布于
110. 足阳明胃经分布于
A. 肝经　　B. 脾经
C. 二者均是　　D. 二者均非
111. 循行于下肢内侧中线的经脉是
112. 循行于下肢内侧前缘的经脉是
A. 阳跷脉　　B. 阳维脉
C. 二者均是　　D. 二者均非
113. 在循行中，与胆经有联系的是
114. 在循行中，与肝经有联系的是
A. 足太阳经　　B. 足厥阴经
C. 二者均是　　D. 二者均非
115. 与督脉在头顶部交会的经脉是
116. 与督脉在大椎交会的经脉是
A. 足太阳经　　B. 手太阳经
C. 二者均是　　D. 二者均非
117. 到达目内眦的经脉是
118. 到达目外眦的经脉是
A. 耳中　　B. 目外眦
C. 二者均是　　D. 二者均非
119. 足少阳经到达部位有
120. 手太阳经到达部位有
A. 督脉　　B. 任脉
C. 二者均是　　D. 二者均非
121. 环绕口唇的是
122. 起于胞中的是
A. 足太阴经　　B. 足少阴经
C. 二者均是　　D. 二者均非
123. 与舌有联系的经脉是
124. 与心脏有联系的经脉是
A. 手太阳小肠经
B. 手少阳三焦经
C. 二者均是
D. 二者均非
125. 循行于上肢外侧的经脉是
126. 循行于上肢内侧的经脉是
A. 手少阴心经
B. 足太阴脾经
C. 二者均是
D. 二者均非
127. 循行过程中经过心脏的是
128. 循行过程中经过脾脏的是

（五）X 型题

129. 与经络学说形成有关的因素是
A. 古人长期的医疗经验总结
B. 古人在导引行气时的自我体悟

C. 阴阳五行学说的影响
D. 古人长期的生活经验的总结
E. 古人对穴位主治功用的归纳

130. 经络的生理机能有
A. 调节作用
B. 沟通联系作用
C. 运输渗灌作用
D. 感应作用
E. 传导作用

131. 足厥阴肝经循行过程中，联系的脏腑有
A. 心　B. 肺　C. 胃
D. 胆　E. 肝

132. 到达目内眦的经脉有
A. 阳跷脉　B. 膀胱经
C. 肝经　D. 阴跷脉
E. 脾经

133. 环绕口唇的经脉有
A. 任脉　B. 胃经
C. 冲脉　D. 大肠经
E. 肝经

134. 循行于肩部及肩胛部的经脉有
A. 胃经　B. 大肠经
C. 三焦经　D. 小肠经
E. 胆经

135. 经过肺的经脉，除肺经外还有
A. 脾经　B. 心经
C. 肾经　D. 肝经
E. 大肠经

136. 足阳明经到达的部位有
A. 足大趾　B. 足二趾
C. 足中趾　D. 足四趾
E. 足小趾

137. 与督脉交会于大椎穴的经脉是
A. 手三阳经　B. 足厥阴经
C. 足三阳经　D. 阳跷脉
E. 阴维脉

138. 手足太阳经在头面部分布于
A. 头侧　B. 面颊
C. 耳前　D. 头顶
E. 头后

139. 足少阴肾经到达的部位有
A. 足跟
B. 舌根
C. 气街
D. 小腿内侧后缘
E. 腰部

140. 行于脊柱内的经脉有
A. 督脉
B. 冲脉
C. 足少阴肾经
D. 足太阳膀胱经
E. 足少阳胆经

141. 进入耳中的经脉有
A. 手少阳　B. 手太阳
C. 足少阳　D. 足太阳
E. 手阳明

142. 下列属于肝经循行部位的是
A. 胁肋部
B. 足中趾
C. 阴器
D. 下肢内侧后缘
E. 小腹

143. 肾经联系的脏腑，除肾与膀胱外还有
A. 肺　B. 肝　C. 心
D. 脾　E. 心包

144. 下列与牙齿有联系的经脉是
A. 肾经　B. 大肠经
C. 脾经　D. 胃经
E. 肝经

145. 与女子的月经来潮有密切关系的经脉有
A. 跷脉　B. 维脉
C. 任脉　D. 心经
E. 冲脉

146. 下列“络脑”的经脉有
A. 心经 B. 胆经
C. 肝经 D. 膀胱经
E. 督脉

147. 与任脉交会的经脉有
A. 足三阴经 B. 阳维脉
C. 阴跷脉 D. 阴维脉
E. 冲脉

148. 不与任何脏腑相连的经脉有
A. 任脉 B. 三焦经
C. 冲脉 D. 带脉
E. 督脉

149. 经脉循行过程中，入缺盆的有
A. 胃经 B. 大肠经
C. 膀胱经 D. 胆经
E. 小肠经

150. 下列循行于躯干腹面的经脉是
A. 任脉 B. 肾经
C. 脾经 D. 胃经
E. 冲脉

151. 经过“气街”的经脉有
A. 冲脉 B. 肝经
C. 脾经 D. 胃经
E. 胆经

152. 以下指冲脉的是
A. 血海
B. 气海
C. 十二经脉之海
D. 阴脉之海
E. 五脏六腑之海

153. 与胃相联系的正经有
A. 小肠经 B. 三焦经
C. 胃经 D. 肺经
E. 脾经

154. 与心相联系的正经有
A. 足太阴 B. 足少阴
C. 手少阴 D. 足厥阴
E. 手太阳

155. 任脉的主要功能是
A. 调节阴经气血，为阴脉之海
B. 主一身左右之阳
C. 约束诸脉
D. 主胞胎
E. 濡养眼目，司眼睑开合

156. 督脉到达的部位有
A. 绕阴器 B. 颅内
C. 脐中央 D. 上唇系带
E. 下颌部

157. 到达足大趾的经脉有
A. 胃经 B. 脾经
C. 肝经 D. 胆经
E. 冲脉

158. 起于足外踝之下的经脉有
A. 足太阳 B. 阳维脉
C. 足少阳 D. 阳跷脉
E. 足阳明

159. 起于胞中的经脉有
A. 任脉 B. 督脉
C. 冲脉 D. 带脉
E. 足少阴肾经

160. 循行分布于下肢内侧的经脉有
A. 足太阴经 B. 足厥阴经
C. 足少阴经 D. 冲脉
E. 阴跷脉

161. 在巅顶部交会的经脉有
A. 足太阳经 B. 足厥阴经
C. 督脉 D. 任脉
E. 足少阴经

162. 经过目内眦的经脉有
A. 足太阳经 B. 足阳明经
C. 手太阳经 D. 任脉
E. 手少阳经

163. 经过目外眦的经脉有
A. 足少阳经 B. 手太阳经
C. 手少阳经 D. 足太阳经
E. 任脉

164. 循行于足跟部的经脉有

A. 足太阴经　　B. 足厥阴经

C. 冲脉　　D. 足少阴经

E. 足少阳经

三、名词术语解释

165. 经络

166. 经络学说

167. 十二经脉

168. 奇经八脉

169. 浮络

170. 孙络

171. 一源三歧

172. 别络

173. 任主胞胎

174. 血海

175. 阳脉之海

176. 阴脉之海

177. 经别

178. 头为诸阳之会

179. 经筋

180. 皮部

181. 十二经脉之海

182. 得气

183. 属络

184. 经气

四、简答题

185. 简述经络的主要生理机能。

186. 十二经脉的走向规律如何？

187. 十二经脉有几对表里关系，有何意义？

188. 奇经八脉是怎样调节十二经气血的？

189. 督脉与脑、髓、肾有何联系？

190. 试述十二正经在头面部的分布情况。

191. 试述十二正经在四肢部的分布情况。

192. 循行于胸腹面的经脉，自内向外的次序如何？

193. 冲脉与女子月经及孕育功能有何联系？

194. 别络如何加强十二经脉表里两经在体表的联系？

195. 何谓经筋？经筋有何功能？

196. 何谓“引经报使”？其理论基础是什么？

197. 阴、阳维脉有何功能？

198. 何谓浮络？其分布和功能如何？

199. 何谓孙络？它有何作用？

200. 经络的连属部分有哪些？

201. 何谓经脉、络脉？两者应如何区别？

202. 经别如何加强十二经脉与头面部的联系？

203. 外邪如何通过经络由表传里？

204. 举例说明经络学说对方剂组成的指导意义。

205. 经络如何沟通脏腑之间的联系？

206. 别络如何加强人体前、后、侧面的联系？

207. 试述手、足阳经的交接规律。

208. 十二经脉的命名依据是什么？

209. 经络学说的形成与阴阳五行学说有何关系？

五、问答题

210. 经络学说的形成与哪些因素有关？

211. 经络系统的组成如何？

212. 试述十二经脉气血流注的具体次序。

213. 十二经脉的交接方式有几种？其交接规律如何？

214. 奇经八脉的循行分布有何特点？

215. 奇经八脉的主要生理机能是什么？

216. 别络有哪些生理机能？

217. 十二正经有哪些特点有别于奇经八脉？

218. 人体经络系统所具有的沟通联系作用表现于哪些方面？

219. 阴、阳跷脉有何生理机能？

220. 经络学说是如何阐释人体的病理变化的？

221. 如何理解经络系统对人体的调节作用？

222. 经络学说如何指导疾病的诊断？

223. 经络学说如何指导疾病的治疗？

224. 督脉有何生理机能？

225. 试述手太阴肺经在人体的循行分布情况。

226. 试述皮部的含义、生理机能以及皮部理论在中医诊断治疗上的意义。

227. 如何理解经络的感应传导作用？

【参考答案】

一、填空题

1. 络脉
2. 《内经》
3. 孙络
4. 头面部
5. 足阳明胃
6. 手太阴肺
7. 手厥阴心包
8. 手阳明大肠经
9. 四肢末端
10. 足太阴脾经
11. 手少阳三焦
12. 督脉
13. 带脉
14. 离合出入
15. 脾之大络
16. 胞中
17. 得气
18. 足小趾下
19. 小肠　心
20. 胸腔内脏　手指端
21. 足大趾爪甲后丛毛
22. 肝经　脾经
23. 筋肉　关节
24. 《十四经发挥》
25. 足太阳膀胱
26. 全身经脉

二、选择题

（一）A_1 型题

27. A　答案分析：经络学说来源于《内经》以前医疗经验的积累总结，《内经》的成书奠定了经络学说和整个中医学理论体系的基础。

28. B　答案分析：《难经》首创“奇经八脉”一词，对奇经八脉的含义、功能、循行线路和病候都有较详细的论述。

29. D　答案分析：经络系统中只有十二正经与脏腑有直接的络属关系。阳经属腑络脏，阴经属脏络腑。

30. C　答案分析：经络系统中气血运行的主要通道是十二正经，而奇经、经别及络脉虽也是运行气血的通道，但不属主要者。

31. E　答案分析：孙络是最细小的络脉，分布全身，难以计数，在人体内具有“溢奇邪”、“通荣卫”的作用。

32. A　答案分析：十二正经中阴经行内侧，其中手太阴在前，厥阴在中，少阴在后。

33. A　答案分析：脾经与肝经在内踝尖上八寸处交叉后，脾经在前缘，肝经在中线。

34. C　答案分析：《灵枢·逆顺肥瘦》

说："手之三阴，从脏走手；手之三阳，从手走头；足之三阳，从头走足；足之三阴，从足走腹。"

35. B 答案分析：足、手阴经交接有三对，交接部位皆在胸部内脏。

36. D 答案分析：在头面部，太阳经主要行于面颊、头顶和头后部，其中手太阳主要行于面颊部，足太阳行于头顶和头后部。

37. E 答案分析：足阳明胃经虽为阳经，但在躯干部却行于胸腹面。

38. A 答案分析：足太阴脾经本身分出一条别络，加上脾之大络共有两条别络。

39. A 答案分析：按十二经流注次序，手太阳小肠经在目内眦交于足太阳膀胱经。

40. D 答案分析：足太阳膀胱经直行者，从头顶部分出，向后行至枕骨处，入颅络脑。

41. D 答案分析：足厥阴肝经，沿大腿内侧中线进入阴毛中，绕阴器，抵小腹。

42. B 答案分析：足阳明胃经直行者，从缺盆出体表，沿乳中线下行，夹脐两旁（旁开2寸），下行至腹股沟处的气街。

43. B 答案分析：手太阳小肠经一分支从缺盆沿颈上行面颊，至目外眦；另一分支从面颊分出，上行目眶下，至目内眦。

44. C 答案分析：足少阳胆经起于目外眦。

45. E 答案分析：阴维脉在胁部与足厥阴肝经相合后，上行至咽喉，与任脉相会。

46. B 答案分析：任脉沿腹胸正中线上行，至咽，环唇，沿面颊分行至目眶下。

47. C 答案分析：冲脉从气街部起与足少阴肾经相并，夹脐上行。

48. A 答案分析：跷脉的生理机能有二，一为主司下肢运动；二为司眼睑开合。

49. D 答案分析：络脉分为别络、孙络和浮络三类，其中分布皮肤表面的络脉，因其"浮而常见"，故称浮络。

50. C 答案分析：经筋多附于骨和关节，具有约束骨骼、主司关节运动的机能。

51. B 答案分析：足少阴肾经属肾络膀胱，同时又穿过肝，入肺，从肺分出络心。

52. A 答案分析：手少阴心经属心，其循行沿手臂内侧至小指桡侧端，故心前区"虚里"处疼痛，连及左手臂及小指，应考虑心脏疾患。

53. E 答案分析：金代张元素根据经络学说，在药物归经基础上倡导分经用药，并创立"引经报使"理论。

54. B 答案分析：手阳明大肠经循行于下齿中，故下牙痛多与手阳明大肠经有关。

55. C 答案分析：阳跷脉到达目内眦后，上行入发际，下达耳后，与足少阳胆经会合于项后。

56. D 答案分析：任脉行腹面正中线，其脉多次与足三阴经及阴维脉交会，能总任阴脉之间的相互联系，调节阴经气血，故称"阴脉之海"。

57. D 答案分析：经脉与络脉的区别，历代医家有不同看法，但据经与络循行实际，当以"经为主干，络为分支"为准则。

58. A 答案分析：奇经八脉中不存在表里关系，对内与脏腑也没有直接的属络关系，故阳跷脉与阴跷脉不具表里关系。

59. B 答案分析：十二经别进入体腔后，表里两经经别相并而行，浅出体表时阴经经别又合于阳经经别，一起注入阳经，有加强十二经脉中表里两经在体内的联系作用。

60. B 答案分析：手太阴肺经是十二

经气血流注的起始，由于全身气血皆由脾胃运化的水谷精微所化生，故肺经起于中焦。

61. B　答案分析：在内踝尖上八寸以下，循行于内侧前缘的经脉是足厥阴肝经。

62. C　答案分析：足三阳经的走向规律是从头走足。

63. B　答案分析：手太阳经、足太阳经、阴跷脉及阳跷脉均到达目内眦，而任脉只到达目眶下，不经过目内眦。

64. C　答案分析：阴跷脉与阳跷脉会于目内眦。

65. E　答案分析：循行经过寸口的经脉是手太阴肺经。

66. D　答案分析：带脉的起点在季胁处。

67. A　答案分析：冲脉被称为“血海”。

68. C　答案分析：冲脉又被称为“十二经脉之海”。

69. C　答案分析：带脉主司妇女带下。

（二）A_2 型题

70. C　答案分析：腰脊绕腹属带脉循行部位，产后子宫脱垂、带下增多为带脉病变所致。

71. E　答案分析：足太阳经行于头顶和头后部，下行到项部。故头痛，后头部尤甚，下连项部，属于太阳经的病变。

72. B　答案分析：足少阳经主要行于侧头部，入耳中；且大怒易引起肝气亢逆，可累及足少阳胆经。故此病治疗时应取足少阳经。

73. D　答案分析：足厥阴经循行抵小腹，分布于胁肋部，上行连接目系，与督脉会于巅顶。故此病在足厥阴经。

74. E　答案分析：足少阴经入足跟部，经过腘窝内侧，至腰部，属肾，络膀胱。腰膝酸软为肾虚所致。此病在足少阴经。

75. C　答案分析：水肿下肢明显属肾脏病变，心慌气喘不能平卧为肾不纳气所致，小便量少为肾气不能蒸化。足少阴经属肾，故该患者病属足少阴经。

76. D　答案分析：足厥阴经绕阴器，抵小腹，分布于胁肋部。故此病属足厥阴经病变。

（三）B_1 型题

77. B　答案分析：经别，是从十二正经别出的经脉。

78. E　答案分析：经筋，是十二经脉之气结、聚、散、络于筋肉关节的体系，属经络系统的外连部分。

79. C　答案分析：手的三条阴经行上肢内侧，其中太阴在前。

80. E　答案分析：足的三条阴经行下肢内侧，其中少阴在后。

81. D　答案分析：足阳明胃经从耳前，沿发际，到额前。

82. E　答案分析：手太阴肺经循行不上头面部。

83. B　答案分析：手少阳三焦经为手三阳经之一，手三阳经的走向是“从手走头”。

84. D　答案分析：足厥阴肝经为足三阴经之一，足三阴经的走向是“从足走腹”。

85. A　答案分析：手阳明大肠经与手太阴肺经相表里，手阳明经属大肠络肺。

86. D　答案分析：足少阳胆经在足大趾爪甲后丛毛处，交于足厥阴肝经。

87. C　答案分析：足厥阴肝经一分支，从肝分出，穿膈入肺，交于手太阴肺经。

88. E　答案分析：手太阳小肠经与足太阳膀胱经交接于目内眦。

89. A　答案分析：任脉起于胞中，与女子月经来潮及妊养、生殖机能有关。

90. D　答案分析：带脉主司妇女带下，带脉亏虚，不能约束经脉，多见带下病。

91. B　答案分析：足三阴、足三阳经经别上行经腹、胸，均与胸腔内的心脏相联系，可加强足三阴、足三阳经脉与心脏的联系。

92. E　答案分析：十二经脉的别络多行身体浅表部位，从肘膝关节以下分出后，均走向相表里的经脉，并与其络相通，维系表里两经在体表的联系。

93. E　答案分析：别络是经脉分出的支脉，从别络再分出无数细小的络脉，别络对这些细小络脉起主导作用。

94. C　答案分析：奇经八脉对十二经气血进行双向性涵蓄和调节，十二经气血满溢时，溢入奇经，蓄以备用；十二经气血不足时，奇经中涵蓄的气血则溢出补充十二经气血的不足。

95. A　答案分析：督脉在项后风府穴进入颅内，络脑。

96. D　答案分析：冲脉从少腹输注于肾下，浅出气街。

97. C　答案分析：手太阴经循行经过寸口。

98. E　答案分析：手少阴经连于目系。

（四）C 型题

99. C　答案分析：任督两条经脉，均起于胞中而下出会阴。

100. B　答案分析：任脉的“任”，有妊养之意。任脉循行起于胞中，具有妊养胞胎的作用。

101. D　答案分析：阳明经行于面部，其中足阳明行额部，故阳明经头痛与后头、项部及头侧无明显关系。

102. A　答案分析：足太阳经行头顶和头后，其直行者，在入颅络脑后，下行至项部，故其头痛可见于后头及项部。

103. C　答案分析：手少阴心经一分支，夹食道上行，连于目系；足厥阴肝经，向上进入鼻咽部后，上行连接目系。故心经和肝经两条经脉，均连目系。

104. D　答案分析：手少阴心经与足厥阴肝经均未直接入于耳中。

105. C　答案分析：按十二经脉流注次序，足厥阴肝经上接足少阳胆经，下接手太阴肺经。

106. B　答案分析：按十二经脉流注次序，手少阳三焦经下接足少阳胆经。

107. D　答案分析：任脉和冲脉循行均仅至目眶下，而未到达目内眦。

108. C　答案分析：任脉从咽喉，上行至下颌，环绕口唇；冲脉则从胸上行，经喉而环绕口唇。

109. A　答案分析：足太阳膀胱经分布于躯干背部，在下肢主要行于后侧外缘，没有到达外侧前缘。

110. B　答案分析：足阳明胃经行胸腹部，下肢外侧前缘。

111. C　答案分析：足厥阴肝经，在内踝尖上八寸以下，循下肢内侧前缘，至内踝尖上八寸处，交出足太阴脾经之后，行于下肢内侧中线。足太阴脾经，沿小腿内侧正中线上行，至内踝尖上八寸处，交出足厥阴肝经之前，沿大腿内侧前缘上行。

112. C　答案分析：见上题。

113. C　答案分析：阳跷脉与足少阳胆经会合于项后，阳维脉起于外踝下，与足少阳胆经并行，二者与足少阳胆经均有联系。

114. D　答案分析：阳跷脉与阳维脉在循行过程中与肝经均无直接联系，只有阴维脉在胁部与足厥阴肝经相合。

115. C　答案分析：足厥阴肝经在头顶与督脉及足太阳膀胱经交会于百会穴。

116. A　答案分析：足太阳膀胱经直行者，入颅络脑后，回出下项，下行与督脉交会大椎穴。

117. C　答案分析：足太阳膀胱经起于目内眦，手太阳小肠经面颊部的分支，行目眶下，至目内眦。

118. B　答案分析：手太阳小肠经一分支，从缺盆分出，沿颈上面颊，至目外眦，后入耳中。

119. C　答案分析：足少阳胆经起于目外眦，其分支从耳后完骨，经翳风穴进入耳中。

120. C　答案分析：手太阳小肠经分支，从颈上面颊，至目外眦后，退行进入耳中。

121. C　答案分析：督脉与任脉循行中皆环绕口唇。

122. C　答案分析：督脉与任脉皆起于胞中。

123. C　答案分析："足少阴循喉咙，系舌本"，"足太阴……连舌本，散舌下"，均与舌有联系。

124. C　答案分析：足太阴脾经在心中与手少阴经交接，足少阴肾经络心，均与心脏有联系。

125. C　答案分析：手太阳小肠经和手少阳三焦经均循行于上肢外侧。

126. D　答案分析：循行于上肢内侧的是手三阴经，手太阳和手少阳皆不至。

127. C　答案分析：手少阴心经属心，足太阴脾经在心中与手少阴经交接，二者均经过心脏。

128. B　答案分析：足太阴脾经属脾，手少阴心经循行不经过脾脏。

（五）X 型题

129. ABCE　答案分析：经络学说是古人长期的医疗经验总结，古人在对施行针灸、导引、推拿等时所出现的经络现象及病理情况下所出现的经络病症的观察过程中，以及对穴位主治作用的归纳中，积累丰富经验，并依据当时的解剖知识，加之古代哲学阴阳五行学说的渗透影响，逐渐形成经络学说。

130. ABCDE　答案分析：以十二经脉为主体的经络系统，具有沟通联系、感应传导及运输、调节等基本机能。

131. BCDE　答案分析：足厥阴肝经夹胃两旁，属肝络胆，注入于肺，交于手太阴肺经。

132. ABD　答案分析：阴跷脉和阳跷脉均到达目内眦，并在目内眦与手足太阳经相会。

133. ABCDE　答案分析：任脉、冲脉均经喉，上达于面，环绕口唇，至目眶下；胃经入上齿中，还出夹口，环绕口唇；大肠经入下齿中，还出夹口，上交人中；肝经从目系分出，下行颊里，环绕口唇的里边。

134. BCD　答案分析：手三阳经行于肩部和肩胛部。

135. BCDE　答案分析：心经从心系出来，退回上行经过肺；肾经从肾上行者，穿过肝和膈肌，进入肺；肝经从肝分出，穿膈注肺；大肠经络肺。

136. ABC　答案分析：足阳明胃经沿大腿前侧下行，过膝膑，向下沿胫骨前沿至足背，入第二趾外侧端；分支从足三里分出，下行入中趾外侧端；从足背分出，前行入大趾内侧端，交足太阴脾经。

137. AC　答案分析：手足三阳经与督脉交会于大椎。

138. BDE　答案分析：手太阳经主要行于面颊部；足太阳经行于头顶和后头部。

139. ABDE　答案分析：足少阴肾经沿内踝后入足根部；行小腿内侧后缘；穿过脊柱至腰部属肾络膀胱；从肾上行，穿过肝、膈，入肺沿喉到舌根两旁。

140. ABC 答案分析：督脉起于胞中，下出会阴，沿脊柱内上行；冲脉一分支，从胞中分出，与督脉通，上行脊柱内；足少阴肾经，沿股内侧后缘入脊内。

141. ABC 答案分析：手少阳三焦经一分支，从耳后分出，入耳中，出耳前；手太阳小肠经分支，从缺盆上面颊，至目外眦后，退行入耳中；足少阳胆经一分支从耳后分出，经翳风穴入耳中，出耳前。

142. ACE 答案分析：足厥阴肝经沿大腿内侧中线入阴毛中，绕阴器，抵小腹，夹胃，属肝络胆，穿膈，布胁肋。

143. ABCE 答案分析：足少阴肾经，属肾络膀胱，从肾上行，穿过肝和膈，入肺中，从肺分出，络心，注胸中，下接手厥阴心包经。

144. BD 答案分析：手阳明大肠经入下齿中，足阳明胃经入上齿中。

145. CE 答案分析：任主胞胎，冲为"血海"，二脉均与女子月经来潮及妊养胎儿密切相关。

146. DE 答案分析：足太阳膀胱经，从头顶分出，后行至枕骨处，入颅络脑；督脉行脊柱内，至项后风府穴入颅络脑。

147. ADE 答案分析：足三阴经与阴维脉、冲脉均会于任脉。

148. D 答案分析：带脉起于季胁，斜向下到带脉穴，绕身一周，环行于腰腹部，不与任何脏腑相连接。而督、任、冲三脉皆起于胞中，督脉循行中还络肾上贯心。三焦经属三焦络心包。

149. ABDE 答案分析：足阳明胃经入缺盆，从缺盆出体表，沿乳中线下行；手太阳小肠经和手阳明大肠经均在入大椎穴后，再前行入缺盆；足少阳胆经，左右交叉于大椎后，分开前行入缺盆。而膀胱经不入缺盆。

150. ABCDE 答案分析：足三阴经从足走胸腹，行躯干腹面；足阳明胃经行腹面（乳中线）；任脉行胸腹正中；冲脉从气街部起与足少阴经相并，夹脐上行，散布于胸中。

151. ADE 答案分析：冲脉从少腹输注肾下，浅出气街；足阳明胃经直行者，沿乳中线下行，至气街；足少阳胆经络肝属胆后，沿胁里浅出气街。

152. ACE 答案分析：冲脉能通受十二经气血，并能容纳和调节十二经脉及五脏六腑之气血，称"十二经脉之海"（《灵枢·动输》）和"五脏六腑之海"（《灵枢·逆顺肥瘦》）；冲脉还与以血为基础的女子月经及孕育功能有关，故又称"血海"（《灵枢·海论》）。

153. ACDE 答案分析：足阳明胃经属胃；足太阴脾经络胃；手太阳小肠经到达胃部；手太阴肺经还循胃口。

154. ABCE 答案分析：足太阴脾经注心中；足少阴肾经络心注胸中；手少阴心经属心络小肠；手太阳小肠经属小肠络心。

155. AD 答案分析：任脉的主要生理机能为：调节阴经气血，为阴脉之海；主胞胎，与女子月经来潮及妊养、生殖功能有关。

156. BCDE 答案分析：督脉在项后入颅内，经头顶、额、鼻到上唇系带处；分支直上贯脐中央，贯心到喉，上达下颌部。

157. ABCDE 答案分析：足阳明胃经和足太阴脾经在足大趾内侧端相交接；足少阳胆经和足厥阴肝经在足大趾爪甲后丛毛处相交接；冲脉分支，从内踝后分出，斜入足背，至足大趾。

158. BD 答案分析：阳跷脉起于足外踝下膀胱经的申脉穴；阳维脉起于足外踝下膀胱经的金门穴。

159. ABC 答案分析：任、督、冲三脉，同起于胞中，"一源而三歧"。

160. ABCDE 答案分析：足三阴经、冲脉、阴跷脉均走行于下肢内侧。

161. ABC 答案分析：足太阳经、足厥阴经和督脉交会于巅顶。

162. ABC　答案分析：循行经过目内眦的经脉有手太阳经、足太阳经和足阳明经。任脉只到达目眶下，手少阳经循行经过目外眦。

163. ABC　答案分析：手、足少阳经交接于目外眦。手太阳经分支到达目外眦。

164. D　答案分析：足少阴经循行于足跟部。

三、名词术语解释

165. 经络：经络是经脉和络脉的总称，是运行全身气血，联系脏腑、形体、官窍，沟通上下内外，感应传导信息的通路系统，是人体结构的重要组成部分。

166. 经络学说：是研究人体经络系统的概念、构成、循行分布、生理机能、病理变化及其与脏腑、形体、官窍、精气血神之间相互联系的基础理论。

167. 十二经脉：十二经脉又称为十二正经，是经脉中的主要部分，气血运行的主要通道。包括手三阴、手三阳、足三阴、足三阳共十二条。

168. 奇经八脉：奇，异也。指有异于十二正经的八条经脉，包括督脉、任脉、冲脉、带脉、阴维脉、阳维脉、阴跷脉、阳跷脉。由于它们的分布不像十二经脉那样规则，与脏腑无属络关系，彼此之间也无表里关系，与十二正经不同，故称为“奇经”。

169. 浮络：指分布于人体浅表部位的络脉。

170. 孙络：指络脉中最细小者，又称“孙脉”。

171. 一源三歧：指任、督、冲三脉皆起于胞中，同出于会阴，然后别道而行，故称此三脉为“一源三歧”。

172. 别络：为络脉中较大者，又称“大络”。十二正经及任脉、督脉各分出一支络脉，加上脾之大络，合称“十五别络”。若加胃之大络，则共有16支别络。

173. 任主胞胎：任脉起于胞中，与女子月经来潮、妊养胎儿及生殖机能密切相关，故曰“任主胞胎”。

174. 血海：一指冲脉。冲脉起于胞中，前后上下贯穿全身，能容纳十二经脉之血，是调节血行的要冲，与女子月经密切相关，故称为“血海”。一指肝脏。肝藏血以调节全身血量，为女子经血之源，故也称为“血海”。

175. 阳脉之海：指督脉。督脉行背部正中，多次与手足三阳经及阳维脉相交会，对全身阳经气血起总督和调节作用，故称“阳脉之海”。

176. 阴脉之海：指任脉。任脉行腹部正中，多次与足三阴经及阴维脉交会，并与手太阴会于上脘，能总任阴脉之间的相互联系，调节阴经气血，故称“阴脉之海”。

177. 经别：即别行的正经，它们是从十二正经别出，深入躯体深部，循行于胸、腹及头部的重要支脉，具有加强十二经脉中相为表里的两经之间联系的作用，又称“十二经别”。

178. 头为诸阳之会：手三阳经止于头面部，足三阳经起于头面部，手三阳和足三阳经在头面部交接，故《难经·四十七难》说：“人头者，诸阳之会也。”

179. 经筋：是十二经脉之气结、聚、散、络于筋肉、关节的体系，又称“十二经筋”，受十二经脉气血的濡养和调节，具有连缀四肢百骸、主司关节运动的作用。

180. 皮部：指十二经脉及其所属络脉在体表的分区，又称“十二皮部”，其生理机能受十二经经气的影响。

181. 十二经脉之海：指冲脉。冲脉上至头，下至足，后行于背，前布胸腹，贯穿全身，分布广泛，为一身气血之要冲。而且，上行者行脊内渗诸阳，下行者行下肢灌诸阴，能容纳和调节十二经气血，故称为“十二经脉之海”。

182. 得气：在对经穴作针灸或推拿等刺激时，受者局部或沿经络循行部位有酸、麻、胀、重及触电等感觉，而施行者也同时有针下沉紧或吸针等感觉，表示经气已至，治疗有效，故曰“得气”。

183. 属络：属，指经脉与其所隶属的脏或腑的联系。络，指属脏的经脉与其相合的腑或属腑的经脉与其相合的脏的联络。通过十二经脉的相互属络，使相表里的脏与腑在生理机能上相互配合，病理上相互影响。

184. 经气：又称经络之气，是一身之气分布到经络的部分。经气循经络运行，发挥感应传导各种信息以调节脏腑、形体、官窍的机能以及抗御外邪侵袭等作用。

四、简答题

185. 简述经络的主要生理机能。

答：以十二经脉为主体的经络系统具有四大生理机能：①沟通联系作用，沟通脏腑与体表、脏腑与官窍以及脏腑之间、经脉之间的联系作用；②运输渗灌气血作用；③感应传导作用；④调节各脏腑、形体、官窍的机能活动。

186. 十二经脉的走向规律如何？

答：十二经脉的走向有一定规律可循，手三阴经从胸腔内脏走向手指端，交手三阳经；手三阳经从手指走向头面部，交足三阳经；足三阳经从头面部走向足趾端，交足三阴经；足三阴经从足趾走向腹部和胸部，复交手三阴经。

187. 十二经脉有几对表里关系，有何意义？

答：十二经脉有六对表里经，即手足阳明和太阴相表里，手足少阳和厥阴相表里，手足太阳和少阴相表里。相表里的经脉相互属络脏腑，阴经属脏络相表里的腑，阳经属腑络相表里的脏。既加强了表里两经联系，又促进相表里的脏与腑在生理机能上的协调配合。相表里两经及所属络脏腑病理上可相互影响，治疗时可交叉使用表里两经的腧穴。

188. 奇经八脉是怎样调节十二经气血的？

答：奇经八脉具有涵蓄和调节十二经气血的作用。当十二经气血满溢时，就会流入奇经，蓄以备用；当十二经气血不足时，奇经中所涵蓄的气血则溢出补充十二经气血，以维持十二经气血的相对恒定。所以奇经八脉对十二经气血是以蓄入和溢出方式进行双向性调节的。

189. 督脉与脑、髓、肾有何联系？

答：督脉循行贯脊络脑，又络肾，与脑、髓、肾有密切联系。病理上，“脊强反折”、“脊强而厥”以及精冷不育等生殖系统疾患与督脉有关，常可从督脉论治。

190. 试述十二正经在头面部的分布情况。

答：头为诸阳之会。六条阳经均行经头面部：阳明经主要行于面部，其中足阳明经行额部；少阳经主要行侧头部；手太阳经行面颊部，足太阳经行头顶和后头部。六条阴经除手太阴经、手厥阴经不上头面外，其余均达头面之深部（目系、舌下、舌根）或巅顶。

191. 试述十二正经在四肢部的分布情况。

答：十二经脉在四肢部分布特点是：阴经行内侧面，一般太阴经在前，厥阴经在中，少阴经在后，唯足厥阴经和足太阴经在内踝尖上八寸以下交换位置，变成厥阴经在前，太阴经在中。阳经行外侧面，阳明经在前，少阳经在中，太阳经在后。

192. 循行于胸腹面的经脉，自内向外

的次序如何？

答：循行于胸腹面的经脉，自内向外依次为：任脉，足少阴肾经，足阳明胃经，足太阴脾经和足厥阴肝经。

193. 冲脉与女子月经及孕育功能有何联系？

答：女子月经来潮及孕育机能，皆以血为基础。冲脉起于胞中，分布广泛，为“十二经脉之海”，又为“血海”，因此女子月经来潮及妊娠与冲脉盛衰密切相关。只有当冲脉气血旺盛时，其血才能下注胞中，或泻出为月经，或妊娠时以养胎。

194. 别络如何加强十二经脉表里两经在体表的联系？

答：十二经脉的别络行于身体的浅表部位，从肘膝关节以下分出后，均走向相表里的经脉，并与其相通。如此，阴经之别络络于阳经，阳经之别络络于阴经，加强了十二经脉中表里两经在体表的联系。

195. 何谓经筋？经筋有何功能？

答：经筋，是十二经脉之气结、聚、散、络于筋肉、关节的体系。经筋附于骨和关节，具有约束骨骼、主司关节运动的生理机能。此外，经筋还布满躯干和四肢的浅部，对周身各部分脏器组织起到一定保护作用。

196. 何谓“引经报使”？其理论基础是什么？

答：“引经报使”理论是金代张元素以经络学说为依据，在药物归经基础上创立的一种用药组方理论。引经，即指某些药物能引导其他药物选择性地治疗某经、某脏的病。如头痛证，病在阳明经，用白芷；病在太阳经，用羌活；病在少阳经，用柴胡等。报使，则略同药引，因方剂不同而分别选用。如以姜为引，取其走表去寒。

197. 阴、阳维脉有何功能？

答：阴、阳维脉的主要功能是维系全身经脉。阴维脉与手足三阴经交会，最后合于任脉；阳维脉与手足三阳经相交，最后合于督脉，故阴维有维系全身阴经的作用，阳维有维系全身阳经的作用。

198. 何谓浮络？其分布和功能如何？

答：浮络，是循行于人体浅表部位，“浮而常见”的络脉。其分布广泛，没有定位，起着沟通经脉、输达肌表的作用。

199. 何谓孙络？它有何作用？

答：孙络是最细小的络脉，属络脉的再分支，分布全身，难以计数。孙络在人体内有“溢奇邪”、“通荣卫”的作用。

200. 经络的连属部分有哪些？

答：经络系统的组成中，除经脉、络脉外，还包括连属部分。经络对内连属各个脏腑，对外连于筋肉、关节、皮肤，因而脏腑、经筋、皮部可作为经络系统的连属部分。

201. 何谓经脉、络脉？两者应如何区别？

答：“经”，有路径、途径之意，经脉是经络系统的主要通路，即主干。“络”，有联络、网络之意，络脉是经脉的分支，错综联络，遍布全身。对经脉和络脉的区别，虽有多种说法，但应以“经为主干，络为分支”为准则。

202. 经别如何加强十二经脉与头面部的联系？

答：十二经脉中的六条阳经分布于头面部，六条阴经则较少到达头面部，而十二经别中六条阳经的经别循行于头面部，六条阴经的经别亦上达头部。如足三阴经的经别合于阳经后上达头部；手三阴经的经别经喉咙上达头面部，并在喉咙、耳后完骨、目内眦等处合于相表里的阳经经别，从而加强了十二经脉与头面部的联系。

203. 外邪如何通过经络由表传里？

答：经络是外邪由表传里的途径。这是

由于经络内属于脏腑，外布于肌表，当体表受到病邪侵袭时，可通过经络由表及里，由浅入深，从皮毛、孙脉、络脉、经脉，逐次向里传变而波及脏腑。

204．举例说明经络学说对方剂组成的指导意义。

答：方剂是按君臣佐使组方原则针对证候的性质而配成的中药处方，经络学说是指导方剂组成的主要理论之一。如交泰丸用入心、脾、胃经的黄连，清心以泻上亢之火，为君；以入肾、肝、脾经的肉桂，温肾以蒸肾阴上济，为臣。如此则肾阴升而心火降，引火归原，以治心肾不交的失眠等病证。

205．经络如何沟通脏腑之间的联系？

答：经络沟通脏腑之间联系的途径主要有：①十二经脉中每一经都属络一脏和一腑，构成脏腑之间的表里关系；②某些经脉除属络特定内脏外，还联系多个脏腑，如足少阴肾经，除属肾络膀胱之外，还联络肝、心、肺等脏；③多条经脉同与一脏相联络，如与肺相联络的经脉除肺经、大肠经之外，还有心经、肾经、肝经等；④经别加强了某些脏腑之间的联系，如足三阳经都可通过其经别与心相连。这样构成了脏腑之间的多种联系。

206．别络如何加强人体前、后、侧面的联系？

答：十二经脉的别络，其脉气汇集于十二经的“络穴”；督脉别络散布背部、头部，并别走太阳；任脉别络散布于腹部；脾之大络散布于胸胁部。故别络可加强十二经脉及任督二脉与躯体组织的联系，尤其加强人体前、后、侧面的联系。

207．试述手、足阳经的交接规律。

答：同名的手足阳经有3对，都在头面部交接。如手阳明大肠经与足阳明胃经交接于鼻翼旁，手太阳小肠经与足太阳膀胱经交接于目内眦，手少阳三焦经与足少阳胆经交接于目外眦。

208．十二经脉的命名依据是什么？

答：十二经脉中每一经脉的名称，都是据其分布于手足内外、所属脏腑和阴阳属性而命名。主要行于上肢，起于或止于手的经脉称手经；主要行于下肢，起于或止于足的经脉称足经。分布于四肢内侧面的为阴经，阴经隶属于脏；分布于四肢外侧面的为阳经，阳经隶属于腑。按阴阳三分法，一阴分为太阴、厥阴、少阴三阴，一阳分为阳明、少阳、太阳三阳。太阴、阳明经在四肢内外侧之前缘，厥阴、少阳经在四肢内外侧之中线，少阴、太阳经在四肢内外侧之后缘。

209．经络学说的形成与阴阳五行学说有何关系？

答：经络学说的形成离不开阴阳五行学说的渗透和指导。如十二经脉分手足三阴三阳，奇经八脉的阴阳维、阴阳跷，络脉的阴络、阳络；阴经行内，阳经行外的分布规律；十二经脉的阴阳表里配属关系；经络的生理机能及“开、阖、枢”理论；经穴的命名及“五输穴”的临床应用等，均有阴阳五行理论贯穿其中。

五、问答题

210．经络学说的形成与哪些因素有关？

答：经络学说的形成是古人长期医疗经验的总结，与许多因素有关，主要有：①古人对运用砭刺、导引、推拿、气功等方法进行保健或治疗时所出现的经络感传现象的观察；②对病理情况下循经所出现的经络病症的观察；③对穴位主治功用的观察归纳；④对当时人体解剖、生理的认识；⑤阴阳五行学说的渗透和指导。

211．经络系统的组成如何？

答：经络系统由经脉、络脉及连属部分组成。经脉是经络系统的主干，主要有十二经脉、奇经八脉及十二经别三类。十二经脉是气血运行的主要通道，与脏腑有直接属络关系，包括手足三阴经和手足三阳经十二条；奇经八脉是十二经脉以外的重要经脉，包括任脉、督脉、冲脉、带脉、阴维脉、阳维脉、阴跷脉、阳跷脉共八条；十二经别是从十二经脉别出的经脉。络脉包括别络、浮络、孙络三类。别络较大，又称大络，共十五支，若加胃之大络则成十六支；浮于体表的络脉称为浮络；最细小的络脉称为孙络。经络对内连属各个脏腑，对外连于筋肉、皮肤，故脏腑、经筋、皮部属于经络系统的连属部分。

212. 试述十二经脉气血流注的具体次序。

答：十二经脉气血流注的次序是：起于手太阴肺经，依次流注手阳明大肠经、足阳明胃经、足太阴脾经、手少阴心经、手太阳小肠经、足太阳膀胱经、足少阴肾经、手厥阴心包经、手少阳三焦经、足少阳胆经，最后传至足厥阴肝经，复再回到手太阴肺经，从而首尾相贯，如环无端。

213. 十二经脉的交接方式有几种？其交接规律如何？

答：十二经脉按一定的循行走向，相互联系，有三种交接方式：①相为表里的阴经与阳经共6对，均在四肢末端交接。其中相为表里的手三阴经和手三阳经交接在上肢末端（手指），相为表里的足三阳经和足三阴经交接在下肢末端（足趾）。②同名的手、足阳经有3对，都在头面部交接：手足阳明经在鼻翼旁，手足太阳经在目内眦，手足少阳经在目外眦。③足、手阴经，又称“异名经”，有3对，交接部位均在胸部内脏：足太阴经注心中而交手少阴，足少阴注胸中而交手厥阴，足厥阴注肺中而交手太阴。

214. 奇经八脉的循行分布有何特点？

答：奇经八脉的分布，虽不似十二经之有特定规律，但也有其自己的特点：督脉行人体后正中线；任脉行人体前正中线；冲脉行腹部、下肢及脊前；带脉横行腰部；阳跷脉行下肢外侧、腹部、胸后及肩、头部；阴跷脉行下肢内侧、腹、胸及头目；阳维脉行下肢外侧、肩和头项；阴维脉行下肢内侧、腹部和颈部。除带脉外，均自下而上行，上肢没有奇经八脉分布，与脏腑没有直接的属络关系，但与脑、髓、女子胞等奇恒之腑联系较密切。此外，奇经八脉之间不存在表里关系，每一条脉的循行不像十二正经那样存在必然的左右对称关系。其中任、督、带均仅有一条而单行，冲脉除小部分外也是单行的。

215. 奇经八脉的主要生理机能是什么？

答：奇经八脉的生理机能主要有：①密切十二经脉之间的联系。奇经八脉在分布过程中与十二经脉交叉相接，加强十二经脉之间的联系，补充十二经脉循行分布的不足。②调节十二经气血。奇经八脉对十二经气血进行涵蓄和溢出式的双向调节，十二经气血满溢则流入奇经，十二经气血不足时，奇经气血溢入十二经给以补充。③加强了某些脏腑与奇恒之腑的联系。如督脉的“入颅络脑”、“行脊中”、“络肾”，任、督、冲脉同起胞中等。

216. 别络有哪些生理机能？

答：别络的生理机能有三：①加强十二经脉中表里两经在体表的联系，这一功能主要是通过阴经之别络走向阳经，阳经之别络走向阴经来实现。②加强人体前、后、侧面统一联系，统率其他络脉。③渗灌气血以濡养全身。经脉中的气血，通过别络的渗灌作用，注入孙络、浮络，并逐渐扩散到全身起濡养作用。

217. 十二正经有哪些特点有别于奇经八脉？

答：十二正经与奇经八脉相较，有以下特点：①十二正经是人体气血运行的主要通道，循行有一定的起止部位和交接顺序，在肢体的分布及走向有一定的规律；②与脏腑有直接的属络关系，彼此之间也有表里关系；③在躯干胸腹面、背面及头面、四肢，均是左右对称地分布于人体两侧，每侧十二条；④左右两侧经脉，除特殊情况外（如手阳明大肠经在面部走向对侧），一般不走向对侧。这些正是与奇经八脉不同之处。

218. 人体经络系统所具有的沟通联系作用表现于哪些方面？

答：经络在人体内所发挥的沟通作用是多方位、多层次的，主要表现为：①脏腑与体表的联系。主要是通过十二经脉的内属外连作用，使外周体表的筋肉、皮肤、肢节等与内在脏腑相互沟通联系。这种联系表现出特定性和广泛性，即体表一定部位与体内不同脏腑之间的内外统一关系，及周身体表肢节与体内脏腑的整体性联系。②脏腑与官窍之间的联系。由于十二经脉内属于脏腑，在循行分布过程中，又经过口眼耳鼻舌及二阴等官窍，使体内脏腑通过经络与官窍相互沟通而成为一个整体。③脏腑之间的联系。通过经脉属络脏腑关系，某些经脉循行过程中联系多个脏腑，多条经脉同连一脏等渠道，以及经别的补正经之不足，构成了脏腑之间的多种联系。④经络系统各部分之间的联系。如十二经脉的衔接流注、交叉、交会；表里经、同名经和异名经之间相互贯通，内部气血相互交流；经别、别络的加强表里经关系；奇经八脉和十二经脉纵横交错，相互联系；无数络脉的网络沟通等。

219. 阴、阳跷脉有何生理机能？

答：阴、阳跷脉的生理机能有：①主司下肢运动。阴、阳跷脉分起于足内外踝下，从下肢内外侧分别上行头面，具有交通一身阴阳之气和调节肢体肌肉运动的机能，主要使下肢运动灵活矫捷。②司眼睑开合。阴阳跷脉交会于目内眦，阳跷主一身左右之阳，阴跷主一身左右之阴，阳气盛则瞋目，阴气盛则瞑目，故阴、阳跷脉有司眼睑开合的作用。

220. 经络学说是如何阐释人体的病理变化的？

答：经络具有联络脏腑、形体、官窍，运行气血，传导感应信息，调节生理机能的作用。病理状态下，经络是病邪传注的途径。①体表受邪，可通过经络由表及里，由浅入深，从皮毛、孙脉、络脉、经脉，逐次向里传变而波及脏腑。②脏腑病变可通过经络的传导反映于外。如足厥阴肝经绕阴器，抵小腹，布胁肋，上连目系，故肝气郁结可见两胁及少腹胀痛，肝火上炎可见两目红赤。③脏腑病变相互影响，一脏腑有病可通过经络传到另一脏腑。如心火亢盛，可通过手少阴经与手太阳经的表里相接而下移于小肠，导致小便黄赤或尿急、尿痛。

221. 如何理解经络系统对人体的调节作用？

答：经络系统通过沟通联系、运输渗灌气血作用及经气的感受、负载信息作用，对各脏腑、形体、官窍的机能活动进行调节，使人体复杂的生理机能相互协调，维持阴阳动态平衡状态。经络的调节作用，是一种良性、双向性调节，即原来亢奋的，可调节使之抑制，原来抑制的，可调节使之兴奋，表现出“适应原样效应”，可促使人体机能活动恢复平衡协调。

222. 经络学说如何指导疾病的诊断？

答：运用经络学说，可根据经脉的循行部位和所属络脏腑的生理病理特点来分析各种临床表现，推断疾病发生于何经、何脏、何腑，并可根据症状性质和先后次序判断病情轻重及发展趋势。常用的方法有：①循经诊断，即根据疾病表现症状和体征，结合经络循行分布部位及属络脏腑进行诊断；②分经诊断，即根据病变所在部位，详细区分疾病所属经脉进行诊断；③其他如络脉诊察、观察小儿指纹、耳壳视诊等，均以经络学说为理论基础。

223. 经络学说如何指导疾病的治疗？

答：经络学说被广泛用于指导临床各科疾病的治疗，是针灸、推拿及药物疗法的理论基础。①指导针灸推拿治疗：利用经络通行气血、感应传导、联系沟通、传送病邪等特性，用针灸、推拿等方式刺激腧穴，以达调理经络气血及脏腑机能、扶正祛邪之目的，并以经络学说指导针灸处方配穴。②指导药物治疗：口服和外用的中药以经络为通道，气血为载体，通过经络传输，到达病所发挥治疗作用。经络学说还是药物四气五味及归经理论的基础，是指导方剂组成的主要理论之一。

224. 督脉有何生理机能？

答：督脉的主要生理机能有二：①调节阳经气血，为“阳脉之海”。督脉行背部正中，其脉多次与手足三阳经及阳维脉相交会，与各阳经都有联系，为“阳脉之海”，对全身阳经气血起调节作用。②反映脑髓和肾的机能。督脉行脊里，入络脑，又络肾，与脑、髓、肾关系密切，可反映脑、髓、肾的生理机能和病理变化。肾为先天之本，主髓通脑，主生殖，故脊强、厥冷及精冷不育等生殖系统疾患与督脉有关。

225. 试述手太阴肺经在人体的循行分布情况。

答：手太阴肺经起于中焦，下络大肠，还循胃的上、下口，过膈肌，属肺，从肺系横行胸部外上方，出腋下，沿上肢内侧前缘下行，过肘窝，入寸口，上鱼际，直出拇指桡侧端。分支从腕后列缺分出，沿掌背侧达食指桡侧端，交手阳明大肠经。

226. 试述皮部的含义、生理机能以及皮部理论在中医诊断治疗上的意义。

答：皮部，是十二经脉及其所属络脉在体表的分区，受十二经脉及其络脉气血的濡养滋润而维持正常机能。皮部位于人体最浅表部位，与外界直接接触，针对外界变化进行自我调节，并依赖布散于体表的卫气，发挥抗御外邪的作用。观察皮部的色泽和形态变化，有助于诊断某些脏腑、经络的病变。在皮肤一定部位施行针、灸、贴、熨等疗法，可治疗内脏病变。这是皮部理论在诊断和治疗方面的应用。

227. 如何理解经络的感应传导作用？

答：感应传导，是指经络系统具有感应及传导针灸或其他刺激等各种信息的作用，经络的这种作用是通过运行于经络之中的经气对信息的感受、负载作用而实现的。通过经气对信息的感受、负载作用，各种治疗刺激及信息，可以随经气到达病所，起调整治疗作用。此外，经络还能根据信息的性质、特点、量度进行传导，分别将信息运载至有关的脏腑、形体、官窍，反映和调整其机能状态。

第五章　体　　质

【学习要求】

1. 掌握体质的概念，正常体质的分型和特征。

2. 了解体质的生理基础及体质学说的应用。

【练习题】

一、填空题

1. 体质是通过人体的________、________和________的差异性表现出来的。

2. 体质是人群在生理共性的基础上，不同个体所具有的________。

3. 体型是指身体各部位________的形态特征。

4. 心理特征的差异性，主要表现为________、________、________等的差异。

5. 理想体质的标志也反映了________的标志。

6. 中医体质理论渊源于经典著作________。

7. ________及________是形成体质的生理学基础。

8. 研究体质，实质上就是从差异性方面研究　　　。

9. 理想的体质应是________之质。

10. 偏阳质是指具有________、________、________等特点的体质类型。

11. 偏阴质是指具有________、________、________等特点的体质类型。

12. 体质因素决定着个体对某些病邪的________和________。

二、选择题

（一）A_1 型题

13. 观察和测量身体各部分的大小、形状、匀称程度，以及体重、胸围、肩宽、骨盆宽度和皮肤与皮下软组织情况可判断

A. 体表形态　B. 体格
C. 体型　D. 体姿
E. 性征

14. 体型中最有代表性的差异是

A. 皮肤之厚薄
B. 肤色
C. 腠理之坚松
D. 形体之肥瘦
E. 身高

15. 衡量体格的重要指标是

A. 体型　B. 体重
C. 体姿　D. 身高
E. 性征

16. 体质是指人体的

A. 身体素质　B. 心理素质
C. 身心特性　D. 遗传特质
E. 形态结构

17. 奠定中医体质理论基础的古代医籍为

A.《伤寒杂病论》
B.《妇人良方》
C.《景岳全书》
D.《黄帝内经》
E.《千金要方》

18. 先天禀赋决定着体质的相对

A. 可变性　　B. 连续性
C. 复杂性　　D. 普遍性
E. 稳定性

19. 后天各种因素使体质具有
A. 可变性　　B. 稳定性
C. 全面性　　D. 普遍性
E. 复杂性

20. 健康人的理想体质类型是
A. 偏阳质　　B. 偏阴质
C. 阴阳平和质　　D. 肥胖质
E. 瘦小质

21. 嗜食肥甘厚味，易形成
A. 火旺体质　　B. 痰湿体质
C. 心气虚体质　　D. 脾气虚体质
E. 肝郁体质

22. 具有亢奋、偏热、多动等特点的体质为
A. 阴阳平和质　　B. 偏阴质
C. 偏阳质　　D. 肝郁质
E. 阳虚质

23. 具有抑制、偏寒、多静等特点的体质为
A. 阴阳平和质　　B. 偏阴质
C. 偏阳质　　D. 阴虚质
E. 气虚质

24. 气虚湿盛体质，受邪后多从
A. 寒化　　B. 热化
C. 燥化　　D. 湿化
E. 火化

25. 素体津亏血耗者，易致邪从
A. 寒化　　B. 实化
C. 虚化　　D. 湿化
E. 燥化

（二）A_2 型题

26. 某人身体强壮、胖瘦适中，饮食无偏嗜，二便通调，面色红润，性格开朗随和，精力充沛，举动灵活，睡眠良好。属于
A. 偏阳质　　B. 偏阴质
C. 阴阳平和质　　D. 阳亢质
E. 痰湿质

27. 某人，形体偏瘦，面色红润，食欲旺盛，喜饮冷水，易出汗，性格外向，喜动好强，自制力较差。属于
A. 偏阳质　　B. 偏阴质
C. 阴阳平和质　　D. 气郁质
E. 阳虚质

28. 某人形体偏胖，面色萎黄，食量较小，喜饮热水，性格内向，动作迟缓，容易疲劳。属于
A. 偏阳质　　B. 偏阴质
C. 阴阳平和质　　D. 阴虚质
E. 气郁质

（三）B_1 型题

A. 体格　　B. 体型
C. 体重　　D. 体姿
E. 性征

29. 反映体质的体表形态标志是
30. 衡量体格的重要指标为

A. 甘寒凉润　　B. 补气培元
C. 健脾芳化　　D. 清热利湿
E. 温补益火

31. 体质偏阴者治宜
32. 体质偏阳者治宜

A. 质势　　B. 病势
C. 从化　　D. 传变
E. 易感性

33. 病情随体质而发生的转化称为
34. 不同体质类型所具有的潜在的、相对稳定的倾向性称为

A. 寒化　　B. 热化
C. 燥化　　D. 湿化
E. 传化

35. 素体阴虚阳亢者，受邪后多从
36. 素体阳虚阴盛者，受邪后多从

（四）C 型题

A. 身体素质　　B. 心理素质

C. 二者皆是　　D. 二者皆非

37. 气质包括

38. 体质包括

A. 易患寒证　　B. 易患热证

C. 二者皆是　　D. 二者皆非

39. 偏阳质者

40. 阴阳平和质者

A. 暑邪　　B. 风邪

C. 二者均是　　D. 二者均非

41. 体质偏阳者，易感受

42. 体质偏阴者，易感受

A. 偏阳体质　　B. 痰湿体质

C. 二者均是　　D. 二者均非

43. 嗜食肥甘厚味，易形成

44. 嗜食辛辣，易形成

A. 痰湿质　　B. 瘀血质

C. 二者均是　　D. 二者均非

45. 何种体质者治宜健脾芳化

46. 何种体质者治宜补气培元

（五）X 型题

47. 体质的构成要素包括

A. 形态结构的差异性

B. 生理功能的差异性

C. 心理特征的差异性

D. 对某些病因的易感性

E. 发病的倾向性

48. 体格反映了人体的

A. 生长发育水平

B. 营养状况

C. 锻炼程度

D. 体姿

E. 性征

49. 体质的特点有

A. 先天遗传性

B. 差异多样性

C. 形神一体性和群类趋同性

D. 相对稳定性和动态可变性

E. 连续可测性和后天可调性

50. 影响体质形成的先天因素有

A. 父母生殖之精的质量

B. 父母血缘关系的远近

C. 父母生育的年龄

D. 母亲妊娠期的养胎情况

E. 母亲妊娠期疾病的影响

51. 影响体质形成的后天因素有

A. 性别、年龄

B. 饮食因素

C. 劳逸、疾病因素

D. 情志因素

E. 地理因素

52. 老年人的体质特点为

A. 精气神渐衰

B. 脏腑功能减退

C. 代谢缓慢

D. 气血郁滞

E. 阴阳失调

53. 小儿的体质特点为

A. 脏腑娇嫩　　B. 形气未充

C. 易虚易实　　D. 易寒易热

E. 代谢缓慢

54. 偏阳质者

A. 易感风、暑、热邪

B. 易感寒湿之邪

C. 耐寒

D. 耐热

E. 发病后多表现为热证、实证

55. 偏阴质者

A. 易感风、暑、热邪

B. 易感寒湿之邪

C. 耐寒

D. 耐热

E. 发病后多表现为寒证、虚证

56. 偏阳质的人易发展演化成的病理体质是

A. 阳亢　　B. 阴虚

C. 痰湿　　D. 痰火

E. 阳虚

57. 偏阴质的人易发展演化成的病理体质是

A. 阳虚　　B. 阴虚

C. 阳亢　　D. 痰湿

E. 水饮

58. 阴虚之体养生时应慎用

A. 肥甘之品　　B. 辛辣之品

C. 清润之品　　D. 燥热之品

E. 苦寒之品

三、名词术语解释

59. 体质

60. 体质学说

61. 体表形态

62. 体格

63. 体型

64. 病势

65. 质势

66. 从化

四、简答题

67. 体质构成要素有哪些？主要包括哪些内容？

68. 何谓心理？人的心理活动在体质上主要表现为哪些方面的差异？

69. 简述构成体质的基本要素即形态结构、生理机能、心理活动之间的关系。

70. 体质具有哪些特点？表现形式如何？

71. 父母素质强壮，其子女体质也一定是健康的吗？为什么？

72. 饮食因素对体质的形成有何影响？

73. 体力劳动和脑力劳动对体质的影响有何不同？

74. 情志因素是怎样影响体质的？

75. 地理因素是如何影响体质的？

76. 疾病对体质有何影响？

77. 体质因素如何影响疾病的传变？

78. 质化的一般规律是什么？

五、问答题

79. 人体生理机能的差异性表现在哪些方面？

80. 人体心理特征的差异性是如何形成的？

81. 为什么说脏腑经络、精气血津液是体质形成的生理学基础？

82. 男、女、老、幼在体质上各有何特点？

83. 阴阳平和质、偏阳质、偏阴质三种体质类型各有何特点？

84. 试述体质学说在中医学中的应用。

85. 试述体质与证候的关系。

86. 运用体质理论如何指导临床治疗？

【参考答案】

一、填空题

1. 形态结构　生理机能　心理活动
2. 生理特殊性
3. 大小比例
4. 人格　气质　性格
5. 健康
6. 《黄帝内经》
7. 脏腑经络　精气血津液
8. 藏象
9. 阴阳平和
10. 亢奋　偏热　多动
11. 抑制　偏寒　多静
12. 易感性　耐受性

二、选择题

（一）A_1 型题

13. B　答案分析：体格是指反映人体

生长发育水平、营养状况和锻炼程度的状态，一般通过观察和测量身体各部分的大小、形状、匀称程度，以及体重、胸围、肩宽、骨盆宽度和皮肤与皮下软组织情况来判断。

14. D 答案分析：中医观察体型，主要观察形体之肥瘦长短、皮肉之厚薄坚松、肤色之黑白苍嫩的差异等，其中尤以肥瘦最有代表性。

15. A 答案分析：体型是指身体各部位大小比例的形态特征，是衡量体格的重要指标。

16. C 答案分析：体质反映着个体在形态结构、生理机能和心理活动中的基本特征，体现了内在脏腑精气阴阳之偏倾和机能活动之差异，是对人体身心特性的概括。

17. D 答案分析：《内经》较系统地论述了个体及不同群体的体质特征、差异规律、体质形成与变异规律，体质与脏腑经络及精气血津液的关系，体质的分类方法，体质与疾病的发生、发展规律，体质与疾病的诊断、辨证和治法用药规律，体质与预防、养生的关系等，奠定了中医体质理论的基础。

18. E 答案分析：体质秉承于先天，先天禀赋决定着个体体质的相对稳定性和特异性。

19. A 答案分析：体质得养于后天，后天各种环境因素、营养状况、饮食习惯、精神因素、年龄变化、疾病损害、针药治疗等均可对体质形成影响，使体质具有可变性。

20. C 答案分析：中医学常常将理想体质的标志融于健康的标志之中，阴阳平和质是功能较为协调的体质类型，故健康之人应为阴阳平和之质。

21. B 答案分析：嗜食肥甘厚味可助湿生痰，故易形成痰湿体质。

22. C 答案分析：偏阳质指具有亢奋、偏热、多动等特点的体质类型。

23. B 答案分析：偏阴质指具有抑制、偏寒、多静等特点的体质类型。

24. D 答案分析：气虚湿盛体质，受邪后邪多依附于质势而湿化。

25. E 答案分析：素体津亏血耗者，受邪后邪多依附于质势而燥化。

（二）A_2 型题

26. C 答案分析：阴阳平和质是功能较为协调的体质类型。其体质特征为：身体强壮，胖瘦适度，面色明润含蓄，目光有神，性格开朗随和，食量适中，二便通调，脉象缓匀有神，夜眠安和，精力充沛，反应灵活，自身调节和适应能力强。

27. A 答案分析：偏阳质是指具有亢奋、偏热、多动等特点的体质类型。其体质特征为：形体适中或偏瘦，面色多略偏红，性格外向，喜动好强，易急躁，自制力较差，食量较大，大便易干燥，小便易黄赤，平时畏热喜冷，动则易出汗，精力旺盛，动作敏捷，反应灵敏。

28. B 答案分析：偏阴质是指具有抑制、偏寒、多静等特点的体质类型，其体质特征为：形体适中或偏胖，但较弱，容易疲劳，面色偏白或欠华，性格内向，喜静少动，或胆小易惊，食量较小，平时畏寒喜热，精力偏弱，动作迟缓，反应较慢。

（三）B_1 型题

29. A 答案分析：体表形态包括体格、体型、体重、体姿、性征等，体格反映了人体生长发育水平、营养状况和锻炼程度的状态，是反映体质的标志。

30. B 答案分析：体型是体格的主要内容，故是衡量体格的重要指标。

31. E 答案分析：体质偏阴者，阳气偏弱，长期发展，易致阳气虚弱，脏腑机能偏衰，虚寒、水湿内生，故治宜温补益火，忌苦寒泻火。

32. A 答案分析：体质偏阳者，阳气偏亢，多动少静，日久必有耗阴之势，故治宜甘寒、酸寒、咸寒、凉润之品，忌辛热温散伤阴之品。

33. C 答案分析：病势与质势结合会使病变性质发生不同的变化，病势依附于质势，从体质而发生的转化，称之为从化。

34. A 答案分析：由于体质的特殊性，不同的体质类型有其潜在的、相对稳定的倾向性，称之为质势。

35. B 答案分析：素体阴虚阳亢者，机能活动相对亢奋，故受邪后多从热化。

36. A 答案分析：素体阳虚阴盛者，机能活动相对不足，故受邪后多从寒化。

（四）C 型题

37. B 答案分析：气质主要是指个体出生后，随着身体的发育、生理的成熟逐渐发展起来的心理特征。

38. C 答案分析：体质是机体所具有的各种特性的总和，是特定身体素质和相关心理素质的综合。

39. B 答案分析：偏阳质者多为阳热有余或阴虚阳亢，易感阳邪或易发阴虚火旺之证，故临床上多易患热证。

40. D 答案分析：阴阳平和质者人体阴阳之气均平，不易感受外邪，不易患病。

41. C 答案分析：体质偏阳者易感受阳邪，暑邪和风邪皆为阳邪，故易感。

42. D 答案分析：体质偏阴者易感受阴邪，暑邪和风邪皆为阳邪，故不易感。

43. B 答案分析：肥甘厚味可助湿生痰，嗜食肥甘厚味易形成痰湿体质。

44. A 答案分析：辛辣易化火伤阴，嗜食辛辣，易形成阴虚火旺的偏阳体质。

45. A 答案分析：痰湿体质者宜健脾芳化，忌阴柔滋补。

46. D 答案分析：素体气虚者宜补气培元，痰湿质与瘀血质皆不适用。

（五）X 型题

47. ABC 答案分析：体质由形态结构、生理机能和心理状态三个方面的差异性构成。

48. ABC 答案分析：体格是指反映人体生长发育水平、营养状况和锻炼程度的状态。

49. ABCDE 答案分析：体质具有先天遗传性、差异多样性、形神一体性、群类趋同性、相对稳定性、动态可变性、连续可测性、后天可调性等特点。

50. ABCDE 答案分析：先天禀赋是指子代出生以前在母体内所禀受的一切，包括父母生殖之精的质量，父母血缘关系所赋予的遗传性，父母生育的年龄，以及在母体内孕育过程中母亲是否注意养胎和妊娠期疾病所造成的一切影响。

51. ABCDE 答案分析：影响体质形成的后天因素有年龄、性别、饮食、劳逸、情志、地理、疾病针药等多种因素。

52. ABCDE 答案分析：老年人由于内脏机能活动的生理性衰退，体质常表现为精气神渐衰、阴阳失调、脏腑机能减退、代谢缓慢、气血郁滞等特点。

53. ABCD 答案分析：小儿由于未发育成熟，故表现为脏腑娇嫩、形气未充、易虚易实、易寒易热等体质特点。

54. ACE 答案分析：偏阳质者对风、暑、热等阳邪的易感性较强且耐寒，受邪发病后多表现为热证、实证。

55. BDE 答案分析：偏阴质者对寒、湿等阴邪的易感性较强且耐热，受邪发病后多表现为寒证、虚证。

56. ABD 答案分析：偏阳质者，阳气偏亢，并易伤阴化燥，易发展演化为临床常见的阳亢、阴虚、痰火等病理性体质。

57. ADE 答案分析：偏阴质者，阳气偏弱，脏腑机能偏衰，虚寒、水湿内生，故易发展演化为临床常见的阳虚、痰湿、水饮等病理性体质。

58. ABDE　答案分析：阴虚之体，由于阴气不足，饮食宜清润之品，忌肥甘厚味、辛辣燥烈、苦寒沉降之物。

三、名词术语解释

59. 体质：是指人类个体在生命过程中，由遗传性和获得性因素所决定的表现在形态结构、生理机能和心理活动方面综合的相对稳定的特性。

60. 体质学说：是以中医理论为指导，研究正常人体体质的概念、形成、特征、类型、差异规律，及其对疾病发生、发展、演变过程的影响，并以此指导疾病诊断和防治的理论知识。

61. 体表形态：是个体外观形态的特征，包括体格、体型、体重、性征、体姿、面色、毛发、舌象、脉象等。

62. 体格：是指反映人体生长发育水平、营养状况和锻炼程度的状态。

63. 体型：是指身体各部位大小比例的形态特征，又称身体类型。

64. 病势：是指具有不同病变特点的致病因素致病后病理演变的趋势。

65. 质势：是指不同的体质类型所具有的潜在的相对稳定的倾向性。

66. 从化：即病情随体质而发生的转化，又称为质化。如偏阴质多寒化，偏阳质多热化等。

四、简答题

67. 体质构成要素有哪些？主要包括哪些内容？

答：体质由形态结构、生理机能和心理状态三方面的差异性构成。形态结构的差异性主要通过身体外形体现出来，以躯体形态为基础，与内部脏器结构密切相关，首先表现为体表形态、体格、体型等方面的差异；生理机能的差异性反映了脏腑机能的盛衰偏倾及精气血津液的多寡；心理特征的差异性主要表现为人格、气质、性格等的差异。

68. 何谓心理？人的心理活动在体质上主要表现为哪些方面的差异？

答：心理是指客观事物在大脑中的反映，是感觉、知觉、情感、记忆、思维、性格、能力等的总称，属于中医学神的范畴。人的心理活动在体质上的差异性，主要表现为人格、气质、性格等的差异。

69. 简述构成体质的基本要素即形态结构、生理机能、心理活动之间的关系。

答：形态结构包括外部形态结构和内部形态结构（脏腑经络及精气血津液等）。外部形态结构是体质的外在表现，内部形态结构是体质的内在基础，也是产生生理机能的基础。不同的形态结构决定着机体生理机能及对刺激反应的差异，而机体生理机能的差异，又会影响其形态结构。一定的形态结构与生理机能，又是产生心理活动的基础。特定的形态结构总是表现为某种特定的心理倾向，不同脏腑的机能活动，总是表现为某种特定的情感、情绪反应与认知活动，而心理活动在长期的显现中，又影响着形态结构与生理机能，并表现出相应的行为特征。

70. 体质具有哪些特点？表现形式如何？

答：体质具有八个特点：先天遗传性、差异多样性、形神一体性、群类趋同性、相对稳定性、动态可变性、连续可测性、后天可调性。体质是表明人体生命特征差异性的一个概念，这种差异性有两种基本的表现形式，一是特异性和非特异性，二是生理性和病理性。体质的特异性和非特异性，可以将体质分为特异体质和非特异体质两大类；体质的生理性和病理性，可以将体质分为生理体质和病理体质两大类。

71. 父母素质强壮，其子女体质也一定是健康的吗？为什么？

答：不一定。因为人体体质的形成，不仅受先天因素的影响，还受后天多种因素的共同影响。即使是先天因素，除父母的素质外，父母血缘关系的远近、父母生育的年龄、母亲在妊娠期的养胎情况和疾病因素等均会对子女体质的形成产生影响。

72. 饮食因素对体质的形成有何影响？

答：饮食物各有不同的成分或性味特点，长期的饮食习惯和固定的膳食品种质量，日久可因体内某些成分的增减等变化而影响体质。如果饮食品种多样，搭配合理，定时定量，五味调和，再加上脾胃健运，则水谷之精充足，脏腑组织得养，有利于形成良好的体质。如果长期饮食不节，则必然给体质带来不利的影响，如饮食量少，精气血津液化生不足，则会导致体质虚弱；嗜食肥甘厚味，助湿生痰，易形成痰湿体质；嗜食辛辣则易化火伤阴，形成阴虚火旺体质；过食咸则胜血伤心，易形成心气虚体质；饮食无度，日久损伤脾胃，易形成形盛气虚体质。

73. 体力劳动和脑力劳动对体质的影响有何不同？

答：体力劳动主要动用筋骨，适度的劳作或体育锻炼，可使筋骨强壮，关节通利，能促进饮食物的消化吸收，加强内脏的机能活动，有利于形成良好的体质；脑力劳动主要动用心神，若同时适当参加体力劳动或体育锻炼，可增强体质。但过度的劳作，则易于损伤筋骨，消耗气血，致脏腑精气不足，形成虚性体质；长期端坐伏案，脑力劳动过度，则易致气血不畅，并暗耗营血，使心脾两虚，也易形成虚性体质。

74. 情志因素是怎样影响体质的？

答：情志活动的产生、维持有赖于内在脏腑的机能活动，以脏腑精气阴阳为物质基础，故七情的变化，可以通过影响脏腑精气的盛衰变化，而影响人体的体质。情志和调则气血通畅，脏腑机能协调，体质强壮；情志过激，或持久不解，往往导致内脏精气阴阳的耗损或紊乱，进而给体质造成不良的影响。

75. 地理因素是如何影响体质的？

答：不同地区或地域具有不同的地理特征，包括地壳的物理性状、土壤的化学成分、水土性质、物产及气候条件等特征。这些均影响着不同地域人群的饮食结构、居住条件、生活方式、社会民俗等，从而制约着不同地域生存的不同人群的形态结构、生理机能和心理行为特征的形成和发展，形成了不同地域人群的体质差异和特征。如西北方人形体多壮实，腠理致密；东南方人多体型瘦弱，腠理疏松等。

76. 疾病对体质有何影响？

答：疾病对体质的影响多是不利的，如大病、久病之后，常使体质虚弱。某些慢性病迁延日久，也易表现出相应的体质特异性，如慢性肝炎，易形成瘀血体质和阴虚体质；慢性肾炎易形成肾阳虚、肾阴虚体质；慢性肺痨，则易形成肺肾阴虚体质。但感染某些病邪，患某些疾病，如麻疹、痄腮等，还会使机体具有相应的免疫力，使患者终生不再罹患此病。

77. 体质因素如何影响疾病的传变？

答：疾病传变与否，主要取决于体质因素。体质一方面通过影响正气的强弱，决定发病与否，并影响传变。如体质强壮者，一般不易感邪发病，即使发病，也不易传变；体质虚弱者，不但易于感邪，且易深入传变。另一方面通过决定病邪的“从化”而影响传变，如偏阳质者，感邪易从阳化热，疾病多向实热或虚热方面发展；偏阴质者，则邪多从阴化寒，疾病多向实寒或虚寒方面转化。

78. 质化的一般规律是什么？

答：质化（从化）的一般规律是：素体阴虚阳亢者，受邪后多从热化；素体阳虚阴盛者，受邪后多从寒化；素体津亏血耗者，易致邪从燥化；素体气虚湿盛者，受邪后多从湿化。

五、问答题

79. 人体生理机能的差异性表现在哪些方面？

答：人体生理机能的差异，反映了脏腑及精气血津液功能的盛衰偏倾，涉及人体消化、呼吸、血液循环、水液代谢、生长发育、生殖、感觉运动、精神活动等各种机能的强弱差异。诸如心率、心律、面色、唇色、脉象、舌象、呼吸状况、语声的高低、食欲、口味、体温、对寒热的喜恶、二便情况、性机能、生殖机能、女子月经情况、形体的动态及活动能力、睡眠状况、视听觉、触嗅觉、耐痛的程度、皮肤肌肉的弹性、须发的多少和光泽等，均是脏腑精气生理机能的反映。

80. 人体心理特征的差异性是如何形成的？

答：心理活动的产生是以人体的形态结构、脏腑机能活动为基础的，某种特定的形态结构总是表现为某种特定的心理倾向，不同脏腑的机能活动总是表现为某种特定的情感、情绪反应与认知活动。同时，个体的生活经历以及所处的社会文化环境也对心理活动产生着明显的影响，从而形成了不同个体心理特征的差异性。

81. 为什么说脏腑经络、精气血津液是体质形成的生理学基础？

答：人体脏腑、经络、形体官窍通过经络的联络、功能的配合与隶属关系，以五脏为中心构成了五大生理系统。以精气血津液为物质基础，通过五脏系统的功能活动，调节着体内外环境的协调平衡，决定着个体的体质差异。人体的生命活动，离不开脏腑，脏腑的形态和功能特点是构成并决定差异的最根本因素。在个体先、后天因素的共同作用下，不同个体常表现出某一藏象系统的相对优势或劣势化的倾向，从而产生了不同的体质。经络是联系沟通、协调各脏腑机能活动的结构基础。精气血津液是决定体质的重要物质基础，既是脏腑生理活动的产物，又通过经络的转输作用，输布于人体各脏腑、形体、官窍，成为其机能活动的物质支撑。脏腑精气的盛衰，经络气血的多少，决定着体质的强弱，并影响着体质类型。故脏腑经络、精气血津液是体质形成的生理学基础。

82. 男、女、老、幼在体质上各有何特点？

答：男子以肾为先天，以精气为本，性多刚悍，体魄健壮魁梧，能胜任繁重的体力和脑力劳动，性格多外向、粗犷，心胸开阔。由于男子多用气，故气常不足，病多耗精伤气。女子以肝为先天，以血为本，性多柔弱，体形小巧苗条，性格多内向、文静、细腻，多愁善感。由于女子多用血，故血常不足，病多伤血，并因经、带、产、乳的特殊生理，而有月经期、妊娠期、产褥期的体质改变。老年人的体质特点是精气神渐衰，阴阳失调，脏腑机能减退，代谢缓慢，气血郁滞，动作迟缓，劳动及生活能力渐退。小儿生机旺盛，体质渐强，其体质特点为：脏腑娇嫩，形气未充，筋骨未坚，肌肤柔嫩，易虚易实，易寒易热。

83. 阴阳平和质、偏阳质、偏阴质三种体质类型各有何特点？

答：阴阳平和质是功能较为协调的体质类型，主要表现为身体强壮，胖瘦适中，肤色明润含蓄，食量适中，二便通调，脉象缓匀有神，目光有神，性格开朗、随和，夜眠安和，精力充沛，反应灵活，思维敏捷，调节适应能力强。不易感邪生病，即使有病，多表现为表证、实证，易获长寿。

偏阳质是指具有亢奋、偏热、多动等特点的体质类型，主要表现为形体偏瘦或适中，面色多略偏红或微苍黑，或呈油性皮肤，食量较大，大便易干燥，小便易黄赤，平时畏热喜冷，易出汗，脉多滑数，性格外向，喜动好强，易急躁，自制力较差，精力旺盛，动作敏捷，反应灵敏，性欲较强。易感阳邪，受邪发病后多表现为热证、实证，内伤病多见火旺、阳亢或兼阴虚之证。易演化为阳亢、阴虚、痰火等体质。

偏阴质是指具有抑制、偏寒、多静等特点的体质类型，主要表现为形体适中或偏胖，较易疲劳，面色偏白或欠华，食量较小，平时喜热畏寒，唇舌偏白偏淡，脉多迟缓；性格内向，喜静少动，或胆小易惊，精力偏弱，动作迟缓，反应较慢，性欲偏弱。易感阴邪，受邪发病后多表现为寒证、虚证，内伤病多见阴盛、阳虚之证。容易演化为阳虚、痰湿、水饮等体质。

84. 试述体质学说在中医学中的应用。

答：体质学说在中医学中的应用：①说明个体对某些病因的易感性、耐受性和发病倾向性。②阐释发病原理。体质反映了正气的盛衰偏倾，体质强壮者，正气旺盛，抗病力强，不易发病。体质偏弱者，正气不足，或调节能力差，抗病力弱，易发病。③解释病理变化。主要解释病机的从化和疾病的传变。④指导辨证。体质决定证候类型，证候特征中包含着体质的特征。⑤指导治疗。“因人制宜”的核心应是区别体质而治疗，故治疗时一要区别体质特征而施治，二要根据体质特征注意用药宜忌，三要兼顾体质特征重视善后调理。⑥指导养生。调摄时形神共养，在饮食情志、起居、劳逸、运动等各方面都需兼顾体质特征。

85. 试述体质与证候的关系。

答：体质是在非疾病状态下就已存在的个体差异性，证候是对疾病某一阶段或某一类型的病变本质的分析和概括。体质是证候产生的基础，同病异证、异病同证的基础是体质。由于体质的差异，感受相同的病因或患同一种疾病，可表现出不同的证候，而不同的病因或疾病，体质在某些方面有共同点时，证候随体质而化，常又可表现为相同或类似的病机变化和证候类型。故判别体质状况是辨证的前提和主要依据。

86. 运用体质理论如何指导临床治疗？

答：体质理论运用于临床治疗，首先要区别体质特征而施治，针对证候的治疗实际上包含了对体质内在偏颇的调整，是根本的治疗。如阳虚体质，感受寒湿之邪，易从阴化寒，当用温热之品以温阳祛寒或通阳利湿；阴虚体质，若同感寒湿之邪，则易从阳化热伤阴，治宜凉润之品。偏阳质者，慎用温热伤阴之剂；偏阴质者，慎用寒凉伤阳之药。体质强壮，多发实证，当用泻法；体质弱者，易发虚证，当用补法。其二要根据体质特征注意针药宜忌。体质有寒热虚实之异，药物有性味偏颇，针灸也有补泻手法的不同，故治疗时要注意药物性味的宜忌、用药剂量的大小及针灸宜忌，根据治疗时的疼痛反应和得气反应及病人的耐受性注意进针的深度和刺激量的大小。其三还要兼顾体质特征重视善后调理，在药物、饮食、精神心理、劳逸运动等方面的调理中，均需兼顾体质特征。

第六章　病　　因

【学习要求】

1. 掌握病因的概念及病因学说的特点。

2. 掌握六淫、疠气的概念和共同致病特点，六淫各自的性质和致病特征。

3. 掌握七情的概念，七情与内脏精气的关系，七情内伤的致病特点。

4. 掌握饮食失宜、劳逸失度的致病规律和特点。

5. 掌握痰饮、瘀血、结石的基本概念、形成原因和致病特点。

6. 了解外伤、诸虫、药邪、医过和先天因素的致病概况。

【练习题】

一、填空题

1. ________是中医学探求病因的主要方法。

2. 六淫致病具有________、________、地域性及相兼性的共同致病特点。

3. 风性善行，是指风邪致病具有________、________的特征。

4. 风性主动，是指风邪致病具有________的特征。

5. 伤寒，即指寒客________，郁遏________。

6. 寒客肝脉，可见________或________冷痛等。

7.《素问·痹论》说："痛者，________也，有________故痛也。"

8. 湿邪的黏滞之性，主要表现在两个方面：一是________；二是________。

9.《素问·太阴阳明论》说："伤于________者，下先受之。"

10. 燥邪的性质和致病特征为________；________。

11. 凡致病具有炎热升腾、无明显季节性等特性的病邪，称为________。

12.《素问·至真要大论》说："诸热________，皆属于火。"

13. 中医病因学的主要特点是________。

14. 六淫致病，其致病途径多从________、________而入，或两者同时受邪。

15. 寒性凝滞，是指寒邪侵入，易使________凝结、________阻滞之意。

16.《素问·六元正纪大论》说："湿胜则________，甚则水闭________。"

17. 热邪致病，临床多表现为________的发热征象。

18.《素问·刺志论》说："气虚身热，得之________。"

19. 七情内伤常可影响脏腑气机，其中怒则气上，喜则________，惊则________，________则气下，________则气结。

20.《灵枢·本神》说："肝气虚则________，实则怒……心气虚则悲，实则________。"

21. 七情变化对病情的影响有两个方面，一是________；二是________。

22. 饮食不节主要包括________和________。

23. 饮食偏嗜除五味偏嗜外，还包括________和________。

24. 劳力过度最易损伤的脏是________和________。

25. 劳神过度最易损伤的脏是________和________。

26. 药邪的致病特点主要包括________和________。

27. 医过的致病特点主要包括________和________。

28. 先天性致病因素主要包括________和________。

29. 嗜酒成癖，久易聚湿生痰，也可________，甚至变生________。

30. 过度安逸致病，其特点除易致气机不畅外，还可导致________和________。

31. 瘀血所致之出血，通常表现为________和________。

32. 痰饮的致病特点，除易阻滞气血运行和影响水液代谢外，还包括________和________。

33. 瘀血的形成，除血寒、气虚、气滞外，还包括________和________。

34. 结石形成的因素，除服药不当、久病损伤外，还包括________和________。

35. 外伤除外力损伤、烧烫伤外，还包括________和________。

36. 寄生虫除蛔虫、钩虫、血吸虫外，还包括________和________。

二、选择题

（一）A_1 型题

37. 既有季节性特点，又不受季节限制，常为外感致病之先导的邪气是

A. 热邪　　B. 风邪

C. 疠气　　D. 寒邪

E. 湿邪

38. 易袭阳位，具有升发向上特性的邪气是

A. 暑邪　　B. 燥邪

C. 风邪　　D. 火邪

E. 寒邪

39. 风邪伤人，病变部位不固定是由于

A. 风性数变　　B. 风性善行

C. 风性主动　　D. 风性轻扬

E. 风性开泄

40. 寒邪的性质是

A. 其性开泄　　B. 其性重浊

C. 其性凝滞　　D. 其性黏腻

E. 其性干涩

41. 六淫中最易导致疼痛的邪气是

A. 寒邪　　B. 火邪

C. 风邪　　D. 燥邪

E. 湿邪

42. 常引起筋脉拘挛、屈伸不利、腠理闭塞、气机收敛的邪气是

A. 风邪　　B. 寒邪

C. 湿邪　　D. 瘀血

E. 痰饮

43. 寒性凝滞，从而出现各种疼痛症状，其机理是

A. 气机收敛，腠理闭塞

B. 经脉气血凝结阻滞

C. 损伤人体阳气

D. 耗气伤津，不能濡养

E. 为有形之邪，阻滞气机

44. 寒主收引是指

A. 寒邪阻滞气机

B. 寒邪损伤阳气

C. 寒邪耗气伤津

D. 寒邪重浊黏滞

E. 使气机收敛，筋脉挛急

45. 感受寒邪而致的“中寒”是指

A. 寒邪伤于肌表

B. 寒邪入中经脉

C. 寒邪自内而生

D. 寒邪直中脏腑
E. 寒邪侵及血分

46. 湿邪、寒邪的共同致病特征是
A. 损伤阳气　B. 阻遏气机
C. 黏腻重浊　D. 凝滞收引
E. 易袭阳位

47. 其性趋下的病邪为
A. 火邪　B. 燥邪
C. 湿邪　D. 风邪
E. 以上都不是

48. 致病后可出现各种秽浊症状的邪气是
A. 风邪　B. 寒邪
C. 火（热）邪　D. 湿邪
E. 燥邪

49. 造成“着痹”的主要邪气是
A. 寒邪　B. 风邪
C. 热邪　D. 湿邪
E. 燥邪

50. 温燥病的发病季节是
A. 夏末初秋　B. 近冬深秋
C. 长夏季节　D. 冬末春初
E. 春末夏初

51. 其性干涩，易伤津液的病邪是
A. 风邪　B. 燥邪
C. 火邪　D. 暑邪
E. 疠气

52. 六淫中最易导致出血的是
A. 寒邪　B. 湿邪
C. 暑邪　D. 火邪
E. 燥邪

53. 症见头痛、耳鸣、咽喉红肿疼痛、唇舌糜烂等是由于
A. 热邪侵扰心神
B. 热邪伤津耗气
C. 热邪易生风
D. 热邪易致动血
E. 火热之邪燔灼趋上

54. 下列哪一项是火、燥、暑共同的致病特征
A. 上炎　B. 耗气
C. 伤津　D. 动血
E. 生风

55. 具有升散而又夹湿特性的邪气是
A. 湿邪　B. 燥邪
C. 热邪　D. 暑邪
E. 寒邪

56. 异气是指
A. 六淫邪气　B. 异常气候
C. 情志变化　D. 气机失常
E. 乖戾之气

57. 大怒主要损伤的脏腑是
A. 肝　B. 心　C. 脾
D. 肺　E. 肾

58. 悲忧过度主要损伤的脏腑是
A. 肝　B. 心　C. 脾
D. 肺　E. 肾

59. 七情内伤首先影响
A. 肝魂　B. 心神
C. 脾意　D. 肺魄
E. 肾志

60. 七情内伤可影响脏腑气机，其中恐则
A. 气上　B. 气下
C. 气缓　D. 气结
E. 气消

61. 饮食因素致病，易致聚湿、化热、生痰的是
A. 饮食过饥　B. 饮食过饱
C. 饮食不洁　D. 五味偏嗜
E. 寒热偏嗜

62. 易致人体阴阳失调的饮食因素是
A. 饮食过饥　B. 饮食过饱
C. 五味偏嗜　D. 寒热偏嗜
E. 饮食不洁

63. 劳力过度，易损伤的脏腑是

A. 心肺　B. 心脾
C. 脾肺　D. 脾肾
E. 肝肾

64. 劳神过度，易损伤的脏腑是
A. 心肺　B. 心脾
C. 脾肺　D. 脾肾
E. 肝肾

65. 房劳过度，易损伤的脏腑是
A. 心　B. 脾　C. 肝
D. 肺　E. 肾

66. 与痰饮形成密切相关的脏腑是
A. 心脾肝肾　B. 心肺脾肾
C. 肝胆脾肾　D. 肺脾肝肾
E. 心肝肺肾

67. 下列因素中，易于蒙蔽心神的是
A. 瘀血　B. 痰饮
C. 结石　D. 积食
E. 血瘀

68. 结石多发于
A. 六腑　B. 心肺肝肾
C. 脾胃肾膀胱　D. 肝胆肾膀胱
E. 肝肾脾胆

69. 下列哪一项不属于病理性产物
A. 瘀血　B. 痰饮
C. 结石　D. 积食
E. 血瘀

70. 下列因素中，可影响新血生成的病因是
A. 瘀血　B. 痰饮
C. 结石　D. 积食
E. 血瘀

71. 寸白虫是指
A. 蛔虫　B. 蛲虫
C. 钩虫　D. 绦虫
E. 血吸虫

72. 药邪与医过相同的致病特点是
A. 导致中毒　B. 情志波动
C. 加重病情　D. 阻滞气机
E. 蒙蔽心神

73. 下列属于药邪致病特点的是
A. 情志波动　B. 阻滞气机
C. 变生他疾　D. 蒙蔽心神
E. 炮制失度

74. 下列不属于医过致病特点的是
A. 贻误治疗　B. 加重病情
C. 变生他疾　D. 情志波动
E. 诊治失误

75. “伏虫”是指
A. 蛔虫　B. 绦虫
C. 蛲虫　D. 钩虫
E. 血吸虫

76. 下列不属于痰饮致病特点的是
A. 蒙蔽心神　B. 致病广泛
C. 变幻多端　D. 阻滞气血
E. 损伤脉络

77. 过逸、痰饮、瘀血、结石等因素相同的致病特点是
A. 损伤脉络　B. 气机不畅
C. 病位固定　D. 致病广泛
E. 蒙蔽心神

78. 下列不属于瘀血致病特点的是
A. 易于阻滞气机
B. 影响新血生成
C. 影响血脉运行
D. 病位较为固定
E. 易于蒙蔽神明

79. 下列可称为继发性病因的是
A. 饮食不节　B. 六淫邪气
C. 七情内伤　D. 痰饮、瘀血
E. 劳逸失度

80. 最早将致病因素分为“三部之气”的是
A.《黄帝内经》　B. 汉代张机
C. 宋代陈言　D. 秦医医和
E. 隋代巢元方

81. 中医病因学说的特点是

A. 整体观念　　B. 辨证论治
C. 辨症求因　　D. 天人相应
E. 内外合邪

82. 致病具有“病位固定，病证繁多”特点的病邪是
A. 湿邪　　B. 寒邪
C. 瘀血　　D. 痰饮
E. 结石

83. 具有“致病广泛，变幻多端”特点的病邪是
A. 湿邪　　B. 寒邪
C. 疠气　　D. 痰饮
E. 瘀血

84. 下列致病因素中，导致病程长并缠绵难愈的是
A. 湿邪　　B. 风邪
C. 寒邪　　D. 暑邪
E. 疠气

85. 下列能够导致心血和脾气损伤的病因是
A. 劳力过度　　B. 劳神过度
C. 房劳过度　　D. 饮食不节
E. 情志内伤

86. 下列能够导致正气耗伤和筋骨损伤的病因是
A. 劳力过度　　B. 劳神过度
C. 房劳过度　　D. 外力损伤
E. 情志内伤

87. 导致“痛痹”的主要邪气是
A. 燥邪　　B. 风邪
C. 热邪　　D. 湿邪
E. 寒邪

（二）A_2 型题

88. 一患儿因感冒而汗出恶风、咽痒咳嗽，次日晨起即现面目一身悉肿及小便少、舌淡红、苔薄白、脉浮缓等症。此发病与下列哪项关系最密切
A. 湿浊停滞　　B. 风性主动
C. 热邪郁闭　　D. 风性数变
E. 湿性趋下

89. 患者肢体冷痛，关节屈伸不利，时而或冷厥不仁，其主要机理为
A. 寒性凝滞　　B. 风性主动
C. 寒性收引　　D. 寒伤卫阳
E. 寒邪直中少阴

90. 患者双膝关节沉重、肿痛，反复发作 3 年，伴下肢麻木不仁、舌淡、苔白厚腻、脉弦缓，证属
A. 痛风　　B. 寒痹
C. 痛痹　　D. 着痹
E. 行痹

91. 患者高热 2 天，突然出现四肢抽搐、神昏谵语、舌红、苔黄燥、脉洪数有力等症，此属
A. 火热内闭　　B. 肝阴耗损
C. 肝风内动　　D. 阳亢化风
E. 热极生风

92. 患者胸闷、咳嗽 2 个月，时觉呼吸喘促，吐痰量多，咳甚时不能平卧，并感胸部胀痛，二便尚可，舌淡红苔白厚，脉滑。其病因病机当属
A. 肺气虚弱，宣降无力
B. 痰饮阻肺，肺失宣降
C. 外邪犯肺，肺气失宣
D. 木火刑金，肺失清肃
E. 脾肺两虚，痰浊内生

93. 7 岁患儿，日渐消瘦，不思饮食，时感腹痛，尤以脐周疼痛为多，时轻时重，并且经常夜间磨牙，大便尚可，舌红苔薄黄，其病多属
A. 饮食积滞　　B. 蛔虫病
C. 蛲虫病　　D. 钩虫病
E. 绦虫病

94. 患者，夏至后 2 天发病，症见发热恶寒，汗出，口渴喜饮，气短，神疲乏力。病因是

A. 湿邪　　B. 燥邪
C. 热邪　　D. 暑邪
E. 寒邪

95. 患者腹部见青紫色包块，质硬，固定不移，刺痛拒按，夜间痛甚。病因是

A. 外伤　　B. 结石
C. 湿邪　　D. 瘀血
E. 痰饮

96. 患者咽喉肿痛化脓，伴有发热，汗出，大便秘结，小便短赤，面色赤。病因是

A. 风邪　　B. 燥邪
C. 热邪　　D. 暑邪
E. 火邪

97. 患者脘腹胀满疼痛拒按，厌食，嗳腐吞酸，呕吐酸馊食物，吐后痛减，肠鸣，矢气臭如败卵，泻下不爽，大便酸腐臭秽。病因是

A. 饮食积滞　　B. 蛔虫
C. 肝气犯胃　　D. 寒饮停胃
E. 胃热炽盛

98. 患者，症见口鼻干燥、咽干口渴、皮肤干涩、小便短少、大便干结等，是由于

A. 燥易伤肺
B. 热邪伤津耗气
C. 暑性炎热
D. 风邪轻扬开泄
E. 燥性干涩，易伤津液

99. 患者情志抑郁，愁闷不乐，表情淡漠，胸闷胁胀，善太息，头晕健忘，倦怠乏力，纳呆，腹胀，病因是

A. 过怒　　B. 过喜
C. 忧思　　D. 过悲
E. 惊恐

100. 患者两胁胀痛或窜痛，甚则牵引少腹及睾丸，烦躁易怒，病因是

A. 过怒　　B. 过喜
C. 忧思　　D. 过悲
E. 惊恐

（三）B_1 型题

A. 耗气伤津、扰神
B. 阻滞气机
C. 自口鼻而入，犯肺伤津
D. 袭阴位
E. 致气机收敛

101. 燥邪致病，易
102. 火热之邪致病，易

A. 分为阴阳两类
B. “六气致病”说
C. 三因学说
D. 首次提出“乖戾之气”说
E. “千般疢难，不越三条”

103.《内经》将病因分为
104. 宋代陈言将病因归类，提出

A. 易发情志病变
B. 直接伤及内脏
C. 易影响脏腑气机
D. 一气一病，症状相似
E. 病邪相兼为病

105. 六淫致病特点是
106. 疠气致病特点是

A. 风邪　　B. 火邪
C. 燥邪　　D. 暑邪
E. 湿邪

107. 六淫中致病季节性最强的邪气是
108. 易致疮痈的邪气是

A. 风邪　　B. 寒邪
C. 火邪　　D. 暑邪
E. 湿邪

109. 易伤阳气、阻遏气机的邪气是
110. 易伤阳气、凝滞收引的邪气是

A. 汗出恶风
B. 狂躁妄动
C. 皮肤干皴
D. 下利清谷，小便清长
E. 下利黏液，小便浑浊

111. 湿邪致病可见

112. 火热之邪致病可见

A. 气结　　B. 气乱

C. 气缓　　D. 气上

E. 气消

113. 思则

114. 悲则

A. 脾肺　　B. 心脾

C. 肝肾　　D. 肝肺

E. 心肺

115. 劳力过度易于损伤的脏器是

116. 劳神过度易于损伤的脏器是

A. 气机不畅　　B. 阳气不振

C. 神气衰弱　　D. 蒙蔽心神

E. 变幻多端

117. 过逸与瘀血停滞均可出现的病理变化是

118. 属于结石致病特点的是

A. 阻滞气机，损伤脉络

B. 加重病情，变生他病

C. 病位固定，病证繁多

D. 致病广泛，变化多端

E. 阳气不足，抗病力弱

119. 医过与药邪共有的致病特点是

120. 属于结石停滞体内的致病特点是

A. 蛔虫　　B. 蛲虫

C. 钩虫　　D. 绦虫

E. 血吸虫

121. 病见夜间肛门瘙痒者，病因多是

122. 病见脐周疼痛，时轻时重，夜间磨牙者，病因多是

A. 化寒　　B. 化热

C. 伤阳　　D. 夹风

E. 瘙痒

123. 痰饮、瘀血停滞体内日久，其病理演变可出现

124. 痰饮为病，其病理演变一般不易出现的是

（四）C 型题

A. 气短乏力　　B. 口干咽燥

C. 二者均是　　D. 二者均非

125. 燥邪伤人致病可见

126. 暑邪伤人致病可见

A. 易发热、扰神

B. 易生风动血

C. 二者均是

D. 二者均非

127. 火热邪气伤人致病可见

128. 疠气伤人致病可见

A. 风邪　　B. 火热之邪

C. 二者均是　　D. 二者均非

129. 发病多上干人体上部，尤以头面部多见的是

130. 一年四季均可伤人致病的是

A. 瘀血　　B. 痰饮

C. 二者均是　　D. 二者均非

131. 影响新血生成的因素主要是

132. 既可化热，又可化寒的是

A. 过怒　　B. 过惊

C. 二者均是　　D. 二者均非

133. 易导致气机逆乱的情志变动是

134. 易导致气机郁结的情志变动是

A. 药邪　　B. 医过

C. 二者均是　　D. 二者均非

135. 能加重病情，变生他病的是

136. 易致中毒的因素是

A. 蒙蔽心神

B. 阻滞血脉运行

C. 二者均是

D. 二者均非

137. 属于痰饮致病特点的是

138. 属于瘀血致病特点的是

A. 湿邪　　B. 寒邪

C. 二者均是　　D. 二者均非

139. 致病易损伤阳气的是

140. 致病易阻遏气机的是

A. 易伤津液　　B. 善行数变

C. 二者均是　　D. 二者均非

141. 属于燥邪致病特点的是

142. 属于火热之邪致病特点的是

（五）X 型题

143. 六淫致病的共同特点是

A. 外感性　　B. 季节性

C. 地域性　　D. 相兼性

E. 传变性

144. 入侵经络、筋骨而引起痹证的邪气是

A. 风邪　　B. 寒邪

C. 湿邪　　D. 火邪

E. 暑邪

145. 易耗津液的病邪是

A. 风邪　　B. 燥邪

C. 暑邪　　D. 火热之邪

E. 寒邪

146. 疠气的致病特点是

A. 发病急骤　　B. 病情危笃

C. 症状相似　　D. 传染性强

E. 易于流行

147. 引起疾病的常见原因有

A. 外感六淫　　B. 七情内伤

C. 疠气传染　　D. 饮食失宜

E. 劳逸失度

148. 陈言将病因分为

A. 内因　　B. 其他病因

C. 外因　　D. 不内外因

E. 病理产物形成的病因

149. 张仲景在《金匮要略》中所说“千般疢难，不越三条”是指

A. 经络受邪入于脏腑

B. 天之常气，冒之则自经络流入

C. 人之常性，动之则先自脏腑郁发

D. 四肢九窍，血脉相传，壅塞不通

E. 房室、金刃、虫兽所伤

150. 六淫致病与季节有关，如

A. 春多热病　　B. 夏多暑病

C. 长夏多湿病　　D. 秋多风病

E. 冬多燥病

151. 风邪的性质和致病特征是

A. 轻扬开泄　　B. 善行数变

C. 主动　　D. 易耗气伤津

E. 为百病之长

152. 寒邪的性质和致病特征是

A. 主动　　B. 收引

C. 凝滞　　D. 重浊

E. 为阴邪，易伤阳

153. 湿邪的性质和致病特征是

A. 为百病之长

B. 易耗气伤津

C. 湿性黏滞

D. 湿性重浊

E. 为阴邪，阻滞气机

154. 燥邪的性质和致病特征是

A. 燥性干涩　　B. 燥性开泄

C. 燥易伤肺　　D. 燥性炎上

E. 易伤津液

155. 火热之邪的性质和致病特征是

A. 热性干涩　　B. 火热为阳邪

C. 易扰心神　　D. 易生风动血

E. 善行数变

156. 暑邪的性质和致病特征是

A. 暑为阳邪　　B. 其性升散

C. 多夹湿　　D. 易伤津耗气

E. 暑性重浊

157. 易导致发病病程较长的病因有

A. 湿邪　　B. 水湿痰饮

C. 瘀血　　D. 七情内伤

E. 结石

158. 热邪、暑邪皆有的致病特征是

A. 均为阳邪

B. 均易致疮痈

C. 耗气伤津

D. 均夹湿邪

E. 均见高热、口渴喜饮、面赤、脉

洪大

159. 疠气形成和疫病流行的原因有
A. 气候反常
B. 社会因素
C. 暴饮暴食
D. 环境污染，饮食不洁
E. 预防隔离工作不好

160. 疫病的种类很多，如
A. 白喉　　B. 猩红热
C. 霍乱　　D. 鼠疫
E. 痄腮

161. 数情交织致病，多伤及的脏腑为
A. 肝　　B. 心　　C. 脾
D. 肺　　E. 肾

162. 情志病主要包括的病证有
A. 郁证　　B. 癫证
C. 眩晕　　D. 外感发热
E. 消渴

163. 下列不属于情志异常病机的有
A. 怒则气上　　B. 寒则气收
C. 悲则气消　　D. 劳则气耗
E. 思则气结

164. 瘀血的致病特点包括
A. 易于阻滞气机
B. 影响血脉运行
C. 影响新血生成
D. 病位固定
E. 病证繁多

165. 瘀血形成的因素包括
A. 出血　　B. 气滞
C. 血寒　　D. 血热
E. 气虚

166. 痰饮的致病特点是
A. 阻滞气血运行
B. 影响水液代谢
C. 易于蒙蔽神明
D. 致病广泛
E. 变幻多端

167. 与痰饮形成有关的脏腑是
A. 脾　　B. 心　　C. 肝
D. 肺　　E. 三焦

168. 结石形成的因素包括
A. 饮食不当　　B. 情志内伤
C. 用药不当　　D. 体质差异
E. 久病损伤

169. 结石的致病特点包括
A. 多发于肝肾
B. 病程较长
C. 病情轻重不一
D. 阻滞气机
E. 损伤脉络

170. 多发结石的脏腑是
A. 肝　　B. 肾　　C. 胆
D. 胃　　E. 膀胱

171. 药邪的成因包括
A. 用药过量
B. 药物炮制不当
C. 药物配伍不当
D. 药物用法不当
E. 药物采集不当

172. 药邪的致病特点是
A. 导致中毒
B. 加重病情
C. 影响新血生成
D. 变生他疾
E. 病位固定

173. 医过的形成因素包括
A. 言语不当　　B. 处方草率
C. 诊治失误　　D. 操作不当
E. 饮食不当

174. 医过的致病特点是
A. 易致情志波动
B. 加重病情
C. 贻误治疗
D. 变生他疾
E. 使病情复杂

175．饮食偏嗜包括
A．嗜酒 B．寒热偏嗜
C．五味偏嗜 D．偏嗜肥甘
E．偏嗜辛辣
176．劳力过度易损伤的内脏是
A．心 B．肺 C．脾
D．肝 E．肾
177．劳神过度易损伤的内脏是
A．心 B．肺 C．脾
D．肝 E．肾
178．寄生虫包括
A．蛔虫 B．蛲虫
C．绦虫 D．钩虫
E．血吸虫

三、名词术语解释

179．病因
180．病因学说
181．辨症求因
182．六淫
183．六气
184．三因学说
185．风为百病之长
186．伤寒
187．中寒
188．寒性凝滞
189．疠气
190．风性主动
191．七情
192．七情内伤
193．情志病
194．饮食不节
195．有形之痰
196．无形之痰
197．瘀血
198．药邪
199．医过
200．胎弱
201．胎毒
202．饮食偏嗜
203．饮食不洁

四、简答题

204．中医学的病因包括哪些内容？
205．简述在疾病发展过程中原因与结果的相互关系。
206．简述中医病因学说中病因与非病因之间的相对性。
207．简述中医探求病因的方法。
208．简述风邪的性质和致病特征。
209．寒邪致病的条件有哪些？
210．简述寒邪的性质和致病特征。
211．何谓暑邪？其性质和致病特征是什么？
212．何谓湿邪？试述湿邪致病的环境条件。
213．简述湿邪的性质和致病特征。
214．如何理解湿性黏滞？
215．简述火热之邪的性质及致病特征。
216．何谓燥邪？简述其性质和致病特征。
217．何谓疠气？其致病特点如何？
218．为何说湿性重浊？
219．燥性干涩，易伤津液，有何临床征象？
220．为什么火邪易致痈肿疮疡？
221．如何理解“风性善行而数变”？
222．七情变化对病情的影响是怎样的？
223．七情内伤是怎样形成的？
224．情志病主要包括哪些病证？
225．饮食过饱的致病特点有哪些？
226．饮食过饥的致病特点有哪些？
227．五味偏嗜的致病特点有哪些？
228．劳力过度的致病特点有哪些？
229．劳神过度的致病特点有哪些？
230．过逸致病的特点有哪些？

231. 痰饮致病的特点有哪些？

232. 瘀血与血瘀的概念有何不同？

233. 结石形成的因素主要有哪些？

234. 结石的致病特点主要是哪几个方面？

235. 外伤主要包括哪些内容？

236. 药邪的形成因素主要有哪些？

237. 药邪的致病特点主要有哪些？

238. 医过的形成因素主要包括哪几方面？

239. 医过的致病特点主要有哪些？

五、问答题

240. 何谓“六气”与“六淫”？二者有何联系与区别？

241. 六淫致病的共同特点是什么？

242. 如何理解“风为百病之长”？

243. 寒邪的性质和致病特征是什么？

244. 为什么说“暑性升散，扰神伤津耗气”及“暑多夹湿”？

245. 试述湿邪的性质和致病特征。

246. 火热邪气的性质及致病特征是什么？

247. 火热邪气与暑邪在性质和致病特征上有何异同？

248. 火性趋上与暑性升散的临床表现有何不同？

249. 寒邪和湿邪同属阴邪，在致病特征上有何异同？

250. 火与热有什么区别与联系？

251. 疠气与六淫在致病上有何不同？

252. 试述七情与内脏精气的关系。

253. 七情内伤的致病特点是怎样的？

254. 痰饮的形成与哪些脏腑功能失调有关？

255. 痰饮致病的特点主要有哪些？为什么？

256. 瘀血致病的特点主要有哪些？为什么？

257. 瘀血致病的病症特点主要有哪些？

258. 试述瘀血形成的主要因素。

259. 过劳主要包括哪几方面？其致病特点各是什么？

260. 饮食不节包括哪几方面？其致病特点各是什么？

261. 饮食偏嗜包括哪几方面？其致病特点各是什么？

262. 何谓药邪？其形成因素和致病特点各是什么？

263. 结石形成的因素和致病特点各是什么？

264. 何谓医过？其形成因素和致病特点各是什么？

【参考答案】

一、填空题

1. 辨症求因
2. 外感性　季节性
3. 病位游移　行无定处
4. 动摇不定
5. 肌表　卫阳
6. 少腹　阴部
7. 寒气　寒
8. 症状的黏滞性　病程的缠绵性
9. 湿
10. 燥性干涩，易伤津液　燥易伤肺
11. 火热之邪
12. 瘖瘧
13. 辨症求因（审症求因）
14. 肌表　口鼻
15. 气血津液　经脉
16. 濡泄　胕肿
17. 全身性弥漫性
18. 伤暑

19. 气缓　气乱　恐　思

20. 恐　笑不休

21. 有利于疾病康复　加重病情

22. 过饥　过饱

23. 寒热偏嗜　食类偏嗜

24. 脾　肺

25. 心　脾

26. 中毒　加重病情，变生他疾

27. 易致情志波动　加重病情，变生他疾

28. 胎弱　胎毒

29. 化热　癥积

30. 阳气不振，正气虚弱　神气衰弱

31. 出血量少而不畅　色紫暗或夹血块

32. 易于蒙蔽心神　致病广泛，变幻多端

33. 血热　出血

34. 情志内伤　体质差异

35. 冻伤　虫兽所伤

36. 蛲虫　绦虫

二、选择题

（一）A_1 型题

37. B　答案分析：风为春季的主气，春季多风病。但风邪四季常在，故四季均可伤于风邪为病，不受季节限制。由于风性开泄，他邪易依附于风侵人致病，故为外感病之先导。

38. C　答案分析：因风性轻扬、升发、向上、向外，故易袭阳位（肌表头面等）。

39. B　答案分析：因风性善行，故致病具有病位游移、行无定处的特征。

40. C　答案分析：寒为阴邪，具有凝滞之性，侵人易使气血津液凝结、经脉阻滞。

41. A　答案分析：因寒性凝滞、收引，故致病易使气血凝滞，经脉收缩、牵引而作痛。

42. B　答案分析：因寒性收引，故易使气机收敛，腠理闭塞，筋脉拘挛，屈伸不利。

43. B　答案分析：寒性凝滞，故使经脉气血凝结阻滞，不通则痛。

44. E　答案分析：寒主收引，指寒邪侵人，易使气机收敛，筋脉挛急。

45. D　答案分析："中寒"，即指寒邪直中脏腑，伤及脏腑阳气。

46. A　答案分析：寒、湿二邪均为阴邪，故易伤人阳气。

47. C　答案分析：湿为重浊有质之邪，侵人易趋下而致人体下部发病。

48. D　答案分析：湿性秽浊，侵人易致分泌物和排泄物秽浊不清的症状。如面垢眵多、妇女白带过多、湿疹浸淫流水等秽浊症状。

49. D　答案分析：湿性沉重、重着，湿邪阻滞经络关节，阳气不得布达，可见肌肤不仁、关节疼痛重着之"着痹"。

50. A　答案分析：初秋尚有夏末之余热，久晴无雨，秋阳以曝，燥与热合，侵人发为温燥。

51. B　答案分析：燥性干涩，侵人易伤津液，出现各种干燥、涩滞的症状。

52. D　答案分析：火热之邪侵人，入于血脉，可致络脉灼伤，迫血妄行而出血。

53. E　答案分析：火热之邪燔灼、升腾、趋上，侵人易害人体上部，尤以头面为多见，故症见头痛、耳鸣、咽喉红肿疼痛、唇舌糜烂等。

54. C　答案分析：火、燥、暑均为阳邪，侵人易伤津液而见多汗及干燥失润之症。

55. D　答案分析：暑乃夏季之主气，夏至至立秋，气候炎热，常多雨而潮湿，热蒸湿动，水气弥漫，故暑邪致病，多夹湿邪为患。

56. E　答案分析：异气即疠气，又称“毒气”、“乖戾之气”。

57. A　答案分析：怒为肝志，大怒最易伤肝，导致肝气上逆。《素问·举痛论》说：“怒则气上。”

58. D　答案分析：悲、忧皆为肺志，悲忧太过易伤肺，导致肺气消减。《素问·举痛论》说：“悲则气消。”

59. B　答案分析：心神为人体生命活动的主宰，情志活动属于心神的范畴，故情志所伤，首先影响心神，次及相应脏腑。如大怒所伤，首伤心神，致“迷惑而不治”，然后影响肝气，使肝气上逆。

60. B　答案分析：恐惧不解可致肾气不固，出现失精及二便失禁。故《素问·举痛论》说：“恐则气下。”

61. B　答案分析：饮食过饱，若“积食”不化，其病理演变可聚湿、化热、生痰等。

62. D　答案分析：偏嗜寒热饮食，其致病特点主要是导致机体阴阳的偏胜偏衰。

63. C　答案分析：脾为生气之源，肺为主气之脏，“劳则气耗”，故劳力过度易损伤脾肺之气。

64. B　答案分析：心主血而藏神，脾主思，脾为气血生化之源。过思劳神，易耗心血和损伤脾气。

65. E　答案分析：肾主藏精，为封藏之本。房事不节易耗肾精。

66. D　答案分析：脾、肺、肾、肝及三焦等在人体水液代谢过程中起着重要作用。因此，肺、脾、肾、肝等脏腑机能失调易致痰饮形成。

67. B　答案分析：痰饮致病，随气上逆，可蒙蔽清窍，扰乱心神，导致神志活动失常。

68. D　答案分析：肝、胆、肾、膀胱等脏腑是容易形成结石并阻滞为病的脏腑。

69. E　答案分析：血瘀是指血液运行不畅或阻滞不通的病理改变，属病机学概念，不属于病因。

70. A　答案分析：瘀血阻滞，尤其是瘀血日久不散，严重影响气血运行，脏腑失养，生机受阻，势必影响新血的生成。

71. D　答案分析：寸白虫即绦虫，又称“白虫”。

72. C　答案分析：药邪致病，非助邪即伤正，医过为患，贻误治疗，故药邪、医过致病，均可加重病情。

73. C　答案分析：药邪致病，非助邪即伤正，故其致病特点，不但能加重病情，而且还可引起新的病变。

74. E　答案分析：诊治失误属于医过形成的因素。

75. D　答案分析：伏虫即钩虫。

76. E　答案分析：痰饮致病易于阻滞气血运行，不易损伤脉络。

77. B　答案分析：过逸少动，气机失于畅达，易致脾胃等脏腑气机不畅；结石、瘀血、痰饮为有形之邪，其阻滞为病，易致气机不畅。

78. E　答案分析：易于蒙蔽心神，属于痰饮的主要致病特点之一，瘀血为病较为少见。

79. D　答案分析：“继发性病因”包括痰饮、瘀血、结石等疾病过程中所形成的病理产物，因其通常是继发于其他病理过程而产生的致病因素，故称。

80. A　答案分析：《内经》最早将致病因素分为“三部之气”。见于《灵枢·百病始生》，云：“喜怒不节则伤脏，风雨则伤上，清湿则伤下。三部之气，所伤异类。”

81. C　答案分析：中医病因学说的特点是辨症求因。

82. C　答案分析：瘀血致病具有“病

位固定，病证繁多”的特点。

83. D　答案分析：痰饮致病具有“致病广泛，变幻多端”的特点。

84. A　答案分析：湿邪黏滞，致病易见病程长并缠绵难愈。

85. B　答案分析：劳神过度能够导致心血脾气损伤。由于心藏神，脾主思，血是神志活动的重要物质基础，故用神过度，长思久虑，则易耗伤心血，损伤脾气。

86. A　答案分析：劳力太过而致病，其病变特点主要表现在两个方面：一是过度劳力而耗气，二是过度劳力而致形体损伤，即劳伤筋骨。

87. E　答案分析：导致“痛痹”的主要邪气是寒邪。《素问·痹论》说：“风寒湿三气杂至，合而为痹也。其风气胜者为行痹，寒气胜者为痛痹，湿气胜者为着痹也。”

（二）A_2 型题

88. D　答案分析：患儿汗出恶风、咽痒咳嗽为风邪袭表、肺气宣降失常而致，但很快出现水肿之症，可诊为“风水证”，其变化之速，是由于风邪为先导的外感病发病急、变化快的缘故，即风性数变所致。

89. C　答案分析：因寒性收引，寒客经络关节，则肢体冷痛，经脉收缩挛急，故见关节屈伸不利，甚或冷厥不仁。

90. D　答案分析：因湿性重着，故湿邪阻滞经络，关节出现肿痛、沉重且麻木；舌苔白厚腻、脉弦缓均为湿浊停滞之象；又湿性黏滞，故关节沉重肿痛反复发作。

91. E　答案分析：火热之邪侵人，燔灼肝经，耗劫津液，筋脉失润，易引起肝风内动之病证。由于此肝风为热甚引起，故称为“热极生风”。

92. B　答案分析：病人以胸闷咳嗽、呼吸喘促为主症，其病位在肺，且吐痰量多，胸闷，舌苔厚，脉滑。故其病机当属痰饮阻肺、肺失宣降。

93. B　答案分析：腹痛，尤其是脐周围疼痛，时轻时重，以及夜间磨牙等，是蛔虫病的常见临床表现。蛔虫寄生日久，损伤脾胃，可见日渐消瘦、不思饮食等。

94. D　答案分析：患者发病时当夏至，症见发热恶寒，汗出，口渴喜饮，气短，神疲乏力，符合暑邪季节性、炎热、伤津耗气的致病特点，病属暑邪为患。

95. D　答案分析：瘀血致病的病症特点为：刺痛拒按，痛处固定不移，夜间痛甚；肿块色青紫，质硬、坚固难移。由上可见，此患者病因为瘀血。

96. E　答案分析：火邪易致疮痈，导致咽喉肿痛化脓；火为阳邪燔灼升腾，故发热汗出、面色赤；火邪易伤津，故大便秘结、小便短赤。此病因为火邪。

97. A　答案分析：饮食积滞不化，“积食”内停，可见脘腹胀满疼痛，嗳腐吞酸，呕吐、泄泻、纳呆等；肠鸣、矢气臭如败卵、泻下不爽、大便酸腐臭秽为饮食积滞的特征表现。

98. E　答案分析：患者症状一派干涩少津之象，且无明显热象，为燥邪伤津液所致。

99. C　答案分析：过度忧思损伤心脾，导致心脾气机结滞，运化失职，可见精神萎靡、反应迟钝、胸闷胁胀、善太息、不思饮食、腹胀纳呆、便溏等症状。

100. A　答案分析：两胁胀痛、窜痛，牵引少腹及睾丸，烦躁易怒，均为肝气上逆之症；大怒伤肝，怒则气上。故本病病因为过怒。

（三）B_1 型题

101. C　答案分析：燥性干涩，易伤津液。燥邪伤人，易自口鼻而入，首犯肺卫，伤及津液。

102. A　答案分析：火热之邪侵人，热淫于内，一方面迫津外泄，致气随津泄而津亏气耗；另一方面则直接消灼煎熬津液，耗伤人体阴气。由于火热与心相应，故热入营血，尤易影响心神，扰乱神明而神志不安，甚则狂躁、谵语等。

103. A　答案分析：《内经》以阴阳为总纲，将病因分为阴阳两大类，即来自于自然界气候异常变化，多伤人外部肌表者归属于阳邪；因饮食不节，居处失宜，起居失常，房事失度，情志过极，多伤人内在脏腑精气者，归属于阴邪。

104. C　答案分析：陈言提出“三因学说”，即六淫邪气侵犯为外所因，七情所伤为内所因，饮食劳倦、跌仆金刃及虫兽所伤等为不内外因。

105. E　答案分析：六淫致病的共同特点为季节性、外感性、地域性和相兼性（即六淫可单独伤人致病，又可两种以上同时侵犯人体而为病）。

106. D　答案分析：疠气致病特点为：发病急骤，病情危笃，传染性强，易于流行，一气一病，症状相似（即每一种疠气所致之疫病，均有各自的临床特点和传变规律）。

107. D　答案分析：暑邪致病有明显的季节性，主要发生于夏至以后，立秋之前。

108. B　答案分析：火邪入于血分，可聚于局部，腐蚀血肉，发为痈肿疮疡。

109. E　答案分析：湿性类水，故湿邪为阴邪，易伤人阳气。湿为重浊有质之邪，其性黏滞，侵人最易留滞于脏腑经络，阻遏气机，使脏腑气机升降失常，经络阻滞不畅。

110. B　答案分析：寒邪为阴邪，最易伤人阳气；寒性凝滞，使气血津液凝结阻滞；寒性收引，易使气机收敛，腠理、经络、筋脉收缩而挛急。

111. E　答案分析：因湿性重浊，易使患者分泌物、排泄物秽浊不清，故见下利黏液，小便浑浊。

112. B　答案分析：火热与心相应，火热之邪入于营血，易影响心神，甚则扰乱神明，致狂躁不安。

113. A　答案分析：过度思虑则致脾胃气滞，腹胀食减，故说“思则气结”。

114. E　答案分析：过度悲哀则致肺气消减，少气喘息，故说“悲则气消”。

115. A　答案分析：“劳则气耗”，由于脾为生气之源，肺为主气之脏，故劳力过度则耗气，易损脾肺二脏。

116. B　答案分析：由于心藏神，脾主思，心主血，脾为气血生化之源，而血是神志活动的重要物质基础。故用神太过，则易耗伤心血，损伤脾气。

117. A　答案分析：过逸少动，易致气机不畅；瘀血停滞，也易致气机阻滞。

118. A　答案分析：结石停滞易致气机不畅。

119. B　答案分析：药物使用不当，非助邪即伤正，医者言行不当，诊治失误等，均可贻误治疗。故药邪与医过致病均可加重病情，变生他疾。

120. A　答案分析：结石乃有形实邪，停滞体内，易阻气机，甚者可损伤脉络。

121. B　答案分析：肛门瘙痒，夜间为甚，乃是蛲虫病的常见症状。

122. A　答案分析：蛔虫病的常见症状是脐周疼痛，时轻时重，并经常夜间磨牙。

123. B. 答案分析：痰饮、瘀血停滞日久，均可郁久化热。

124. E　答案分析：痰饮停滞体内，其病变发展，既可伤阳化寒，也可化热、夹风。

（四）C 型题

125. B　答案分析：燥性干涩，易伤津液，故燥邪伤人致病可见口干咽燥。

126. C　答案分析：暑性升散，易伤津耗气，故暑邪伤人致病不仅可见口干咽燥等津伤之症，而且可见气短乏力等气虚见症。

127. C　答案分析：火热为阳邪，故火热太盛伤人致病则见人体阳气病理性偏亢，发为实热证；火热与心相通应，火热之邪入于营血，尤易上扰心神而现心烦、失眠，甚或狂躁等。火热之邪袭人，燔灼肝经，耗劫津液，筋脉失养，易引起肝风内动；火热入于血脉，灼伤络脉，迫血妄行，引起各种出血证。

128. C　答案分析：一般而言，疠气多属热毒之邪，其性疾速，故发病过程中常现发热、扰神、生风、动血等症。

129. C　答案分析：因为风为阳邪，其性升发，向上向外，易袭阳位（头面）；火热之邪性燔灼、升腾，火性趋上，故侵人易害人体上部，尤以头面部为多见。

130. C　答案分析：风邪虽春季多见，但四季皆有；火热虽旺于夏季，但不像暑邪那样有明显季节性，也不受季节的限制，故火热之邪伤人致病，一年四季均可发生。

131. A　答案分析：瘀血日久不散，可严重影响气血运行，导致脏腑机能失常，生机受阻，可影响新血生成。

132. B　答案分析：痰饮属于阴性病理产物，停滞体内既可伤阳化寒，也可郁久而从阳化热。

133. B　答案分析：过度惊吓可致气机逆乱。

134. D　答案分析：过度思虑可致气机郁结，故易导致气机郁结的情志变动既非过惊也非过怒。

135. C　答案分析：药物使用不当，非助邪即伤正；诊治失误等可贻误治疗，故药邪和医过均能加重病情，变生他病。

136. A　答案分析：药物用量过大，特别是一些有毒药物用量过大，或炮制加工不当，易致药物中毒。

137. C　答案分析：痰饮随气上逆，易于蒙蔽心神，使心神活动失常；痰饮阻滞于经脉，可影响血脉运行。

138. B　答案分析：瘀血阻滞于体内，可致全身或局部血液运行不畅。

139. C　答案分析：寒邪和湿邪皆为阴邪，易损伤阳气。

140. A　答案分析：湿邪为重浊有质之邪，侵人易留滞于脏腑经络，阻遏气机。

141. A　答案分析：燥性干涩，易伤津液。

142. A　答案分析：火热之邪迫津外泄，易伤津耗气。

（五）X 型题

143. ABCD　答案分析：六淫致病，多从肌表、口鼻侵犯人体，或两者同时受邪而发病；多与季节气候有关，如春季多风病，夏季多暑病等；与生活、工作的区域环境密切相关，如西北多燥病，东北多寒病等；且六淫邪气既可单独伤人致病，又可两种以上同时侵犯人体而为病，如风热感冒、暑湿感冒等。

144. ABC　答案分析：风、寒、湿三气杂至而引起的痹证，若见游走性关节疼痛，痛无定处，则属于风邪偏盛，称为"风痹"；寒邪所客，气血凝滞不通，则以肢体关节冷痛为主，称为"寒痹"；湿邪阻滞经络关节，阳气不得布达，则见肌肤不仁，关节疼痛重着，称为"湿痹"。

145. BCD　答案分析：燥邪干涩、易伤津液而致皮肤、口鼻咽干等；暑邪升散，易伤津液而致口渴喜饮等；火热之邪侵人，热淫于内，一可迫津外泄致津亏，同时可直接消灼煎熬津液，伤人阴气，故临床除见热象外，可伴见口渴喜饮、咽干舌燥、小便短赤、大便秘结等津伤阴亏征象。

146. ABCDE　答案分析：疠气致病特点是：发病急骤，病情危笃；传染性强，易于流行；一气一病，症状相似。

147. ABCDE　答案分析：引起疾病的常见原因有：外感六淫、七情内伤、疠气传染、饮食失宜、劳逸失度、持重努伤、跌仆金刃、外伤等。

148. ACD　答案分析：宋代陈言提出"三因学说"，《三因极一病证方论》中说："六淫，天之常气，冒之则先自经络流入，内合于脏腑，为外所因；七情，人之常性，动之则先自脏腑郁发，外形于肢体，为内所因；其如饮食饥饱，叫呼动气……及至虎狼毒虫……为不内外因。"

149. ADE　答案分析：张仲景在《金匮要略》中说："千般疢难，不越三条：一者，经络受邪入脏腑，为内所因也；二者，四肢九窍，血脉相传，壅塞不通，为外皮肤所中也；三者，房室、金刃、虫兽所伤。"

150. BC　答案分析：暑为夏季的主气，故夏多暑热为病；长夏湿气当令，湿气太盛伤人致病，多发泄泻、湿疹等湿病。

151. ABCE　答案分析：风邪的性质和致病特征是：风为阳邪，轻扬开泄，易袭阳位；风性善行而数变；风性主动；风为百病之长。

152. BCE　答案分析：寒邪的性质和致病特征是：寒性收引，凝滞，为阴邪、易伤人阳气。

153. CDE　答案分析：湿邪的性质和致病特征是：湿性黏滞，湿性重浊，湿为阴邪，易阻滞气机，损伤阳气。

154. ACE　答案分析：燥邪的性质和致病特征是：燥性干涩，易伤津液，燥易伤肺。

155. BCD　答案分析：火热之邪的性质和致病特征是：火热为阳邪，其性趋上，易扰心神，易生风动血，易致疮痈。

156. ABCD　答案分析：暑邪的性质和致病特征是：暑为阳邪，其性炎热，暑性升散，易伤津耗气，暑多夹湿。

157. ABDE　答案分析：因湿性黏滞，痰饮亦为湿聚而成，故湿邪致病或水湿痰饮停聚，病程较长，且易反复发作；七情内伤大多为长期情志刺激致脏腑气血紊乱而发病；结石多为湿热久蕴，煎熬蕴结，或食某些药物、食物沉积而成，病程均较长。

158. ACE　答案分析：热、暑之邪均为阳邪，伤人易致高热、口渴喜饮、面赤、脉洪大等症，且易伤津耗气。

159. ABDE　答案分析：疠气形成和疫病流行的原因有：气候反常，如久旱酷热；社会因素，如战乱不停、社会动荡不安；环境污染，饮食不洁；预防隔离工作不好等。

160. ABCDE　答案分析：疠气侵人可致多种疫病，如痄腮、鼠疫、白喉、猩红热、霍乱、天花、疫毒痢等。

161. ABC　答案分析：由于心、肝、脾三脏在人体生理活动和精神心理活动中发挥着重要作用，故情志内伤，数情交织致病，多伤心、肝、脾三脏。

162. ABCE　答案分析：情志病，系指发病与情志刺激有关，具有情志异常表现的病证。主要包括：①因情志刺激而发的病证，如郁证、癫狂等；②因情志刺激而诱发的病证，如胸痹、真心痛、眩晕等；③其他原因所致但具有情志异常表现的病证，如消渴、恶性肿瘤等。据此，郁证、癫狂、眩晕、消渴四者皆属于情志病。

163. BD　答案分析：寒则气收、劳则气耗不属于情志异常病机；怒则气上、悲则气消、思则气结属于情志异常病机。

164. ABCDE　答案分析：瘀血致病的特点包括：①易于阻滞气机；②影响血脉运行；③影响新血生成；④病位固定，病证繁多。

165. ABCDE　答案分析：瘀血形成的因素主要包括：①血出致瘀；②气滞血瘀；③因虚致瘀（气虚等）；④血寒致瘀；⑤血热致瘀。

166. ABCDE　答案分析：痰饮致病的特点包括：①阻滞气血运行；②影响水液代谢；③易于蒙蔽心神；④致病广泛，变化多端。

167. ACDE　答案分析：由于肺、脾、肾、肝、三焦在人体水液代谢过程中起着重要作用，无论是外感还是内伤，导致肺、脾、肾、肝、三焦等脏腑功能失调，均可能形成痰饮。

168. ABCDE　答案分析：结石形成的因素主要包括：①饮食不当；②情志内伤；③服药不当；④体质差异；⑤久病损伤。

169. ABCDE　答案分析：结石致病的特点主要包括：①多发于肝、肾、胆、胃、膀胱等脏腑；②病程较长，病情轻重不一；③阻滞气机，损伤脉络。

170. ABCDE　答案分析：结石多发于肝、肾、胆、胃、膀胱等脏腑。

171. ABCD　答案分析：药邪的形成因素主要包括：①用药过量；②炮制不当；③配伍不当；④用法不当。

172. ABD　答案分析：药邪致病特点主要是：①中毒；②加重病情；③变生他疾。

173. ABCD　答案分析：医过的形成因素主要有：①言行不当；②处方草率；③诊治失误（包括操作不当等）。

174. ABCDE　答案分析：医过致病特点主要包括：①易致情志异常波动（包括因情志波动致气血紊乱而使病情复杂等）；②加重病情，变生他疾（包括贻误治疗等）。

175. ABCDE　答案分析：饮食偏嗜包括：①寒热偏嗜（包括嗜酒、嗜辛辣等）；②五味偏嗜；③食类偏嗜（包括过食肥甘厚味等）。

176. BC　答案分析：由于脾为生气之源，肺为主气之脏，劳力过度，“劳则气耗”，故易伤脾、肺二脏。

177. AC　答案分析：由于心主神，脾主思，血是神志活动的主要物质基础，心主血脉，脾为气血生化之源，故劳神太过易伤心、脾二脏。

178. ABCDE　答案分析：常见的寄生虫包括蛔虫（长虫）、蛲虫、绦虫（寸白虫）、钩虫（伏虫）、血吸虫等。

三、名词术语解释

179. 病因：凡能导致疾病发生的原因，即是病因。具体而言，凡能导致机体的阴阳失调、脏腑组织损伤、生理机能失常及心理活动障碍而发生疾病的各种原因，皆可称为病因。

180. 病因学说：是研究各种病因的概念、形成、性质、致病特点及其所致病证临床表现的理论。

181. 辨症求因：中医探求病因，主要以临床表现为依据，通过分析病证的症状、体征来推求病因，为治疗用药提供依据。这种探求病因的方法，称为“辨症求因”。

182. 六淫：即风、寒、暑、湿、燥、火（热）六种外感病邪的统称。

183. 六气：即风、寒、暑、湿、燥、火六种自然界正常的气候变化，是万物生长化收藏和人类赖以生存的必要条件。

184. 三因学说：即六淫邪气侵犯为外所因，七情所伤为内所因，饮食劳倦、跌仆金刃及虫兽所伤等为不内外因。

185. 风为百病之长：一是指风邪常兼他邪合而伤人，为外邪致病的先导；二是指风邪袭人，致病最多。

186. 伤寒：寒客肌表，郁遏卫阳者，

称为“伤寒”。

187. 中寒：寒邪直中于里，伤及脏腑阳气者，称为“中寒”。

188. 寒性凝滞：即指寒邪侵人，易使气血津液凝结、经脉阻滞。

189. 疠气：指一类具有强烈致病性和传染性的外感病邪。

190. 风性主动：是指风邪致病具有动摇不定的特征。

191. 七情：是指喜、怒、忧、思、悲、恐、惊七种正常的情志活动，是人体的生理和心理活动对外界环境变化产生的情志反应，属于人人皆有的情绪体验，一般不会导致或诱发疾病。

192. 七情内伤：是指喜、怒、忧、思、悲、恐、惊七种引发或诱发疾病的情志活动。七情反应太过或不及，超越了人体的生理和心理适应能力，损伤脏腑精气，导致机能失调，或人体正气虚弱，脏腑精气虚衰，对情志刺激的适应调节能力低下，引发或诱发疾病时，七情则成为病因而称之为“七情内伤”。

193. 情志病：是指发病与情志刺激有关，具有情志异常表现的病证。主要包括：①因情志刺激而发的病证，如郁证、癫狂等；②因情志刺激而诱发的病证，如胸痹、真心痛、眩晕等；③其他原因所致但具有情志异常表现的病证，如消渴、恶性肿瘤等。

194. 饮食不节：是指饮食失于节制，主要包括过饥、过饱。过饥则使气血生化不足，过饱则易损伤脾胃。

195. 有形之痰：是指视之可见，闻之有声的痰涎为病，如咳嗽吐痰，喉中痰鸣等。

196. 无形之痰：是指只见其症，未见其形的痰病，如眩晕、癫狂等。

197. 瘀血：是指体内血液运行障碍、血液瘀积而形成的病理产物，包括瘀滞于体内的离经之血，以及停滞于血脉或脏腑组织中的血液。因其能引起新的病理变化，故又称其为致病因素。

198. 药邪：是指因药物加工、使用不当而引起疾病发生的一类致病因素。其致病可致中毒，或加重病情，变生他疾。

199. 医过：是指由于医生的过失而致病情加重或变生他疾的一类致病因素。其致病易致情志波动，或加重病情，变生他疾。

200. 胎弱：是指胎儿因禀受父母的精血不足或异常，以致发育障碍、不良或畸形的一类病因。胎弱为病，一是导致各类遗传性疾病，二是引起先天禀赋虚弱。

201. 胎毒：一般是指某些传染病在胎儿期由亲代传给子代而致病的一类病因，也包括妊娠早期，其母感受邪气而遗毒于胎儿，如胎传火毒等。

202. 饮食偏嗜：是指特别喜好某种性味的食物或专食某些食物而导致某些疾病发生的一类因素，包括寒热饮食偏嗜、五味偏嗜、食类偏嗜等。

203. 饮食不洁：是指进食不洁净的食物而致疾病发生的一类因素。其致病可致中毒、寄生虫病、胃肠功能紊乱等。

四、简答题

204. 中医学的病因包括哪些内容？

答：包括六淫、疠气、七情内伤、饮食失宜、劳逸失度、外伤、寄生虫、药邪、医过、先天因素、痰饮、瘀血、结石等。

205. 简述在疾病发展过程中原因与结果的相互关系。

答：在疾病发展过程中，原因和结果是相互作用的。在一定的条件下，原因和结果可发生变化。在某一阶段是结果的东西，在另一阶段则可成为新的致病因素，如痰饮、瘀血皆是。

206. 简述中医病因学说中病因与非病因之间的相对性。

答：中医病因学说中病因与非病因之间具有相对性。如作为病因的六淫和七情内伤，在正常情况下，风、寒、火、湿、燥、暑是自然界正常的气候变化，称“六气”；喜、怒、忧、思、悲、恐、惊是人体正常的情志反应，称“七情”，它们并不会导致人体发病，因而这时不属于病因。然而，在异常的情况下（如天气变化太过、七情过激，或人体的适应调节能力低下等），就会成为病因，使人患病。

207. 简述中医探求病因的方法。

答：中医探求病因，一是详细询问发病的经过及其有关情况，推断其病因；二是主要以病证的临床表现为依据，通过分析病证的症状、体征，推求病因，这叫做“辨症求因”。

208. 简述风邪的性质和致病特征。

答：①风为阳邪，轻扬开泄，易袭阳位；②风性善行而数变；③风性主动；④风为百病之长。

209. 寒邪致病的条件有哪些？

答：寒邪常见于冬季，当水冰地坼之时，伤于寒者为多，故冬多寒病。但寒邪为病也可见于其他季节，如气温骤降、涉水淋雨、汗出当风、空调过凉，亦常为感受寒邪的重要原因。

210. 简述寒邪的性质和致病特征。

答：①寒为阴邪，易伤阳气；②寒性凝滞；③寒性收引。

211. 何谓暑邪？其性质和致病特征是什么？

答：凡夏至之后，立秋之前，致病具有炎热、升散、兼湿特性的外邪，称为暑邪。暑邪的性质和致病特征有：①暑为阳邪，其性炎热；②暑性升散，扰神伤津耗气；③暑多夹湿。

212. 何谓湿邪？试述湿邪致病的环境条件。

答：凡致病具有重浊、黏滞、趋下特性的外邪，称为湿邪。湿邪致病的环境条件有：气候潮湿；居处潮湿；水中作业；涉水淋雨；在一年中长夏易患湿病。

213. 简述湿邪的性质和致病特征。

答：湿邪的性质和致病特征有：①湿为阴邪，易损伤阳气，阻遏气机；②湿性重浊；③湿性黏滞；④湿性趋下，易袭阴位。

214. 如何理解湿性黏滞？

答：“黏”，即黏腻；“滞”，即停滞。湿邪致病，其黏腻停滞的特性主要表现在两个方面：一是症状的黏滞性。湿病症状多表现为黏滞而不爽，如排泄物和分泌物多滞涩不畅。二是病程的缠绵性。因湿性黏滞，易阻气机，气不行则湿不化，胶着难解，故湿邪为病，起病缓慢，病程较长，反复发作，或缠绵难愈。

215. 简述火热之邪的性质及致病特征。

答：①火热为阳邪，其性燔灼趋上；②火热易扰心神；③火热易伤津耗气；④火热易生风动血；⑤火邪易致疮痈。

216. 何谓燥邪？简述其性质和致病特征。

答：凡致病具有干燥、收敛等特性的外邪称为燥邪。燥邪的性质和致病特征有：①燥性干涩，易伤津液；②燥易伤肺。

217. 何谓疠气？其致病特点如何？

答：疠气是指一类具有强烈致病性和传染性的外感病邪。其致病特点是：发病急骤，病情重笃；传染性强，易于流行；一气一病，症状相似。

218. 为何说湿性重浊？

答：①重，指沉重、重着，是指湿邪致病具有沉重、重着的特征。如感受湿邪，常可见头重如裹、周身困重、四肢酸懒沉重等症状。②浊即秽浊，多指分泌物、排泄物秽浊不清而言。如湿邪为病，可见面垢眵多、下痢黏液脓血、小便浑浊、湿疹浸淫流水等症状。

219. 燥性干涩，易伤津液，有何临床征象？

答：燥是一种敛肃之气，最易耗伤人体的津液。其主要临床征象如：毛发干枯，口鼻干燥，皮肤粗糙，小便短少，大便干结等。

220. 为什么火邪易致痈肿疮疡？

答：因为火邪侵入血分，可聚结于局部，热腐血肉而发为痈肿疮疡。火与热皆属阳邪，但热性弥散，火性结聚，故火邪易致痈肿疮疡。

221. 如何理解“风性善行而数变”？

答：①善行，是指风邪致病具有病位游移，行无定处的特征。如行痹的关节疼痛游走不定。②数变，是指风邪致病具有变幻无常，发病迅速的特性。如风疹发病时此起彼伏，发无定处，变幻无常等。

222. 七情变化对病情的影响是怎样的？

答：七情变化对病情具有两方面的影响：一是有利于疾病康复。情绪积极乐观，七情反应适当，当怒则怒，当悲则悲，怒而不过，悲而不消沉，有利于病情的好转乃至痊愈。二是加重病情。情绪消沉，悲观失望，或七情异常波动，可使病情加重或恶化。

223. 七情内伤是怎样形成的？

答：七情，是指喜、怒、忧、思、悲、恐、惊七种正常的情志活动，是人体的生理和心理活动对外界环境变化的情志反应，属于人人皆有的情绪体验，一般情况下不会导致或诱发疾病。只有七情反应太过或不及，超越了人体的生理和心理适应能力，损伤机体脏腑精气，或人体正气虚弱，脏腑精气虚衰，对情志刺激的适应调节能力低下，因而导致疾病发生或诱发时，七情则称之为“七情内伤”。

224. 情志病主要包括哪些病证？

答：情志病，是指发病与情志刺激有关，具有情志异常表现的病证。情志病包括：①因情志刺激而发的病证，如郁证、癫、狂等；②因情志刺激而诱发的病证，如胸痹、真心痛、眩晕（高血压病）等身心疾病；③其他原因所致但具有情志异常表现的病证，如消渴、恶性肿瘤、慢性肝胆疾病等，大都有异常的情志表现，并且病情也随情绪变化而有相应的变化。

225. 饮食过饱的致病特点有哪些？

答：饮食过饱的致病特点主要包括：①损伤脾胃功能；②饮食积滞不化而致“积食”内停，进一步可聚湿、化热、生痰等。

226. 饮食过饥的致病特点有哪些？

答：饮食过饥的致病特点主要包括：①气血生化不足，脏腑组织失养，全身虚弱；②抗病力弱，易致外邪入侵。

227. 五味偏嗜的致病特点有哪些？

答：五味偏嗜的致病特点主要是导致脏气偏胜，以致脏腑之间平衡关系失调而致病。

228. 劳力过度的致病特点有哪些？

答：劳力过度的致病特点主要包括：①过度劳力而耗气，损伤脾、肺等脏腑；②劳伤筋骨，久而积劳成疾。

229. 劳神过度的致病特点有哪些？

答：劳神过度的致病特点主要是长期用脑过度，耗伤心血，损伤脾气，易致积劳成疾。

230. 过逸致病的特点有哪些？

答：过逸致病的特点主要包括：①安逸少动，气机不畅；②阳气不振，正气虚弱；③用脑过少，神气衰弱。

231. 痰饮致病的特点有哪些？

答：痰饮致病的特点主要包括：①阻滞气血运行；②影响水液代谢；③易于蒙蔽神明；④致病广泛，变幻多端。

232. 瘀血与血瘀的概念有何不同？

答：瘀血与血瘀的概念区别在于：瘀血是指体内血液停积而形成的病理产物，属于病因的范围；血瘀是指血液运行不畅或血液瘀滞不通的病理状态，属于病机的范畴。

233. 结石形成的因素主要有哪些？

答：结石形成的因素主要有：①饮食不当；②情志内伤；③服药不当；④体质差异；⑤久病损伤。

234. 结石的致病特点主要是哪几个方面？

答：结石的致病特点主要包括：①多发于肝、肾、胆、胃、膀胱等脏腑；②病程较长，病情轻重不一；③阻滞气机，损伤脉络。

235. 外伤主要包括哪些内容？

答：外伤主要包括外力损伤、烧烫伤、冻伤、虫兽所伤等。

236. 药邪的形成因素主要有哪些？

答：药邪的形成因素主要包括：药物用量过大、药物炮制不当、药物配伍不当、药物用法不当等。

237. 药邪的致病特点主要有哪些？

答：药邪致病的特点主要包括：①药物中毒；②加重病情，变生他疾。

238. 医过的形成因素主要包括哪几方面？

答：医过的形成因素主要包括：医生言行不当、医生处方草率、医生诊治失误等。

239. 医过的致病特点主要有哪些？

答：医过致病的特点主要包括：①易致情志异常波动；②加重病情，变生他疾。

五、问答题

240. 何谓“六气”与“六淫”？二者有何联系与区别？

答：①六气，是指风、寒、暑、湿、燥、火六种正常的自然界气候，是万物生长变化的自然条件。六气对人体是无害的。人体在生活实践中，通过自身调节对六气产生了一定的适应能力，所以正常的六气不易于使人致病。②六淫，是风、寒、暑、湿、燥、火六种外感病邪的统称。常因气候变化异常，或太过、不及，或是机体的适应力下降，则风、寒、暑、湿、燥、火变为致病之因，故六淫又称为“六邪”。③“六气”和“六淫”都是指自然界的风、寒、暑、湿、燥、火六种气候现象。只要不使人得病，即使狂风暴雨，严寒酷暑，也应称之为“六气”。反之，即使微风细雨，气候变化正常，但有人因适应能力低下而得病，这时对患病机体来说也应称之为“六淫”。可见，“六气”与“六淫”是既有联系又有区别的。

241. 六淫致病的共同特点是什么？

答：①外感性：六淫之邪多从肌表、口鼻侵犯人体而发病；②季节性：六淫致病常有明显的季节性，如春季多风病，夏季多暑病；③地域性：六淫致病常与居住地区和环境密切相关，如西北多寒、燥，东南多湿、热等；④相兼性：六淫之邪既可单独侵袭人体，又可两种以上相兼同时侵犯人体致病，如风寒感冒、风寒湿痹等。

242. 如何理解“风为百病之长”？

答：风为百病之长，一是指风邪常兼他邪合而伤人，为外邪致病的先导。因风邪四季皆有，其性善动、开泄，凡寒、湿、暑、燥、热诸邪，常依附于风而侵犯人体，从而形成外感风寒、风湿、风热、风燥等证。二是指风邪袭人，致病最多。风邪终岁常在，故发病机会多；风邪侵人，表里内外均可遍及，侵害不同的脏腑组织，可发生多种病证。古人甚至将风邪作为外感致病因素的总称。

243. 寒邪的性质和致病特征是什么？

答：①寒为阴邪，易伤阳气。寒为阴气盛的表现，故称为阴邪。寒邪侵人后，机体的阳气奋起抵抗。阳气本可制阴祛寒，但若寒邪过盛，则阳气不仅不足以驱除寒邪，反为寒邪所侵害。所以，感受寒邪，最易损伤人体阳气。寒邪伤阳，可致寒遏卫阳的实寒证，或阳气衰退的虚寒证。如外寒侵袭肌表，卫阳被遏，可见恶寒、发热、无汗、鼻塞、流清涕等；寒邪直中脾胃，脾阳受损，可见脘腹冷痛、呕吐、腹泻等；若心肾阳虚，寒邪直中于少阴，则可见恶寒蜷卧、手足厥冷、下利清谷、小便清长、精神萎靡、脉微细等症。②寒性凝滞。凝滞，即凝结阻滞。寒性凝滞，即指寒邪侵人，易使气血津液凝结、经脉阻滞。人身之血与津液之所以畅行不息，全赖一身阳和之气的温煦、推动。一旦阴寒之邪侵犯，阳气受损，失其温煦，易使经脉气血运行不畅，甚或凝结阻滞不通，不通则痛。故疼痛是寒邪致病的重要临床表现。因寒而痛，一则有明显的受寒原因；二是其痛得温则减，遇寒增剧。由于寒邪侵犯的部位不同，因而可出现多种疼痛症状。如寒客肌表经络，气血凝滞不通，则头身肢体关节疼痛，痹证中若以关节冷痛为主者，称为“寒痹”或“痛痹”；寒邪直中胃肠，则脘腹剧痛；寒客肝脉，可见少腹或阴部冷痛等。因此又有“寒性凝滞而主痛”之说。若寒遏阳气，温煦蒸化失司，则津液凝结而为痰饮。③寒性收引。“收引”，有收缩牵引之意。寒性收引，即指寒邪侵袭人体，可使气机收敛，腠理、经络、筋脉收缩而挛急。如寒邪侵及肌表，毛窍腠理闭塞，卫阳被郁不得宣泄，可见恶寒、发热、无汗等；寒客血脉，则气血凝滞，血脉挛缩，可见头身疼痛，脉紧；寒客经络关节，则经脉收缩拘急，甚则挛急作痛，屈伸不利，或冷厥不仁等。

244. 为什么说“暑性升散，扰神伤津耗气”及“暑多夹湿”？

答：①暑性升散，扰神伤津耗气：暑为阳邪，其性热而升发，故易上扰心神，或侵犯头目，出现心胸烦闷、头昏、目眩、面赤等。暑邪侵犯人体，可致腠理开泄而多汗。汗出过多，不仅伤津，而且耗气，故临床除见口渴喜饮、尿赤短少等津伤之症外，往往或见气短、乏力，甚则气津耗伤太过，清窍失养而突然昏倒、不省人事。②暑多夹湿：暑季气候炎热，且常多雨而潮湿，热蒸湿动，水气弥漫，故暑邪致病，多夹湿邪为患。其临床表现除发热、烦渴等暑热症状外，常兼见四肢困倦、胸闷呕恶、大便溏泄不爽等湿滞症状。如夏季的感冒病，多属暑邪兼夹湿邪而致。

245. 试述湿邪的性质和致病特征。

答：①湿为阴邪，易损伤阳气，阻遏气机。湿为重浊有质之邪，与水同类，故属阴邪。阴邪侵人，机体阳气与之抗争，故湿邪侵人，易伤阳气。脾主运化水液，性喜燥而恶湿，故外感湿邪，常易困脾，致脾阳不振，运化无权，从而使水湿内生、停聚，发为泄泻、水肿、尿少等症。因湿为重浊有质之邪，故其侵人最易留滞于脏腑经络，阻遏气机，使脏腑气机升降失常，经络阻滞不畅。如湿阻胸膈，气机不畅则胸膈满闷；湿阻中焦，脾胃气机升降失常，纳运失司，则脘痞腹胀，食欲减退；湿停下焦，肾与膀胱气机不利，则小腹胀满、小便淋涩不畅。②湿性重浊。指湿邪致病，出现以沉重感为特征的临床表现，如头身困重、四肢酸楚沉重等。若湿邪外袭肌表，困遏清阳，清阳不升，则头重如束布帛。湿邪阻滞经络关节，阳气不得布达，则可见肌肤不仁、关节疼痛重着等，称之为“湿痹”或“着痹”。“浊”，即秽浊不清，指湿邪为患，易呈现分泌物和排泄物秽浊不清的现象。如湿浊在上则面垢、眵多；湿滞大肠，则大便溏泄、下痢脓血；湿浊下注，则小便浑浊、妇女白带过多；湿邪浸淫肌肤，则可见湿疹浸淫流水等。③湿性黏滞。湿邪致病，其黏腻停滞的特性主要表现在两个方面：一是症状的黏滞性。如排泄物和分泌物多滞涩不畅，痢疾的大便排泄不爽，淋证的小便滞涩不畅，以及口黏、口甘和舌苔厚滑黏腻等，皆为湿邪为病的常见症状。二是病程的缠绵性。因湿性黏滞，易阻气机，气不行则湿不化，胶着难解，故起病缓慢，病程较长，反复发作，或缠绵难愈。如湿温、湿疹、湿痹（着痹）等，皆因其湿而不易速愈，或反复发作。④湿性趋下，易袭阴位。湿邪为重浊有质之邪，类水属阴而有趋下之势，人体下部亦属阴，同类相求，故湿邪为病，多易伤及人体下部。如水肿、湿疹等病以下肢较为多见。

246. 火热邪气的性质及致病特征是什么？

答：①火热为阳邪，其性燔灼趋上。火热之性燔灼、升腾，故为阳邪。阳邪侵人，人体之阴气与之相搏，邪气亢盛则致人体阳气病理性偏亢，“阳胜则热”，故发为实热性病证，临床多见高热、恶热、烦渴、汗出、脉洪数等症。火性趋上，火热之邪易侵害人体上部，故火热病证，多发生在人体上部，尤以头面部为多见。如目赤肿痛、咽喉肿痛、口舌生疮糜烂、牙龈肿痛、耳内肿痛或流脓等。②火热易扰心神。火热与心相通应，故火热之邪入于营血，尤易影响心神，轻者心神不宁而心烦、失眠；重者可扰乱心神，出现狂躁不安，或神昏、谵语等症。③火热易伤津耗气。火热之邪侵人，热淫于内，一方面迫津外泄，致气随津泄而津亏气耗；另一方面则直接消灼煎熬津液，耗伤人体的阴气，即所谓热盛伤津耗阴。故火热之邪致病，临床表现除热象显著外，往往伴有口渴喜冷饮，咽干舌燥，小便短赤，大便秘结等津伤阴亏的现象。阳热太盛，大量伤津耗气，临床可兼见体倦乏力、少气懒言等气虚症状，重则可致全身津气脱失的气脱证。④火热易生风动血。“生风”，是指火热之邪侵犯人体，燔灼肝经，耗劫津液，筋脉失养失润，易引起肝风内动的病证。由于此肝风为热甚引起，故又称“热极生风”。临床表现为高热神昏、四肢抽搐、两目上视、角弓反张等。“动血”，指火热入于血脉，易迫血妄行。火热之邪侵犯血脉，轻则加速血行，甚则可灼伤脉络，迫血妄行，引起各种出血证，如吐血、衄血、便血、尿血、皮肤发斑、妇女月经过多、崩漏等。⑤火热易致疮痈。火邪入于血分，可聚于局部，腐蚀血肉，发为痈肿疮疡。由火毒壅聚所致之痈疡，其临床表现以疮疡局部红肿热痛为特征。

247. 火热邪气与暑邪在性质和致病特征上有何异同？

答：火热邪气与暑邪虽同属阳邪，皆具有火热之性及伤津耗气的致病特征，但二者仍存在一定的区别：①暑为夏季主气，乃火热之气所化，致病有明显的季节性，独见于夏季。火热之邪虽旺于夏季，但无明显的季节性，不受季节气候的限制，一年四季均可发生火热之证。②暑邪致病时，虽也可扰神和伤津耗气，但往往兼夹湿邪为患，即暑多夹湿；扰神多见烦躁不宁，中暑方可神昏谵语。火热之邪致病常易生风动血和易致痈肿，又因火与心相应，致病最易扰动心神而出现狂躁不宁、神昏谵语等神志异常症状。

248. 火性趋上与暑性升散的临床表现有何不同？

答：火与暑邪虽同为阳邪，具有炎热、上升、外散之性，但两者致病在临床表现上各有特点：①火性升腾向上，故病多表现于上部。如症见口舌生疮、牙龈肿痛、咽喉红肿等火邪上扰头面的局部病理表现。②暑性善于升散，故病多表现于肌腠和头部。如伤暑则见汗多、渴饮、短气、乏力等，若中暑则见身热、大汗、突然昏倒、不省人事等。

249. 寒邪和湿邪同属阴邪，在致病特征上有何异同?

答：相同点：①同伤机体阳气。寒邪与湿邪同属阴邪，侵袭人体后，都具有损伤阳气的特点。②易侵犯人体下部。寒邪与湿邪同属阴邪，人体下部属阴，同气相求，故皆易侵犯人体下部，所谓“清（寒）湿袭虚，病起于下”。

不同点：①寒邪直接损伤机体阳气，而湿邪易困阻脾阳。寒为阴气盛的表现，侵人后或困遏卫阳，或损伤脏腑阳气，使阳气的温煦、推动、兴奋等作用减弱，表现出一系列寒性症状，如恶寒、脘腹冷痛、下利清谷等；湿邪侵人，多阻遏脏腑的气机升降，尤易困阻脾胃，损伤脾阳，使脾阳不振，运化失职，水湿内停，出现胸脘痞闷，腹部胀满，大便溏泄等症。②寒性凝滞主痛，而湿性重着。寒邪伤人，易使气血凝结阻滞于经脉，导致筋脉、经络、腠理、毛窍的收缩闭塞，阳气不得布散，故出现恶寒、无汗、肢体屈伸不利、脉紧等症。又寒凝气收，血脉拘急，气血运行不畅，不通则痛，故受寒常见头身肢体关节疼痛之症。湿性重着，湿邪犯人，常见头沉如裹、周身困重、四肢酸沉、关节重着等。③两邪在致病中，其分泌物和排泄物在形质上不同。寒邪伤阳，使阳气的温煦、推动功能减退，故分泌物和排泄物澄澈清冷，如鼻流清涕、呕吐清水、咳吐稀痰、小便清长、下利清谷等；湿性黏滞秽浊，故分泌物和排泄物多秽浊不清、滞涩不畅。④所致病证的病程长短不同。寒邪为寒冷之气，致病较快，病程较短；湿邪为重浊有质之邪，致病较缓，但病程较长，甚至缠绵难愈。⑤发病季节有异。冬季多寒病，长夏季节多湿病。

250. 火与热有什么区别与联系?

答：火与热异名同类，本质皆为阳气亢盛，都是外感六淫邪气，致病也基本相同。火邪与热邪的主要区别是：热邪致病，临床多表现为全身性弥漫性发热征象；火邪致病，临床多表现为某些局部症状，如肌肤局部红、肿、热、痛，或口舌生疮，或目赤肿痛等。火热皆为暑性，二者相较，热性弥散属阳，火性结聚属阴。

251. 疠气与六淫在致病上有何不同?

答：①疠气有别于六淫，是一类具有强烈致病性和传染性的外感病邪，既可散在发生，又可造成大面积流行；②疠气致病的发病比六淫更为急骤，且来势凶猛，病情危笃；③一种疠气致病，可造成众人为病，且一气一病，症状相似；④疠气致病与气候反常、环境污染和饮食不洁、预防工作不好、社会因素等的关系，比六淫致病更为密切。

252. 试述七情与内脏精气的关系。

答：情志活动由脏腑精气应答外在环境因素的作用所产生，脏腑精气是情志活动产生的内在生理学基础。五脏藏精，精化为气，气的运动应答外界环境而产生情志活动。因而五脏精气可产生相应的情志活动，如《素问·阴阳应象大论》所说：肝在志为怒，心在志为喜，脾在志为思，肺在志为忧，肾在志为恐。若五脏精气阴阳出现虚实变化及功能紊乱，气血运行失调，则可出现情志的异常变化。如《灵枢·本神》说：“肝气虚则恐，实则怒……心气虚则悲，实则笑不休。”《素问·调经论》说：“血有余则怒，不足则恐。”

另一方面，外在环境的变化过于强烈，情志过激或持续不解，又可导致脏腑精气阴阳的功能失常，气血运行失调。如大喜大惊伤心，大怒郁怒伤肝，过度思虑伤脾，过度恐惧伤肾等。

在情志活动的产生和变化中，心与肝发挥着更为重要的作用。心藏神而为五脏六腑之大主，主宰和调控着机体的一切生理机能和心理活动。各种情志活动的产生，都是在心神的统帅下，各脏腑精气阴阳协调作用的结果。各种环境因素作用于人体，能影响脏腑精气及其功能的，也可影响心神而产生相应的情志活动。正常情志活动的产生依赖于五脏精气充盛及气血运行的畅达，而肝主疏泄，调畅气机，促进和调节气血运行，因而在调节情志活动，保持心情舒畅方面，发挥着重要作用。

253. 七情内伤的致病特点是怎样的？

答：七情内伤的致病特点主要包括：①直接伤及内脏。其一，七情损伤相应之脏，如过喜伤心，过怒伤肝，过思伤脾，过悲伤肺等。其二，首先影响心神，次及相应脏腑。其三，数情交织，多伤心肝脾。其四，易损伤潜病之脏腑。②影响脏腑气机。情志致病首伤心神，随之影响脏腑气机，导致脏腑气机升降失常而出现相应的临床表现。如怒则气上，喜则气缓，悲则气消，恐则气下，惊则气乱，思则气结。③多发为情志病证，如郁证、癫证、狂证、胸痹、真心痛、眩晕（高血压病）、消渴等。④七情变化影响病情。一是有利于疾病康复。情绪积极乐观，七情反应适当，当怒则怒，当悲则悲，怒而不过，悲而不消沉，有利于病情的好转乃至痊愈。二是加重病情。情绪消沉，悲观失望，或七情异常波动，可使病情加重或恶化。

254. 痰饮的形成与哪些脏腑功能失调有关？

答：痰饮的形成，多与脾、肺、肾、肝、三焦等脏腑的机能失调有关。在人体的津液代谢过程中，肺、脾、肾、肝、三焦等均起着重要作用。如肺失宣降，津液不行，可聚水而成痰饮；脾失健运，水湿内生，可凝聚生痰；肾气不足，水液不化，可停而化生痰饮；肝失疏泄，气机郁结，津液停积可化生痰饮；三焦水道不利，津液不布，亦可聚水生痰。故痰饮的形成多与肺、脾、肾、肝、三焦等脏腑机能失调密切相关。

255. 痰饮致病的特点主要有哪些？为什么？

答：痰饮致病的特点主要包括：①阻滞气血运行。痰饮为有形之邪，随气流行，或停滞于经脉，或留滞于脏腑，均易阻滞气机，妨碍血液运行。②影响水液代谢。痰饮虽为水液代谢障碍形成的病理产物，但其形成后，可进一步影响肺、脾、肾等脏腑的机能而加重水液代谢障碍。③易于蒙蔽心神。痰饮为浊邪，而头为清窍，心神喜宁静，痰饮随气上逆，易犯清窍，蒙扰心神，以致神志活动异常。④致病广泛，变幻多端。痰饮可随气升降流行，无处不至，可致多种疾病，故其致病面广；同时又易兼邪致病，其发展可伤阳化寒，可郁而化火，也可夹风、夹热、化燥等。因此痰饮为病，变幻多端。

256. 瘀血致病的特点主要有哪些？为什么？

答：瘀血致病的特点主要是：①易于阻滞气机。瘀血为有形之邪，一旦形成，必然影响气机运行，加重气机阻滞。②影响血脉运行。瘀血形成后，无论其留积于脉中，还是瘀滞于脏腑组织内，均易阻滞血液的运行。③影响新血生成。瘀血阻滞体内，尤其是瘀血日久不散，严重影响气血运行，脏腑失养，功能失常，生机受阻，势必影响新血的生成。④病位固定，病证繁多。瘀血一旦形成并停滞于某一脏腑组织，多难于及时消散，故病位相对固定；而且瘀血阻滞部位不同，形成原因各异，其病理表现也就不同。此外，瘀血阻滞日久，也可化热，故其病证繁多。

257. 瘀血致病的病症特点主要有哪些？

答：瘀血致病的病症特点主要有：①疼痛。一般表现为刺痛，痛处固定不移，拒按，夜间痛势尤甚。②肿块。瘀血积于皮下或体内则可见肿块，肿块部位多固定不移。

若在体表则可见局部青紫，肿胀隆起，所谓血肿；若在体腔内则扪之质硬，坚固难移，所谓癥积。③出血。部分瘀血为病者可见出血之象，通常出血量少而不畅，血色紫暗，或夹有瘀血块。④色紫暗。一是面色紫暗，口唇、爪甲青紫等；二是舌质紫暗，或舌有瘀斑、瘀点等。⑤可表现出肌肤甲错及脉象上的某些异常，如涩脉或结代脉等。

258. 试述瘀血形成的主要因素。

答：瘀血形成的主要因素有：①血出致瘀。各种出血，若未能及时排出或消散，可留滞体内而为瘀血。②气滞致瘀。气行则血行，气滞则血瘀。气机郁滞，运血不畅，可致血液在某些部位瘀积不行而成瘀血。③因虚致瘀。气虚则运血无力，阳虚则血脉失于温煦，阴虚则血脉不得柔润，津液亏损则血脉失于充盈，均可致血行迟滞不畅而形成瘀血。④血寒致瘀。血得寒则凝，寒入血脉则血液凝涩而成瘀血。⑤血热致瘀。血热互结，煎灼津液则血液黏稠而不行，可形成瘀血。

259. 过劳主要包括哪几方面？其致病特点各是什么？

答：过劳包括劳力过度、劳神过度和房劳过度。劳力过度则耗气，易伤脾、肺二脏，而且易劳伤筋骨，久则积劳成疾。劳神过度，易耗心血和损伤脾气。房劳太过则易耗伤肾精、肾气而致病。

260. 饮食不节包括哪几方面？其致病特点各是什么？

答：饮食不节主要包括饮食过饱和饮食过饥。饮食过饱致病，一是易致饮食积滞不化，二是损伤脾胃，以致运化失常。饮食过饥致病，主要是导致营养不良，气血生化不足，全身虚弱，抗病能力衰退等。

261. 饮食偏嗜包括哪几方面？其致病特点各是什么？

答：饮食偏嗜主要包括寒热偏嗜、五味偏嗜、食类偏嗜三个方面。其中饮食寒热偏嗜致病，可致人体阴阳失调；五味偏嗜致病，主要是引起脏气偏胜，脏腑之间平衡关系失调；食类偏嗜主要是指专食某种或某类食品，易致某些营养物质缺乏而发生病变，或者是过食肥甘厚味，聚湿、生痰、化热而致病等。

262. 何谓药邪？其形成因素和致病特点各是什么？

答：药邪，是指因药物加工、使用不当而引起疾病发生的一类病因。其形成多与药物用量过大，药物炮制不当，或药物配伍、用法不当等有关。其致病特点包括：易致药物中毒，加重病情或变生他疾等。

263. 结石形成的因素和致病特点各是什么？

答：结石的形成，多与饮食不当、情志内伤、服药不当以及体质差异等有关。结石致病的特点主要有：①多发于肝、肾、胆、膀胱、胃等脏腑；②病程较长，病情轻重不一；③易阻滞气机，损伤脉络。

264. 何谓医过？其形成因素和致病特点各是什么？

答：医过是指因医生的过失而导致病情加重或变生他疾的一类病因。医过的形成，主要与医生的言行不当、处方草率、诊治失误等有关。医过致病的特点主要有：①易致情志异常波动，使病情更为复杂；②贻误治疗，加重病情，甚至变生他病等。

第七章 发 病

【学习要求】

1. 掌握发病的基本原理。
2. 了解影响发病的因素和发病的类型。

【练习题】

一、填空题

1. 外邪合内伤发病的观点称为______的发病观，出自《内经》的________。

2.《灵枢·百病始生》说：“两虚相得，乃客其形。”其“两虚”分别是指________和________。

3. 疾病发生的内在因素是________。

4. 人体内具有抗病、祛邪、调节、修复等作用的一类细微物质，称为________。

5. 中医发病学的基本观点是：“______，邪不可干”；“邪之所凑，______”。

6. 中医学认为，发病的基本原理是________。

7. 邪正相搏决定发病与否，若______则不发病；________则发病。

8. 抵抗阳邪的侵袭，并能阻止热性病证的发展和祛除阳邪使病情向愈的是________；抵抗阴邪的侵袭，并阻止寒性病证的发展和祛除阴邪使之康复的是________。

9. ________之体，易引致寒邪的侵袭；________之体，易引致热邪的伤害。

10. 徐发与致病因素的种类、______，以及________因素等密切相关。

11. 继发，是指在________的基础上，继续发生新的疾病。

12. 引起复发的机理是余邪未尽，________，同时有________的作用。

二、选择题

（一）A_1 型题

13. 疾病发生的内在因素是
A. 邪气偏盛　B. 邪盛正衰
C. 正气不足　D. 正胜邪衰
E. 正虚邪恋

14. 疾病发生的重要条件是
A. 正气不足　B. 邪气侵害
C. 邪胜正负　D. 饮食不良
E. 地域因素

15. 发病的基本原理是
A. 感受邪气　B. 正气不足
C. 邪正相搏　D. 情志因素
E. 体质因素

16. 人体内具有抗病、祛邪、调节、修复等作用的一类细微物质称为
A. 精气　B. 阳气
C. 真气　D. 正气
E. 机能活动

17. 各种致病因素又可称为
A. 疠气　B. 邪气
C. 六淫　D. 虚邪
E. 正邪

18. 四时之正气因人体一时之虚而侵人发病，此邪称为
A. 虚邪　B. 六淫
C. 阴邪　D. 阳邪
E. 正邪

19. 四时不正之气乘虚侵人，致病较重者，此邪称为

A. 阴邪 B. 正邪

C. 虚邪 D. 阳邪

E. 风邪

20. 在原发病的基础上，继续发生新的疾病，称为

A. 复发 B. 合病

C. 并病 D. 继发

E. 徐发

21.《素问·生气通天论》说："冬伤于寒，春必温病。"此说的发病类型属于

A. 感邪即发 B. 徐发

C. 伏而后发 D. 复发

E. 继发

22. 下列哪项与决定对某种病邪的易感性关系最为密切

A. 情志因素 B. 体质因素

C. 邪气种类 D. 地域因素

E. 正气强弱

23. 疾病复发的首要条件是

A. 新感病邪 B. 邪未尽除

C. 饮食不慎 D. 过于劳累

E. 正虚未复

24. 合病是指

A. 多部位同时受邪

B. 表证未罢又见里证

C. 寒湿合邪而侵人

D. 经脉间病证传变

E. 湿热合邪而致病

25. 肝胆疾病导致"癥积"，此发病类型为

A. 合病 B. 复发

C. 继发 D. 徐发

E. 并病

26. 邪气侵犯人体后能否引起发病取决于

A. 邪气性质 B. 正气盛衰

C. 禀赋强弱 D. 感邪轻重

E. 邪正胜负

27. 外感疾病的恢复期，若因饮食不慎致疾病复发者，此复发的类型为

A. 疾病少愈即复发

B. 休止与复发交替

C. 过时而发病

D. 急发与缓解交替

E. 重感外邪致复

28. 体质因素与精神状态主要能影响人体的

A. 正气盛衰 B. 禀赋强弱

C. 感邪性质 D. 感邪轻重

E. 受邪部位

29."外内合邪"发病观首见于

A.《伤寒论》

B.《三因极一病证方论》

C.《黄帝内经》

D.《诸病源候论》

E.《千金要方》

30. 感邪后缓慢发病，称为

A. 复发 B. 合病

C. 并病 D. 继发

E. 徐发

（二）A_2 型题

31. 患者，一周前外感发热，经治疗后逐渐痊愈，1 天前因过食辛辣油腻饮食，热势复发，病属

A. 药复 B. 食复

C. 继发 D. 劳复

E. 重感

32. 患者发热 1 天，2 天前冒风饮冷后出现发热恶寒，咳嗽，腹痛、腹泻，病属

A. 合病 B. 复发

C. 继发 D. 徐发

E. 并病

33. 患者，素有哮喘，时作时休，2 天前因过度劳累而发作，病属

A. 疾病少愈即复发
B. 休止与复发交替
C. 过时而发病
D. 急发与缓解交替
E. 重感外邪致复

（三）B_1 型题

A. 正气不足　　B. 感邪轻重
C. 邪正胜负　　D. 精神状态
E. 体质因素

34. 疾病的发生主要取决于
35. 疾病发生的内在因素是

A. 饮食不慎　　B. 邪未尽除
C. 情志失调　　D. 新感病邪
E. 劳逸失度

36. 疾病复发的首要条件是
37. 脾胃疾患致复的诱因常为

A. 病邪易感性
B. 发病性质类型
C. 影响病势进退
D. 影响病程长短
E. 决定证候类型

38. 邪气对疾病的影响表现为
39. 体质对疾病的影响表现为

A. 感邪即发　　B. 伏而后发
C. 徐发　　D. 继发
E. 并病

40. 剧烈的情绪变化而致气机逆乱，其发病类型多为

41. 若感邪较轻，正气抗邪缓慢，其发病类型可为

（四）C 型题

A. 正虚易感邪
B. 正虚易生“邪”
C. 二者皆是
D. 二者皆非

42. 正气在发病中的主导作用表现为
43. 邪气在发病中的作用表现为

A. 精血津液的充沛
B. 脏腑机能活动的正常
C. 二者皆是
D. 二者皆非

44. 正气的充盛，主要取决于
45. 体质强盛表现为

A. 强烈情志刺激致病突发
B. 长期精神刺激致病缓发
C. 二者皆是
D. 二者皆非

46. 情志与发病的关系具体表现为
47. 情志失调所致的病证为

A. 一证未了又见另一证
B. 在原发病上又见新病
C. 二者皆是
D. 二者皆非

48. 合病是指
49. 复病是指

A. 徐发　　B. 继发
C. 二者均是　　D. 二者均非

50. 疾病缓解阶段再度发作是
51. 感邪后缓慢发病是

A. 正气　　B. 邪气
C. 二者均是　　D. 二者均非

52. 决定发病与否的是
53. 决定发病证候性质的是

（五）X 型题

54. 复发的诱因主要有
A. 食复　　B. 劳复
C. 药复　　D. 重感致复
E. 情志致复

55. 发病类型主要包括
A. 继发与复发　　B. 伏而后发
C. 感邪即发　　D. 合病与并病
E. 徐发

56. 影响发病的环境因素主要有
A. 生活环境　　B. 工作环境
C. 社会环境　　D. 地域因素
E. 气候因素

57. 正虚生邪而发病，主要表现为
A. 易感六淫之邪
B. 产生内生五“邪”而发病
C. 造成形质损害
D. 病理产物产生致病
E. 改变体质类型

58. 下列哪些可以称为邪气
A. 六淫、疠气　B. 痰饮、瘀血
C. 情志活动　D. 饮食失宜
E. 寄生虫

59. 邪气的侵害作用具体表现为
A. 机能失常　B. 形质损害
C. 决定发病　D. 影响病位
E. 改变体质

60. 体质因素对发病的影响表现为
A. 影响发病倾向
B. 对病邪的易感性
C. 影响证候类型
D. 影响病位病情
E. 影响发病性质和特点

61. 正气的防御作用表现为
A. 抗邪入侵　B. 祛除病邪
C. 修复能力　D. 调节能力
E. 协调功能

62. 正气在发病中的作用表现为
A. 正虚感邪　B. 影响病位
C. 决定发病　D. 正虚生邪
E. 决定证候性质

63. 发病学说研究的内容包括
A. 发病途径　B. 发病类型
C. 发病机理　D. 发病规律
E. 影响发病的因素

64. 感邪即发多见于
A. 感受疠气　B. 情志剧变
C. 毒物所伤　D. 新感外邪
E. 外伤

65. 引起复发的机理是
A. 余邪未尽　B. 用药不当
C. 过度劳累　D. 正气未复
E. 诱因作用

66. 复发的主要类型为
A. 疾病少愈即复发
B. 休止与复发交替
C. 两经同时受邪
D. 急发与缓解交替
E. 一证未了又见另证

67. 引起徐发的因素有
A. 思虑过度　B. 房室不节
C. 感受湿邪　D. 忧愁不解
E. 嗜酒成癖

68. 邪气是发病的重要条件体现为
A. 是发病的原因
B. 影响发病性质
C. 影响发病类型
D. 影响病情
E. 影响病位

三、名词术语解释

69. 两感
70. 正气
71. 食复
72. 邪气
73. 复发
74. 继发
75. 伏而后发
76. 徐发

四、简答题

77. 体质因素对发病有何影响？
78. 精神状态与发病有何关系？
79. 哪些因素致病易表现为徐发？
80. 复发的主要类型有哪些？
81. 疾病复发的常见诱因有哪些？
82. 邪气的侵害作用主要表现在哪些方面？
83. 正气的防御作用具体表现在哪些方

面？

84. 环境因素对发病的影响包括哪些内容？

85. 何谓正虚生“邪”而发病？

86. 感邪即发多见于哪些情况？

87. 为什么说体质因素能决定对某些病邪的易感性？

88. 情志致复的机理是什么？

五、问答题

89. 试述合病与并病的异同点。

90. 试述复发与继发的区别。

91. 怎样理解正气在发病中的作用？

92. 怎样理解邪气在发病中的作用？

93. 试述邪正相搏与证候类型之间的关系。

94. 复发的基本特点是什么？

95. 怎样理解“冬伤于寒，春必温病”？

96. 怎样理解人体中正气的概念？

97. 怎样理解“邪气”的概念？

【参考答案】

一、填空题

1. 外内合邪　《素问·咳论》
2. 正气虚　虚邪（或虚邪贼风）
3. 正气不足
4. 正气
5. 正气存内　其气必虚
6. 邪正相搏
7. 正胜邪却　邪胜正负
8. 阴气　阳气
9. 阳虚　阴虚
10. 性质　体质
11. 原发疾病
12. 正气未复　诱因

二、选择题

（一）A_1 型题

13. C　答案分析：正气不足是疾病发生的内在因素。

14. B　答案分析：邪气侵害是疾病发生的重要条件。

15. C　答案分析：发病的基本原理是邪气侵入而正气与之交争，即邪正相搏。

16. D　答案分析：正气是一身之气相对邪气时的称谓，即指人体内具有抗病、祛邪、调节、修复等作用的一类细微物质。

17. B　答案分析：各种致病因素，可统称为邪气。

18. E　答案分析：四时之正气（六气）因人体正气一时之虚而侵人发病，致病较轻浅，称为“正邪”或“正风”。

19. C　答案分析：四时不正之气（非其时而有其气，或邪气从冲后之乡来，如夏天起北风而寒，冬天起南风而温等）乘人体正气一时之虚侵人，致病较重者，称为“虚邪”或“虚风”。

20. D　答案分析：继发是指在原发病的基础上，继续发生新的疾病。

21. C　答案分析：《素问·生气通天论》中“冬伤于寒，春必温病”，描述的是感受邪气后，病邪在机体内潜伏一段时间，或在诱因的作用下，过时而发病。称为“伏而后发”。

22. B　答案分析：体质因素决定对某种病邪的易感性。感受同种病邪，因体质不同，可表现出不同的证候类型；感受不同的病邪，体质相同，又可表现出相同的证候类型。

23. B　答案分析：疾病复发的首要条件是邪未尽除。

24. A　答案分析：合病是两经或两个部位以上同时受邪所出现的病证。

25. C　答案分析：在原发病的基础上，继发新的疾病，称为继发。

26. E　答案分析：邪气侵犯人体后能否引起发病取决于邪正胜负。正胜邪却不发病；邪胜正负则发病。

27. A　答案分析：外感疾病的恢复期，若因饮食不慎致疾病复发者，为疾病少愈即复发。

28. A　答案分析：体质强，精神状态好，气血调和，则正气盛；体质弱，情志不舒，气血不调，则正气弱。

29. C　答案分析：出自《素问·咳论》，其云："其寒饮食入胃，从肺脉上至于肺则肺寒，肺寒则内外合邪因而客之，则为肺咳。"

30. E　答案分析：感邪后缓慢发病，称为徐发，又称为缓发。

（二）A_2 型题

31. B　答案分析：本病因饮食不和而致复发，是为食复。

32. A　答案分析：两经或两个部位以上同时受邪所出现的病证为合病，本病中发热、恶寒、咳嗽等肺卫症状与腹泻、腹痛等脾胃症状同时出现，是为合病。

33. D　答案分析：病人哮喘症状轻重交替，时作时休。并因劳累过度等诱因激发，导致急性发作，症状加重。故为急发与缓解交替。

（三）B_1 型题

34. C　答案分析：疾病的发生主要取决于邪正胜负。正胜邪负则不发病；邪胜正负则发病。

35. A　答案分析：疾病发生的内在因素是正气不足。邪气之所以能侵袭人体而发病，必然是因正气虚弱。

36. B　答案分析：疾病复发的首要条件是邪未尽除，在诱因的作用下，可致余邪复炽，使疾病复发。

37. A　答案分析：因饮食不和而致疾病复发者，称为食复。饮食不慎常致脾胃病复发。

38. B　答案分析：邪气影响发病的性质和类型。因不同的邪气作用于人体，表现出不同的发病特点、证候类型。

39. A　答案分析：不同的体质，精气阴阳盛衰有别，对某种病邪具有不同的易感性，对某些疾病具有不同的易发性。

40. A　答案分析：剧烈的情绪变化，可致气机逆乱、脏腑功能障碍而顷刻发病。

41. C　答案分析：感邪较轻，正气抗邪缓慢，邪正难以交争，故发病缓慢而为徐发。

（四）C 型题

42. C　答案分析：正气在发病中的主导作用表现为正虚感邪而发病；正虚生"邪"而发病。

43. D　答案分析：邪气的侵害作用表现为：导致机能失常，造成形质损害，改变体质类型。

44. C　答案分析：正气的充盛主要取决于精血津液的充沛和脏腑机能活动的正常。

45. C　答案分析：精气血津液充沛、脏腑功能正常是体质强盛的根本条件。

46. C　答案分析：强烈的情志刺激可扰乱气机，伤及脏腑致疾病突发；长期持续性的精神刺激易致气机郁滞而缓慢发病。

47. D　情志失调致病为直接伤及内脏，扰乱气血运行，故所致病证为脏腑病变，气机紊乱，气血失调病变，情志病证。

48. D　答案分析：一证未了又见另一证为并病；在原发病的基础上又见新病，为继发。

49. D　答案分析：复病是指疾病初愈或疾病缓解期，在诱因作用下，引起疾病再度发作或反复发作的一种发病形式。

50. D　答案分析：疾病缓解阶段再度发作为复发。

51. A　答案分析：感邪后缓慢发病为徐发。

52. C　答案分析：邪正相搏的胜负决定发病与否。

53. C　答案分析：正气与邪气均可影响发病的证候性质。

（五）X 型题

54. ABCDE　答案分析：常见的复发诱因有感受外邪致复、饮食不节致复、过劳致复、药物调理失当致复、情志因素致复。

55. ABCDE　答案分析：发病类型主要包括感邪即发、徐发、伏而后发、继发、合病、并病、复发。

56. ABCDE　答案分析：影响发病的环境因素主要有生活、工作、社会环境及地域、气候因素。

57. BD　正虚脏腑功能减弱，气化无力，故易产生内风、内寒、内湿、内燥、内火而致病，或致病理产物产生致新的病证发生。

58. ABDE　答案分析：邪气包括六淫疠气、痰饮瘀血、饮食失宜、寄生虫等。情志失常使人致病为邪气，正常的情志活动不能称为邪气。

59. ABE　答案分析：邪气的侵害作用具体表现为导致生理机能失常、脏腑组织形质损害，并可改变个体的体质特征。

60. ABC　答案分析：体质是正气盛衰的体现，体质不同可决定着发病的倾向、对某种病邪的易感性、某些疾病发生的证候类型。邪气影响病情病位、发病的性质和特点。

61. ABCDE　答案分析：正气的防御作用表现为抵御外邪的入侵、祛除病邪、修复调节能力、维持脏腑经络功能的协调。

62. ADE　答案分析：正气在发病中的作用表现为正虚感邪而发病、正虚生“邪”而发病、正气的强弱决定发病的证候性质。

63. ABCDE　答案分析：发病学说研究的内容包括疾病发生的途径、类型、机理、规律，以及影响发病的因素。

64. ABCDE　答案分析：感受疠气、情志剧变、毒物所伤、新感外邪、外伤等因素致病，易迅速导致人体的阴阳失调、脏腑组织损伤、生理机能失常或心理活动障碍而立即发病。

65. ADE　答案分析：引起复发的机理是余邪未尽、正虚未复，在各种诱因的作用下，均可致余邪复炽、正气更虚，而使疾病复发。

66. ABD　答案分析：复发的主要类型为疾病少愈即复发、休止与复发交替、急性发作与慢性缓解交替。两经同时受邪为合病，一证未了又见另一证为并病。

67. ABCDE　答案分析：思虑过度、房室不节、感受湿邪、忧愁不解、嗜酒成癖等因素易引起机体渐进性病理改变，不断积累，而逐渐出现临床症状，致徐发。

68. ABCDE　邪气是发病的重要条件体现为：邪气是导致疾病发生的原因，邪气能影响发病的性质、发病的类型、病情与病位。

三、名词术语解释

69. 两感：表里两部同时受邪，称为两感。

70. 正气：是相对邪气时的称谓，是指人体内具有抗病、祛邪、调节、修复等作用的一类细微物质。

71. 食复：因饮食不和而致疾病复发者，称为食复。

72. 邪气：泛指各种致病因素。包括存在于自然界或由人体内产生的种种具有致病作用的因素，如六淫、疠气、痰饮、瘀血、情志内伤等。

73. 复发：是指在疾病初愈或疾病缓解阶段，由于某种诱因的作用，引起疾病再度发作或反复发作的一种发病形式。

74. 继发：是指在原发病的基础上，继而发生新的疾病的一种发病形式。

75. 伏而后发：是指感受邪气后，病邪在机体内潜伏一段时间，或在诱因的作用下，过时而发病的一种发病形式。

76. 徐发：是指感受邪气后缓慢发病的一种发病形式。

四、简答题

77. 体质因素对发病有何影响？

答：①体质是正气盛衰的体现，因而决定着发病的倾向。②不同的体质，精气阴阳盛衰有别，对某种病邪有不同的易感性，对某些疾病具有不同的易发性。③可决定疾病发生的证候类型：感受相同的邪气，因体质不同，可表现出不同的证候类型；若体质相同，虽感受不同的病邪，也可表现出相同的证候类型。

78. 精神状态与发病有何关系？

答：精神状态能影响内环境的协调平衡，故能影响发病：①突然强烈的情志刺激可扰乱气机，伤及内脏而致疾病突发；②长期持续性的精神刺激，易致气机郁滞或逆乱而缓慢发病。

79. 哪些因素致病易表现为徐发？

答：徐发，指受邪后缓慢发病。①内伤性病因如思虑过度、房室不节、忧愁不解、嗜酒成癖等，引起机体渐进性病理改变，不断积累，逐渐出现临床症状，表现为徐发；②在外感病邪中，如感受湿邪，其性黏滞，也易表现为徐发。

80. 复发的主要类型有哪些？

答：复发的主要类型有：①疾病少愈即复发；②休止与复发交替；③急性发作与慢性缓解交替。

81. 疾病复发的常见诱因有哪些？

答：疾病复发的常见诱因有：①因感受外邪致疾病复发，为重感致复；②因饮食不和而致复发者，为食复；③因形神过劳，或早犯房室而致疾病复发的，为劳复；④病后药物调理不当致复者，为药复；⑤因情志因素引起疾病复发者，为情志致复。

82. 邪气的侵害作用主要表现在哪些方面？

答：邪气的侵害作用具体表现在三方面：①导致阴阳失调，精气血津液代谢及功能障碍，以及脏腑经络机能失调；②造成脏腑组织的形质损害；③改变个体的体质特征，影响其对疾病的易罹倾向。

83. 正气的防御作用具体表现在哪些方面？

答：正气的防御作用表现在四方面：①抵御外邪的入侵；②祛除病邪；③修复调节脏腑组织的损伤和机能失常；④维持脏腑经络功能的协调。

84. 环境因素对发病的影响包括哪些内容？

答：环境因素对发病的影响包括：①气候因素的变化，易形成季节性的多发病；②地域因素的不同，可影响人群的生理特点和疾病的发生；③生活工作环境的不良，亦可成为疾病发生的因素而致病；④社会环境与疾病的发生也有一定关系。

85. 何谓正虚生“邪”而发病？

答：正虚生“邪”而发病是指正气不足，对脏腑经络机能活动的推动和调节能力下降，或致精气血津液代谢失常，产生内风、内寒、内湿、内火、内燥等内生五“邪”而发病，或导致痰饮、瘀血、结石等病理产物的产生而导致新的病变。

86. 感邪即发多见于哪些情况？

答：感邪即发多见于新感外邪较盛、情

志剧变、毒物所伤、外伤、感受疠气等，这些邪气均可迅速致人体阴阳失调、脏腑组织损伤、生理机能或心理活动障碍而发病，正气抗邪反应强烈，表现出明显的临床症状。

87．为什么说体质因素能决定对某些病邪的易感性？

答：不同的体质，精气阴阳盛衰有别，对某种病邪具有不同的易感性。如阳虚之体，易感寒邪；阴虚之质，易受热邪；小儿脏腑娇嫩，易受外邪或伤食。

88．情志致复的机理是什么？

答：由于过激的情志变化，能直接损伤人体内脏，导致气机紊乱，气血运行失常，使原阴阳自和过程逆转，致疾病复发。

五、问答题

89．试述合病与并病的异同点。

答：合病与并病都可表现为多部位发病的病证。但合病是指感受一种邪气致多经或多部位同时受到侵害，如伤寒病中太阳与少阳合病，太阳与阳明合病等；并病是指在疾病过程中病变部位的传变，而原始病位依然存在，如肝气亢逆或肝气郁结并发胃脘痛等。

90．试述复发与继发的区别。

答：复发，是指疾病初愈或疾病的缓解阶段，在某些诱因的作用下，引起疾病再度发作或反复发作的一种发病形式。引起复发的机理是余邪未尽，正气未复，同时有诱因的作用。由复发引起的疾病称为“复病”。如哮喘病可因外感而诱发。继发，是在原有疾病的基础上，继而发生的新的疾病，新的疾病与原发病在病理上有密切联系。如哮喘日久，可继发心脏病。

91．怎样理解正气在发病中的作用？

答：正气是决定发病的关键因素。正气不足，抗邪无力，邪气乘虚而入致疾病发生。正气不足，脏腑功能低下，精气血津液的代谢运行失常，致内生五“邪”产生而发病，或导致病理性产物的产生而引起新的病变。

92．怎样理解邪气在发病中的作用？

答：邪气是导致发病的原因，没有邪气的侵袭，机体一般不会发病。只有当邪入与正气交争，邪胜正负则发病。邪气可影响发病的性质、类型和特点；影响病情和病位；在某些情况下，邪气在发病中起着主导作用。如邪气的毒力特别强时，正气虽盛但也难以抵御，此时邪气对疾病的发生起着决定性的作用。

93．试述邪正相搏与证候类型之间的关系。

答：证候类型与邪正关系密切。正盛邪实，多形成实证；正虚邪衰，多形成虚证；正虚邪盛，形成虚实夹杂证或危证。感邪轻或正气强，病位多浅、病变多轻；感邪重或正气弱，病位常较深，病变多重危。

94．复发的基本特点是什么？

答：复发的基本特点有：①临床表现类似于初病，但又不完全是原有病理过程的再现，比初病的病理损害更复杂、更广泛，病情更重；②复发的次数愈多，静止期恢复就愈不完全，预后愈差，易留下后遗症；③大多有诱因，如外感、饮食不和、劳累过度、用药不当、情志过激等，常是疾病复发的原因。

95．怎样理解“冬伤于寒，春必温病”？

答：“冬伤于寒，春必温病”，在《素问·生气通天论》和《素问·阴阳应象大论》中皆有论述，可以认为是伏气学说的渊源。如唐代王冰解释说：“夫伤于四时之气，皆能为病，以伤寒为毒者，最为杀厉之气。中而即病，故曰伤寒；不即病者，寒毒藏于肌肤，至春变为温病，至夏变为暑病。”所谓伏气，是指感受邪气后，病邪在机体内潜伏一段时间，或在诱因的作用下，过时而发病。其形成机理多是由于当时感邪较轻，或外邪入侵时，正气处于内敛时期，而邪气处于机体较浅部位，正邪难以交争，邪气得以伏藏。一段时间后，在诱因的作用下而发病。此发病形式为“伏而后发”。

96. 怎样理解人体中正气的概念?

答：人体内的正气，是一身之气相对邪气时的称谓，是指人体内具有抗病、祛邪、调节、修复等作用的一类细微物质（包括能量)。一身之气，是构成人体和维持人体生命活动的基本物质之一，由精（包括先天之精和后天之精）化生，并与肺吸入的自然界清气相融合而成。一身之气在体内运行不息，既发挥推动和调节人体的生长发育和各脏腑经络机能的作用，又具有抗邪、驱邪、调节、修复等能力。正气的充盛，取决于精血津液等物质的充沛，取决于脏腑机能的正常及相互协调，取决于机体新陈代谢的有序进行。

97. 怎样理解“邪气”的概念?

答：邪气，原指异常的能致病的“六气”（即六淫）及“疠气”，是存在于自然界大气中的细微物质，也是大气流动的表现形式。其后将一切致病因素称为“邪气”，将“邪气”的概念泛化。另有称人体之气在人体内运行或作用失常者为“邪气”。因此，从气的概念内涵来看，邪气应是存在于自然界大气中的能致病的极细微物质，或人体内运行或作用失常的气。

第八章　病　机

【学习要求】

1. 掌握病机的基本概念及层次结构。

2. 掌握邪正盛衰与虚实变化、疾病发展转归的关系。

3. 掌握阴阳偏胜、偏衰、互损、格拒、亡失的病机。

4. 掌握精虚、失精、精瘀，气虚、气机失调，血虚、血运失常和精气血关系失调的病机。

5. 了解津液不足、津液代谢障碍的病机。

6. 掌握内生“五邪”的病机。

7. 了解疾病传变的基本概念和病位传变、寒热转化、虚实转化的具体规律。

【练习题】

一、填空题

1. 虚实错杂证，是指在疾病过程中，________的病理状态。

2. 虚中夹实是指病理变化以________为主，又兼有________为患的病理状态。

3. 实中夹虚是指病理变化以________为主，又兼有________的病理状态。

4. 阳偏胜的病机特点多表现为________。

5. 阴偏胜的病机特点多表现为________。

6. 阳气不足，一般以________最为重要。

7. 阴气不足，一般以________为根本。

8. 在阴虚的基础上又导致了阳虚，形成以阴虚为主的阴阳两虚的病理状态，称为________。

9. 在阳虚的基础上又导致了阴虚，形成以阳虚为主的阴阳两虚的病理状态，称为________。

10. 阴盛格阳的本质是________，表现的证候是________。

11. 阳盛格阴的本质是________，表现的证候是________。

12. 精虚主要是指________和________不足，及其功能低下所产生的病理变化。

13. 失精是指________和________大量丢失的病理状态。

14. 精的排泄失常，常出现________或________的病理变化。

15. 精的施泄，一般有两种方式：一是分藏于各脏腑之中而为________；二是化为________以适度排泄。

16. 精瘀的主要临床表现是________或________。

17. 气陷多由________病变发展而来，尤与________的关系最为密切。

18. 气陷的病理变化主要有________和________两方面。

19. 津液的排泄障碍，主要与________、________两脏的病变有关。

20. 风气内动的形成与________的关系密切，故又称________。

21. ________阳气虚衰，则温煦失职，最易表现虚寒之象，而尤以________虚衰为关键。

22. “内寒”的临床特点主要是______。
23. ________是湿浊内生的关键。
24. 外感病的基本传变形式是______。
25. 半表半里的发展趋势是________。

二、选择题

（一）A_1 型题

26. 下列属于疾病基本病机的是
   A. 经络病机
   B. 脏腑病机
   C. 六淫病机
   D. 阴阳失调病机
   E. 内生五邪病机
27. “大实有羸状”是指
   A. 阳盛阴虚　B. 阴盛阳虚
   C. 阴阳两虚　D. 真实假虚
   E. 真虚假实
28. 证候虚实的“实”是指
   A. 体质壮实　B. 正气旺盛
   C. 邪气亢盛　D. 病邪内生
   E. 外邪侵袭
29. 证候虚实的“虚”是指
   A. 体质虚弱　B. 气血虚
   C. 正气不足　D. 邪留伤正
   E. 精气虚
30. 下列不属丁虚实错杂的是
   A. 真实假虚　B. 表实里虚
   C. 上实下虚　D. 实中夹虚
   E. 虚中夹实
31. 阳盛格阴的病机特点是
   A. 阳盛则阴病　B. 阳损及阴
   C. 真热假寒　D. 重阳必阴
   E. 真实假虚
32. 精虚最主要的病变是
   A. 先天之精不足
   B. 水谷之精不足
   C. 脏腑之精不足
   D. 生殖之精不足
   E. 肾精不足
33. 精瘀一般是指
   A. 男子精道瘀阻
   B. 女子月经不行
   C. 肝失疏泄
   D. 精不化血
   E. 精不生髓
34. 水谷之精的大量丢失，主要是由于
   A. 肾气虚衰　B. 脾气虚衰
   C. 肝气过亢　D. 心气虚衰
   E. 元气不足
35. 以下哪项是偏于宗气虚的表现
   A. 倦怠乏力
   B. 精神委顿
   C. 面色㿠白
   D. 动则心悸，呼吸气短
   E. 生长发育迟缓
36. 以下哪项一般不属于气机失调的病机内容
   A. 气滞　B. 气逆
   C. 气陷　D. 气虚
   E. 气脱
37. 以下可以解释“薄厥”病机的是
   A. 气滞　B. 气逆
   C. 气闭　D. 气脱
   E. 气陷
38. 气陷常见于
   A. 脾气虚　B. 肺肾气虚
   C. 脾肾气虚　D. 心肾气虚
   E. 肾气虚
39. 致内脏下垂的病机是
   A. 气滞　B. 气逆
   C. 气闭　D. 气陷
   E. 气脱
40. 上气不足属于下列何种病变
   A. 气滞　B. 气逆
   C. 气陷　D. 气闭
   E. 气脱

41. 五脏中最常见哪两脏的血虚证

A. 心、肝　　B. 心、脾

C. 脾、肾　　D. 肝、肾

E. 心、肺

42. 下列哪项不是血虚的临床表现

A. 惊悸怔忡、失眠多梦、健忘

B. 两目干涩、视物昏花

C. 手足麻木、关节屈伸不利

D. 妇女经少，月经愆期，闭经

E. 肌肤甲错，面色黧黑

43. 下列哪项一般不属于心血亏虚的病理表现

A. 脉细无力　　B. 惊悸怔忡

C. 失眠多梦　　D. 面白无华

E. 眼目干涩、昏花

44. 一般认为以下哪项不是导致出血的病机

A. 血瘀　　B. 血热

C. 气虚　　D. 肝不藏血

E. 血寒

45. 以下哪项一般不属于气与血关系失常的病理变化

A. 气滞血瘀　　B. 气不摄血

C. 气随血脱　　D. 气虚血热

E. 气虚血瘀

46. 以下哪项不属于导致津液不足的原因

A. 热盛

B. 大汗

C. 多尿

D. 脏腑机能减退

E. 气滞

47.《金匮要略心典》中“吐下之余，定无完气”的病机是

A. 气不固津　　B. 气随津脱

C. 脾胃气虚　　D. 中气下陷

E. 气不生津

48. 津亏血瘀的病机是

A. 津少不能化血

B. 血瘀不能化津

C. 血脉瘀阻，津液停聚

D. 津液枯涸，燥热内生

E. 津液亏耗，脉失濡润

49. 以下哪一种病的病机可属于内风

A. 破伤风　　B. 伤风

C. 眩晕　　D. 风疹

E. 风痹

50. 以下哪项不属于“寒从中生”的病理状态

A. 肾阳不足，水肿、尿少

B. 脾阳不足，四肢不温

C. 寒邪直中太阴，腹痛、泄泻

D. 心阳虚损，心悸胸痛、畏寒

E. 肺阳虚衰，寒饮阻肺

51. 湿浊内生主要责之何脏功能障碍

A. 心　　B. 肝　　C. 脾

D. 肺　　E. 肾

52. 外燥和内燥皆常见于何脏

A. 心　　B. 肝　　C. 脾

D. 肺　　E. 肾

53. “诸涩枯涸，干劲皴揭，皆属于燥”出自何书

A.《黄帝内经》

B.《伤寒杂病论》

C.《类经》

D.《素问玄机原病式》

E.《临证指南》

54. 以下哪项不属于内火

A. 五气化火　　B. 五志化火

C. 阴虚火旺　　D. 热陷心包

E. 阳亢化火

55. 以下对内火病机论述不正确的是

A. 阳亢化火　　B. 邪郁化火

C. 五志化火　　D. 阴虚火旺

E. 少火过盛

56. 外感病的基本传变形式是

A. 六经传变　　B. 三焦传变
C. 卫气营血传变　　D. 表里传变
E. 脏腑传变

57. 以下哪项属于温病“逆传”的传变现象
A. 卫分传气分　　B. 上焦传中焦
C. 气分传营分　　D. 营分传血分
E. 肺病传心包

58. 以下关于疾病寒热病性转化的论述，哪一项是不正确的
A. 阳盛体质，易热化、燥化
B. 阳虚体质，易寒化、湿化
C. 病位属阳，多化热
D. 病位属阴，多化寒
E. 过用寒药，多化热

59. 虚证的病机特点是
A. 邪气亢盛，正气已衰
B. 正气不足，实邪留滞
C. 正气不足，邪气已退
D. 邪气羁留，损伤正气
E. 邪气亢盛，正气未衰

60. 实证的病机特点是
A. 邪气亢盛，正气已衰
B. 正气不足，实邪留滞
C. 正气不足，邪气已退
D. 邪气羁留，损伤正气
E. 邪气亢盛，正气未衰

61. 真热假寒证的病机是
A. 阳胜则阴病　　B. 阳损及阴
C. 阳盛格阴　　D. 重阳必阴
E. 阴盛格阳

62. 真寒假热证的病机是
A. 阴胜则阳病　　B. 阴损及阳
C. 阳盛格阴　　D. 重阴必阳
E. 阴盛格阳

63. 阴偏衰的病机表现为
A. 虚热证
B. 虚寒证
C. 实热证
D. 实热兼阴虚证
E. 真热假寒证

64. 阳损及阴的病机多表现为
A. 虚热
B. 虚寒
C. 以阳虚为主的阴阳两虚
D. 阴阳之气对等的两虚
E. 以阴虚为主的阴阳两虚

65. 阴损及阳的病机多表现为
A. 虚热
B. 虚寒
C. 以阳虚为主的阴阳两虚
D. 阴阳之气对等的两虚
E. 以阴虚为主的阴阳两虚

（二）A_2 型题

66. 见五心烦热、骨蒸潮热、盗汗、舌红少苔、脉细数等症，其病机主要是
A. 阳盛则热　　B. 阴虚则热
C. 阴盛格阳　　D. 阳盛格阴
E. 津枯血燥

67. 见壮热、口渴、心烦、面红、目赤、舌红、脉数等症，其病机主要是
A. 气郁化火　　B. 阳盛则热
C. 阴虚阳亢　　D. 阴盛格阳
E. 阴虚则热

68. 久病痨热，见心烦、鼻咽干燥、肌肉消瘦、皮肤干燥、瘙痒、皮屑过多、舌红少津，多为
A. 津亏血瘀　　B. 气随津脱
C. 津枯血燥　　D. 血瘀水停
E. 阴虚火旺

69. 热病后期，出现筋惕肉瞤、手足蠕动、脉细、舌红少苔，多为
A. 肝阳化风　　B. 血虚生风
C. 热极生风　　D. 阴虚生风
E. 血燥生风

70. 症见食少、胸闷、脘痞、呕恶、腹

胀、便溏、苔腻。其病机多属

A. 湿浊困阻　　B. 寒从中生

C. 脾气亏虚　　D. 痰饮凝聚

E. 中焦气滞

71. 病人先有高热、烦渴、脉洪数，继则全身皮疹、热退、脉静，其病机变化属

A. 里病出表　　B. 热极生寒

C. 热盛伤气　　D. 由实转虚

E. 温病逆传

72. 出现口舌糜烂、舌尖碎痛、小便黄赤、灼热疼痛等症状，其病机是

A. 心火上炎

B. 小肠有热

C. 心热移于小肠

D. 肝火上炎

E. 胃火炽盛

73. 病人因情绪波动，出现胸胁痞闷不舒以及腹泻之症，是由于

A. 肝气犯胃　　B. 肝气乘脾

C. 脾气虚弱　　D. 肝气郁结

E. 大肠传导失司

74. 患者剧烈吐泻后，出现面色黧黑，唇舌爪甲青紫，肌肤干涩甲错，皮下紫斑等。其病机属于

A. 血不养气　　B. 津不载气

C. 气不生津　　D. 津亏血瘀

E. 气虚血瘀

75. 肾阴虚衰而见眩晕，病情发展，出现畏寒，肢冷，面色㿠白，脉沉细等征象。病机属于

A. 阴不制阳　　B. 阳盛伤阴

C. 阴损及阳　　D. 阳损及阴

E. 阴盛伤阳

76. 肾阳亏虚而见水肿，病情发展，出现日益消瘦，烦躁升火，甚则抽搐的征象，病机属于

A. 阴不制阳　　B. 阳盛伤阴

C. 阴损及阳　　D. 阳损及阴

E. 阴盛伤阳

77. 患者，临床表现为壮热，面红，气粗，烦躁，舌红，脉数大有力，但同时反见四肢厥冷、脉象沉伏等征象。病机属于

A. 阴不制阳　　B. 阳盛伤阴

C. 阴损及阳　　D. 阳盛格阴

E. 阴盛格阳

78. 患者，临床表现为面色苍白，四肢逆冷，精神萎靡，畏寒蜷卧，脉微欲绝，但同时反见面红、烦热、口渴、脉大无根等征象。病机属于

A. 阴不制阳　　B. 阳盛伤阴

C. 阴损及阳　　D. 阳盛格阴

E. 阴盛格阳

79. 大出血时面色苍白，大汗淋漓，四肢厥冷，晕厥，脉微欲绝，为

A. 气虚失血　　B. 气随血脱

C. 气血两虚　　D. 亡阳

E. 亡阴

（三）B_1 型题

A. 精气血津液失常病机

B. 经络病机

C. 三焦病机

D. 痰饮病机

E. 疼痛病机

80. 属于病机第二层次的是

81. 属于病机第四层次的是

A. 正胜邪退　　B. 邪胜正衰

C. 邪正相搏　　D. 邪去正虚

E. 正虚邪恋

82. 常为疾病慢性化、久治不愈或遗留后遗症主要原因的是

83. 可因正不敌邪而出现“亡阴”、“亡阳”的是

A. 气逆　　B. 气陷

C. 气脱　　D. 气闭

E. 气郁

84. 咳嗽气喘气急，属

85. 脘腹胀满重坠，便意频频，气短乏力，属

A. 咳逆上气

B. 恶心呕吐

C. 头晕目眩、耳鸣

D. 胃脘痛

E. 脘腹有重坠感

86. 上气不足，可引起

87. 胃气上逆，可引起

A. 气滞血瘀　　B. 气虚血瘀

C. 气不摄血　　D. 气血两虚

E. 气随血脱

88. 各种大失血皆可导致

89. 情志内伤，抑郁不遂可导致

A. 伤津　　B. 脱液

C. 伤津兼脱液　　D. 脱液兼伤津

E. 气随津脱

90. 热病后期，形瘦骨立，大肉尽脱，肌肤毛发枯槁，舌红少苔，主要是

91. 突发吐泻不止，目眶下陷，四末不温，精神萎靡，脉微而数，舌淡少津，主要是

A. 水停气阻　　B. 气随津泄

C. 津枯血燥　　D. 津亏血热

E. 血瘀水停

92. 咳逆不得平卧，吐痰清稀量多，面目微浮。证属

93. 心悸、气喘，口唇爪甲青紫，舌质紫暗有瘀斑，下肢浮肿。证属

A. 虚实转化　　B. 寒热转化

C. 表病入里　　D. 里病出表

E. 六经传变

94. 慢性病证迁延发展的主要病理变化过程是

95. 外感病变化加重的传变形式是

A. 六经传变　　B. 脏腑传变

C. 形脏传变　　D. 三焦传变

E. 卫气营血传变

96. 《素问·痹论》说："五脏皆有合，病久而不去者，内舍于其合也。"属于

97. 《温病条辨》说："肺病逆传，则为心包。"属于

A. 体质因素　　B. 病邪因素

C. 地域因素　　D. 气候因素

E. 生活因素

98. 影响病邪从化最主要的因素是

99. 基本通过影响正气而影响疾病传变的是

（四）C 型题

A. 大实有羸状　　B. 至虚有盛候

C. 二者均是　　D. 二者均非

100. 与真寒假热病机相同的是

101. 与真实假虚病机相同的是

A. 血寒　　B. 血热

C. 二者均是　　D. 二者均非

102. 导致血瘀的病机是

103. 导致出血的病机是

A. 肺　　B. 肾

C. 二者均是　　D. 二者均非

104. 与湿浊内生密切相关的是

105. 外燥和内燥均常见的脏腑是

A. 阳亢化火　　B. 五志化火

C. 二者均是　　D. 二者均非

106. 以上属于内火的是

107. 以上对内火病机论述正确的是

A. 气闭　　B. 痰阻清窍

C. 二者均是　　D. 二者均非

108. 痰涎壅盛，突然昏厥的病机多属

109. 外伤剧痛，突然昏厥的病机多属

（五）X 型题

110. 基本病机的主要内容有

A. 邪正盛衰　　B. 阴阳失调

C. 气血失常　　D. 津液失常

E. 脏腑机能失常

111. 邪正盛衰可以说明疾病

A. 阴阳转化的机理

B. 疾病转归预后的机理
C. 虚实变化的机理
D. 疾病发生的机理
E. 阴阳格拒的机理

112. 疾病的转归，取决于邪正的盛衰，其病理变化包括
A. 正胜邪退　B. 邪胜正衰
C. 邪正相持　D. 正虚邪恋
E. 邪去正衰

113. 下列属于虚实错杂的病机有
A. 虚中夹实　B. 实中夹虚
C. 上实下虚　D. 下实上虚
E. 表寒里热

114. 以下与阳偏胜本质一致的是
A. 阴虚证　B. 阳虚证
C. 实热证　D. 实寒证
E. 真热假寒证

115. 以下符合阴偏胜病机特点的是
A. 阴气病理性偏盛
B. 阳气未衰
C. 机能被抑制
D. 阳不制阴，寒从内生
E. 热量消耗过多

116. 以下属于阴偏衰病机特点的有
A. 阴气不足
B. 凉润、宁静功能减退
C. 阳气相对亢盛
D. 阳热偏盛而伤阴
E. 机能虚性亢奋

117. 阴偏衰时出现的病理变化有
A. 实热证　B. 阴虚内热
C. 阴虚火旺　D. 阴虚阳亢
E. 真寒假热

118. 形成亡阳病理状态的因素有
A. 过用汗法或汗出过多
B. 邪盛正衰，正不敌邪
C. 阴气大量消耗或丢失
D. 寒湿伤表
E. 慢性消耗疾病，长期大量耗散阳气

119. 引起亡阴病理状态的主要因素有
A. 邪热久留伤阴
B. 热邪炽盛耗阴
C. 多种原因大量消耗阴气
D. 疲劳过度，损伤正气
E. 阳气大量脱失

120. 生殖之精的大量丢失，主要是由于
A. 肾气虚衰　B. 肝气亢逆
C. 相火过亢　D. 脾气虚衰
E. 心气不足

121. 气机失调可以出现
A. 血行迟缓　B. 昏厥
C. 津液停滞　D. 血上溢
E. 形成瘀血、痰饮

122. 气的上升运动过强或不及，是指
A. 气闭　B. 气陷
C. 气滞　D. 气逆
E. 气脱

123. 气逆最常见的脏腑是
A. 心　B. 肺　C. 肝
D. 胃　E. 肾

124. 气脱证可见
A. 面色苍白，汗出不止
B. 目闭口开
C. 全身瘫软，手撒
D. 二便失禁
E. 脉微

125. 血虚证可见
A. 面色不华　B. 爪甲色淡
C. 头目眩晕　D. 手足麻木
E. 口唇青紫

126. 气滞血瘀证可见
A. 胀满疼痛　B. 癥瘕积聚
C. 瘀斑　D. 神疲乏力
E. 少气懒言

127. 导致津液不足的主要原因有
A. 误用辛燥药物

B. 五志化火
C. 气化不足，生成减少
D. 燥热之邪侵犯
E. 寒邪阻滞，气化不行

128. 属于津液不足的症状有
A. 口鼻干燥　B. 皮肤燥裂
C. 毛发枯槁　D. 手足震颤
E. 形体消瘦

129. 伤津和脱液的不同有
A. 伤津未必脱液
B. 脱液必兼津伤
C. 脱液重于伤津
D. 伤津重者可见气随津脱的危急证候
E. 脱液较难恢复

130. 以下属于津液输布障碍的原因是
A. 三焦水道失于通利
B. 肺宣发肃降功能障碍
C. 肝疏泄功能失调
D. 脾运化功能障碍
E. 膀胱气化不利

131. 下列属于津液输布和排泄障碍的有
A. 湿浊困阻　B. 痰饮凝聚
C. 水液贮留　D. 少汗或无汗
E. 尿少或无尿

132. 形成肝风内动的原因包括
A. 邪热炽盛　B. 阴虚阳亢
C. 阴血亏耗　D. 感受风邪
E. 脾土虚败

133. 以下属于内风的病机有
A. 肝阳化风　B. 血虚生风
C. 阴虚风动　D. 热极生风
E. 血燥生风

134. 内寒主要与下列哪些内脏的阳虚有关
A. 脾　B. 肾　C. 肺
D. 肝　E. 心

135. 以下属“寒从中生”的是
A. 寒邪直中
B. 阳气虚衰，温煦失职，阳不制阴
C. 过食生冷，寒湿停聚
D. 阳不化阴，水湿痰浊壅盛
E. 肾气不化，尿频、便溏、涕唾清稀

136. 下列属于内湿的是
A. 气候潮湿
B. 居处阴湿
C. 脾虚水湿失运
D. 涉水冒雨
E. 肾虚水湿不化

137. 下列与湿浊内生关系密切的内脏是
A. 肾　B. 脾　C. 肺
D. 肝　E. 胃

138. 下列属于“内火”的有
A. 胃火　B. 心火
C. 虚火　D. 五志之火
E. 壮火

139. 内伤病的传变形式主要有
A. 脏传脏
B. 腑传腑
C. 脏与腑之间传变
D. 形脏传变
E. 形体官窍之间的传变

140. 气的运动失常出现的病理变化有
A. 气闭　B. 气陷
C. 气滞　D. 气逆
E. 气脱

三、名词术语解释

141. 病机
142. 邪正盛衰
143. 虚实错杂
144. 邪正相持
145. 阴阳失调
146. 阳偏胜
147. 阴偏胜

148. 阳偏衰

149. 阴偏衰

150. 阳胜则阴病

151. 阴胜则阳病

152. 阴阳互损

153. 阴阳格拒

154. 阴阳亡失

155. 精虚

156. 失精

157. 精瘀

158. 气虚

159. 气机失调

160. 气滞

161. 气逆

162. 气陷

163. 气闭

164. 气脱

165. 血虚

166. 血瘀

167. 出血

168. 血热

169. 津液不足

170. 内生“五邪”

171. 风气内动

172. 寒从中生

173. 湿浊内生

174. 少火

175. 壮火

176. 五志之火

177. 病位传变

178. 病性传变

179. 寒热转化

180. 虚实转化

181. 从化

四、简答题

182. 简述邪正盛衰与疾病转归的关系。

183. “至虚有盛候，大实有羸状”的病机实质是什么？

184. 导致亡阳的病因有哪些？

185. 导致亡阴的病因有哪些？

186. 简述阴阳偏胜病机的发展趋势。

187. 阴阳偏衰病机的发展趋势如何？

188. 精的失常主要包括哪几个方面？

189. 气的失常包括哪几个方面？

190. 气滞的病理表现有哪几个方面？

191. 气逆的成因有哪些？

192. 上气不足的病机是什么？有哪些临床症状？

193. 中气下陷的病机是什么？有哪些临床症状？

194. 气闭的成因有哪些？

195. 气脱的成因有哪些？有哪些临床症状？

196. 气脱与亡阳、亡阴在病机和临床表现方面有哪些联系和区别？

197. 血虚的病因有哪些？心血不足和肝血亏虚各有什么临床症状？

198. 导致血瘀的病因主要有哪些？

199. 血寒可见哪些临床症状？

200. 精与气血的关系失调有哪些病机变化？

201. 气随血脱可见哪些症状？临床预后如何？

202. 简述津液输布排泄障碍的病因和病变。

203. 津液和气血关系失调会出现哪些病理变化？

204. 简述阳虚则寒与阴胜则寒在病机与临床表现上的区别。

205. 伤津和脱液在病机和临床表现方面有何联系与区别？

206. 简述风气内动的病机及其临床症状。

207. 简述内寒与外寒的区别与联系。

208. 简述湿浊内生的临床表现。

209．火热内生有虚实之分，请简述其主要病机。

210．简述外感病传变的主要形式。

211．简述温热病的主要传变形式。

212．简述病性由热转寒的主要形式。

213．简述寒热病性转化的一般规律。

五、问答题

214．试述邪正盛衰与证候虚实的关系。

215．邪正盛衰与疾病转归有何关系？

216．试述阴阳偏胜的概念及病因病机。

217．试述阴阳偏衰的概念及病机特点。

218．试述阴阳互损的概念及病机特点。

219．试述亡阴、亡阳的病因病机及相互关系。

220．试述阴阳格拒的病因病机。

221．试述精失常的病理变化。

222．试述气滞、气逆、气陷的病理变化。

223．试述气闭、气脱的病理变化。

224．试述血寒与血热各自的病理变化。

225．试述精和气、血关系失调的病因病机。

226．试述气血关系失调的主要病机。

227．试述津液不足的病因病机及临床表现。

228．试述津液输布和排泄障碍的主要病机。

229．试述津液与气、血关系失调的主要病机。

230．试述风气内动的主要病因病机及临床表现。

231．试述寒从中生的病因病机及临床表现。

232．试述湿浊内生的病因病机及临床表现。

233．试述火热内生的主要病因病机。

234．试述疾病表里出入的病理过程。

235．试述虚实转化的病理变化。

236．影响疾病传变的因素有哪些？试作具体说明。

【参考答案】

一、填空题

1．邪盛和正虚同时存在

2．正虚　实邪

3．邪实　正气虚损

4．阳盛而阴未虚的实热证

5．阴盛而阳未虚的实寒证

6．肾阳虚衰

7．肾阴亏虚

8．阴损及阳

9．阳损及阴

10．阴气内盛　真寒假热证

11．阳盛于内　真热假寒证

12．肾精（先天之精）　水谷之精

13．生殖之精　水谷之精

14．失精　精瘀

15．脏腑之精　生殖之精

16．排精不畅　排精不能

17．气虚　脾气

18．上气不足　中气下陷

19．肺　肾

20．肝　肝风内动

21．脾肾　肾阳

22．虚而有寒，以虚为主

23．脾的运化失职

24．表里之间的传变

25．既可达表也可入里

二、选择题

（一）A_1 型题

26．D　答案分析：基本病机主要包括邪正盛衰、阴阳失调和精气血津液失常的病理变化。

27. D　答案分析：真实假虚，是指病机的本质为“实”，但表现出某些“虚”的临床假象。

28. C　答案分析：所谓实，是指邪气亢盛，是以邪气亢盛为矛盾主要方面的一种病理状态。

29. C　答案分析：所谓虚，是指正气不足，是以正气虚损为矛盾主要方面的一种病理反映。

30. A　答案分析：真实假虚，是指病机的本质为“实”，但表现出某些“虚”的临床假象。属于虚实真假病机，而非虚实错杂。

31. C　答案分析：阳盛格阴系指阳气偏盛至极，深伏于里，热盛于内，排斥阴气于外的一种病理状态。热盛于内是疾病的本质，但由于排斥阴气于外，可在原有壮热、面红、气粗、烦躁、舌红、脉数大有力等热盛于内表现的基础上，又现四肢厥冷、脉象沉伏等假寒之象，故称为真热假寒证。

32. E　答案分析：肾是藏精的主要脏器，肾所藏之精，以禀受于父母的先天之精为主体，加之部分后天水谷之精的充养而形成，所以精虚以肾精亏虚最为重要。

33. A　答案分析：精瘀，指男子精滞精道，排精障碍而言。

34. B　答案分析：脾气固摄水谷之精。脾气虚衰，固摄失职，则见水谷之精的丢失，如乳糜尿、蛋白尿等。

35. D　答案分析：气虚常见精神委顿、肢体欠温、倦怠乏力、眩晕、自汗、易于感冒、面色淡白、舌淡、脉虚等症状。偏于宗气虚者，可见动则心悸、呼吸气短等症。

36. D　答案分析：气的失常，主要包括两个方面：一是气的生化不足或耗散太过，形成气虚的病理状态。二是气的运动失常，出现气滞、气逆、气陷、气闭或气脱等气机失调的病理变化。气虚不属于气机失调。

37. B　答案分析：肝气上逆时，甚则可导致血随气逆，出现咯血、吐血，乃至壅遏清窍而致昏厥。故《素问·生气通天论》说：“大怒则形气绝，而血菀于上，使人薄厥。”

38. A　答案分析：气陷尤与脾气的关系密切，若素体虚弱，或病久耗伤，致脾气虚损，清阳不升，中气下陷，从而形成气虚下陷的病变。

39. D　答案分析：中气下陷，则内脏位置维系无力，可发生某些内脏的位置下移。

40. C　答案分析：气陷的病理变化，主要有“上气不足”与“中气下陷”两方面。

41. A　答案分析：心主血，肝藏血，血虚证以心、肝血虚最为常见。

42. E　答案分析：肌肤甲错，面色黧黑等，是血液瘀滞的征象。

43. E　答案分析：肝开窍于目，眼目干涩、昏花一般属肝血不足。

44. E　答案分析：血寒多致血脉瘀阻不畅，而非导致出血。

45. D　答案分析：气血关系的失调，主要有气滞血瘀、气虚血瘀、气不摄血、气随血脱以及气血两虚等几方面。气虚、气滞一般不兼血热，而血热常与阳盛或阴虚有关。

46. E　答案分析：气滞多致津液停聚，而不引起津液不足。

47. B　答案分析：气随津脱，主要指津液大量丢失，气失其依附而随津液外泄，出现暴脱亡失的病理状态。频繁而大量的呕吐、泄泻，皆可使气随津液的大量耗伤而脱失。

48. E　答案分析：津亏血瘀，主要指

津液耗损导致血行郁滞不畅的病理状态。津液大量亏耗，则血量减少，血液循行滞涩不畅，从而发生血瘀之病变。

49. C　答案分析：眩晕的病机可为内风。《素问·至真要大论》说："诸风掉眩，皆属于肝。"其他四病皆属于外风病。

50. C　答案分析：寒邪直中太阴，导致腹痛、泄泻，属于外感病表病入里。

51. C　答案分析：湿浊内生，又称"内湿"，是指由于脾气的运化功能和输布津液的功能障碍，从而引起湿浊蓄积停滞的病理状态。由于内生之湿多因脾气虚损，故又称之为"脾虚生湿"。

52. D　答案分析：燥邪为干涩之病邪，最易损伤津液。肺为娇脏，喜润恶燥。故燥邪外受或内生皆易损伤肺津。

53. D　答案分析：《素问玄机原病式》说："诸涩枯涸，干劲皴揭，皆属于燥。"

54. D. 火热内生的病机主要有：阳气过盛化火、邪郁化火、五志过极化火和阴虚火旺。热陷心包是外感热邪内陷心包，不属火热内生。

55. E　答案分析：人身之阳气在正常的情况下，有温煦脏腑组织之作用，中医学称之为"少火"。故无"少火过盛"之说。

56. D　答案分析：外感病发于表，主要是自表入里、由浅而深或向相反方向传变。所以说，外感病的基本传变形式是表里之间的传变。

57. E　答案分析：吴鞠通说："肺病逆传，则为心包。"

58. E　答案分析：过用寒药，多寒化而非热化。

59. C　答案分析：虚证的病机特点是正气不足、邪气已退。

60. E　答案分析：实证的病机特点是邪气亢盛，正气未衰。

61. C　答案分析：真热假寒证的病机是阳气偏盛至极，深伏于里，热盛于内，排斥阴气于外。

62. E　答案分析：真寒假热证的病机是阴气偏盛至极，壅闭于里，寒盛于内，逼迫阳气浮越于外。

63. A　答案分析：阴偏衰，即机体阴气不足，凉润、宁静、抑制等功能减退，出现代谢相对增快，机能虚性亢奋，产热相对增多的阳气相对偏盛的虚热证。

64. C　答案分析：阳损及阴，系指由于阳气虚损，无阳则阴无以生，从而在阳虚的基础上又导致了阴虚，形成以阳虚为主的阴阳两虚病理状态。

65. E　答案分析：阴损及阳，是由于阴气亏损，累及阳气生化不足，从而在阴虚的基础上又导致了阳虚，形成了以阴虚为主的阴阳两虚病理状态。

（二）A_2 型题

66. B　答案分析：阴偏衰时，阴气不足，不能制阳，阳气相对亢盛，从而形成阴虚内热、阴虚火旺和阴虚阳亢等多种病变，出现五心烦热、骨蒸潮热、面红升火、消瘦、盗汗、咽干口燥、舌红少苔、脉细数等症。

67. B　答案分析：阳偏胜，是机体出现的一种阳气的病理性偏盛、机能亢奋、机体反应性增强、热量过剩的病理状态。其典型临床表现有壮热、烦渴、面红、目赤、尿黄、便干、苔黄、脉数等症。

68. C　答案分析：津液是血液的重要组成部分，津血又同源于后天的水谷精微，若因高热伤津，或烧伤引起津液损耗，或阴虚痨热，津液暗耗，均会导致津枯血燥，常见心烦、鼻咽干燥、肌肉消瘦、皮肤干燥或肌肤甲错、皮肤瘙痒或皮屑过多、舌红少津等临床表现。

69. D　答案分析：阴虚风动，多见于热病后期，阴气大量亏损，或由于久病耗伤，阴气大亏所致，见筋惕肉瞤、手足蠕动等动风症状，并见低热起伏、舌光红少苔、脉细如丝等阴气枯竭的表现。

70. A　答案分析：湿阻中焦，因湿阻气滞，纳运不健，则见脘腹胀满、食欲不振、口腻或口甜、舌苔厚腻。

71. A　答案分析：里病出表，是指病邪原本位于脏腑等在里层次，而后由于正邪斗争，病邪由里透达于外的病理传变过程，如热病疹痦的透发于外。

72. C　答案分析：心与小肠表里相合，有经脉直接络属，病气易于相互转移。心开窍于舌，小肠主液，故见是症。

73. B　答案分析：内伤病可在脏与脏之间传变，如肝病犯脾属于相乘关系的传变。情志不舒，肝失疏泄，故出现胸胁痞闷不舒；肝病犯脾，脾失健运，水湿不化而见腹泻之症。

74. D　答案分析：剧烈吐泻后津液大伤，易导致血量减少，血液循行滞涩不畅而发生血瘀。面色黧黑、唇舌爪甲青紫、肌肤干涩甲错、皮下紫斑等均为血瘀症状，病机为津亏血瘀。

75. C　答案分析：畏寒、肢冷、面色㿠白、脉沉细为阳虚证表现，肾阴虚日久而见此，病机属阴损及阳。

76. D　答案分析：日益消瘦，烦躁升火，甚则抽搐为阴虚表现，肾阳亏虚水肿病情发展至此，病机属阳损及阴。

77. D　答案分析：壮热，面红，气粗，烦躁，舌红，脉数大有力，为阳气偏盛，偏盛至极而伏于里，排斥阴气于外，故同时反见四肢厥冷、脉象沉伏等征象。病机属阳盛格阴。

78. E　答案分析：面色苍白，四肢逆冷，精神萎靡，畏寒蜷卧，脉微欲绝，为阴气偏盛，偏盛至极则壅闭于里，逼迫阳气浮越于外。故同时反见面红、烦热、口渴、脉大无根等征象。病机属阴盛格阳。

79. D　答案分析：大出血时出现面色苍白，大汗淋漓，四肢厥冷，晕厥，脉微欲绝，当属于阳气大量脱失的亡阳。血为气之母，在大量出血的同时，气也随着血液的流失而急剧散脱，从而形成气随血脱的机体功能突然严重衰竭的病理状态。但气脱一般包括亡阴和亡阳两个方面：若出现冷汗淋漓、四肢厥冷等症，则为亡阳；若见大汗出而皮肤和四肢温暖、烦躁不安等症，则属亡阴；若无明显寒热表现，但见汗出、全身瘫软、二便失禁等机能衰竭之象，则为气脱。据此选 D。

（三）B_1 型题

80. B　答案分析：病机的第二个层次，是从脏腑、经络等某一系统来研究疾病的发生、发展、变化和结局的基本规律。如脏腑病机、经络病机等。

81. D　答案分析：病机的第四个层次，是研究某一具体疾病的发生、发展、变化和结局的基本规律。如感冒病的病机、哮喘病的病机、痰饮病的病机、疟疾的病机等。

82. E　答案分析：正虚邪恋，往往多见于疾病后期，且是多种疾病由急性转为慢性，或慢性病久治不愈，或遗留某些后遗症的主要原因之一。

83. B　答案分析：邪胜正衰，是指在疾病过程中，邪气亢盛，正气虚弱，机体抗邪无力，疾病向恶化、危重，甚至向死亡方面转归的一种病理变化。在外感病过程中，"亡阴"、"亡阳"等证候的出现，即是正不敌邪、邪胜正衰的典型表现。

84. A　答案分析：气逆最常见于肺、胃和肝等脏腑。在肺，则肺失肃降，肺气上逆，发为咳逆上气。

85. B　答案分析：气陷是在气虚的基础上形成的，而且与脾气不升的关系最为密切，故常伴见面色无华、气短乏力、语声低微、脉弱无力、腰腹胀满重坠、便意频频等症。

86. C 答案分析：上气不足，主要指上部之气不足、头目失养的病变。可见头晕、目眩、耳鸣等症。

87. B 答案分析：气逆见于胃，则胃失和降，胃气上逆，发为恶心、呕吐、嗳气、呃逆。

88. E 答案分析：各种大失血皆可导致气随血脱，血为气之载体，血脱则气失去依附，故气亦随之散脱而亡失。

89. A 答案分析：气滞血瘀多因情志内伤，抑郁不遂，气机阻滞，而致血瘀。

90. D 答案分析：热病后期或久病伤阴所见到的形瘦骨立，大肉尽脱，肌肤毛发枯槁，或手足震颤、肌肉瞤动、唇裂、舌光红无苔或少苔，则属于脱液伤阴的临床表现。且脱液必兼伤津。

91. A 答案分析：津较清稀，主要分布于皮毛、孔窍、肌肉，并充盈血脉，以滋润作用为主。损失大量津液者，可出现目陷、口干舌燥，甚则见目眶深陷、精神委顿等症。

92. A 答案分析：如水饮阻肺，肺气壅滞，宣降失职，可见胸满咳嗽、喘促不能平卧、咳吐稀痰、面浮等症。

93. E 答案分析：血瘀水停，指因血脉瘀阻导致津液输布障碍而水液停聚的病理状态。如心阳亏虚，运血无力，血脉瘀阻，除见心悸、气喘、口唇爪甲青紫、舌有瘀点或瘀斑，甚则胁下痞块等症外，亦见下肢、面目浮肿。

94. A 答案分析：由实转虚与因虚致实，二者互为转化，因果往复。正气日衰，邪气益盛，形成恶性循环，是许多慢性病证迁延发展乃至发生危重证候，以至死亡的重要原因。

95. C 答案分析：表病入里常见于外感疾病的初期或中期，是疾病向纵深发展的反映。

96. C 答案分析：形脏内外传变包括病邪通过形体而内传相关之脏腑，及脏腑病变影响形体。某些形体组织的病变，久则可按五脏所合关系，从这些病变组织传入本脏，而发展为内伤病证。如《素问·痹论》说："五脏皆有合，病久而不去者，内舍于其合也。"

97. D 答案分析：三焦传变是温病的主要传变形式。温热病邪，首先侵犯上焦肺卫。病邪深入从上焦传入中焦脾胃，再入下焦肝肾。这是疾病的一般发展过程，为顺传。如果病邪从肺卫直接传入心包，病情发展恶化，超越了一般传变规律，则称为逆传。即如吴鞠通说："肺病逆传，则为心包。"

98. A 答案分析：体质因素在邪正相争过程中，对病邪的"从化"具有重要的决定作用。一般而论，素体阳盛者，则感邪多从火化，疾病多向阳热实证演变；素体阴盛者，则感邪多从寒化，疾病多向实寒或虚寒等证演变。

99. E 答案分析：生活因素主要包括情志、饮食、劳逸等，主要是通过对正气发生作用而影响疾病的传变进程。

（四）C型题

100. D 答案分析：真寒假热证的病机是阴盛格阳，而A、B选项为虚实真假的两种病机变化。

101. A 答案分析：真实假虚证的本质为邪气亢盛，结聚体内，阻滞经络，气血不得外达，而见状似正虚的假象，故称"大实有羸状"。

102. C 答案分析：血寒血流滞缓，血热灼伤津液，血行不利，皆可致瘀。

103. B 答案分析：血热则迫血妄行，而见出血；血寒则血流不畅而瘀滞，一般不见出血。

104. D　答案分析：脾主运化水液，与内湿生成的关系最为密切。

105. A　答案分析：外燥最易伤肺，内燥易伤肺、胃等脏器，二者皆常见于肺脏病变。

106. C　答案分析：阳亢化火和五志化火属阳气亢逆或郁结所致，皆属内火范畴。

107. C　答案分析：阳亢化火指阳盛有余而化火；五志化火指情志刺激，导致气机郁结亢逆化火，皆是对内火的正确表述。

108. C　答案分析：痰厥因痰盛闭阻清窍所致，属气闭的病机变化。

109. A　答案分析：痛厥是因痛而气机闭塞，属于气闭的一种，但不属痰阻清窍的病变。

（五）X 型题

110. ABCD　答案分析：基本病机是指机体对于致病因素侵袭所产生的最基本的病理反应，是病机变化的一般规律。基本病机主要包括邪正盛衰、阴阳失调和精气血津液的失常。

111. BCD　答案分析：邪正的消长盛衰，不仅可以产生比较单纯的虚或实的病理变化，而且在某些病程较长、病情复杂的疾病中，还会出现虚实之间的多种变化。而在疾病的发生、发展过程中，由于邪正双方的斗争，其力量对比不断发生消长盛衰的变化，因此这种变化还对疾病转归起着决定性的作用。此外，当邪气侵犯人体后，正气和邪气即相互发生作用，一方面是邪气对机体的正气起着损害作用，另一方面是正气对邪气的抗御、驱除作用，因此邪正盛衰还关系着疾病的发生机理。

112. ABCDE　答案分析：一般而论，正胜邪退，疾病趋向于好转和痊愈；邪胜正衰，则疾病趋向于恶化，甚则导致死亡；若邪正力量相持不下，则疾病趋向慢性化；若正气大虚，余邪未尽，或邪气深伏伤正，正气无力祛尽病邪，致使疾病处于缠绵难愈的病理过程，又称之为正虚邪恋，可视为邪正相持的一种特殊病机；若正气虽能胜邪，但受损较重，亦可见邪去正衰的转归。

113. ABCD　答案分析：虚实错杂有虚中夹实和实中夹虚两种情况，如果从病位来分析虚实错杂的病机，又有表里、上下等虚实不同的错杂证候，如表实里虚、里实表虚、上实下虚、下实上虚等。

114. CE　答案分析：阳偏胜，“阳胜则热”，从而出现实热证。阳盛格阴又称真热假寒，阳盛于内是疾病的本质。

115. ABCE　答案分析：阴偏胜，是指机体在疾病过程中所出现的一种阴气病理性偏盛、机能抑制、热量耗伤过多的病理状态。一般而言，其病机特点多表现为阴盛而阳未虚的实寒证。

116. ABCE　答案分析：阴偏衰，即是阴虚，是指机体阴气不足，凉润、宁静的功能减退，出现代谢相对增快，机能虚性亢奋，产热相对增多的病理状态。其病机特点多表现为阴气不足，阴不制阳，阳气相对偏盛的虚热证。

117. BCD　答案分析：阴偏衰，是指阴气不足，凉润与宁静的功能减退，阴不制阳，阳气相对亢盛，从而形成阴虚内热、阴虚火旺和阴虚阳亢等多种病变。

118. ABCE　答案分析：亡阳多由于邪盛，正不敌邪，阳气突然脱失所致。也可因汗出过多，吐、利无度，津液过耗，阳随阴泄，阳气外脱；或由于素体阳虚，正气不足，劳伤过度，阳气消耗过多所致。亦可因慢性消耗疾病，长期大量耗散阳气，终至阳气亏损殆尽，而出现亡阳。

119. ABCE　答案分析：亡阴多由于热邪炽盛，或邪热久留，大量煎灼津液和耗伤阴气所致。也可由于长期大量耗损津液和阴气，日久导致亡阴者。此外，阳亡则阴无以化生而耗竭，故阳气大量脱失亦可以迅速导致亡阴。

120. ABC　答案分析：精闭藏于肾及其他脏腑中而不妄泄，主要依赖于肾气的封藏作用与肝气的疏泄作用的协调平衡。肾气虚衰、相火过亢、肝气亢逆疏泄太过都可导致生殖之精的大量丢失。

121. ABCDE　答案分析：气滞可引起血瘀、水停，形成瘀血、痰饮等病理产物；气逆则可导致血随气逆，或为咯血、吐血，甚则昏厥。

122. BD　答案分析：气陷，指气的上升不足或下降太过，以气虚升举无力而下陷为特征的一种病理状态。气逆，指气升之太过，或降之不及，为气机升多降少而上逆的病理状态。

123. BCD　答案分析：气逆最常见于肺、胃和肝等脏腑。

124. ABCDE　答案分析：气脱可见面色苍白，汗出不止，目闭口开，全身瘫软，手撒，二便失禁，脉微欲绝或虚大无根等症。

125. ABCD　答案分析：血虚者气亦弱，故血虚除见失于滋荣的征象外，多伴气虚症状，常见面色淡白或萎黄、唇舌爪甲色淡无华、神疲乏力、头目眩晕、心悸不宁、脉细等临床表现。口唇青紫则多是血瘀证的征象。

126. ABC　答案分析：气滞血瘀在临床上多见胸胁胀满疼痛、瘕聚、癥积、瘀斑等病症。神疲、懒言则属气虚。

127. BCD　答案分析：导致津液不足的原因主要有三方面：一是热邪伤津，如外感燥热之邪，灼伤津液，或邪热内生，如阳亢生热、五志化火等耗伤津液；二是丢失过多；三是生成不足。

128. ABCDE　答案分析：饮食伤中而致呕吐、泄泻或吐泻交作，损失大量津液者，可见口干舌燥、皮肤干涩而失去弹性；热病后期或久病伤阴耗液，所见到的形瘦骨立，肌肤毛发枯槁，或手足震颤、肌肉瞤动、舌光红无苔或少苔，则属于脱液的临床表现。

129. ABCDE　答案分析：一般而论，伤津主要是丢失水分，伤津未必脱液；脱液不但丧失水分，更损失精微营养物质，故脱液必兼津伤。从病情轻重而论，脱液重于伤津，液脱乃津伤之甚。津易伤亦易补充，而液一般不易损耗，一旦亏损则较难恢复。但津伤可暴急发生，并可突然陷于气随津泄，甚至气随津脱的重危证候。

130. ABCD　答案分析：引起津液输布障碍的原因很多，如肺失宣发和肃降；脾失健运，运化水液功能减退；肝失疏泄，则气机不畅，气滞而致津液停留；三焦的水道不利，不仅直接影响津液的环流，而且影响津液的排泄，凡此均致津液输布障碍而生湿痰水饮之患。而膀胱气化不利可引起津液排泄障碍。

131. ABCDE　答案分析：津液的输布障碍，可导致津液在体内环流迟缓，或在体内某一局部发生滞留，因而津液不化，水湿内生，酿痰成饮。津液的排泄障碍，主要是指津液转化为汗液和尿液的功能减退，可导致少汗或无汗、尿少或无尿。

132. ABC　答案分析：肝风内动主要因为阳盛，或阴虚不能制阳，阳升无制而形成。感受风邪属外风，脾土虚败虽可致风气内动但不属肝风。

133. ABCDE　答案分析：内风主要有肝阳化风、热极生风、阴虚风动、血虚生风等，此外，尚有血燥生风。

134. AB　答案分析：脾为气血生化之源，脾阳能达于肌肉四肢。肾阳为人身阳气之根，能温煦全身脏腑组织。故脾肾阳气虚衰，则温煦失职，最易表现虚寒之象，而尤以肾阳虚衰为关键。

135. BDE　答案分析：寒从中生，是指机体阳气虚衰，温煦、推动功能减退，虚寒内生，或阴寒之“邪”弥漫的病理状态。阳气虚衰，温煦失职，或阳不化阴，水湿痰浊壅盛，或肾阳不化，尿频、便溏、涕唾清稀等都属于寒从中生。而过食生冷，寒湿停聚则属于寒邪侵袭；若卫表不固，亦可从表直接深入脏腑，伤及脾胃，而见腹部冷痛、便泻清稀等症，称为寒邪直中太阴。

136. CE　答案分析：脾气的运化功能和输布津液的功能障碍，可导致湿浊蓄积停滞的病理状态，而肾阳虚衰，亦必然影响及脾之运化而导致湿浊内生，而其余三项皆属外湿病因。

137. AB　答案分析：脾气的运化失职是湿浊内生的关键，而脾主运化有赖于肾阳的温煦。因此内湿不仅是脾阳虚津液不化而形成的病理产物，在肾阳虚衰时，亦必然影响及脾之运化而导致湿浊内生。

138. ABCDE　答案分析：火热内生的病机主要有如下几方面：阳气过盛化火、邪郁化火、五志过极化火、阴虚火旺。内生火热，从病位而言有心火、肝火、肾火（相火）及胃火等。病理性的阳气过亢称为“壮火”，属内生火热。

139. ABCD　答案分析：内伤病的基本传变形式是脏腑传变。另外，脏腑与形体之间，在生理上相互联系，在病理上亦相互影响，故内伤病也可在脏腑与形体之间传变。

140. ABCDE　答案分析：气的运动失常出现的病理变化包括气闭、气陷、气滞、气逆和气脱。

三、名词术语解释

141. 病机：即疾病发生、发展与变化的机理。

142. 邪正盛衰：是指疾病过程中，机体的抗病能力与致病邪气之间在相互斗争中所发生的盛衰变化。

143. 虚实错杂：是指在疾病过程中，邪盛和正虚同时存在的病理状态。其中以邪盛为主的，称为实中夹虚；以正虚为主的，称为虚中夹实。

144. 邪正相持：是指在疾病过程中，机体正气不甚虚弱，邪气也不亢盛，邪正双方势均力敌，相持不下，病势处于迁延状态的一种病理过程。

145. 阴阳失调：是指在疾病的发生发展过程中，由于各种致病因素的影响，导致机体的阴阳双方失去相对的平衡协调而出现的阴阳偏胜、偏衰、互损、格拒、亡失等一系列病理变化，是疾病的基本病机之一。从更广的意义上讲，阴阳失调又是脏腑、经络、营卫及气机升降出入失常的概括。

146. 阳偏胜：是指机体在疾病过程中所出现的一种阳气偏胜、机能亢奋、热量过剩的病理状态，一般表现为阳盛而阴未虚的实热证。

147. 阴偏胜：是指机体在疾病过程中出现的一种阴气偏胜、机能抑制、热量消耗过多的病理状态，一般表现为阴盛而阳未虚的实寒证。

148. 阳偏衰：是指机体阳气虚损，温煦、推动、兴奋等作用减退，机能减退或衰弱，代谢减缓，产热不足的病理状态，一般表现为阳气不足，不能制阴，阴气相对偏盛的虚寒证。

149. 阴偏衰：是指机体阴气不足，凉润、宁静、抑制等作用减退，出现代谢相对增快、机能虚性亢奋、产热相对增多的病理状态，一般表现为阴气不足，阴不制阳，阳气相对偏盛的虚热证。

150. 阳胜则阴病：即阳偏胜的实热，

大量耗伤津液和阴气，出现实热兼阴虚的病变。进一步可发展为“阴虚则热”的虚热证。

151. 阴胜则阳病：即阴偏胜的实寒，大量损伤阳气，出现实寒兼阳虚证，进一步可发展为“阳虚则寒”的虚寒证。

152. 阴阳互损：是指在阴或阳任何一方虚损的前提下，病变发展影响及相对的一方，形成阴阳两虚的病机。在阴虚的基础上，继而导致阳虚，称为阴损及阳；在阳虚的基础上，继而导致阴虚，称为阳损及阴。

153. 阴阳格拒：由于某些原因引起阴或阳一方偏盛至极，因而壅遏于内，将另一方排斥格拒于外，迫使阴阳之间不相维系，从而出现真寒假热或真热假寒的复杂病变。

154. 阴阳亡失：包括亡阴和亡阳两类，是指机体的阴气或阳气突然大量的亡失，导致全身机能严重衰竭、生命垂危的一种病理状态。

155. 精虚：主要是指肾精（主要为先天之精）和水谷之精不足及其各种功能低下的病理状态，常见生长发育不良、女子不孕、男子精少不育或滑遗过多、精神委顿、耳鸣健忘、面色无华，或体弱多病、未老先衰等表现。

156. 失精：是指生殖之精和水谷之精大量丢失的病理状态。生殖之精的大量丢失，表现为精液排泄过多，或兼有滑精、遗精、早泄等；水谷之精的大量丢失，表现为长期的蛋白尿或乳糜尿。

157. 精瘀：指男子精滞精道，排精障碍的病理状态。主要表现是排精不畅或排精不能。

158. 气虚：是指一身之气不足及其各种功能低下的病理状态，常见精神委顿、倦怠乏力、眩晕、自汗、易于感冒、面色㿠白、舌淡、脉虚等症。

159. 气机失调：是指气的升降出入运动失常而引起的气滞、气逆、气陷、气闭、气脱等病理变化。

160. 气滞：是指气的流通不畅，郁滞不通的病理状态。

161. 气逆：指气的上升太过或下降不及，以脏腑之气逆上为特征的一种病理状态。

162. 气陷：指气的上升不足或下降太过，以气虚升举无力而下陷为特征的一种病理状态。

163. 气闭：即气机闭阻，外出严重障碍，以致清窍闭塞，出现昏厥的一种病理状态。

164. 气脱：即气不内守，大量向外亡失，以致机能突然衰竭的一种病理状态。

165. 血虚：是指血液不足及其濡养功能减退的病理状态，常见面色淡白或萎黄、唇舌爪甲色淡无华、神疲乏力、头目眩晕、心悸不宁、脉细等症。

166. 血瘀：是指血液运行迟缓，流行不畅，甚则血液停滞的病理状态。

167. 出血：是指血液逸出血脉的病理状态。

168. 血热：是指热入血脉之中，使血行加速，脉络扩张，或迫血妄行而致出血的病理状态。

169. 津液不足：是指津液量少，进而导致脏腑、孔窍、皮毛等失于濡润、滋养而出现干燥、枯涩的病理状态。

170. 内生“五邪”：是指在疾病的发展过程中，由于脏腑经络及精气血津液的功能失常而产生的化风、化寒、化湿、化燥、化火等五种病理变化。由于病生于内，故分别称为内风、内寒、内湿、内燥、内火，统称为内生“五邪”。

171. 风气内动：即内风，是指疾病发展过程中，主要因为阳盛，或阴虚不能制阳，阳升无制，出现动摇、眩晕、抽搐、震颤等类似风动的病理状态。

172. 寒从中生：是指机体阳气虚弱，温煦气化功能减退，虚寒内生，或阴寒之气弥漫的病理状态。

173. 湿浊内生：是指由于脾气的运化功能和输布津液的功能障碍，从而引起湿浊蓄积停滞的病理状态。

174. 少火：人身之阳气在正常情况下，有温煦脏腑组织之作用，称之为“少火”。

175. 壮火：人身之阳气过盛所化生的病理性之火，称为“壮火”，即所谓“气有余便是火”。

176. 五志之火：多指由于情志刺激，影响了脏腑精气阴阳的协调平衡，造成气机郁结或亢逆。气郁日久则可化热，气逆亦可化火，因之火热内生。

177. 病位传变：是指机体某一部位的病变，向其他部位波及扩展，从而引起该部位也发生病变。

178. 病性传变：是指在疾病过程中病证性质的转化，主要包括寒热转化与虚实转化两类。

179. 寒热转化：是指在疾病过程中，病机性质由寒转化为热，或由热转化为寒的病理现象。

180. 虚实转化：是指在疾病过程中，正邪双方力量对比发生变化，并达到主要矛盾与次要矛盾两方面互易其主次位置的程度时，则疾病的虚实性质亦会发生转变，或由实而转虚，或因虚而致实。

181. 从化：是指病邪侵入机体，能随人之体质差异、邪气侵犯部位以及时间变化等各种条件变化而发生性质的改变，形成与原来病邪性质不同而与机体的素质一致的病理反映。

四、简答题

182. 简述邪正盛衰与疾病转归的关系。

答：邪正盛衰与疾病转归的关系为：正盛邪退，疾病趋于好转、痊愈；邪盛正衰，疾病趋于恶化、死亡。若邪正力量相持不下，则疾病趋向慢性化。

183. “至虚有盛候，大实有羸状”的病机实质是什么？

答：“至虚有盛候”即真虚假实证，是指病机的本质为“虚”，但表现出某些“实”的临床假象。一般是由于正气虚弱，脏腑经络之气不足，推动、激发功能减退所致，如脾气虚弱，运化无力，而见脘腹胀痛（时作时减）等症即是。

“大实有羸状”即真实假虚证，是指病机的本质为“实”，但表现出某些“虚”的临床假象。一般是由于邪气亢盛，结聚体内，阻滞经络，气血不能外达所致。如热结肠胃，腹痛硬满，发热汗出，而见泻下稀水臭秽，《伤寒论》称为“热结旁流”者即是。

184. 导致亡阳的病因有哪些？

答：亡阳多由于邪气太盛，正不敌邪，阳气突然脱失所致；也可因汗出过多，吐、利无度，津液过耗，阳随阴泄，阳气外脱；或由于素体阳虚，劳伤过度，及慢性疾病，长期大量耗散阳气，终至阳气亏损殆尽，而出现亡阳。

185. 导致亡阴的病因有哪些？

答：亡阴多由于热邪炽盛，或邪热久留，大量煎灼津液，耗伤阴气，或逼迫津液大量外泄而为汗，以致阴气随之大量消耗而突然脱失。也可由于长期大量耗损津液和阴气，日久导致亡阴者。

186. 简述阴阳偏胜病机的发展趋势。

答：阴阳偏胜不仅可出现“阳胜则热”、“阴胜则寒”的实热、实寒证，而且进一步发展，可导致对方的亏损而出现“阳胜则阴病”的实热兼阴虚证和“阴胜则阳病”的实寒兼阳虚证；也可形成阴阳格拒的真热假寒证与真寒假热证；还可形成阴阳转化的病机变化，如热证转为寒证，或寒证转为热证。

187. 阴阳偏衰病机的发展趋势如何？

答：阴阳偏衰不仅可出现阴虚则热的虚热证或阳虚则寒的虚寒证，而且进一步虚损，累及对方，可发展为阴损及阳的以阴虚为主的阴阳两虚或阳损及阴的以阳虚为主的阴阳两虚，再进一步发展，可导致亡阴或亡阳。

188. 精的失常主要包括哪几个方面？

答：精的失常主要包括两方面，即精虚和精的施泄失常。精虚主要是指肾精和水谷之精不足，使其功能低下所产生的病理变化。男子精的施泄失常，排泄过度或排泄障碍，则出现失精或精瘀的病理变化。

189. 气的失常包括哪几个方面？

答：气的失常主要包括两个方面：一是气虚，是指一身之气不足及其功能低下的病理状态；二是气机失调，是指气的升降出入失常而引起的气滞、气逆、气陷、气闭或气脱等病理变化。

190. 气滞的病理表现有哪几个方面？

答：气滞的病理表现有多个方面：气滞于某一经络或局部，可出现相应部位的胀满、疼痛。气滞则血行不利，津液输布不畅，故气滞甚者可引起血瘀、津停，形成瘀血、痰饮水湿等病理产物。脏腑气滞以肺、肝、脾、胃为多见，共同的特点是闷、胀、疼痛。

191. 气逆的成因有哪些？

答：气逆多由情志所伤，或饮食不当，或外邪侵犯，或痰浊壅阻所致，也有因虚而气机上逆者。

192. 上气不足的病机是什么？有哪些临床症状？

答：上气不足，是气陷病理变化的一种，主要是指上部之气不足、头目失养的病变。一般由于脾气虚损，升清之力不足，无力将水谷精微上输于头目，致头目失养，可见头晕、目眩、耳鸣等症。

193. 中气下陷的病机是什么？有哪些临床症状？

答：中气下陷，是气陷的病理变化的一种，指脾气虚损，升举无力，气机趋下，内脏位置维系无力，而发生某些内脏的位置下移，形成胃下垂、肾下垂、子宫脱垂、脱肛等病变。

194. 气闭的成因有哪些？

答：气闭多由情志刺激，或外邪、痰浊等闭塞气机，使气不得外出而闭塞清窍所致。

195. 气脱的成因有哪些？有哪些临床症状？

答：气脱多由于正不敌邪，或慢性疾病，正气长期消耗而衰竭，以致气不内守而外脱；或因大出血、大汗等气随血脱或气随津泄而致气脱，从而出现全身机能突然衰竭的病理状态。

气脱可见面色苍白，汗出不止，目闭口开，全身瘫软，手撒，二便失禁，脉微欲绝或虚大无根等症状。

196. 气脱与亡阳、亡阴在病机和临床表现方面有哪些联系和区别？

答：气脱与亡阳、亡阴在病机和临床表现方面多有相同之处，病机都属于气的大量脱失，临床上都可见因气脱失而致虚衰不固及机能严重衰竭的表现，如面色苍白，汗出不止，目闭口开，全身瘫软，手撒，二便失禁，脉微欲绝或虚大无根等症状。但亡阳是阳气突然大量脱失，当见冷汗淋漓、四肢厥冷等寒象，而亡阴是阴气突然大量脱失，当出现大汗而皮肤尚温、烦躁、脉数疾等热性征象。而气脱则无明显寒象或热象。因此，气脱若偏向阳气的暴脱，则为亡阳；若偏向阴气的脱失，则为亡阴。

197. 血虚的病因有哪些？心血不足和肝血亏虚各有什么临床症状？

答：失血过多，新血不及生成补充；或因脾胃虚弱，饮食营养不足，血液生化乏源；或因血液的化生功能障碍；或因久病不愈，慢性消耗等因素而致营血暗耗等，均可导致血虚。

心血不足常见惊悸怔忡、失眠多梦、健忘、脉细涩或结代等心失血养的症状。

肝血亏虚常见两目干涩、视物昏花，或手足麻木、关节屈伸不利等症。若肝血不足导致冲任失调，又可出现妇女经少、月经愆期、闭经诸症。

198. 导致血瘀的病因主要有哪些？

答：引起血瘀的原因很多，主要有气滞、气虚、痰浊、瘀血、血寒、血热等。气滞而致血行受阻，或气虚而运血无力，或痰浊阻于脉络，或寒邪侵入血分而致寒凝，或邪热入血，煎灼血液，流行不利等，均足以形成血瘀。另外，血液瘀积以及经络损伤，皆可致血溢脉外而停蓄体内形成瘀血，瘀血又可阻于脉络，再致血瘀。

199. 血寒可见哪些临床症状？

答：血寒的临床表现，除见一般的寒性症状外，常见血脉瘀阻而引起的疼痛，手足、爪甲、皮肤及舌色青紫等表现。若寒凝心脉，可发生真心痛；寒阻肝脉，可见少腹、阴部冷痛，或妇女痛经、闭经等；寒阻肌肤血脉则见冻伤等症；寒瘀互结酿毒于内，可生癥积。总之，随寒邪阻滞血脉的部位有异而见不同的临床表现。

200. 精与气血的关系失调有哪些病机变化？

答：精和气血关系的失调可见以下几种病理变化：①精气两虚；②精血不足；③气滞精瘀和血瘀精阻。

201. 气随血脱可见哪些症状？临床预后如何？

答：气随血脱除见出血的表现外还可见精神萎靡、眩晕或晕厥、冷汗淋漓、四肢不温，或有抽搐，或见口干，脉芤或微细等症。

气随血脱如能及时救治，则可转危为安，继而表现气血两虚的病理状态。如病情恶化，多因阳气暴脱，发展为亡阳，最终导致阴阳离决而死亡。

202. 简述津液输布排泄障碍的病因和病变。

答：引起津液输布障碍的原因很多，如肺失宣发和肃降，津液不得正常布散；脾失健运，运化水液功能减退，可致水饮不化；肝失疏泄，则气机不畅，气滞而致津液停留；三焦的水道不利，不仅直接影响津液的环流，而且影响津液的排泄，凡此均致津液输布障碍而生痰饮水湿之患。津液的排泄障碍，主要是指津液转化为汗液和尿液的功能减退，故主要与肺气的宣发功能失常及肾气的蒸化功能失常有关。

津液的输布障碍与排泄障碍，常相互影响，互为因果，导致湿浊困阻、痰饮凝聚、水液贮留等多种病变。

203. 津液和气血关系失调会出现哪些病理变化？

答：津液和气血关系失调会出现以下几种病理变化：①水停气阻；②气随津脱；③津枯血燥；④津亏血瘀；⑤血瘀水停。

204. 简述阳虚则寒与阴胜则寒在病机与临床表现上的区别。

答：阳虚则寒的病机特点多表现为机体阳气不足，阳不制阴，阴气相对偏亢的虚寒证。可见面色㿠白、畏寒肢冷、脘腹冷痛、舌淡、脉迟等寒象，但还有喜静蜷卧、小便清长、下利清谷、脉微细等虚象。

阴胜则寒的病机特点多表现为阴盛而阳未虚的实寒证。可见形寒、肢冷、蜷卧、舌淡而润、脉迟等症。

阳虚则寒与阴胜则寒，不仅在病机上有区别，而且在临床表现方面也有不同：前者是虚而有寒；后者是以寒为主，虚象不明显。

205. 伤津和脱液在病机和临床表现方面有何联系与区别?

答：在临床表现方面，伤津因病情轻重而有不同，轻者仅见口干舌燥，便结，尿少等症，重者见目陷、螺瘪、皮肤干涩而失去弹性；甚则见目眶深陷、啼哭无泪、小便全无、精神委顿、转筋等症。危者，因血中津少而失其滑润流动之性，气随津泄而推动无力，血液循行困难，而见面色苍白、四肢不温、脉微欲绝的危象。脱液多见于热病后期或久病伤阴耗液，症见形瘦骨立，大肉尽脱，肌肤毛发枯槁，或手足震颤、肌肉瞤动、唇裂、舌光红无苔或少苔。

伤津和脱液，皆为正常水液的丢失，在病机和临床表现方面虽有区别亦有联系。一般而论，伤津主要是丢失水分，伤津未必脱液；脱液不但丧失水分，更损失精微营养物质，故脱液必兼津伤。从病情轻重而论，脱液重于伤津，但津伤过甚可见气随津脱的危象。

206. 简述风气内动的病机及其临床症状。

答：风气内动的病机主要有肝阳化风、热极生风、阴虚风动、血虚生风等。临床症状分别为：①肝阳化风，可见筋惕肉瞤、肢麻震颤、眩晕欲仆，甚则口眼歪斜、半身不遂。严重者，则因血随气逆而发卒然厥仆。②热极生风，可见痉厥、抽搐、鼻翼煽动、目睛上吊等临床表现，常伴有高热、神昏、谵语。③阴虚风动，可见筋挛肉瞤、手足蠕动等动风症状，并见低热起伏、舌光少津、脉细如丝等阴竭表现。④血虚生风，可见肢体麻木不仁，筋肉跳动、甚则手足拘挛不伸等症。⑤血燥生风，可见皮肤干燥或肌肤甲错，并有皮肤瘙痒或脱屑等症状。

207. 简述内寒与外寒的区别与联系。

答：内寒与外寒之间的区别是：内寒是阳虚阴盛之寒从中生，临床特点主要是虚而有寒，以虚为主；外寒由外感寒邪或恣食生冷所引起，临床特点是以寒为主，亦可因寒邪伤阳而兼虚象。两者之间的主要联系是：寒邪侵犯人体，日久必然会损伤机体阳气，最终导致阳虚而寒从中生；而阳虚内寒之体，则又因抗御外邪能力低下，易外感寒邪而致病。

208. 简述湿浊内生的临床表现。

答：湿性重浊黏滞，多阻遏气机，故其临床表现常可随湿邪阻滞部位的不同而异。如湿邪留滞经脉之间，则见头闷重如裹，肢体重着或屈伸不利；湿犯上焦，则胸闷咳嗽；湿阻中焦，则脘腹胀满、食欲不振、口腻或口甜、舌苔厚腻；湿滞下焦，则腹胀便溏、小便不利；水湿泛溢于皮肤肌腠，则发为水肿。湿浊虽可阻滞于机体上、中、下三焦的任何部位，但仍以湿阻中焦脾胃为多。

209. 火热内生有虚实之分，请简述其主要病机。

答：火热内生有虚实之分，其病机主要有如下几方面：①实证多与阳气亢盛、气机郁结、病邪郁阻有关：首先，阳气过盛化火，在病理情况下，阳气过盛，机能亢奋，产热过多，即所谓“气有余便是火”。其次，邪郁化火，包括两方面的内容，一是外感六淫风、寒、燥、湿等病邪，在病理过程中，皆能郁滞从阳而化热化火；二是体内的病理性代谢产物（如痰饮、瘀血等）和食积、虫积等，亦能郁而化火。再次，五志过极化火，多指由于精神情志的刺激，影响了脏腑精气阴阳的协调平衡，造成气机郁结或亢逆，久则从阳而化热化火，导致火热内生。②虚证为阴虚火旺，多由于热病伤阴或久病耗阴，阴气大伤，不能制阳，阳气相对偏亢，则虚热虚火内生。

210. 简述外感病传变的主要形式。

答：外感病基本是表里传变，但内传入里后，亦见脏腑间的传变。不同的外感疾病，其病位传变的形式有所区别，主要有六经传变、卫气营血和三焦传变。

211. 简述温热病的主要传变形式。

答：温病的主要传变形式有卫气营血传变和三焦传变两种。温热病邪，多自口鼻而入，病变沿卫、气、营、血四个阶段传移变化，为卫气营血传变（见叶桂的《温热论》）；若病变从上焦肺传入中焦脾胃，再入下焦肝肾，则是三焦传变（见吴瑭的《温病条辨》）。疾病由浅入深，由轻而重的一般发展过程，称之为顺传。如果病情发展恶化，超越了一般传变规律，则称为逆传。以上两种传变形式有内在联系。

212. 简述病性由热转寒的主要形式。

答：病性由热转寒的形式主要有三种：①实热证转化为虚寒证，一般因阳气大量外泄或外脱所致，如亡阳。②实热证转化为实寒证，比如风湿热邪痹阻肢体关节的热痹证，或因治疗用药不当，或素体阳虚，可热去而从寒化为寒痹证。③虚热证转化为虚寒证，机理为“阴损及阳”。

213. 简述寒热病性转化的一般规律。

答：寒热病性转化的一般规律是：阳盛阴虚体质，易热化、燥化；阴盛阳虚体质，则易寒化、湿化。受邪脏腑经络属阳者，多从阳而化热、化燥；受邪脏腑经络属阴者，多从阴而化寒、化湿。误治伤阳，则从寒化；误治伤阴，则从热化。

五、问答题

214. 试述邪正盛衰与证候虚实的关系。

答：邪正盛衰，是指在疾病过程中，机体的抗病能力与致病邪气之间相互斗争中所发生的盛衰变化。随着体内邪正的消长盛衰变化，形成了疾病的虚实病机变化。所谓实，是指以邪气亢盛为矛盾主要方面的一种病理状态。此时邪气的致病力强盛，而正气的抗病能力未衰，故正邪相搏，斗争激烈，在临床上出现一系列病理性反应比较剧烈的有余的证候。常见于外感六淫和疠气致病的初期和中期，或由于湿、痰、水饮、食积、气滞、瘀血等引起的内伤病证。所谓虚，是指以正气虚损为矛盾主要方面的一种病理状态。此时正气虚弱，防御能力和调节能力低下，对于致病邪气的斗争无力，而邪气已退，或不明显，故难以出现邪正斗争剧烈的病理反应，表现一系列虚弱衰退的症状和体征。多见于素体虚弱，精气不充；或外感疾病的后期，以及各种慢性病证日久耗伤人体精气血津液；或因暴病吐利、大汗、亡血等使正气随津血而脱失等。

此外，如果患者同时具有邪盛和正虚两个方面的病理变化，则表现为虚实错杂证。出现以正虚为主、兼有实邪为患的虚中夹实证和以邪实为主、兼有正气虚损的实中夹虚证。在某些特殊的情况下，疾病的临床表现与其虚实本质不完全一致，还会出现“大实有羸状”的真实假虚证，或“至虚有盛候”的真虚假实证。另外，在一定条件下，病证性质还会出现由实转虚或因虚致实的虚实转化的情况。

215. 邪正盛衰与疾病转归有何关系？

答：在疾病的发生、发展过程中，由于邪正双方的斗争，其力量对比不断发生消长盛衰的变化，这对疾病转归起着决定性的作用。一般而论，正胜邪退，疾病趋向于好转和痊愈；邪胜正衰，则疾病趋向于恶化，甚则导致死亡；若邪正力量相持不下，则疾病趋向迁延或慢性化。

正胜邪退，是指在疾病过程中，正气渐趋强盛，而邪气渐趋衰减，疾病向好转和痊愈方向发展的一种病理变化。由于患者的正气比较充盛，或因为邪气较弱，或因及时、正确的治疗，促使病邪对机体的侵害作用消失或终止，精、气、血、津液等的耗伤和机体的脏腑、经络等组织的病理性损害逐渐得到康复，疾病即告痊愈。

邪胜正衰，是指在疾病过程中，邪气亢盛，正气虚弱，机体抗邪无力，疾病向恶化、危重，甚至向死亡方面转归的一种病理变化。这是由于机体的正气虚弱，或由于邪气的炽盛，或因失于治疗，或治疗不当，机体抗御病邪的能力日趋低下，不能制止邪气的致病作用，机体受到的病理性损害日趋严重，则病情恶化，终至正气衰竭，邪气独盛而死亡。

此外，在某些疾病的过程中，邪正双方势均力敌，出现邪正相持的局面，亦有邪去而正不复、正虚邪恋等情况。这常常是疾病由急性转为慢性，或慢性病久治不愈，或遗留某些后遗症的主要原因之一。

216．试述阴阳偏胜的概念及病因病机。

答：阴阳偏胜，是指阴阳双方中某一方的病理性亢盛状态，属于“邪气盛则实”的实证病机。

阳偏胜，是指机体在疾病过程中所出现的一种阳气病理性偏盛、机能亢奋、机体反应性增强、热量过剩的病理状态。一般而言，其病机特点多表现为阳盛而阴未虚的实热证。形成阳偏胜的主要原因，多由于感受温热阳邪，或虽感受阴邪，但从阳化热，也可由于情志内伤，五志过极而化火，或因气滞、血瘀、食积等郁而化热所致。

阳气的病理性亢盛，以热、动、燥为其特点，故阳气偏胜可见壮热、烦渴、面红、目赤、尿黄、便干、苔黄、脉数等症。阳热亢盛则对阴气和津液的制约太过，所以说“阳胜则阴病”，即阳盛则耗伤阴气和津液。阳盛之初，对津液和阴气的损伤不明显，从而出现实热证。如果病情发展，阳热亢盛且明显耗伤机体的津液和阴气，病则从实热证转化为实热兼阴虚津亏证，若阴气大伤，病可由实转虚而发展为虚热证。

阴偏胜，是指机体在疾病过程中所出现的一种阴气病理性偏盛、机能抑制、热量耗伤过多的病理状态。一般而言，其病机特点多表现为阴盛而阳未虚的实寒证。形成阴偏胜的主要原因，多由于感受寒湿阴邪，或过食生冷，寒邪中阻等，导致体内阴气的病理性亢盛。

阴气的病理性亢盛，以寒、静、湿为其特点，如形寒、肢冷、蜷卧、舌淡而润、脉迟等，即是阴气偏胜的具体表现。阴气亢盛则过度制约阳气，所以说“阴胜则阳病”，即阴盛则损伤阳气而致阳虚。由于阴气内盛多伤阳气，故在阴偏胜时，常同时伴有程度不同的阳气不足，形成实寒兼阳虚证；若阳气伤甚，病可由实转虚，发展为虚寒证。

217．试述阴阳偏衰的概念及病机特点。

答：阴阳偏衰，是指人体阴阳双方中的一方虚衰不足的病理状态，属“精气夺则虚”的虚证。

阳偏衰，是指机体阳气虚损，温煦、推动、兴奋等作用减退，出现机能减退或衰弱、代谢减缓、产热不足的病理状态。一般而言，其病机特点多表现为机体阳气不足，阳不制阴，阴气相对偏亢的虚寒证。阳虚则寒的虚寒证，既有面色㿠白、畏寒肢冷、脘腹冷痛、舌淡、脉迟等寒象，又见喜静蜷卧、小便清长、下利清谷、脉微细等虚象。

阴偏衰，是指机体阴气不足，凉润、宁静、抑制等功能减退，出现代谢相对增快，机能虚性亢奋，产热相对增多的病理状态。一般而言，其病机特点多表现为阴气不足，阴不制阳，阳气相对偏盛的虚热证。临床常见五心烦热、骨蒸潮热、面红升火、消瘦、盗汗、咽干口燥、舌红少苔、脉细数等症。

218．试述阴阳互损的概念及病机特点。

答：阴阳互损，是指在阴或阳任何一方虚损的前提下，病变发展影响及相对的一方，形成阴阳两虚的病机。在阴虚的基础上，继而导致阳虚，称为阴损及阳；在阳虚的基础上，继而导致阴虚，称为阳损及阴。

阴损及阳，是指由于阴气亏损，累及阳气生化不足，从而在阴虚的基础上又导致了阳虚，形成了以阴虚为主的阴阳两虚病理状态。例如肝阳上亢一证，其病机主要为肝肾阴虚，水不涵木，阴不制阳的阴虚阳亢，但随病情发展，亦可进一步耗伤肾阴，影响肾阳的化生，继而出现畏寒、肢冷、面色㿠白、脉沉细等肾阳虚衰症状，转化为阴损及阳的阴阳两虚证。

阳损及阴，系指由于阳气虚损，无阳则阴无以生，从而在阳虚的基础上又导致了阴虚，形成以阳虚为主的阴阳两虚病理状态。例如肾阳亏虚、水泛为肿一证，其病机主要为阳气不足，温煦推动功能减退，水液停聚，溢于肌肤所致。但其病变发展，则又可因阳气不足而导致阴气化生无源而亏虚，出现日益消瘦，烦躁升火，甚则阳升风动而抽搐等肾阴亏虚之征象，转化为阳损及阴的阴阳两虚证。

219. 试述亡阴、亡阳的病因病机及相互关系。

答：亡阳，是指机体的阳气发生突然大量脱失，而致全身机能严重衰竭的一种病理状态。一般多由于邪盛，正不敌邪，阳气突然脱失所致，也可因汗出过多，吐、利无度，津液过耗，阳随阴泄，阳气外脱，或素体阳虚，劳伤过度，阳气消耗过多所致。阳气暴脱多见冷汗淋漓、面色苍白、四肢逆冷、畏寒蜷卧、精神萎靡、脉微欲绝等危重征象。

亡阴，是指由于机体阴气发生突然大量消耗或丢失，而致全身机能严重衰竭的一种病理状态。一般多由于热邪炽盛，或邪热久留，大量煎灼阴液或迫津大量外泄等原因所致。亡阴时多见烦躁不安、心悸、气喘、手足虽温而大汗不止、脉数疾躁动等危重征象。

亡阴和亡阳，在病机和临床征象等方面，虽然有所不同，但由于机体的阴阳二气存在着互根互用的关系，故亡阴可以迅速导致亡阳，亡阳也可继而导致亡阴，最终导致“阴阳离决，精气乃绝”，生命活动终止而死亡。

220. 试述阴阳格拒的病因病机。

答：阴阳格拒，是在阴阳偏盛基础上由阴阳双方相互排斥而出现寒热真假病变的一类病机，包括阴盛格阳和阳盛格阴两方面。

阴盛格阳，系指阴气偏盛至极，壅闭于里，寒盛于内，逼迫阳气浮越于外的一种病理状态。寒盛于内是疾病的本质，由于排斥阳气于外，可在原有面色苍白、四肢逆冷、精神萎靡、畏寒蜷卧、脉微欲绝等寒盛于内表现的基础上，又出现面红、烦热、口渴、脉大无根等假热之象，故称其为真寒假热证。

阳盛格阴，系指阳气偏盛至极，深伏于里，热盛于内，排斥阴气于外的一种病理状态。热盛于内是疾病的本质，但由于排斥阴气于外，可在原有壮热、面红、气粗、烦躁、舌红、脉数大有力等热盛于内表现的基础上，又出现四肢厥冷、脉象沉伏等假寒之象，故称为真热假寒证。

221. 试述精失常的病理变化。

答：精的失常主要包括精虚和精的施泄失常两方面。

精虚，主要是指肾精和水谷之精不足，及其功能低下所产生的病理变化。先天禀赋不足，或后天失养，或过劳伤肾，以及脏腑精亏不足，日久累及于肾等，均能导致肾精不足的病理变化。临床表现有生长发育不良、女子不孕、男子精少不育、精神委顿、耳鸣、健忘、未老先衰等。若因脾失健运，或饮食不当等，致使水谷之精乏源或生成不足，可形成水谷之精缺乏的病理变化。出现面黄无华、肌肉瘦削、头昏目眩、疲倦乏力等虚弱状态。由于肾是藏精的主要脏器，所以精虚以肾精亏虚最为重要，而脾是化生水谷之精的主要脏器，故精虚之源又在于脾。

精的施泄失常，排泄过度则失精，排泄障碍则出现精瘀的病理变化。失精指男子生殖之精排泄过度，导致肾精和水谷之精大量丢失的病理状态。房劳过度、久病及肾或过度劳累，可致肾气虚衰，封藏失职；素体阳盛，性欲过旺，相火偏亢，肝气疏泄太过，也可致生殖之精排泄过度而成失精，除见精液排泄过多，可兼有滑精、梦遗、早泄，并有精力不支、思维迟钝、失眠健忘、少气乏力、耳鸣目眩等症。若精泄不止，则成精脱，为失精之重证，可见耳聋等症，而且精脱必气脱而现危重证候。精瘀，是指男子精滞精道，排精障碍而言。如果房劳过度，忍精不泄，少年手淫，或邪阻精道，或肾气虚、肝失疏泄等均可导致精泄不畅而瘀。精瘀的主要临床表现是排精不畅或排精不能，可伴精道疼痛、睾丸小腹重坠、精索小核硬结如串珠、腰痛、头晕等症状。

222. 试述气滞、气逆、气陷的病理变化。

答：气滞，是指机体局部气的流通不畅，郁滞不通的病理状态。主要由于情志内郁，或痰、湿、食、热、瘀等阻滞，或因脏腑机能失调，影响到气的流通，皆可形成局部的气机不畅或阻滞，从而导致某些脏腑、经络的功能障碍。气滞一般属实，也有因气虚推动无力而滞者。气滞可见胀满、疼痛等症，甚则形成瘀血、痰饮等病理产物。脏腑气滞以肺、肝、脾、胃为多见。

气逆，指气升之太过，或降之不及，以脏腑之气逆上为特征的一种病理状态。多由情志所伤，或因饮食不当，或因外邪侵犯，或因痰浊壅阻所致，亦有因虚而气机上逆者。气逆最常见于肺、胃和肝等脏腑。若肺气上逆，发为咳逆上气；胃气上逆，发为恶心、呕吐、嗳气、呃逆；肝气上逆，发为头痛头胀、面红目赤、易怒等症，甚则可致咯血、吐血，乃至昏厥。

气陷，指气的上升不足或下降太过，以气虚升举无力而下陷为特征的一种病理状态。气陷尤与脾的关系密切。若素体虚弱，或病久耗伤，致脾气虚损，清阳不升，或中气下陷，从而形成气虚下陷的病变。气陷的病理变化，主要有“上气不足”与“中气下陷”两方面。“上气不足”一般由于脾气虚损，升清之力不足，无力将水谷精微上输于头目，致头目失养，可见头晕、目眩、耳鸣等症。“中气下陷”，指脾气虚损，升举无力，内脏位置维系无力，而发生某些内脏的位置下移，形成胃下垂、肾下垂、子宫脱垂、脱肛等病变。

223. 试述气闭、气脱的病理变化。

答：气闭，即气机闭阻，外出严重障碍，以致清窍闭塞，出现昏厥的病理状态。多由情志刺激，或剧痛、痰浊等闭塞气机所致。气闭发生急骤，以突然昏厥、不省人事为特点。

气脱，即气不内守，大量向外亡失，以致功能突然衰竭的病理状态。气脱多由于正不敌邪，或慢性疾病，正气长期消耗而衰竭，以致气不内守而外脱，或因大出血、大汗等气随血脱或气随津泄而致气脱，从而出现机能突然衰竭的病理状态。气脱可见面色苍白、汗出不止、目闭口开、全身瘫软、手撒、二便失禁、脉微欲绝或虚大无根等症状。

224. 试述血寒与血热各自的病理变化。

答：血寒，是指血脉受寒，血流滞缓，乃至停止不行的病理状态。多因外感寒邪，侵犯血脉，形成血寒，亦可因阳气失于温煦所致。血寒的临床表现，除见一般的寒性症状外，常见血脉瘀阻而引起的疼痛和手足、爪甲、皮肤及舌色青紫等表现。若寒凝心脉，可发生真心痛；寒阻肌肤血脉，则见冻伤等症。

血热，是指热入血脉之中，使血行加速，脉络扩张，或迫血妄行而致出血的病理状态。多由于热入血分所致，或其他病邪入里化热，伤及血分。另外，情志郁结，五志过极化火，内火炽盛郁于血脉，或阴虚火旺，亦致血热。血热病变，除一般的热性症状外，还伴有：①由于血行加速，脉络扩张，可见面红目赤、舌色红绛、脉洪数等；②血热炽盛，灼伤脉络，迫血妄行，可引起吐血、衄血、皮肤斑疹等各种出血病症；③血热则心神不安，又可见心烦，或躁扰不安，甚则出现神昏、谵语、发狂等症。血热的临床表现，以既有热象，又有动血为其特征。

225．试述精和气、血关系失调的病因病机。

答：精、气、血在病理上常见相互影响或同病的病机变化。

精气两虚：由于精可化气，气聚为精，精气并虚或精伤及气、气伤及精，都可见精气两虚的证候。肾藏精，元气发于肾，故本病机最具有代表性的是肾的精气亏虚。

精血不足：肾藏精，肝藏血。肾与肝精血同源，故肝肾精血不足较为常见。多种疾病伤及肝肾，或肝病及肾、肾病及肝，皆可形成肝肾精血不足的病机。

气滞精瘀和血瘀精阻：气机失调，疏泄失司及瘀血内阻，皆可致精道瘀阻而形成气滞精瘀或血瘀精阻的病机变化，而且二者可互为因果，同时并存。

226．试述气血关系失调的主要病机。

答：气血关系的失调，主要有气滞血瘀、气虚血瘀、气不摄血、气随血脱以及气血两虚等几方面。

气滞血瘀，是指因气的运行郁滞不畅，以至血液运行障碍，继而出现血瘀的病理状态。多因情志内伤，抑郁不遂，气机阻滞，而致血瘀，多与肝失疏泄密切相关。临床上常见胸胁胀满疼痛、瘕聚、癥积等病证。

气虚血瘀，是指因气对血的推动无力而致血行不畅，甚至瘀阻不行的病理状态，多见于心气不足、运血无力而致的惊悸怔忡、喘促、水肿及气虚血滞的肢体瘫痪、痿废。气虚和气滞可与血瘀并存，三者相互影响。

气不摄血，是指由于气虚不足，统摄血液的功能减弱，血不循经，逸出脉外，而导致各种出血的病理状态。由于脾主统血，故气不摄血的病变，主要表现为中气不足、气不摄血的咯血、吐血、紫斑、便血、崩漏等症，同时见面色不华、脉虚无力、舌淡等气虚征象。

气随血脱，是指在大量出血的同时，气也随着血液的流失而急剧散脱，从而形成气血并脱的危重病理状态。这是因为血为气之载体，血脱，则气失去依附，故气亦随之散脱而亡失。症见精神萎靡、眩晕或晕厥、冷汗淋漓、四末不温，或有抽搐，或见口干，脉微细。

气血两虚，即气虚和血虚同时存在的病理状态。多因久病消耗，气血两伤，或先有失血，气随血耗，或先因气虚，化血衰少，从而形成气血两虚。临床上可见面色淡白或萎黄、少气懒言、疲乏无力、形体瘦削、心悸失眠、肌肤干燥、肢体麻木等症。

227．试述津液不足的病因病机及临床表现。

答：津液不足，是指津液在数量上的亏少，进而导致内则脏腑，外而孔窍、皮毛失于濡润、滋养，而产生一系列干燥枯涩症状的病理状态。

津液不足的病因主要有：①热邪伤津，如外感燥热之邪，灼伤津液，或邪热内生，耗伤津液。②丢失过多，如吐泻、大汗、多尿及大面积烧伤等。③生成不足，如体虚久病，脏腑气化功能减退，可见津液生成不足。

津和液不足的病机及临床表现，存在着一定的差异。伤津主要是丧失水分，常见于吐、泻之后。可见目陷、螺瘪、尿少、口干舌燥、皮肤干涩，甚则目眶深陷、小便全无、转筋等症。液以濡养作用为主，如热病后期或久病伤阴，所见到的形瘦骨立、大肉尽脱、肌肤毛发枯槁，或手足震颤、肌肉瞤动、舌光红无苔或少苔，则属于脱液的临床表现。

必须指出，伤津主要是丢失水分，伤津未必脱液；脱液不但丧失水分，更损失精微物质，故脱液必兼伤津。伤津乃脱液之渐，脱液乃伤津之甚。

228. 试述津液输布和排泄障碍的主要病机。

答：津液的输布障碍，是指津液得不到正常的转输和布散，导致津液在体内环流迟缓，或在体内某一局部发生滞留，使得津液不化，水湿内生，酿痰成饮。引起津液输布障碍的原因很多，如肺失宣降，气不行水；脾失健运，水饮不化；肝失疏泄，气滞津停，以及三焦水道不利等，均可导致津液输布障碍而生湿痰水饮之患。

津液的排泄障碍，主要是指津液转化为汗液和尿液的功能减退，而致水液潴留，外溢于肌肤而为水肿。津液化为汗液，有赖肺气的宣发功能；津液化为尿液，有赖肾气的蒸化功能。肺和肾的功能减弱，均可引起水液潴留，发为水肿，但以肾气的蒸化作用失常为主要病机。

津液的输布障碍和排泄障碍，常相互影响，互为因果，导致湿浊困阻、痰饮凝聚、水液潴留等多种病变。

229. 试述津液与气、血关系失调的主要病机。

答：津液与气、血关系失调，可出现水停气阻、气随津脱、津枯血燥、津亏血瘀、血瘀水停等病理变化。

水停气阻，指津液代谢障碍，水湿痰饮停留导致气机阻滞的病理状态。其临床表现因水液停蓄的部位不同而异，如水饮阻肺，肺气壅滞，宣降失职，可见胸满咳嗽，喘促不能平卧；水饮凌心，阻遏心气，则可见心悸、心痛；水饮停滞中焦，阻遏脾胃气机，可致清气不升，浊气不降，而见头昏困倦，脘腹胀满，纳化呆滞等。

气随津脱，主要指津液大量丢失，气失其依附而随津液外泄，出现暴脱亡失的病理状态。多由高热伤津，或大汗伤津，或严重吐泻耗伤津液等所致。

津枯血燥，主要指津液亏乏枯竭，导致血燥不濡或血燥生风的病理状态。因高热伤津，或烧伤引起津液损耗，或阴虚痨热，津液暗耗，均会导致津枯血燥，见心烦、鼻咽干燥、肌肉消瘦、皮肤干燥，或肌肤甲错、皮肤瘙痒、舌红少津等临床表现。

津亏血瘀，主要指津液耗损导致血行瘀滞不畅的病理状态。因高热、烧伤，或吐泻、大汗等因素，致使津液大量亏耗，则血量减少，血液循行滞涩不畅，而发生血瘀之病变。临床表现，除见原有津液不足的征象外，还可出现舌质紫绛，或有瘀点、瘀斑，或见斑疹显露等症。

血瘀水停，指因血脉瘀阻导致津液输布障碍而水液停聚的病理状态。血中有津，脉外之津液可渗入血中，血瘀则津液环流不利，而血瘀必致气滞，也导致津停为水，故血瘀常伴水停。如心阳亏虚，运血无力，血脉瘀阻，除见心悸、气喘、口唇爪甲青紫、舌有瘀点或瘀斑等症外，亦可见下肢、面目浮肿。

230. 试述风气内动的主要病因病机及临床表现。

答：风气内动，主要是体内阳气亢逆变动而形成的一种病理变化，与肝的关系较为密切，故又称肝风内动或肝风。主要有肝阳化风、热极生风、阴虚风动、血虚生风等。

肝阳化风，多由于情志所伤，肝气郁结，久而亢逆，或过劳耗伤肝肾之阴，以致阴不制阳，阴虚阳亢，肝之阳气升而无制，便亢而化风，形成风气内动。在肝阳上亢表现的基础上，可见筋惕肉瞤、肢麻震颤、眩晕欲仆，甚则口眼歪斜、半身不遂。严重者，则因血随气升而卒然厥仆。

热极生风，多见于热性病的极期，由于火热亢盛，化而为风，并因邪热煎灼津液，伤及营血，燔灼肝经，使其筋脉失其柔顺之性，而出现痉厥、抽搐、鼻翼煽动、目睛上吊等临床表现，常伴有高热、神昏、谵语。

阴虚风动，多见于热病后期，津液和阴气大亏，或由于久病耗伤，津液和阴气亏损所致。主要病机是津液和阴气枯竭，筋脉失养，出现筋挛肉瞤、手足蠕动等动风症状，并见低热起伏、舌光少津、脉细如丝等阴竭表现。

血虚生风，多由于生血不足或失血过多，或久病耗伤营血，肝血不足，筋脉失养，或血不荣络，则虚风内动。临床见肢体麻木不仁、筋肉跳动，甚则手足拘挛不伸等症。

此外，尚有血燥生风，其病机是血少津枯，肌肤失于濡养，而见皮肤干燥或肌肤甲错，并有皮肤瘙痒或脱屑等生风症状。

231. 试述寒从中生的病因病机及临床表现。

答：寒从中生，是指机体阳气虚衰，温煦气化功能减退，虚寒内生，或阴寒之邪弥漫的病理状态。

因先天禀赋不足，阳气素虚，或久病伤阳，或外感寒邪，内伤生冷，损伤阳气，以致阳虚则阴盛，阴盛则内寒。临床表现为阳热不足，温煦失职，虚寒内生。如面色苍白，畏寒喜热，肢末不温，舌质淡胖，苔白滑润，脉沉迟弱或筋脉拘挛，肢节痹痛等。内寒的病机主要与脾肾阳虚有关。脾为气血生化之源，脾阳能达于肌肉四肢。肾阳为人身阳气之根，能温煦全身脏腑组织。故脾肾阳气虚衰，则温煦失职，最易表现虚寒之象，尤以肾阳虚衰为关键。

阳气虚衰，则温煦和蒸化功能减退，水液代谢障碍，形成水湿、痰饮之类。可见尿频清长，涕唾痰涎稀薄清冷，或大便泄泻，或水肿等。阳气虚衰，不能温煦血脉，血脉收缩则血流不畅，日久形成瘀血。临床可见痛处固定，遇寒加重。

232. 试述湿浊内生的病因病机及临床表现。

答：湿浊内生，是指由于脾的运化功能和输布津液的功能障碍，从而引起湿浊蓄积停滞的病理状态。

内湿的产生，多因过食肥甘，嗜烟好酒，恣食生冷，内伤脾胃，致使脾失健运不能为胃行其津液，或素体肥胖，情志抑郁，致气机不利，津液输布障碍，聚而成湿所致。由于内湿多因脾，故脾气的运化失职是湿浊内生的关键。另外，湿浊可以聚而为痰，留而为饮，积而成水，变生多种病患。

湿性重浊黏滞，多阻遏气机，故其临床表现常可随湿邪阻滞部位的不同而异。如湿邪留滞经脉之间，则见头闷重如裹，肢体重着或屈伸不利；湿犯上焦，则胸闷咳嗽；湿阻中焦，则脘腹胀满、食欲不振、口腻或口甜、舌苔厚腻；湿滞下焦，则腹胀便溏、小便不利；水湿泛溢于皮肤肌腠，则发为水肿。湿浊虽可阻滞于机体上、中、下三焦的任何部位，但仍以湿阻中焦脾胃为多。

233. 试述火热内生的主要病因病机。

答：火热内生，是指由于阳盛有余，或阴虚阳亢，或由于气血郁滞，或由于病邪郁结，而产生的火热内扰，机能亢奋的病理状态。火热内生有虚实之分，其病机主要有如下几方面：

①阳气过盛化火：人身之阳气在正常的情况下，有温煦脏腑组织之作用，中医学称之为“少火”。但是在病理情况下，阳气过盛，机能亢奋，必然使物质的消耗增加，以致伤阴耗液。此种病理性的阳气过亢则称为“壮火”。

②邪郁化火：一是外感六淫风、寒、燥、湿等病邪，在病理过程中，皆能郁滞从阳而化热化火。二是体内的病理性产物（如痰、瘀等）和食积、虫积等，亦能郁而化火。邪郁化火的主要机理，是由于这些因素导致机体阳气的郁滞，气郁则生热化火。

③五志过极化火：多指由于情志的刺激，影响了机体气血、阴阳和脏腑的协调平衡，造成气机郁结，久则从阳而化热，因之火热内生。如情志内伤，抑郁不畅，则常能导致肝郁气滞，气郁化火，发为“肝火”。

④阴虚火旺：此属虚火，多由于阴气大伤，阴虚阳亢，则虚热虚火内生。阴虚火旺，往往指较集中于机体的某一部位的虚火证候。如阴虚而引起的牙痛、齿衄、咽痛、颧红等，皆为虚火上炎所致。

234. 试述疾病表里出入的病理过程。

答：表与里，是一个相对的概念，所指的病变部位并不是固定的。一般来说，邪气旺盛，正气损耗，正气抗御邪气无力，不能阻断病情之发展，则病可由表内传而入里。反之，若正气来复而旺盛，邪气见衰，则在内之病可由里出表。故病在表则多浅而轻，病在里则多深而重。因此，表里是区别病位内外和病势深浅的纲领。由于疾病表里的传变，意味着病邪的表里出入变化，故疾病的表里传变，亦称邪之表里出入。

①表病入里：亦即表邪入里。指外邪侵袭人体，首先停留于机体的肌肤卫表层次，而后内传入里，病及脏腑的病理传变过程。常见于外感疾病的初期或中期，多由于机体正气受损，抗病能力减退，正气不能制止病邪的致病作用，病邪得以向里发展，或因邪气过盛，或因失治、误治等因素，以致表邪不解，迅速传变入里而成。病邪由表入里的传变，多按规律而依次相传，但若正气抗邪无力，病邪长驱直入，则可表现为直中的传变形式。

②里病出表：里病出表，是指病邪原本位于脏腑等在里层次，而后由于正邪斗争，病邪由里透达于外的病理传变过程。多由于正能胜邪，驱邪外出，所以里病出表，多反映邪有出路，病势亦有好转或向愈之机，故其病机发展为顺。

病变在表里出入的传变中，可以有介于表里之间的阶段，即半表半里。其发展趋势亦是既可达表也可入里，此为其特点。

235. 试述虚实转化的病理变化。

答：虚实转化的病机，包括由实转虚和因虚致实两方面。

①由实转虚：指本来是以邪气盛为矛盾主要方面的实性病变，继而转化为以正气虚损为矛盾主要方面的虚性病变的过程。由实转虚的机理，主要在于邪气过于强盛，正不敌邪，正气耗损所致。此外，因失治、误治等原因，致使病程迁延，虽邪气渐去，然正气已伤，则亦可由实转虚。如肝火上炎的眩晕，日久火盛伤阴，则发展为肝肾阴虚的病变。

②因虚致实：指本来是以正气亏损为矛盾主要方面的虚性病变，转变为邪气盛较为突出的病变过程。其机理多由于脏腑机能减退，气化不行，以致全身气血津液等代谢障碍，从而产生气滞、水饮、痰浊、瘀血等病

理变化；或因正虚复感外邪，邪盛则实。如肺肾两虚的哮证，肺卫不固，复感风寒，哮喘复发，而见寒邪束表、痰涎壅肺的实证。因虚致实的转变，正虚方面仍然存在，只不过实性病机占突出地位而已。

236. 影响疾病传变的因素有哪些？试作具体说明。

答：影响疾病传变的因素有体质因素、病邪因素、地域因素、气候因素和生活因素等。

①体质因素：体质主要从两方面对疾病的传变发生作用。一是在较大程度上影响正气之强弱，从而影响发病与传变的迟速。如素体盛者，一般不易感受病邪，一旦感邪则发病急速，但传变较少，病程亦较短暂；素体虚者，则易于感邪，且易深入，病势较缓，病程缠绵而多传变。二是在邪正相争过程中，对病邪的“从化”具有重要的决定作用。一般而论，素体阳盛者，则邪多从火化，疾病多向阳热实证演变；素体阴盛者，则邪多从寒化，疾病多向实寒或虚寒等证演变。

②病邪因素：首先，传变的迟速与邪气的性质直接相关。如外感六淫病邪，一般阳邪传变较快，阴邪传变较慢；疠气则传变急速；湿、痰、水饮及瘀血内生，传变一般迟于外邪。另外，邪盛则传变较快，邪微则传变缓慢。其次，各种不同的病邪，其伤人的途径不同，病位传变的路径亦有较大的差异。外感病因以表里传变为主，内伤病因主要是脏腑传变，亦可表里相及。

③地域因素：一般来说，地域因素的长期作用，形成不同地理环境人群的体质特征和疾病谱的差异，同时亦影响疾病的传变。比如，居处高燥地域的人群，感邪后较易化热、化燥，伤阴耗津；而居处卑湿之地者，病变较易化湿，伤气伤阳。

④气候因素：不同的时令气候，可影响疾病的传变。如冬春寒冷季节，寒哮一证，容易出现外寒入里引动内饮而发病，发生表里的传变；而阳盛之躯，则可因寒邪外束腠理，阳气不得发越而暴亢，乃至化火生风，发生厥仆之变。

⑤生活因素：主要包括情志、饮食、劳逸等，其中情志因素对七情内伤所致疾病的影响最大，并通过干扰气机，影响气血阴阳而对疾病传变发生作用。饮食与脾胃、胆、大、小肠病证传变的关系尤为密切，且通过对水谷运化、气血生化的影响而对疾病传变发生作用。过劳耗伤人体正气而影响外感和内伤疾病的传变甚为常见，而过逸则气虚运行不畅、气化衰弱而影响疾病传变。

第九章　防治原则

【学习要求】

1. 掌握预防的基本概念和基本原则。

2. 掌握治则的概念、治病求本的概念，以及正治反治、治标治本、扶正祛邪、调整阴阳和三因制宜等治疗原则。

3. 了解调理精气血津液等治则。

【练习题】

一、填空题

1.《素问·四气调神大论篇》说：“春夏养________，秋冬养________。”

2. 要做好养性调神，一是要________，二是要________。

3. 既病防变，包括________、________。

4.《素问·至真要大论》说：“逆者________，从者________。”

5. 扶正，在单独运用时，适用于________或________。

6. 扶正与祛邪的同时使用，又称________，适用于________的病证。

7. 阴阳偏盛的治疗原则为________，又称________。

8. 根据阴阳互根原理，治疗阳偏衰时，在补阳剂中适当佐用滋阴药，称为________；治疗阴偏衰时，在滋阴剂中佐用补阳药，称为________。

9. 调气的主要内容，包括________和________两个方面。

二、选择题

（一）A_1 型题

10. 下列内容中除何项外均属治则的内容

A. 正治与反治　　B. 治标与治本

C. 扶正祛邪　　D. 调整阴阳

E. 调理脾胃

11. 下列各项中的医学思想，何者为错

A. 伤寒早治重在太阳病阶段

B. 温病早治重在卫分证阶段

C. 先安未受邪之地属于预见性治疗

D. 早期治疗的前提是早期的正确诊断

E. 疾病做到早治就一定不会发生传变

12. 就病变过程中矛盾主次关系而言，其标本之划分，下列何项表述为错

A. 正气为本，邪气为标

B. 病因为标，症状为本

C. 先病为本，后病为标

D. 原发病为本，继发病为标

E. 脏腑病为本，肌表经络病为标

13. 素体气虚，抗病力低下，反复感冒，治之以益气解表，以标本先后缓急治则言之，属于下列中哪一项

A. 急则治其标

B. 本急则先治其本

C. 缓则治其本

D. 本缓则先治其标

E. 标本兼治

14. 适用“急则治标”治则的是

A. 阴虚咳嗽　　B. 持续低热

C. 大小便不通　D. 慢性胃痛
E. 下肢水肿

15. 热性病变出现热象，用寒凉药来治疗，此可概括为下列中哪一项
A. 用热远热　B. 用寒远寒
C. 逆者正治　D. 热者寒之
E. 寒者热之

16. 虚损病证表现虚候，用补益方药治疗，此可概括为下列哪一项
A. 逆者正治　B. 从者反治
C. 实者泻之　D. 虚者补之
E. 虚虚实实

17. 寒性病变出现寒象，用温热药来治疗，应概括为下列哪一项
A. 用寒远寒　B. 用热远热
C. 逆者正治　D. 热者寒之
E. 寒者热之

18. 寒因寒用，系指采用寒凉性质的药物来治疗下列哪一病证
A. 寒证　B. 虚寒证
C. 真热假寒证　D. 真寒假热证
E. 寒热错杂证

19. 对热因热用的表述，下列何项为错
A. 用热性药物治疗真寒假热之证
B. 用热性药物治疗阴盛格阳所致的病证
C. 用温热药物应尽量避免在炎热季节使用
D. 所采用方药的性质顺从疾病的假象
E. 实质上仍是逆其证候真象性质而治的治法

20. 热因热用，系指采用温热性质的药物来治疗下列哪一病证
A. 热证　B. 寒证
C. 真热假寒证　D. 真寒假热证
E. 寒热错杂证

21. 对寒因寒用的表述，下列中何项为错
A. 用寒性药物治疗真热假寒之证
B. 用寒性药物治疗阳盛格阴所致的病证
C. 用寒凉药应尽量避免在寒冷季节使用
D. 所采用的方药的性质顺从疾病的假象
E. 实质上仍是逆其证候真象性质而治的治法

22. 虚损病变出现闭塞不通征象，用补益方药来治疗，可概括为下列哪一项
A. 虚则补之　B. 补其不足
C. 攻补兼施　D. 塞因塞用
E. 补虚泻实

23. 病人正虚邪实而正气不耐攻伐，此时应采取的治则是
A. 扶正
B. 祛邪
C. 祛邪扶正兼用
D. 先祛邪后扶正
E. 先扶正后祛邪

24. 下列哪项不属于扶正治则指导下确定的治法
A. 发汗　B. 滋阴
C. 养血　D. 益气
E. 扶阳

25. 阴阳偏衰的治疗，下列哪一项原则最中肯
A. 调整阴阳　B. 损益兼用
C. 补其不足　D. 滋阴清热
E. 损其有余

26. “壮水之主，以制阳光”是指
A. 以阳中求阴之法调整阴阳偏衰
B. 以阴中求阳之法调整阴阳偏衰
C. 以泻热之法，调整阳的偏盛
D. 以补阴之法，治疗阴虚阳亢之证
E. 以补阳之法，治疗阴虚阳亢之证

27. 治疗阴偏衰时，在滋阴剂中适当佐用扶阳药，使“阴得阳升而泉源不竭”，这可概括为下列中哪一项

A. 阴阳并补　B. 阴中求阳
C. 阳中求阴　D. 扶阳消阴
E. 滋阴制阳

28. 亡阴的主要原因是机体内的阴气大量亡失，治宜取下列哪一项

A. 滋阴制阳　B. 扶阳消阴
C. 回阳救逆　D. 救阴固脱
E. 阴中求阳

29. 阴盛格阳所致的真寒假热证，治宜取下列哪一项

A. 损其有余　B. 阳中求阴
C. 滋阴制阳　D. 温阳散寒
E. 清泻阳热

30. “塞因塞用”的治法，适用于治疗

A. 表实里虚证　B. 虚实夹杂证
C. 真虚假实证　D. 真实假虚证
E. 表虚里实证

（二）A_2 型题

31. 小便频数，热涩刺痛，腰痛，尿色黄浊，治宜取下列哪一项

A. 清利膀胱　B. 补肾固摄
C. 滋养肾阴　D. 温补肾阳
E. 补益肾精

32. 手足厥冷，壮热烦渴，神昏谵语，舌红苔干黄，脉沉数有力，以清泻里热之方药治之，此属于下列中哪一项

A. 虚则补之　B. 寒者热之
C. 寒因寒用　D. 热因热用
E. 用寒远寒

33. 患者肝病迁延不愈，近三个月出现黄疸、腹胀而腹水明显，则肝病为本，腹水为标。按标本缓急治则而言，应取下列哪一项

A. 先治其标　B. 先治其本
C. 标本兼治　D. 肝病实脾
E. 当先扶正

（三）B_1 型题

A. 降逆和胃　B. 培土生金
C. 培土制水　D. 益气生血
E. 益气升提

34. 脾气下陷者应
35. 胃气上逆者应

A. 寒者热之　B. 热者寒之
C. 阳病治阴　D. 阴病治阳
E. 抑强扶弱

36. 阳虚证宜
37. 实寒证宜

A. 壮水之主，以制阳光
B. 益火之源，以消阴翳
C. 阴中求阳
D. 从阳引阴
E. 阴阳并补

38. 阴阳两虚证宜
39. 阴虚阳亢证宜

A. 热因热用　B. 实则泻之
C. 热者寒之　D. 寒者热之
E. 虚则补之

40. 属于反治的是
41. 属于从治的是

A. 顺应自然　B. 养性调神
C. 护肾保精　D. 调摄饮食
E. 体魄锻炼

42. 起居有常属于哪一种养生原则
43. “春夏养阳，秋冬养阴”属于哪一种养生原则

A. 扶正
B. 祛邪
C. 扶正兼祛邪
D. 先扶正后祛邪
E. 先祛邪后扶正

44. 正虚不甚，邪势方张，正气尚能耐攻者应用以上哪一种治法
45. 正虚为主的虚实夹杂证应用以上哪

一种治法

（四）**C 型题**

A. 秋　　B. 冬
C. 两者皆是　　D. 两者皆非

46. 临床治疗时，应慎用寒凉药物的季节是

47. 临床治疗时，应慎用温热药物的季节是

A. 抑强　　B. 泻子
C. 两者皆是　　D. 两者皆非

48. 根据五行相克规律确立的治则是

49. 根据五行相生规律确立的治则是

A. 止血　　B. 补气
C. 两者皆是　　D. 两者皆非

50. 气虚不能统摄血液者，最适宜的调理方法是

51. 气虚气陷患者，适宜的调理方法是

A. 泻其阳盛　　B. 益气回阳
C. 两者皆是　　D. 两者皆非

52. 属“损其有余”治疗方法的是

53. 属“补其不足”治疗方法的是

A. 益火之源，以消阴翳
B. 阴中求阳
C. 两者皆是
D. 两者皆非

54. 属“补其不足”治疗方法的是

55. 属阳虚治疗方法的是

A. 阴偏衰　　B. 阴损及阳
C. 两者皆是　　D. 两者皆非

56. 滋阴为主，同时佐以扶阳，这种治法适用于上述哪些病理变化类型

57. 温阳为主，同时佐以滋阴，这种治法适用于上述哪些病理变化类型

（五）**X 型题**

58. “因人制宜”，主要是根据下列哪些人的不同特点来考虑治疗用药的原则

A. 饮食偏嗜　　B. 性别
C. 劳逸损伤　　D. 年龄
E. 体质

59. 下列哪些属于阳偏衰的治法

A. 阴病治阳
B. 益火之源，以消阴翳
C. 扶阳以抑阴
D. 阴中求阳
E. 温散阴寒

60. 下述属于“补其不足”方法的有

A. 回阳救阴
B. 壮水之主，以制阳光
C. 益火之源，以消阴翳
D. 阴阳并补
E. 阳中求阴

61. 下述何种情况应先祛邪后扶正

A. 邪盛为主
B. 正虚为主
C. 正虚不甚而邪势方张，正气尚能耐攻
D. 实证
E. 虚实皆甚而正气不耐攻伐者

62. 从治适应于

A. 脾虚腹胀
B. 肾虚尿闭
C. 肺虚多汗
D. 瘀血所致的崩漏
E. 阴盛格阳证

63. 下列应先治其标的病症是

A. 剧痛
B. 大出血不止者
C. 肝病基础上腹水严重
D. 食积所致腹满者
E. 尿闭

64. 就基本治则而言，主要包括下列哪些内容

A. 正治与反治　　B. 治标与治本
C. 扶正与祛邪　　D. 调整阴阳
E. 三因制宜

65. 推拿作用的原理，主要体现在下列

哪些方面

A. 物理热效应的发挥

B. 生物信息的调整

C. 系统功能之改变

D. 动形以恬静、静神

E. 纠正解剖位置的异常

66. 体魄锻炼可达到

A. 促进血行流畅

B. 强壮肌肉筋骨

C. 使脏腑功能旺盛

D. 借形动以济神静

E. 保精以护肾

67. 中医养生学的各种方法，实践证明可以起到下列哪些作用

A. 有益于病体的康复

B. 预防疾病

C. 增强体质

D. 维护身心健康

E. 延年益寿

68. 下列属于治疗时应补其不足的是

A. 阳损及阴　　B. 阴损及阳

C. 阴虚　　D. 阳虚

E. 阳盛格阴

69. “阴胜则阳病”所表现的证候，在治疗上宜采取下列哪些方法

A. 清泻阳热　　B. 温散阴寒

C. 佐以滋阴　　D. 佐以扶阳

E. 阴阳并补

70. 下列哪项属于阴阳互济的补虚方法

A. 阳病治阴　　B. 阴病治阳

C. 阴中求阳　　D. 阴阳并补

E. 阳中求阴

71. 下列哪项属于阴阳互制的调补阴阳方法

A. 益火之源，以消阴翳

B. 壮水之主，以制阳光

C. 阳病治阴

D. 阴病治阳

E. 阴阳双补

72. 寒因寒用的治法适用于

A. 阳盛格阴　　B. 真寒假热

C. 真热假寒　　D. 热厥证

E. 阴盛格阳

73. 通因通用的治法适用于

A. 中气下陷所致腹泻

B. 食积腹泻

C. 肾气不固所致小便清长

D. 瘀血引起的出血

E. 膀胱湿热的尿频、尿急

74. 防止病邪侵害是中医养生原则之一，其内容包括

A. 顺应四时

B. 药物预防

C. 避疫毒

D. 适度运动

E. 虚邪贼风，避之有时

75. 调精的治疗包括

A. 化精　　B. 填精

C. 固精　　D. 活精

E. 疏利精气

三、名词术语解释

76. 因时制宜

77. 因人制宜

78. 治法

79. 正治

80. 寒者热之

81. 实则泻之

82. 热因热用

83. 寒因寒用

84. 塞因塞用

85. 通因通用

86. 扶正

87. 祛邪

88. 阳病治阴

89. 阴病治阳

90. 阳中求阴

91. 阴中求阳

四、简答题

92. 何谓正治，包括哪些内容？

93. 何谓反治，包括哪些内容？

94. 简述调气的治疗原则。

95. 简述调血的治疗原则。

96. 如何调理气与血的关系？

97. 如何调理气与津液的关系？

98. 如何调理精血津液的关系？

99. 正治与反治有何异同？

100. 为何治病时要三因制宜？

101. 形体锻炼的要点是什么？

102. 简述你对标本的理解。

103. 如何根据疾病的标本主次而定其先后缓急？

104. 扶正祛邪的运用原则是什么？

105. 简述损其有余的治疗原则。

106. 简述阴阳互制之调补阴阳。

107. 简述阴阳互济之调补阴阳。

108. 简述阴阳格拒的病机、证候及相应治法。

109. 治则与治法有何区别与联系？

五、问答题

110. 试述扶正祛邪的具体运用。

111. 如何做到防止病邪侵害？

112. 如何做到防止疾病传变？

113. 试述调整阴阳中“损其有余”的用法。

114. 试述调整阴阳中“补其不足”的用法。

115. 试述你对正治法的理解。

116. 试述你对反治法的理解。

117. 试述标本的内涵及治标与治本的缓急取舍。

118. 试述你对调气与调血治则的理解。

119. 如何调理气与血、气与津液的关系？

120. 试述你对因时制宜与因地制宜治则的理解。

121. 试述你对因人制宜治则的理解。

【参考答案】

一、填空题

1. 阳　阴

2. 注意避免内外环境的不良刺激　提高人体自身的调摄能力

3. 早期诊断　防止传变

4. 正治　反治

5. 虚证　真虚假实证

6. 攻补兼施　虚实夹杂

7. 损其有余　实则泻之

8. 阴中求阳　阳中求阴

9. 补气　调理气机

二、选择题

（一）A_1 型题

10. E　答案分析：调理脾胃属于治法而不属治则内容。

11. E　答案分析：早治是否有效还取决于早期的诊断是否正确，治疗措施是否得当等，因此，即使疾病做到早治也不一定不发生传变。

12. B　答案分析：应是病因为本，症状为标。

13. E　分析：气虚为本，外感为标，单用补气则会留邪，单用解表则会伤正，故应标本兼治。

14. C　答案分析：除 C 项外，余项均非急重症。

15. D　答案分析：热性病变出现热象，用寒凉药来治疗，就是热者寒之。

16. D　答案分析：虚损病证表现虚候，用补益方药来治疗，就是虚则补之。

17. E　答案分析：寒性病变出现寒象，用温热药来治疗，就是寒者热之。

18. C　答案分析：寒因寒用，系指采用寒凉性质的药物来治疗具有假寒征象的真热假寒证。

19. C　答案分析：尽量避免在炎热季节使用温热性药物，属于“用热远热”，不属“热因热用”。

20. D　答案分析：热因热用，系指采用温热性质的药物来治疗具有假热征象的真寒假热证。

21. C　答案分析：尽量避免在寒冷季节使用寒凉性药物，属于“用寒远寒”，不属“寒因寒用”。

22. D　答案分析：虚损病变出现闭塞不通征象，用补益方药来治疗，属“塞因塞用”。

23. E　答案分析：病人正虚邪实而正气不耐攻伐，此时应采取的治则为先扶正后祛邪。

24. A　答案分析：发汗属于祛邪治则指导下确立的治法。

25. C　答案分析：阴阳偏衰的治疗，以补其不足的原则最中肯。A项适用范围太大，余项均不合题意。

26. D　答案分析：“壮水之主，以制阳光”是指以补阴之法，治疗阴虚阳亢之证。

27. C　答案分析：治疗阴偏衰时，在滋阴剂中适当佐用扶阳药，使“阴得阳升而泉源不竭”，这被称为“阳中求阴”。

28. D　答案分析：亡阴的治疗，宜救阴固脱。

29. D　答案分析：阴盛格阳所致的真寒假热证，本质是寒盛阳虚，故治应温阳散寒。

30. C　答案分析：“塞因塞用”的治法，适用于治疗具有闭塞不通症状的真虚假实证。

（二）A_2 型题

31. A　答案分析：小便频数，热涩刺痛，腰痛，尿色黄浊，为膀胱湿热内蕴，治宜清利膀胱。

32. C　答案分析：手足厥冷，壮热烦渴，神昏谵语，舌红苔干黄，脉沉数有力，属阳盛格阴之真热假寒证，其手足厥冷属假寒之象，治宜“寒因寒用”。

33. A　答案分析：患者肝病迁延不愈，近三个月出现黄疸、腹胀而腹水明显，则肝病为本，腹水为标。现标病急，按标本缓急治则而言，应取先治其标。

（三）B_1 型题

34. E　答案分析：脾气下陷者应益气升提。

35. A　答案分析：胃气上逆者应降逆和胃。

36. D　答案分析：阳虚证（虚寒证）宜阴病治阳，治阳即补阳。

37. A　答案分析：实寒证宜寒者热之。

38. E　答案分析：阴阳两虚证宜阴阳并补。

39. A　答案分析：阴虚阳亢证宜壮水之主，以制阳光。

40. A　答案分析：属于反治的是热因热用。

41. A　答案分析：属于从治的是热因热用，从治即反治。

42. A　答案分析：起居有常属于顺应自然的养生原则。

43. A　答案分析：“春夏养阳，秋冬养阴”属于顺应自然的养生原则。

44. E　答案分析：正虚不甚，邪势方张，正气尚能耐攻者，应先祛邪后扶正。

45. C　答案分析：正虚为主的虚实夹

杂证，应使用扶正兼祛邪。

（四）C 型题

46. C　答案分析：根据因时制宜中的“用寒远寒，用凉远凉”的原则，秋冬气候寒凉，就应慎用寒凉性药物。

47. D　答案分析：根据因时制宜中的“用温远温，用热远热”的原则，应慎用温热药物的季节是春夏季，与秋冬季无关，故选 D。

48. A　答案分析：根据五行相克规律确立的治则是抑强与扶弱，本题只有答案 A 符合题意。

49. B　答案分析：根据五行相生规律确立的治则是补母或泻子，本题只有答案 B 符合题意。

50. C　答案分析：气虚不能统摄血液者，最适宜的调理方法是补气与止血合用。

51. B　答案分析：气虚气陷的本质是气虚无力升举，因此适宜的调理方法是补气。

52. A　答案分析：属“损其有余”的治疗方法，选项中只有泻其阳盛符合题意。

53. B　答案分析：属“补其不足”的治疗方法，选项中只有益气回阳符合题意。

54. C　答案分析：“益火之源，以消阴翳”属阴阳互制之调补阴阳，阴中求阳属阴阳互济之调补阴阳，均属于“补其不足”之治则。

55. C　答案分析：“益火之源，以消阴翳”属阴阳互制之补阳法，阴中求阳属阴阳互济之补阳法，均可治疗阳虚。

56. C　答案分析：阴偏衰与阴损及阳，都可用滋阴为主，同时佐以扶阳之法。只是阴损及阳者的扶阳比重可根据其阳虚的情况来调整，但总的来说仍是以滋阴为主，而治疗阴偏衰之滋阴佐以扶阳则属于阳中求阴。

57. D　答案分析：温阳为主，同时佐以滋阴，适用于阳偏衰或阳损及阴的患者，不适于阴偏衰或阴损及阳患者，因此选 D。

（五）X 型题

58. BDE　答案分析：“因人制宜”，是根据病人的性别、年龄、体质等不同特点来考虑治疗用药的原则。

59. ABCD　答案分析：阴病治阳、“益火之源，以消阴翳”、扶阳以抑阴及阴中求阳均适用于阳偏衰的治疗。

60. ABCDE　答案分析：各项均属“补其不足”范畴 。

61. AC　答案分析：先祛邪后扶正，适用于邪盛为主而兼正虚，或正虚不甚而邪势方张，正气尚能耐攻者。

62. ABDE　答案分析：脾虚腹胀与肾虚尿闭均应用塞因塞用之法，瘀血所致的崩漏应使用通因通用之法，而阴盛格阳证则应使用热因热用法，此四者均属于从治法。

63. ABCE　答案分析：除 D 项外，其余四项均属标急之病。

64. ABCDE　答案分析：各项均属基本治则。

65. BCE　答案分析：推拿作用的原理，主要体现在三个方面：一是生物信息的调整；二是改变系统功能；三是纠正解剖位置的异常。

66. ABCD　答案分析：体魄锻炼可达到促进血行流畅，强壮肌肉筋骨，使脏腑功能旺盛及藉形动以济神静等作用。而保精以护肾主要与合理的性生活有关。

67. ABCDE　答案分析：中医养生学的各种方法，实践证明可以起到有益于病体的康复、预防疾病、增强体质、维护身心健康、延年益寿等作用。

68. ABCD　答案分析：阳损及阴、阴损及阳、阴虚、阳虚均属于虚损，故应补其不足。

69. BD　答案分析：“阴胜则阳病”所表现的证候，在治疗上宜采取温散阴寒、佐以扶阳之法。

70. CE　答案分析：阴阳互济的补虚方法包括阴中求阳与阳中求阴。

71. ABCD　答案分析：前四项均属于阴阳互制的调补阴阳方法，其中“益火之源，以消阴翳”即阴病治阳，适用于阳虚病证；“壮水之主，以制阳光”即阳病治阴，适用于阴虚病证。

72. ACD　答案分析：真热假寒、热厥在本质均是阳盛格阴，故 A. C. D 三项适用寒因寒用的治法。

73. BDE　答案分析：食积腹泻、瘀血引起的出血以及膀胱湿热的尿频、尿急，均属实性病证中出现的通泻症状，故应用通因通用之法。

74. ABCE　答案分析：顺应四时、药物预防、避疫毒、“虚邪贼风，避之有时”均属于防止病邪侵害的内容。

75. BCE　答案分析：调精的治疗包括填精、固精与疏利精气。

三、名词术语解释

76. 因时制宜：根据时令气候节律特点，来制订适宜的治疗原则，称为“因时制宜”。

77. 因人制宜：根据病人的年龄、性别、体质等不同特点，来制订适宜的治疗原则，称为“因人制宜”。

78. 治法：是在一定治则指导下制订的针对疾病与证候的具体治疗大法及治疗方法。

79. 正治：是指采用与疾病的证候性质相反的药物来治疗的一种治疗原则。由于采用的方药与疾病证候性质相逆，如热证用寒药，故又称“逆治”。

80. 寒者热之：是指寒性病证出现寒象，用温热方药来治疗。

81. 实则泻之：是指实性病证出现实象，用攻逐邪实的方药来治疗。

82. 热因热用：是指用热性药物来治疗具有假热征象的寒性病证，适用于阴盛格阳所致的真寒假热证。

83. 寒因寒用：是指用寒性药物来治疗具有假寒征象的热性病证，适用于阳盛格阴所致的真热假寒证。

84. 塞因塞用：是指用补益药物来治疗具有闭塞不通症状的虚性病证，适用于因正气虚衰而出现闭塞不通症状的真虚假实证。

85. 通因通用：是指用通利的药物来治疗具有通泻症状的实性病证。适用于因实邪内阻而出现通泻症状的真实假虚证。

86. 扶正：即扶助正气，增强体质，提高机体抗邪及康复能力。适用于各种虚证，即所谓“虚则补之”。

87. 祛邪：即祛除邪气，消解病邪的侵袭和损害，抑制亢奋有余的病理反应。适用于各种实证，即所谓“实则泻之”。

88. 阳病治阴：语出《素问·阴阳应象大论》，是一种针对虚热性病证的治法。“阳病”，即指虚热证。因虚热证的病理机制是阴气虚衰不能制阳而致阳气相对偏亢，故治宜滋阴以抑阳，即王冰所谓“壮水之主，以制阳光”。

89. 阴病治阳：语出《素问·阴阳应象大论》，是一种针对虚寒性病证的治法。“阴病”，即是虚寒证。因虚寒证的病机是阳气虚衰不能制阴而致阴气相对亢盛，故治宜温阳以消阴，即王冰所谓“益火之源，以消阴翳”。

90. 阳中求阴：是根据阴阳互根互用理论而设的一种治法，即在补阴的基础上适当配以补阳药，使“阴得阳升而泉源不竭”，适用于阴偏衰的虚热证。

91. 阴中求阳：是根据阴阳互根互用理论而设的一种治法，即在补阳的基础上适当配以补阴药，使“阳得阴助而生化无穷”，适用于阳偏衰的虚寒证。

四、简答题

92. 何谓正治，包括哪些内容？

答：正治是指采用与疾病的证候性质相反的药物来治疗的一种常规性治疗原则。由于采用的方药与疾病证候性质相逆，如热证用寒药，故又称“逆治”。

正治法适用于疾病的征象与疾病的本质相一致时的病证。正治法主要包括：寒者热之，热者寒之，虚则补之，实则泻之。

93. 何谓反治，包括哪些内容？

答：反治是指顺从病证的外在假象而治的一种治疗法则。由于采用的方药性质与病证中假象的性质相同，故又称为“从治”。

反治法适用于疾病的征象与其本质不完全吻合的病证。反治法主要包括热因热用，寒因寒用，塞因塞用，通因通用。

94. 简述调气的治疗原则。

答：调气包括补气与调理气机两个方面。补气用于较单纯的气虚证。而调理气机则用于气机失调：其中气滞者宜行气，气逆者宜降气，气陷者宜补气升提，气闭者宜顺气开窍通闭，气脱者则宜益气固脱。

还须注意顺应脏腑气机的升降规律，如脾气主升，肝气疏泄升发，多宜升气；胃气主通降，肺气主肃降，多宜降气。

95. 简述调血的治疗原则。

答：调血包括补血与调理血运两个方面。补血用于单纯的血虚证。补血时，应注意同时调治脾胃、心、肝、肾等脏腑的机能，尤其要重视对脾胃的补益。而调理血运则用于血运失常的病变。治疗时分别为：血瘀者宜活血化瘀；血寒者宜温经散寒行血；血热者宜清热凉血；出血者宜止血，且须根据出血的不同病机而施以清热、补气、活血等。

96. 如何调理气与血的关系？

答：气病及血者，如气虚生血不足，而致血虚者，宜补气为主，辅以补血，或气血双补；气虚行血无力而致血瘀者，宜补气为主，辅以活血化瘀；气滞致血瘀者，行气为主，辅以活血化瘀；气虚不能摄血者，补气为主，辅以收涩或温经止血。

血病及气者，如血虚而致气虚者，宜补血为主，辅以益气；但气随血脱者，应先益气固脱以止血，待病势缓和后再进补血之品。

97. 如何调理气与津液的关系？

答：气虚而致津液化生不足者，宜补气生津；气不行津而成水湿痰饮者，宜补气、行气以行津；气不摄津而致体内津液丢失者，宜补气以摄津。若津停而致气阻者，在治水湿痰饮的同时，应辅以行气导滞；气随津脱者，宜补气以固脱，辅以生津。

98. 如何调理精血津液的关系？

答：因“精血同源”，精与血可相互化生，故血虚者在补血的同时，也可填精补髓；精亏者在填精补髓的同时，也可补血；又因“津血同源”，病理上常有津血同病而见津血亏少或津枯血燥者，治当补血养津或养血润燥。

99. 正治与反治有何异同？

答：正治与反治的相同之处，都是针对疾病的真象、本质而治，故同属于治病求本的范畴。不同之处在于，正治适用于病变本质与其外在表现相一致的病证，而反治则适用于病变本质与临床征象不完全一致的病证。

100. 为何治病时要三因制宜？

答：人是自然界的产物，自然界天地阴阳之气的运动变化与人体是息息相通的，因此人的生理、病理变化必然受着诸如时令气候节律、地域环境等因素的影响，同时患者的性别、年龄、体质等个体差异，也对疾病的发生、发展与转归产生一定的影响。因此在治疗疾病时，就必须根据这些具体因素作出分析，区别对待，从而制订出适宜的治法与方药，即所谓因时、因地和因人制宜。

101．形体锻炼的要点是什么？

答：形体锻炼的要点有三：一是运动量要适度，要因人而异，做到“形劳而不倦”；二是要循序渐进，运动量由小到大；三是要持之以恒，方能收效。

102．简述你对标本的理解。

答：“本”和“标”是相对而言的，标本关系常用来概括说明事物的现象与本质，在中医学中常用来概括病变过程中矛盾的主次关系。

作为对举的概念，在不同情况下“本”和“标”所指不同。如就邪正而言，正气为本，邪气为标；就病机与症状而言，病机为本，症状是标；就疾病先后而言，旧病、原发病为本，新病、继发病是标；就病位而言，脏腑精气病为本，肌表经络病为标等。

103．如何根据疾病的标本主次而定其先后缓急？

答：掌握疾病的标本，就能分清主次，抓住治疗的关键。在复杂多变的疾病过程中，常有标本主次的不同，因而治疗上就有先后缓急之分：①缓则治本，多用在病情缓和，病势迁延，暂无急重病状的情况下。②急则治标，病证急重时的标本取舍原则是标病急重，或标病虽不危急，但若不先治则影响本病整个治疗方案实施时，则当先治、急治其标。③标本兼治，当标本并重或标本均不太急时，当标本兼治。

104．扶正祛邪的运用原则是什么？

答：扶正祛邪在运用上要掌握好以下原则：①攻补应用合理，扶正用于虚证，祛邪用于实证；②把握先后主次，对虚实错杂证，应根据虚实的主次与缓急，决定扶正祛邪运用的先后与主次；③应注意扶正不留邪，祛邪不伤正。

105．简述损其有余的治疗原则。

答：损其有余，即“实则泻之”，适用于人体阴阳任何一方偏盛有余的病证。①泻其阳盛：“阳胜则热”的实热证，宜用寒凉药物以清泻其偏盛之阳。此即“热者寒之”之意。②损其阴盛：“阴胜则寒”的实寒证，宜用温热药物以消解其偏盛之阴。此即“寒者热之”之意。

106．简述阴阳互制之调补阴阳。

答：对于阴阳偏衰所致的虚寒证及虚热证，可根据阴阳双方对立制约的理论来调补其偏衰。阴虚不足以制阳而致阳气相对偏亢的虚热证，治宜滋阴以抑阳，即“壮水之主，以制阳光”的方法，《内经》称之为“阳病治阴”；阳虚不足以制阴而致阴相对偏盛的虚寒证，治宜扶阳以抑阴，即“益火之源，以消阴翳”的方法，《内经》称之为“阴病治阳”。

107．简述阴阳互济之调补阴阳。

答：对于阴阳偏衰所致的虚寒证及虚热证，也可在运用阴阳对立制约理论的基础上兼用阴阳互根互用理论来调补。此即张景岳提出的阴中求阳、阳中求阴之法，其云：“善补阳者，必于阴中求阳，则阳得阴助而生化无穷；善补阴者，必于阳中求阴，则阴得阳升而泉源不竭”（《景岳全书·新方八阵》）。根据阴阳互根互用的原理，在补阳时适当佐以补阴药，如补肾阳的方中常佐五味子、芍药，谓之“阴中求阳”，适用于阳偏衰的虚寒证；在补阴时适当佐以补阳药，如补肾阴的方中时稍佐肉桂，谓之“阳中求阴”，适用于阴偏衰的虚热证。阴阳双方可互生互济，不但能增强疗效，同时亦能限制纯补阳或纯补阴时药物的偏性及副作用。

108．简述阴阳格拒的病机、证候及相应治法。

答：阴阳格拒，是在阴阳偏胜的基础上由于阴阳双方相互排斥而出现寒热真假病证的一类病机，包括阳盛格阴与阴盛格阳两个方面。阳盛格阴，即阳热偏胜至极，深伏于内，而将阴气排斥于外，出现内有真热外见假寒征象的真热假寒证，治宜寒因寒用，针对该证的实热本质而治。阴盛格阳，即阴寒盛极，壅闭于内，逼迫阳气浮越于外，出现内有真寒外见假热征象的真寒假热证，治宜热因热用，针对该证的阴寒内盛的本质而治。

109. 治则与治法有何区别与联系？

答：治则与治法二者既有区别，又有联系。治则是治疗疾病时指导治法的总的原则，具有原则性和普遍性意义；而治法则是从属于一定的治疗原则的具体治疗大法、治疗方法及治疗措施，其针对性及可操作性较强，较为具体而灵活。

五、问答题

110. 试述扶正祛邪的具体运用。

答：扶正祛邪在运用上要掌握好以下原则：一是攻补应用合理，即扶正用于虚证，祛邪用于实证；二是把握先后主次，对虚实错杂证，应根据虚实的主次与缓急，决定扶正祛邪运用的先后与主次；三是应注意扶正不留邪，祛邪不伤正。具体运用如下：

单用扶正：适用于正气不足而邪气已退的虚证或真虚假实证。

单用祛邪：适用于邪气亢盛而正气未衰的实证或真实假虚证。

扶正与祛邪兼用：即攻补兼施，适用于虚实夹杂的病证。①扶正兼祛邪：即扶正为主，辅以祛邪，适用于以正虚为主的虚实夹杂证。②祛邪兼扶正：即祛邪为主，辅以扶正，适用于以邪实为主的虚实夹杂证。

扶正与祛邪先后运用：也适用于虚实夹杂证，主要是根据虚实的轻重缓急而变通使用。①先扶正后祛邪：即先补后攻。适应于正虚为主，机体不能耐受攻伐者。②先祛邪后扶正：即先攻后补。适应于以下两种情况：一是邪盛为主，兼扶正反会助邪；二是正虚不甚，邪势方张，正气尚能耐攻者。

111. 如何做到防止病邪侵害？

答：防止病邪侵害包括：①避其邪气：邪气是导致疾病发生的重要条件，故未病先防除了养生以增强正气，提高抗病能力之外，还要注意避免病邪的侵害。《素问·上古天真论》说：“虚邪贼风，避之有时。”就是说要谨慎躲避外邪的侵害。其中包括顺应四时，防止六淫之邪的侵害，如夏日防暑，秋天防燥，冬天防寒等；避疫毒，防疠气之染易；注意环境，防止外伤与虫兽伤；讲卫生，防止环境、水源和食物的污染等。②药物预防：事先服食某些药物，可提高机体的免疫功能，能有效地防止病邪的侵袭，从而起到预防疾病的作用。这在预防疠气的流行方面尤有重要意义。

112. 如何做到防止疾病传变？

答：防止传变，是指在掌握疾病的发生发展规律及其传变途径的基础上，早期诊断与治疗以防止疾病的发展。防止传变包括阻截病传途径与先安未受邪之地两个方面。①阻截病传途径：疾病一般都有其一定的传变规律和途径。如伤寒病的六经传变，病初多在肌表的太阳经，病变发展则易往他经传变，因此，太阳病阶段就是伤寒病早期诊治的关键，在此阶段的正确有效的治疗，是防止伤寒病病势发展的最好措施；又如温病多始于卫分证，因此，卫分证阶段就是温病早期诊治的关键。据此可知，邪气侵犯人体后，就要根据其传变规律，早期诊治，阻截其病传途径，以防止疾病的深化与恶化。②先安未受邪之地：可以五行的生克乘侮规律、五脏的整体规律、经络相传规律为指导。如脏腑有病，可由病变性质差异而有及子、犯母、相乘、相侮等传变。因此，根据不同病变的传变规律，实施预防性治疗，当可控制其病理传变。如《金匮要略·脏腑经络先后病脉证第一》所说："见肝之病，知肝传脾，当先实脾。"又如温热病伤及胃阴时，其病变发展趋势将易耗及肾阴，清代医家叶天士据此提出了"务在先安未受邪之地"的防治原则，主张在甘寒以养胃阴的方药中，加入咸寒滋肾阴的药物，以防止肾阴的耗损。这些都是既病防变原则的有效应用。

113. 试述调整阴阳中"损其有余"的用法。

答：调整阴阳中的"损其有余"即"实则泻之"，适用于有余的实证，即阴或阳任何一方偏盛有余的病证。损其有余包括泻其阳热与损其阴盛两个方面。

①泻其阳盛："阳胜则热"的实热证，据阴阳对立制约原理，宜用寒凉药物以泻其偏盛之阳，此即"热者寒之"之意。在阳偏盛的同时，由于"阳胜则阴病"，每易导致津液和阴气的亏减。此时，不宜单纯的清其阳热，而需兼顾津液和阴气的不足，即在清热的同时，配以滋阴生津之品，即祛邪为主兼以扶正之法。

②损其阴盛："阴胜则寒"的实寒证，据阴阳对立制约原理，宜用温热药物以消解其偏盛之阴，驱散其寒，此即"寒者热之"之意。在阴偏盛的同时，由于"阴胜则阳病"，每易导致阳气的不足。此时，不宜单纯的温散其寒，还须兼顾阳气的不足，即在散寒的同时，配以扶阳之品，即是祛邪为主兼以扶正之法。

另外，寒因寒用与热因热用，虽属反治之法，但因是针对阳盛与阴盛的本质而治，故也可归为"损其有余"之法。阳盛格阴所致的真热假寒证，其本质是实热证，治宜清泻阳热，所谓寒因寒用；阴盛格阳所致的真寒假热证，本质是寒盛阳虚，治宜祛寒温阳，所谓热因热用。

114. 试述调整阴阳中"补其不足"的用法。

答：调整阴阳中的"补其不足"即"虚则补之"，适用于正气不足的虚证，即阴或阳任何一方虚损不足的病证。

①对于阴阳偏衰的虚寒证和虚热证，调补方法可有两类：一是单用阴阳对立制约理论来调补：阴虚不足以制阳而致阳相对偏亢的虚热证，治宜滋阴以抑阳，即"壮水之主，以制阳光"的方法，《内经》称之为"阳病治阴"；阳虚不足以制阴而致阴相对偏盛的虚寒证，治宜扶阳以抑阴，即"益火之源，以消阴翳"的方法，《内经》称之为"阴病治阳"。二是在运用阴阳对立制约理论的基础上兼用阴阳互根互用理论来调补：对于虚寒证，可在补阳时适当佐以补阴药，所谓"阴中求阳"，"阳得阴助而生化无穷"；对虚热证，可在补阴时适当佐以补阳药，所谓"阳中求阴"，"阴得阳升而泉源不竭"。

②对于阴阳两虚病证，当阴阳并补，但须分清主次：阳损及阴者，出现以阳虚为主的阴阳两虚证，治宜在补阳的基础上辅以滋阴之品；阴损及阳者，出现以阴虚为主的阴阳两虚证，治宜在滋阴的基础上辅以补阳之药。

③对于阴阳亡失者，当阴阳分固：亡阳者，当回阳以固脱；亡阴者，当益气救阴以固脱。

115. 试述你对正治法的理解。

答：正治，是指采用与疾病的证候性质相反的药物来治疗的一种常用的治疗原则。由于采用的方药与疾病证候性质相逆，如热证用寒药，故又称"逆治"。

正治法适用于疾病的征象与疾病的本质相一致的病证。正治法主要包括：①寒者热之：是指寒性病证出现寒象，用温热方药来治疗，即以热药治寒证。如表寒证用辛温解表方药，里寒证用辛热温里的方药等。②热者寒之：是指热性病证出现热象，用寒凉方药来治疗，即以寒药治热证。如表热证用辛凉解表方药，里热证用苦寒清里的方药等。③虚则补之：是指虚损性病证出现虚象，用具补益作用的方药来治疗，即以补益药治虚证。如气虚用益气的方药，血虚用养血的方药等。④实则泻之：是指实性病证出现实象，用攻逐邪实的方药来治疗，即以攻邪泻实药治实证。如食滞用消食导滞的方药，水饮内停用逐水的方药，瘀血用活血化瘀的方药，湿盛用祛湿的方药等。

116. 试述你对反治法的理解。

答：反治是指顺从病证的外在假象而治的一种治疗法则。由于采用的方药性质与病证中假象的性质相同，故又称为“从治”。

反治法适用于疾病的征象与其本质不完全吻合的病证。①热因热用：是指用热性药物来治疗具有假热征象的病证，适用于阴盛格阳的真寒假热证。②寒因寒用：是指用寒性药物来治疗具有假寒征象的病证，适用于阳盛格阴所致的真热假寒证。③塞因塞用：是指用补益药物来治疗具有闭塞不通症状的虚性病证，适用于正气虚弱，脏腑功能减退所致的具有某些闭塞不通征象的真虚假实证，又称以补开塞。如血虚经闭、气虚便秘、脾气虚衰的腹胀等，皆当用塞因塞用之法。④通因通用：是指用通利的药物来治疗具有通泻症状的实性病证，适用于因实邪内阻所致的具有某些通泻症状的真实假虚证，又称以通治通。如食积性的泄泻、瘀血内阻的崩漏、湿热内蕴的尿频以及伤寒病的热结旁流等，皆当用以通治通之法。

117. 试述标本的内涵及治标与治本的缓急取舍。

答：“本”和“标”是相对而言的，标本常用来概括说明事物的现象与本质，在中医学中常用来概括病变过程中矛盾的主次先后关系。

作为对举的概念，在不同情况下“本”和“标”所指不同。如就邪正而言，正气为本，邪气为标；就病机与症状而言，病机为本，症状是标；就疾病先后而言，旧病、原发病为本，新病、继发病是标；就病位而言，脏腑气血病为本，肌表经络病为标。

在复杂多变的疾病过程中，常有标本主次的不同，因而治疗上就有先后缓急之分。①缓则治本：缓则治其本，多用在病情缓和，病势迁延，暂无急重病状的情况下。此时必须着眼于疾病本质的治疗。如痨病肺肾阴虚之咳嗽，肺肾阴虚是本，咳嗽是标。故治疗不用单纯止咳法来治标，而应滋养肺肾以治本，本病得愈，咳嗽也自然会消除。②急则治标：病证急重时的标本取舍原则是标病急重，则当先治、急治其标。如大出血病人，由于大出血会危及生命，故不论何种原因的出血，均应紧急止血以治标，待血止，病情缓和后再治其病本。或标病虽不危急，但若不先治将影响本病整个治疗方案实施时，也当先治其标病，如心脏病的治疗过程中，病人得了轻微感冒，也当先将后病感冒治好，方可使先病即心脏病的治疗方案得以实施。③标本兼治：当标本并重或标本均不太急时，当标本兼治。如在热性病过程中，热盛伤津耗阴，邪热里结为本，津液与阴气受伤为标，治当泻热攻下与滋阴增液通便同用，所谓“增水行舟”之法。

总之，病证之变化，有轻重缓急、先后主次之不同，因而标本的治法运用也就有先后与缓急，单用或兼用的区别。区分标病与本病的缓急主次，有利于从复杂的病变中抓住关键，做到治病求本。

118. 试述你对调气与调血治则的理解。

答：调气包括补气与调理气机两部分内容：①补气：用于较单纯的气虚证。由于气的生成来源于肾之先天之精所化的元气、脾胃化生的水谷之精所化的谷气以及由肺吸入的自然界的清气，因此，补气多为补益肺、脾、肾。又由于卫气、营气、元气与宗气的化生或充养多与脾胃化生的谷气有关，故尤为重视对脾气的补益。②调理气机：用于气机失调。气机失调的病变主要有气滞及气机升降出入失常而致的气逆、气陷、气闭、气脱等。治疗时气滞者宜行气，气逆者宜降气，气陷者宜补气升气，气闭者宜顺气开窍通闭，气脱者则宜益气固脱。另外还须注意顺应脏腑气机的升降规律，如脾气主升清，肝气主升发，治多升气；胃气主降浊，肺气主肃降，治多降气。

调血包括补血与调理血运两个方面：①补血：用于单纯的血虚证。由于血源于水谷精微的“化赤”，与脾胃、心、肝、肾等脏腑的功能密切相关。因此，补血时，应注意同时调治这些脏腑的功能，其中又由于“脾胃为后天之本，为气血生化之源”，故尤为重视对脾胃的补益。②调理血运：血运失常的治疗分别为：血瘀者宜活血化瘀；血寒者宜温经散寒行血；血热者宜清热凉血；出血者宜止血。且须据出血的不同病机而施以清热、补气、活血等。

119. 如何调理气与血、气与津液的关系？

答：调理气与血的关系：气病可及血，如气虚生血不足而致血虚者，宜补气为主，辅以补血，或气血双补；气虚行血无力而致血瘀者，宜补气为主，辅以活血化瘀；气滞致血瘀者，宜行气为主，辅以活血化瘀；气虚不能摄血者，宜补气为主，辅以收涩或温经止血。

血病可及气，如血虚不足以养气，可致气虚，宜补血为主，辅以益气；但气随血脱者，因“有形之血不能速生，无形之气所当急固”（清代程国彭《医学心悟》），故应先益气固脱以止血，待病势缓和后再进补血之品。

调理气与津液的关系：气虚而致津液化生不足者，宜补气生津；气不行津而成水湿痰饮者，宜补气、行气以行津；气不摄津而致体内津液丢失者，宜补气以摄津。若津停而致气阻者，在治水湿痰饮的同时，应辅以行气导滞；气随津脱者，宜补气以固脱，辅以生津。

120. 试述你对因时制宜与因地制宜治则的理解。

答：因时制宜：根据时令气候节律特点，来制订适宜的治疗原则，称为“因时制宜”。因时之“时”，一是指自然界的时令气候特点，二是指年、月、日的时间变化规律。如夏季炎热，自然界阳气旺，人亦应之，机体当此阳盛之时，腠理疏松开泄，易于汗出，若感受风寒而致病，辛温发散之品亦不宜过用，免致伤津耗气或助热生变；至于寒冬时节，自然界阴寒大盛，人体阴盛而阳气内敛，腠理致密，同是感受风寒，则辛温发表之剂用之无碍；但此时若病热证，则当慎用寒凉之品，以防损伤阳气。

因地制宜：根据不同的地域环境特点，来制订适宜的治疗原则，称为“因地制宜”。如我国东南一带，气候温暖潮湿，阳气容易外泄，人们腠理较疏松，易感外邪而致感冒，且一般以风热居多，故常用桑叶、菊花、薄荷一类辛凉解表之剂；即使外感风寒，也少用麻黄、桂枝等温性较大的解表药，而多用荆芥、防风等温性较小的药物，且分量宜轻。而西北地区，气候寒燥，阳气内敛，人们腠理闭塞，若感邪则以风寒居多，以麻黄、桂枝之类辛温解表多见，且分量也较重。

121. 试述你对因人制宜治则的理解。

答：因人制宜即根据病人的年龄、性别、体质等不同特点，来制订适宜的治疗原则。

①年龄不同，则生理功能、病理反应各异，治宜区别对待。如小儿生机旺盛，但脏腑娇嫩，气血未充，发病则易寒易热，易虚易实，病情变化较快。因而，治疗小儿疾病，药量宜轻，疗程多宜短，忌用峻剂。青壮年则气血旺盛，脏腑充实，病发则由于邪正相争剧烈而多表现为实证，可侧重于攻邪泻实，药量亦可稍重。而老年人生机减退，气血日衰，脏腑功能衰减，病多表现为虚证，或虚中夹实。因而，多用补虚之法，或攻补兼施，用药量应比青壮年少，中病即止。

②男女性别不同，各有其生理、病理特点，治疗用药亦当有别。妇女生理上以血为本，以肝为先天，病理上有经、带、胎、产诸疾及乳房、胞宫之病。月经期、妊娠期用药时当慎用或禁用峻下、破血、重坠、开窍、滑利、走窜及有毒药物；带下以祛湿为主；产后诸疾则应考虑是否有恶露不尽或气血亏虚，从而采用适宜的治法。男子生理上则以气为主，以肾为先天，病理上精气易亏而有精室疾患及性功能障碍等特有病症，如阳痿、阳强、早泄、遗精、滑精，以及精液异常等，宜在调肾基础上结合具体病机而治。

③体质有差异：因先天禀赋与后天生活环境的不同，导致个体体质存在差异。一方面，不同体质有着不同的病邪易感性；另一方面，患病之后，由于机体的体质差异与反应性不同，病证就有寒热虚实之别或“从化”的倾向，因而治法方药也应有所不同。偏阳盛或阴虚之体，当慎用温热之剂；偏阴盛或阳虚之体，则当慎用寒凉之品；体质壮实者，攻伐之药量可稍重；体质偏弱者，则应采用补益之剂。

附1　综合问答题

该类习题属于跨章节或深入探讨的问题，有一定的深度和广度，可供本科生、本硕连读生及硕士、博士研究生学习参考。

1. 中医学整体观念构建的哲学基础是什么？试述之。

答：整体观念，是中医学关于人体自身的完整性及人与自然、社会环境的统一性的认识。整体观念源于中国古代哲学思想和方法在中医学中的运用，是同源异构及普遍联系思维方法的具体表达，其构建的理论基础是：

（1）古代哲学的精气学说认为，精气是自然、社会、人类及其道德精神获得统一的物质基础；精气是构成宇宙天地万物的最基本物质，宇宙万物包括人类都是精或气的同源异构体，它们之间必然存在着密不可分的联系，即所谓“天人一体”。人类为自然万物之一，与自然万物有着共同的化生之源；运行于宇宙中的精气，充塞于各个有形之物间，具有传递信息的中介作用，使万物之间产生感应。这些哲学思想渗透到中医学中，促使中医学形成了同源性思维和相互联系的观点，构建了表达人体自身完整性及人与自然社会环境统一性的整体观念。因而通过气的中介作用，人与自然、社会环境相统一。

以这一思想类比人体，则人体也是一个小宇宙，或称一个小天地。人体的各个部分，各个脏腑、形体、官窍，都是由禀受于父母的先天之精化生而成的，因而它们之间也是同源异构体，也存在着密不可分的联系。人体的生命活动，由气的运动变化所维系。气的运动停止，人体的生命活动则终止。

精是构成人之形体的最基本物质，也是化气生神的物质基础，精藏于脏腑之中而不妄泄，又受神和气的控制和调节。气是人体内活力很强、不断运动的精微物质，是推动和调节人体生命活动的根本动力，也是化生神的基本物质。气充则神旺，而气的运行，又赖神的控制和调节，即所谓“神能驭气”。精、气、神为人身“三宝”：精为基础，气为动力，神为主宰，构成“形与神俱”的有机整体，即形神一体观。

（2）阴阳学说认为，宇宙间包括人在内的万事万物的形成和发展变化，是阴阳二气运动变化的结果。人类产生于自然界，人的生命活动规律也就必然受自然界的规定和影响。人与自然万物在构成上的同源性决定了人体生命活动与自然运动规律的统一性。在人与自然统一性这一整体思想影响下，中医学在研究人体的生理活动和病理变化乃至疾病的诊断、预防和治疗等方面，都把人体放在自然界中去考察，进而形成了中医学特有的天人一体的整体观。

类比到人体，人体的生命进程也由阴阳二气的运动变化所维系，并时时受到自然界阴阳二气运动变化的影响。因此，人的生命活动正常与否，不但与人体内阴阳二气的运动平衡状态有关，而且与自然界中阴阳二气的运动平衡状态也有密切联系。

（3）五行学说把自然界的万事万物依据木、火、土、金、水的特性归为五大类，并认为自然界各种事物和现象的发展变化，都是这五种物质不断运动和相互作用的结果。古代医家借助五行学说构建了以五脏为中心的五个生理病理系统，并认为它们之间也存在着生克制化的相互联系，即所谓“五脏一体观”。人赖自然环境以生存，人的生命活动规律必然受自然环境的制约和影响；机体对自然环境的影响，也必然要作出相应的反应。将人体内部的五个系统与外部自然界的五方、五时、五气、五化、五色、五味等相联系，体现了人与自然环境的统一性。

2. 请用时空观说明中医学“证”的内涵，并举例论述之。

答：证，即证候，是疾病过程中某一阶段或某一类型的病理概括，一般由一组相对固定的、有内在联系的、能揭示疾病某一阶段或某一类型病变本质的症状和体征构成。

证候是疾病过程中某一阶段或某一类型的病理概括，具有时相性和空间性特征。证候反映疾病的阶段性本质，表明了证候的时相性特征。如肺痈（肺脓疡）在不同的病变阶段有不同的临床表现，出现不同的证候，当采用相应的方法治疗。证候反映疾病不同类型的本质，表明了证候的空间性特征。如感冒病分为风寒、风热、风燥、暑湿等几种类型，它们都可出现在疾病的同一阶段，一般不表示病变发展的时相性。临床辨证过程中，应充分考虑证候的时相性和空间性特征。

如同一种病，由于发病的时间、地域空间不同，或所处的疾病的阶段或类型不同，反映出的证候不同，因而治疗也就有异。如麻疹病在不同的疾病阶段有不同的证，故治疗麻疹病有初起解表透疹，中期清肺热，后期滋养肺阴胃阴等不同的治法。感冒病可因其病因病机和病人体质的不同而出现风寒、风热、风湿、风燥、气虚等不同的证候，因而有辛温解表、辛凉解表、辛润解表、祛湿解表、益气解表等相应的治法。

3. 你对“辨病与辨证相结合”是怎样认识的？

答：辨证与辨病，都是认识疾病的思维过程。辨证是对证候的辨析，以确定证候为目的，从而根据证候来确立治法，据法处方以治疗疾病；辨病是对疾病的辨析，以确定疾病的诊断为目的，从而为治疗提供依据。辨证与辨病都是以病人的临床表现为依据，区别在于一为确立证候，一为确诊疾病。

中医学虽以“辨证论治”为诊疗特点，但临床上从来就存在着“辨病施治”的方法，辨病思维与辨证思维是同时存在的，交织在一起而综合运用的。

辨病的过程实际上就是诊断疾病的过程，通过四诊来采集有关病变的资料，作相应的物理和生化方面的检查，然后分析综合所有有关疾病的材料，进行疾病诊断的思维和实践过程。疾病的诊断确定后，就要根据“病”来采用不同的方法进行治疗。某些病可用有特异性治疗作用的中药单方或复方治疗，如疟疾可用常山治之。但以一方一药治疗一种疾病，并非中医学治病方法的主流。

在辨证思维过程中，以证候作为辨析目标反映了中医学诊治疾病的特色。但若只考虑证候的差异，即只考虑疾病的阶段性和类型性，不考虑疾病的全过程和全貌，要想认识疾病的某一阶段或某一类型的病变本质，必定是困难的，辨证的准确率也必定不会高。反之，若只将疾病诊断清楚，而没有运用辨证思维辨出反映疾病阶段性和类型性本质的证候，也难以实施有效的治疗。

因此，必须坚持辨病与辨证相结合的诊治思路。运用辨病思维来确诊疾病，对某一病的病因、病变规律和转归预后有一个总体的认识；再运用辨证思维，根据该病当时的临床表现和检查结果来辨析该病目前处于病变的哪一阶段或是哪一类型，从而确立当时该病的“证候”，然后根据“证候”来确定治则治法和处方遣药。此即通常所说的“以辨病为先，以辨证为主”的临床诊治原则。对某些难以确诊的病症，可发挥辨证思维的优势，依据病人的临床表现，辨出证候，随证施治。

4. “辨证论治”与“治病求本”的概念有何异同?

答：辨证论治既是中医学两个基本特点之一，也是中医诊断和治疗疾病的主要手段。治病求本是中医治则体系的重要内容。

辨证论治，是运用中医学理论辨析有关疾病的资料以确立证候，论证其治则治法方药并付诸实施的思维和实践过程。

辨证，是在认识疾病的过程中确立证候的思维和实践过程，即将四诊（望、闻、问、切）所收集的有关疾病的所有资料，包括症状和体征，运用中医学理论进行分析、综合，辨清疾病的原因、性质、部位及发展趋向，然后概括、判断为某种性质的证候的过程。论治，是在通过辨证思维得出证候诊断的基础上，确立相应的治疗原则和方法，选择适当的治疗手段和措施来处理疾病的思维和实践过程，包括因证立法、随法选方和据方施治。

治病求本是中医学治病的主导思想，是指在治疗疾病时，必须辨析出疾病的病因病机，抓住疾病的本质，并针对疾病的本质进行治疗。故《素问·阴阳应象大论》说：“治病必求于本。”

通过二者定义可看出：通过辨证将病因、病性、病位、邪正关系等全部搞清，这些正是疾病本质的概括，是“治病求本”之“本”。“求本”，实际上就是辨清病因病机，确立证候。治病求本之“本”，本于辨证。论治是依据辨证的结果，确立治法和处方遣药。

辨证论治中，辨证是论治的前提和依据，论治是辨证的目的。治病求本中，治病是前提，是目的，而求本只是手段、方法。二者目的都为治病。治病求本的核心思想就是辨证论治。

5. 古代哲学与中医学的精与气的概念来源有何不同？试述之。

答：（1）古代哲学精概念的产生，源于“水地说”。古人在观察自然界万物的发生与成长过程中，认识到自然界万物由水中或土地中产生，并依靠水、地的滋养、培育而成长与变化，因而把水、地并列而视为万物赖以生长发育之根源，并在“水地说”的基础上引申出“精”的概念，嬗变为精为万物之原。人类自身的繁衍，是男女生殖之精相结合而成，亦可说成是水凝聚而成。如《管子·水地》说：“人，水也。男女精气合而水流形。”水，即精，凝停相合而为人。

中医学的精理论，来源于古人对人类生殖繁衍过程的观察与体验，是由对生殖之精的认识发展而来。古代哲学的精学说，对中医学的精理论的产生，起到了重要的方法学作用。古代哲学所谓的精是宇宙万物的共同构成本原的思想，渗透到中医学中，对人体内的精是人的形体和精神的化生之源，是构成人体和维持人体生命活动的最基本物质之认识的产生，在方法学上起到了类比思维的启发作用。人体的各脏腑、形体、官窍，是由精化生的“同源异构体”，它们之间存在着密切的联系；推动和调控人体生命活动的气与神，也由精化生，精是气和神的化生本原。

（2）古代哲学气的概念源于“云气说”。云气是气的本始意义，如《说文》

说："气，云气也。"先民们运用"观物取象"的思维方法，"近取诸身，远取诸物"（《周易·系辞下》），将直接观察到的云气、风气、水气以及呼吸之气等加以概括、提炼，抽象出气的一般概念。在气概念的形成过程中，先秦时期的先哲们抽象出冲气、天地之气、精气等不同的概念。先秦时期出现的各种气的概念被两汉时期的"元气说"所同化。元气是宇宙的本原，是构成宇宙万物最基本、最原始的物质。这就是后世所谓的"元气一元论"。

中医学的气源于古人对人体各种显而易见但至关重要的生命现象的观察。如对呼吸之气、活动时随汗而出的蒸蒸热气等的观察，产生了对气的朴素而直观的认识，加之在气功锻炼中体悟到的气在体内的流动，于是古人在朴素认识逐渐积累的基础上进行推测、联想、抽象和纯化，逐渐形成了人体之气是人体中的能流动的细微物质的概念。随着认识的深入，对人体之气的来源、功能、运动规律和形式以及与脏腑的关系有了较系统的认识，建立了中医学的气理论。

6. 人体之精与古代哲学之精在概念上有何区别？试述之。

答：人体之精，是由禀受于父母的生命物质与后天水谷精微相融合而形成的一种精华物质，是人体生命的本原，是构成人体和维持人体生命活动的最基本物质。精一般呈液态贮藏于脏腑之中或流动于脏腑之间。人体之精概念的范畴，有先天之精、水谷之精、生殖之精及脏腑之精。人体之精是人类生命繁衍的根源，指代人体内部的精华物质，有繁衍生命、濡养、化血、化气、化神等功能，因而与古代哲学范畴的抽象精概念不同。

在中国古代哲学中，精是存在于宇宙之中的无形而运行不息的极细微物质，是构成宇宙万物的本原或本体，也是推动宇宙万物发生、发展与变化的动力，与气的内涵是同一的。另外，在某些情况下专指气中的精粹部分，是构成人的形体或精神的本原物质。因此，中国古代哲学的精概念是抽象的，与气的概念是同一的；中医学的人体之精的概念是具体的，与人体之气的概念是有严格区别的。

7. 人体之气与古代哲学之气在概念上有何区别？试述之。

答：人体之气是存在于人体内的气，与古代哲学宇宙本原之气在概念上有着明显的区别。

人体之气，是指人体内生命力很强、不断运动且无形可见的极细微物质，既是人体的重要组成部分，又是激发和调控人体生命活动的动力源泉，气的运动推动和调控着脏腑的机能，从而维系着人体的生命进程。气的运动停止，则意味着生命的终止。

古代哲学范畴的气，指存在于宇宙之中的不断运动且无形可见的极细微物质，是宇宙万物的共同构成本原，是构成宇宙万物最基本、最原始的物质。气的运动推动着宇宙万物的发生、发展、变化。

人体之气是客观存在于人体中的具体的气，其升降出入运动推动和调控着人体生命活动，是人体生命之维系，但不能凝聚为人之形体及各脏腑组织器官。人体实际上是由父母的生殖之精化生的。哲学的气是极为抽象的概念，是一种古代的宇宙观和方法论，它是宇宙万物的构成本原。

古代哲学范畴的气与精，其内涵是同一的，是关于宇宙本原的概念；中医学所讲的人体内的气与精是不同的，是关于人体生命的本原和维系的认识。人体内的精与气的概念是具体的，宇宙中的精或气的概念是极为抽象的。古代哲学的精气学说，是被中医学作为一种思维方法来应用的。

8. 人体之精与人体之气在概念上有何区别？试述之。

答：人体之精与人体之气的概念在中医学中是有严格区别的。人体之精是构成人体和维持人体生命活动的最基本物质，是人体生命的本原。人体之气是由精化生的极细微物质，是构成人体和维持人体生命活动的基本物质之一。气运行不息，推动和调控着人体内的新陈代谢，维系着人体的生命进程。气的运动停止，则意味着生命的终止。

精，一般呈液态而藏于脏腑之中或流动于脏腑之间，主静而属阴；气，升降出入运行于全身上下内外，主动而属阳。精分藏于各脏腑之中，则为脏腑之精，是各脏腑机能活动的物质支撑；气分布于各脏腑，则为脏腑之气，是推动和调控各脏腑生理活动的动力。精贵藏而不泻，气贵运行不息。精是生命的本原，气是生命的维系。

另外，精有广义的精、狭义的精和一般意义的精之分；气则有一身之气、元气、宗气、营气、卫气，以及脏腑之气、经络之气之别。精是气的化生本原，气是由精化生的运行不息的极细微物质或能量，两者都是具有独立内涵和外延的概念。

9. 试述中医学与古代哲学对人体生命本原的不同认识。

答：中医学生命本原说强调人体生命由精化生，由气维系。古代哲学的生命本原说认为，人体生命与宇宙其他万物一样，由存在于宇宙之中的不断运动变化的精或气凝聚而生成。

两种生命本原说都认为人体生命由“精”构成，但在两种不同的学科范畴中，精的概念内涵有具体与抽象、有形与无形的区别，在结构层次上也有高下之分。中医学的精，是由禀受于父母的生命物质与后天水谷精微相融合而形成的一种精华物质，是人体生命的本原，由生殖之精的概念发展而来；古代哲学的精是存在于宇宙之中的运行不息而含有巨大能量的无形可见的极细微物质，是构成宇宙万物的本原或本体，与气的内涵是同一的。

古代哲学中，可以说人体生命由气或元气凝聚而成，气是宇宙万物的本原，自然也是人体生命的本原。中医学中，人体之气由精化生，与肺吸入的自然界清气相融合而成。此气绝不可能凝聚在一起而生成人体的脏腑、形体、官窍，也不可能产生一个新的生命，故不是人体生命的构成本原。

10. 试比较人体之气与古代哲学之气在运动形式上的异同。

答：人体之气是不断运动着的活力很强的极细微物质，它流行全身，激发和调控机体的新陈代谢，推动人体的生命进程；古代哲学之气是构成宇宙万物的本原。气的运行不息，使宇宙万物处于不停的运动变化之中。

人体之气的运动形式，因气的种类与功能的不同而有所不同，但总的来说，可以归纳为升、降、出、入四种基本形式。例如呼吸，呼出浊气是出，吸入清气是入。而呼气是由肺向上经喉、鼻而排出体外，既是出，又是升；吸气是气流向下经鼻、喉而内入肺脏，既是入，也是降。人体之气运动的升与降、出与入是对立统一的矛盾运动，广泛存在于机体内部。虽然从某个脏腑的局部生理特点来看，有所侧重，如肝气主升而肺气主降，脾气主升而胃气主降，心气主降而肾气主升等，但是从整个机体的生理活动来看，升与降，出与入之间必须协调平衡。古代哲学范畴中，气的运动形式主要有升、降、聚、散四种。升与降、聚与散，虽是对立的，但保持着协调平衡关系。精气自身的运动，化为天地阴阳二气，即所谓“积阳为天，积阴为地”，天气下降，地气上升，天地阴阳二气氤氲交感，相错相荡，产生宇宙万物，并推动着它们的发展变化。聚与散则使气与形之间发生转化，气聚则由无形之气形成有形之物，气散则使有形之物复归无形之气。

11. 试比较人体之气化与古代哲学之气化在概念与形式上的异同。

答：气化的概念：在中医学中，人体之气化实际上是指由人体之气的运动引起的精气血津液等物质与能量的新陈代谢过程，是生命最基本的特征之一；古代哲学中，气化是指气的运动引起的宇宙万物在形态、性能及表现方式上所出现的各种变化。

气化的形式：人体之气化实际上是体内物质转化和能量转化的过程。体内精气血津液各自的代谢及其相互转化，是气化的基本形式，是气化的具体体现。如后天水谷之精在脾胃之气的作用下化生，肾精由禀受于父母的先天之精在部分后天之精的充养下化成，肾精化为生殖之精以繁衍后代，肾精化为肾气以推动和调控人体的生长发育生殖及脏腑气化，肾精入肝化为肝血，肾精化髓以充脑生神等，都属由于气的升降运动引起的气化过程。气化过程的激发和维系，离不开脏腑的机能。气化过程的有序进行，是脏腑生理活动相互协调的结果。古代哲学范畴中气化的形式主要有：气与形之间的转化、形与形之间的转化、气与气之间的转化、有形之体自身的不断更新变化。

12. 试比较人体之气与古代哲学之气的中介作用之异同。

答：人体之气的中介作用，主要是指气能感应传导信息以维系机体的整体联系。气是感应传递信息之载体。外在信息感应和传递于内脏，内脏的各种信息反映于体表，以及内脏各种信息的相互传递，皆以人体内无形之气作为载体来感应和传导。气是生命信息的载体，是脏腑、形体、官窍之间相互联系的中介。例如针灸、按摩或其他外治方法等刺激和信息，是通过气的感应运载而传导于相应内脏，以达到调节机体生理活动的目的。

古代哲学之气是天地万物生成的本原，天地万物之间又充斥着无形之气，且这无形之气还能渗入有形实体，与已构成有形实体的气进行各种形式的交换活动，因而古代哲学首先将气视为天地万物相互联系、相互作用的中介性物质，把整个宇宙万物联系成一个整体。其次，人为宇宙万物之一，处于天地气交之中，故也为这个整体的一部分。通过气的中介作用，人与天地万物的变化息息相通。另外，气还可使万物得以相互感应。由于形由气化，气充形间，气能感物，物感则应，故以气为中介，有形之物间，有形之物与无形之气间，不论距离远近，皆能相互感应。

13. 古代哲学的“气一元论”与中医学的“气本一气说”有何区别和联系？

答：所谓“气一元论”，是指气作为宇宙万物的本原的一种古代哲学思想，认为气是哲学逻辑结构的最高范畴，气是最原始的，是宇宙的唯一本原或本体，万物皆由气化生，故“气”又称“元气”，“气一元论”又称“元气一元论”。东汉王充认为元气是天地间自然存在的精微物质，是宇宙万物的唯一本原。何休认为元气为天地万物的最初本原。

中医学的“气本一气”，人身诸气皆一身之气之划分的认识，是受古代哲学“气一元论”思想的影响而产生的。中医学将“气一元论”作为一种思维方法，类比人体内的各种气也有共同的化生之源。即一身之气由精化生，并与吸进的自然界之清气相融合而成；人体内的各种气，包括元气、宗气、营气、卫气和各脏腑经络之气，都是一身之气的分化。此即所谓的“气本一气说”。

14. 试述阴阳“相对待”概念的内涵和外延。

答：阴阳相对待，是指两种或两类事物或现象或其属性，既是相互关联的，又是对立相反的。相对待是阴阳对立统一关系的表达，是阴阳的唯一结构形式。

阴阳的概念在发生之初，即以“相对待”而言。阴阳的原始概念即日光的向背，就是一个相对待的概念。其后《内经》所论述的阴阳概念，也以相对待而言。如《素问·阴阳应象大论》说：“阴静阳躁，阳生阴长，阳杀阴藏。……天地者，万物之上下也；阴阳者，血气之男女也；左右者，阴阳之道路也；水火者，阴阳之征兆也。”元代的朱丹溪明确指出阴阳的相对待概念，如《局方发挥》说：“阴阳二字，固以对待而言，所指无定在。或言寒热，或言血气，或言藏府，或言表里……”

“相对待”是阴阳双方必然存在的关系。凡有阴阳关系在，就有“相对待”的联系。相对待是事物或现象及其属性的阴阳分隶的根据，也是事物或现象及其属性的阴阳关系相互维系的内在机制。

阴阳的相对待，标示着阴阳双方既相互关联又对立相反。所谓相互关联，是指以阴阳标示的事物或现象，必须是密切相关地处于一个统一体中的两种事物或现象，或是一事物或现象内部的密切相关的两种属性。所谓对立相反，是指以阴阳标示的事物或现象及其属性，必须是一对对立相反的事物或现象，或是一事物或现象内部的一对对立相反的属性。只有属性相反而又处于一个统一体中的两种事物或现象，或一事物内部的对立统一的两种属性，才能用阴阳来标示，才能区分何者属阴，何者属阳，才能进一步以阴阳的运动规律来阐释它们的变化机理和相互之间的内在联系。没有关联性的两事物或现象不在一个统一体中，因而不能用阴阳来标示；虽有关联性但它们的属性并非对立相反，也不能以阴阳来说明。因它们不能构成一对阴阳关系，故也就不能用阴阳的运动规律来阐释它们的变化机理和相互之间的内在联系。

阴阳的对立制约排斥和互根互源互用互吸以及互藏交感是其相对待概念的延伸。其中，阴阳对立制约和排斥是阴阳相对待中相反概念的延伸；阴阳的互根互源互用互吸以及互藏交感是阴阳相对待中相关联概念的延伸。

15. 《内经》“以内外论阴阳”与“以上下论阴阳”的文化渊源各是什么？试述之。

答：《内经》中既以内外论阴阳，如《素问·生气通天论》说：“阴者，藏精而起亟也；阳者，卫外而为固也”，《素问·阴阳应象大论》说：“阴在内，阳之守也；阳在外，阴之使也”；又以上下论阴阳，如《素问·阴阳应象大论》又说：“天地者，万物之上下也”，“清阳为天，浊阴为地；地气上为云，天气下为雨”。

以内外来论阴阳之气的出入运动，称为“内外阴阳说”，源于道家思想，与东汉时期天文学最新成就“浑天说”的主张相通。道家以内外论阴阳，以阴指无形可见的宇宙本原体，以阳指有形可知的宇宙现象界，是以阴为主导的。在道家思想之源的《归藏易》中，以“坤”卦为首，是崇阴思想的首倡者。

以上下论阴阳之气的升降运动，称为“上下阴阳说”，源于《周易》的阴阳交感思想和《上下经》“盖天说”主张。以上下论阴阳，一般出于儒家的主张。在反映儒家思想的《周易》中，以“乾”卦为首，提倡“天上地下”，“天尊地卑”，属“尊阳”思想的反映。

16. “内外阴阳说”与“上下阴阳说”

对中医理论各有何影响？举例阐述之。

答：以内外论阴阳之气的出入运动，符合人体“中根”之理，可用来阐释人体内外阴阳之气的出入运动。气在内，为阴气，在内之气应外出，故阴气当出为顺。气在外，为阳气，在外之气应内入，故阳气内敛为顺。在内的气少为阴虚，气少则不运或出现郁滞，故说“阴虚则内热”；在内的气积聚则为阴盛，气聚上逆而生寒，则称“阴盛则内寒”；在外的气因寒邪外阻而不宣，相对而言为少，则说“阳虚则外寒”；在外的气因寒邪所束而郁滞，则为阳盛，郁而发热，则称“阳盛则外热”（参见《素问·调经论》）。再如营卫二气的相偕运行，昼行于阳，夜行于阴，以防御外邪和维持“昼精夜瞑”，也是内外阴阳出入之理。

以上下论阴阳之气的升降运动，对阐释人体脏腑的生理机能和脏腑之间的上下升降协调，具有重要的意义。如“脾升胃降”、“心肾相交”、“肝升肺降”等，皆以“上下阴阳说”为依据（参见其后23题的相关内容）。

17. 事物阴阳属性的相对性与绝对性各表现在哪些方面？试述之。

答：事物的阴阳属性，既有绝对性的一面，又有相对性的一面。

事物阴阳属性的相对性，主要表现在以下三个方面：①阴阳属性互相转化：事物的阴阳属性在一定条件下，可以发生相互转化，阴可以转化为阳，阳也可以转化为阴。如属阴的寒证在一定条件下可以转化为属阳的热证。②阴阳之中复有阴阳：属性相反的两种事物或一事物内部相互对立的两个方面可以划分阴阳，而其中的任何一方又可以再分阴阳，即所谓阴中有阳，阳中有阴。③随比较对象不同而变化：事物的阴阳属性往往是通过比较而划分的。若比较的对象发生了改变，那么事物的阴阳属性也可以发生改变。如一年四季中的春天，与冬天比较，其气温而属阳；若与夏天比较，则其气凉而属阴。

事物阴阳属性的绝对性，主要表现在其属阴或属阳的不可变性，即不可反称性。如水与火，水属阴，火属阳，其阴阳属性一般是固定不变的，不可反称的。水不论多热，对火来说，仍属阴；火不论多弱，对水来说，仍属阳。其他如天与地、日与月、上与下、升与降、动与静、寒与热、明与暗、温煦与凉润、兴奋与抑制、推动与宁静、弥散与凝聚等，其阴阳属性具有不可变性和不可反称性，故说事物的阴阳属性在某种意义上是绝对的。

18. 既然事物的阴阳属性是相对的，为什么“水为阴，火为阳”是固定而不可反称的？

答：阴阳表述的是一些特殊的矛盾范畴，尚不能完全概括说明宇宙和人体的各类事物之间的对立统一关系。阴阳不仅具有对立统一的属性，还对事物及其属性作出某些特殊的质的规定，因而对于同一对事物，其阴阳属性往往是确定不变的。因此，事物或现象的阴阳属性除相对性以外，又必然有其绝对性，主要表现在其属阴或属阳的不可变性，即不可反称性。如“水为阴，火为阳”，由于水性寒而润下故属阴，火性热而炎上故属阳，其阴阳属性一般是固定不变的，不可反称的。水不论多热，对火来说，仍属阴；火不论多弱，对水来说，仍属阳。其他如天与地、日与月、上与下、升与降、动与静、寒与热、明与暗、温煦与凉润、兴奋与抑制、推动与宁静、弥散与凝聚等，其阴阳属性具有不可变性和不可反称性，故说事物的阴阳属性在某种意义上是绝对的。

19. 试述阴阳与矛盾概念的区别与联系。

答：阴阳与矛盾都是哲学范畴内的、具

有对立统一关系的一对概念，阴阳是特殊的矛盾范畴。①阴阳是中国古代的自然观，具有自发与朴素的特性，属自然哲学的范畴；矛盾是事物的对立统一，属现代哲学范畴。②阴阳范畴不仅具有对立统一属性，还对事物及其属性作出某些特殊的质的规定，因而对于同一对事物或属性，阴阳所指往往是确定不变的，有不可反称性；矛盾的对立面除了具有对立统一关系外，对对象性质不加任何限定，故矛盾是最抽象最一般的哲学概念，它的矛盾双方可以互换。③阴阳没有矛盾抽象得那样完全彻底，只能用来标示宇宙中和人体内的某些既相互关联又对立相反的一对事物，以及一事物内部既相关联而又相反的一对属性，而不能像矛盾那样能概括说明宇宙中的一切事物和现象。④阴阳的内涵大而外延小；矛盾的内涵小而外延大。

20. 为什么说“物质”与“功能”不可分称阴阳?

答：依据阴阳的基本概念，只有处于同一层次的同类事物及其属性，才能规定其阴阳之性。“物质”与“功能”既不是同类事物，也不是同类属性，因而不能区分何者为阴，何者为阳。功能对形态结构而言，两者是处于同一层次，是高度适应的，不可分割的，但不是相互对立的，因而不能以阴阳概括说明之。物质的功能是由其自身存在的形态结构所决定的，即通常所说有某种结构就有与此结构相适应的功能。物质的形态结构与其功能是高度适应的，不可能是相反的，也就不能分称阴阳。而物质与功能不在同一层次上，也不具备阴阳的相反性，故不能以阴阳来说明。

21. 试分析阴阳对立与制约在内涵上的区别。

答：阴阳对立，是指属性相反的阴阳双方在一个统一体中的相互斗争、相互制约和相互排斥。阴与阳代表了属性相反的一对事物或现象，或一事物或现象内部一对相反的属性。它们的性质和作用都是相反的，是矛盾的，相对待的，因而它们并非互不相干地共处一个统一体中，而是相互斗争、相互排斥的。阴阳学说认为，自然界一切事物或现象都存在着相互对立的阴阳两个方面，如上与下、左与右、天与地、动与静、出与入、升与降、昼与夜、明与暗、寒与热、水与火等。阴阳双方既是对立的，又是统一的，统一是对立的结果。

相互对立的阴阳双方，大多存在相互制约的特性。此处所说的制约是指阴阳双方的相互抑制、相互压制、相互克制、相互牵掣。正是由于阴阳之间的相互制约，才使事物与现象之间取得了统一，取得了相对平衡。自然界阴阳二气相互制约，产生了春、夏、秋、冬四季的温、热、凉、寒的气候变化；人体内的阴阳双方相互制约，达到协调平衡，则人体生命活动健康有序，即《素问·生气通天论》所谓“阴平阳秘，精神乃治”。

阴阳对立是阴阳之间普遍存在的规律，凡是阴阳关系，阴阳双方一定具有对立相反的属性。阴阳制约是建立在阴阳对立基础上的阴阳关系，存在于多数阴阳关系中，但不是普遍规律。有些阴阳关系，如精与气、气与血等，其制约关系表现得并不明显，之所以以阴阳来说明，是因为精、血与气之间存在着静与动的区别。

22. 试分析阴阳互根、互用、互藏在内涵上的区别。

答：阴阳互根，是指一切事物或现象中相互对立着的阴阳两个方面，具有相互依存、互为根木的关系。即阴和阳任何一方都不能脱离另一方而单独存在，每一方都以相对的另一方的存在作为自己存在的前提和条件。如热为阳，寒为阴，没有热也就无所谓寒，没有寒也就无所谓热等。所以说阳依存于阴，阴依存于阳。中医学把阴阳的这种相互依存关系，称之为“互根”。

阴阳互用，是指阴阳双方具有相互资生、促进和助长的关系。如《素问·阴阳应象大论》说：“阴在内，阳之守也；阳在外，阴之使也。”指出阳以阴为基，阴以阳为偶；阴为阳守持于内，阳为阴役使于外，阴阳相互为用，不可分离。如王冰注《素问·生气通天论》说：“阳气根于阴，阴气根于阳，无阴则阳无以生，无阳则阴无以化。”中医学常用之阐释精与气、气与血、气与津液之间的互化互用关系，也用来说明阴气与阳气之间的相互资助关系。阴阳的互根互用关系失调，出现一方虚少导致另一方也随之衰减的病理变化，即所谓“阴阳互损”。如精虚、血虚、津亏可致气虚，气虚也可致精虚、血虚、津亏，出现精气两虚、气血两虚、津气两亏等病理变化。阴气虚衰日久，因不能资生阳气，可致阳气也少，出现以阴虚为主的阴阳两虚；阳气偏衰日久，因不能资生阴气，可致阴气也少，出现以阳虚为主的阴阳两虚。

阴阳互藏，是指相互对立的阴阳双方中的任何一方都包含着另一方，即阴中有阳，阳中有阴。宇宙中的任何事物都含有阴与阳两种属性不同的成分，属阳的事物含有阴性成分，属阴的事物也寓有阳性的成分。如明代张介宾《类经·运气类》说：“天本阳也，然阳中有阴；地本阴也，然阴中有阳，此阴阳互藏之道。”

阴阳互藏是构筑阴阳双方相互依存、相互为用关系的基础和纽带。阳中涵阴，因而阳依阴而存在，阳以阴为源而生；阴中寓阳，因而阴依阳而存在，阴以阳为根而化。若阳中无阴，阴中无阳，就变成“孤阴”、“独阳”，其相互依存关系也就被破坏，而“孤阴不生”，“独阳不长”，阴与阳之间也就失去了相互资生与相互促进的关系。

23．阴升阳降的内在机制是什么？试述之。

答：由于阴阳双方相互对待，相互藏寓和相互作用而有阴升阳降，阴阳互藏互寓是阴升阳降以致天地二气氤氲交感合和之态势产生的内在机制。古代哲学家用“本乎天者亲上，本乎地者亲下”（《周易·乾传》）来解释，也就是说，天气虽在上，但内涵地之阴气，即阳中有阴，有“亲下”之势，故天气在其所涵地之阴气的作用下下降于地；地气虽居下，但内寓天之阳气，即阴中涵阳，有“亲上”之势，故地气在其所涵天之阳气的鼓动下上升于天，如此则“动静相召，上下相临，阴阳相错，而变由生也”（《素问·天元纪大论》）。可见阴升阳降而致天地二气交感相错的内在动力机制在于阴阳互藏之道。阴升阳降既是天地阴阳二气的主要运动形式，也是人体内阴阳二气的主要运动形式。

24．阴阳转化的内在依据和条件各是什么？试述之。

答：阴阳互藏是阴阳消长与转化的内在依据。阴中寓阳，阴才有向阳转化的可能性；阳中藏阴，阳才有向阴转化的可能性。阴中寓阳，其阴性成分才能逐渐（或突然）转化为阳性成分而表现为阴消阳长。当此阴性事物或现象在其内部的阴阳消长与伴随的转化中，其阴性成分仍然占较大比例时，此事物或现象的阴阳属性仍属阴。但若在其内部的阴阳消长与转化中，其阳性成分多于阴性成分而成为该事物或现象的主导成分，该事物或现象则转属阳性，此即所谓“阴转化为阳”；反之则“阳转化为阴”。因此阴阳的互藏互寓是事物或现象阴阳属性转化的内在根据，而阴阳的消长运动及与此相伴的阴阳转化，是促使事物或现象阴阳总体属性发生转化的必备条件。

25．试述阴阳消长的基本形式及其与阴

阳对立制约和互根互用的关系。

答：阴阳消长是阴阳运动变化的一种形式，而导致阴阳出现消长变化的根本原因在于阴阳之间存在着的对立制约与互根互用的关系。某些事物中的阴阳关系以互根互用为主，如精与气、气与血等；另一些事物中的阴阳关系却以对立制约为主，如寒与热、水与火等。

阴阳对立制约关系导致的阴阳消长变化主要表现为阴阳的互为消长，具体可分为阴长阳消、阳长阴消、阴消阳长、阳消阴长四种运动变化形式。在阴阳双方彼此对立制约的过程中，阴与阳之间可出现某一方增长而另一方消减，或某一方消减而另一方增长的互为消长的变化。前者称为阳长阴消或阴长阳消，后者称为阳消阴长或阴消阳长。阴阳对立制约关系失常可出现超过正常限度的此长彼消或此消彼长，表明疾病的发展变化，如“阳胜则阴病”、“阴胜则阳病”及“阳虚阴盛”、“阴虚阳亢”等。

阴阳互根互用关系导致的阴阳消长变化主要表现为阴阳的皆消皆长，具体可分为阴随阳消、阳随阴消、阴随阳长、阳随阴长四种变化形式。在阴阳双方互根互用的过程中，阴与阳之间又会出现某一方增长而另一方亦增长，或某一方消减而另一方亦消减的皆消皆长的消长变化。前者称为阴随阳长或阳随阴长，后者称为阴随阳消或阳随阴消。阴阳互根互用关系失常可出现异常的阴阳皆消，如“精气两虚”、“气血两虚”等。

26. 试述中医学中“崇阳”与“尊阴”思想的哲学渊源。

答：中医理论中出现了“崇阳”或“尊阴”的不同认识，形成了温补或养阴等不同医学流派。

“尊阴”源于对五行“水”的认识，《尚书·周书·洪范》以“水”为五行之首，与古人认为水为万物生成本原的观念有关。水为至阴，故可看作尊阴思想的起源。被认为是道家思想之源的《归藏易》以“坤”卦为首，强调阴柔的归藏包容功能。道家以阴指称无形迹可见的宇宙本原体，以阳指称有形迹可知的宇宙现象界，强调宇宙的生成变化以阴为主导。在养生方面，强调贵柔尊阴，自然无为，致虚守静为首务。

“崇阳”为儒家的主导思想。《周易》以乾卦为六十四卦的首卦，并提出“天尊地卑”，体现了崇阳思想。儒家立足于“乾”卦，既突出乾阳刚健自强不息的精神，又借以阐发乾尊坤卑的伦理等级观念，如三纲五常，可以说是尊阳思想的重要体现。到了西汉时期，儒家的代表董仲舒，提出“罢黜百家，独尊儒术”，并在其《春秋繁露》中列专篇论述“阳尊阴卑”，体现了男尊女卑、阳强阴弱的崇阳思想。

27. 试述阴阳的对立制约规律及互为消长形式在说明人体生理病理和指导治疗方面的应用。

答：在人体生理方面，人体阴阳之间的动态平衡，是阴阳双方相互对立、相互制约的结果。人体中的阳气能推动和促进机体的生命活动，加快新陈代谢，而人体中的阴气能调控和抑制机体的代谢和各种生命活动，阴阳双方相互制约而达到协调平衡，则人体生命活动健康有序。即《素问·生气通天论》所谓“阴平阳秘，精神乃治”。然而人体的阴阳平衡是动态的常阈平衡，人体中的阴气与阳气是在一定限度内或有增多或有减少变化的。如白天阳气盛，故机体的生理机能以兴奋为主；夜晚阴气盛，故机体的生理机能以抑制为主。子夜一阳生，日中阳气隆，机体的生理机能由抑制逐渐转向兴奋，这是“阳长阴消”的过程；日中至黄昏，阴气渐生，阳气渐衰，机体的生理机能也由兴奋逐渐转向抑制，这是“阴长阳消”的过程。

在病理方面，如果阴阳之间的对立制约关系失调，动态平衡遭到了破坏，则标志着疾病的产生。阴阳双方中一方过于强盛，则抑制、损伤另一方，导致其减少或衰弱，如“阳胜则热”、“阴胜则寒”、“阳胜则阴病”、“阴胜则阳病”等，可称为“制约太过”。表现在阴阳消长方面，则是异常的（或说超过正常限度的）“阳长阴消”或“阴长阳消”。一般说来，“长”是绝对的增加，而“消”则有相对不足（如在“阳胜则热”的实热证及“阴胜则寒”的实寒证中）和绝对不足（如在“阳胜则阴病”的实热兼阴虚证和“阴胜则阳病”的实寒兼阳虚证中）。阴阳双方中的一方过于虚弱，无力抑制另一方而致其相对偏盛，即通常所说的“阳虚则阴盛”、“阴虚则阳亢”，或“阳虚则寒”、“阴虚则热”，可称为“制约不及”。表现在阴阳消长方面，则是“阳消阴长”或“阴消阳长”，但一般“消”是绝对的减少，而“长”则是相对的增多。

在指导治疗及用药方面，阴阳偏盛者，损其有余：阳偏盛而导致的实热证，则用“热者寒之”的治疗方法；阴偏盛而导致的实寒证，则用“寒者热之”的治疗方法。阴阳偏衰者，补其不足：阳偏衰导致的虚寒证，当“阴病治阳”，“益火之源，以消阴翳”；阴偏衰导致的虚热证，当“阳病治阴”，“壮水之主，以制阳光”。对于阴阳偏胜而损伤另一方的，当以损其有余为主，补其不足为次：阳胜则阴病的实热兼阴虚证，当清热兼滋阴；阴胜则阳病的实寒兼阳虚证，应祛寒兼温阳。对于药物来说，寒凉属阴，温热属阳。一般说来，属于寒性或凉性的药物，能清热泻火，减轻或消除机体的热象，阳热证多用之；属于热性或温性的药物，能散寒温里，减轻或消除机体的寒象，阴寒证多用之。

28. 试述阴阳的互根互用规律及皆消皆长形式在解释人体生理病理和指导治疗方面的应用。

答：在人体生理方面，精气血津液的运行输布代谢，是脏腑功能的体现，是生命的标志。精血津液与气相较，前者属阴而后者属阳。气自身也有阴气、阳气之分。“阴在内，阳之守也；阳在外，阴之使也”，指出阳以阴为基，阴以阳为偶；阴为阳守持于内，阳为阴役使于外，阴阳相互为用，不可分离。如王冰注《素问·生气通天论》说：“阳气根于阴，阴气根于阳，无阴则阳无以生，无阳则阴无以化。”从消长来说，精生气，气化精，气生血，血化气，气化津，津生气等，皆属阴阳的皆生皆长。如人在饥饿时出现的气力不足，即是由于精（阴）不足不能化生气（阳），属阳随阴消的阴阳皆消的消长变化；而补充营养物质（阴），产生能量，增加了气力，则属阳随阴长的阴阳皆长的消长变化。

在病理方面，阴和阳之间的互根关系遭到破坏，就会导致“孤阴不生，独阳不长”，甚则“阴阳离决，精气乃绝”（《素问·生气通天论》）而死亡。如果人体阴阳之间的互资互用关系失常，就会出现“阳损及阴”或“阴损及阳”的病理变化。从阴阳消长来论，则是阳随阴消和阴随阳消的阴阳皆消皆亡。

在指导治疗方面，根据阴阳双方相互资生、相互为用的关系，对阳虚所致的虚寒证，可以在补阳的基础上少佐滋阴药，从滋阴中得到阳气的增长，所谓“阴中求阳”；对阳损及阴导致的以阳虚为主的阴阳两虚证，当补阳为主，兼以补阴。对阴虚所致的虚热证，可在滋阴的基础上少佐补阳药，从补阳中获得阴气的发展，所谓“阳中求阴”；对阴损及阳导致的以阴虚为主的阴阳两虚证，当补阴为主，兼以补阳。从阴阳消长而论，此类治法皆属于“阴随阳长”或

"阳随阴长"的阴阳皆长。

另外，"以精气分阴阳，则阴阳不可离"，精、血、津液均能化气，气也能生精、生血、生津液，双方相互为用。在补精、补血、补津药中酌加一些补气药，以促进精、血、津液的化生；或在补气药中酌加一些补精、养血、生津之品，以增加化气之源，也是阴阳互根互用理论的体现。

29. 阴阳交感的内在机制是什么？在解释人体生理病理和指导治疗方面有何意义？

答：阴阳交感的内在机制是阴阳的互藏互寓。阴阳互藏是阴阳双方交感合和的动力根源。阴阳二气的升降运动而引起的交感相错、相互作用，是宇宙万物发生发展变化的根源。然天之阳气为何能降，地之阴气为何能升？古代哲学家是用"本乎天者亲上，本乎地者亲下"（《周易·乾传》）来解释的，也就是说，天气虽在上，但内涵地之阴气，即阳中有阴，有"亲下"之势，故天气在其所涵地之阴气的作用下下降于地；地气虽居下，但内寓天之阳气，即阴中涵阳，有"亲上"之势，故地气在其所涵天之阳气的鼓动下上升于天，如此则"动静相召，上下相临，阴阳相错，而变由生也"（《素问·天元纪大论》）。可见阴升阳降而致天地二气交感相错的内在动力机制在于阴阳互藏之道。

在生理方面，人体内阴阳二气交感相错、相互作用，推动着人体内物质与物质之间、物质与能量之间的相互转化，推动和调控着人体的生命进程。维持人体上下脏腑之间协调的机制，即是阴阳二气的升降交感。如心火下降、肾水上济的心肾相交，肺气右降、肝气左升的龙虎回环，脾气上升、胃气下降的中气枢转等，维持了人体上下阴阳的协调共济。

病理方面，若人体内的阴阳二气不能交感为用而分离，人的生命活动也就终止了。故《素问·生气通天论》说："阴阳离决，精气乃绝。"

指导治疗方面，着重使人体阴阳二气恢复升降交感而达到协调共济的状态。

30. 试述阴阳互藏的概念及其理论意义。

答：阴阳互藏是指相互对立的阴阳双方中的任何一方都包含着另一方，即阴中有阳，阳中有阴。

阴阳互藏的理论意义是：①阴阳互藏是阴阳双方交感合和的动力根源。阴阳二气的升降运动而引起的交感相错、相互作用，是宇宙万物发生发展变化的根源。而阴升阳降所致天地二气交感相错的内在动力机制在于阴阳互藏之道。②阴阳互藏又是构筑阴阳双方相互依存、相互为用关系的基础和纽带。阳中涵阴，因而阳依阴而存在，阳以阴为源而生；阴中寓阳，因而阴依阳而存在，阴以阳为根而化。③阴阳互藏还是阴阳消长与转化的内在根据。阴中寓阳，其阴性成分才能逐渐（或突然）转化为阳性成分而表现为阴消阳长。此即所谓"阴转化为阳"；反之则"阳转化为阴"。因此阴阳的互藏互寓是事物或现象阴阳属性转化的内在根据，而阴阳的消长运动及与此相伴的阴阳转化，是促使事物或现象总体阴阳属性转化的必要条件。

31. 你对"以精气分阴阳，则阴阳不可离；以寒热分阴阳，则阴阳不可混"是怎样理解的？

答：明代张介宾在《景岳全书·补略》中说："以精气分阴阳，则阴阳不可离；以寒热分阴阳，则阴阳不可混。"这句话的意思是说各类事物中的阴阳关系各有侧重。精与气的阴阳关系以互根互用为主；寒与热的阴阳关系以对立制约为主。正因为如此，一旦出现阴阳消长变化失常时，前者多表现为此消彼亦消、此长彼亦长，而后者多表现为此消彼长、此长彼消。

阴阳互根，是指一切事物或现象中相互对立的阴阳两个方面，具有相互依存、互为根本的关系。阴阳互用，是指阴阳双方具有相互资生、促进和助长的关系。阴阳学说运用阴阳互根互用关系来阐释自然界的气候变化和人体的生命活动。

就构成人体和维持人体生命活动基本物质的精与气而言，精主静藏而属阴，气主运动而属阳。精能化气，精是气的化生本原；气能生精，气的运动促使精的产生；气还能摄精，使精藏于脏腑之中而不妄泄。精与气之间存在着相互资生和相互促进的关系。故说“以精气分阴阳，则阴阳不可离”。

阴阳对立制约，是指属性相反的阴阳双方在一个统一体中的相互斗争、相互制约和相互排斥。正是由于阴与阳之间的这种相互对立制约才维持了阴阳之间的动态平衡，因而促进了事物的发生发展和变化。

如春、夏、秋、冬四季有温、热、凉、寒的气候变化。春夏之所以温热，是因为春夏阳气上升抑制了秋冬的寒凉之气；秋冬之所以寒冷，是因为秋冬阴气上升抑制了春夏的温热之气的缘故。这是自然界阴阳相互制约、相互消长的结果。就人体而言，如果阴阳之间的对立制约关系失调，则标志着寒热性病证的产生。阴阳双方中的一方过于亢盛，过度制约另一方，则出现“阳胜则热”、“阴胜则寒”、“阳胜则阴病”、“阴胜则阳病”的病理变化；阴阳双方中的一方过于虚弱，无力抑制另一方而致其相对偏盛，则出现“阳虚则寒”、“阴虚则热”的病理变化。故说“以寒热分阴阳，则阴阳不可混”。

32. 自然界的事物、现象及人体内的脏腑、形体、官窍、情志分归五行的依据和方法各是什么？请指出以哪种方法得出的结论是必然的，哪种得出的是或然的。

答：自然界的事物、现象及人体内的脏腑、形体、官窍、情志分归五行的依据是五行的特性，即“水曰润下，火曰炎上，木曰曲直，金曰从革，土爰稼穑”(《尚书·洪范》)。它是古人在长期的生活和生产实践中对木、火、土、金、水五种物质的直观观察和朴素认识的基础上，进行抽象而逐渐形成的理性概念，是用以识别各种事物的五行属性的基本依据。

自然界的事物、现象及人体内的脏腑、形体、官窍、情志分归于五行的方法，主要有取象比类法和推演络绎法两种。①取象比类法：“取象”，即是从事物的形象（形态、作用、性质）中找出能反映本质的特有征象；“比类”，即是以五行各自的抽象属性为基准，与某种事物所特有的征象相比较，以确定其五行归属。方位、时序及五脏的五行属性即是用此种方法确定。②推演络绎法：即根据已知的某些事物的五行归属，推演归纳其他相关的事物，从而确定这些事物的五行归属。如自然界五化、五色、五味及人体的五腑、五体、五官、五志等五行属性，皆是以此法推演的。

取象比类法中，以事物的部分特性与五行特性相类比，这种归类方法得出的结果，不是必然的，而是或然的，有时有点牵强，存在着一定的局限性；推演络绎法将事物或现象分归五行，首先要求“大前提”和“小前提”都是正确的，其结果才是可信的，这种方法得出的结论是必然的。

33. 你对“金曰从革”是怎样理解的？有何临床指导意义？

答：“金曰从革”：“从”，顺也；“革”，即变革。是指金有刚柔相济之性：金之质地虽刚硬，可作兵器以杀戮，但有随人意而更改的柔和之性。引申为凡具有沉降、肃杀、收敛等性质或作用的事物和现象，归属于金。

临床指导意义：肺在五行属金，金曰从

革，肺气有宣发和肃降两种相反相成的运动趋向。宣发与肃降协调，则呼吸均匀通畅，水液得以正常的输布代谢，所谓“水精四布，五经并行”。宣发与肃降失调，则见呼吸失常和水液代谢障碍。一般说来，外邪侵袭，多影响肺气的宣发，导致肺气不宣为主的病变；内伤及肺，多影响肺气的肃降，导致肺失肃降为主的病证。宣发与肃降失常又是相互影响，同时并见的。如外感风寒首先导致肺的宣发运动障碍而出现胸闷鼻塞、恶寒发热、无汗等症，同时也可引起肺的肃降运动失常而伴有咳嗽喘息。故临床上对风寒咳嗽的病人除了用麻黄、荆芥疏风散寒外，又配合降气之杏仁、苏子，共奏宣肺降气之功。

34. 你对“木曰曲直”是怎样理解的？有何临床指导意义？

答：“木曰曲直”：“曲”，屈也；“直”，伸也。曲直，是指树木的枝条具有生长、柔和、能屈又能伸的特性，引申为凡具有生长、升发、条达、舒畅等性质或作用的事物和现象，归属于木。

临床指导意义：肝在五行属木，木性曲直，肝气既具有木的冲和条达、伸展舒畅之能，亦具有柔和敛藏之性。反映在功能上即肝主疏泄和肝主藏血。肝有主疏泄的生理功能，肝气性喜条达而恶抑郁；临床上治疗肝气郁结所致的胁痛，多用柴胡疏肝散。方中柴胡疏肝理气，为治肝气郁结的主药，其性味苦平，通达三焦。肝为刚脏，非柔不克，疏气之品往往伤阴耗血，对肝阴不利，故须配以白芍、甘草酸甘化阴。肝阴得充，则能敛藏肝血，制约肝阳，缓急柔筋，以柔制刚，使肝气冲和畅达，以合木之曲直特性。

35. 五行制化与五行胜复有何异同？试述之。

答：不同之处在于：①概念不同：五行制化，是指五行之间既相互资生，又相互制约，维持平衡协调，推动事物间稳定有序的变化与发展；五行胜复，是指五行中一行亢盛（即胜气），则引起其所不胜（即复气）的报复性制约，从而使五行之间复归于协调和稳定。

②范围不同：五行制化，属五行相生与相克相结合的自我调节。五行的相生和相克是不可分割的两个方面：没有生，就没有事物的发生和成长；没有克，就不能维持事物间的正常协调关系。因此，必须生中有克，克中有生，相反相成，才能维持事物间的平衡协调，促进稳定有序的变化与发展。五行胜复，属五行之间按相克规律进行的自我调节。复气则是因为胜气的出现而产生，即先出现胜气，而后有复气产生，以对胜气进行“报复”，使胜气复平。复气即胜气的所不胜：若胜气为木，则复气为金；胜气为火，则复气为水；以此类推。

③规律不同：五行制化的规律是五行中一行亢盛时，必然随之有制约，以防止亢而为害。即在相生中有克制，在克制中求发展。木生火，火生土，而木又克土；火生土，土生金，而火又克金；土生金，金生水，而土又克水；金生水，水生木，而金又克木；水生木，木生火，而水又克火。如此循环往复。五行胜复的规律是“有胜则复”。五行中一行亢盛（包括绝对亢盛或相对亢盛），则按相克次序克制，引起其所不胜（即复气）旺盛，以制约该行的亢盛，使之复归于常。如以木行亢盛为例：木旺克土引起土衰，土衰则制水不及而致水盛，水盛克火而使火衰，火衰则制金不及而致金旺，金旺则克木，使木行亢盛得以平复。此处木行偏亢为胜气，而金行旺盛为复气，金行旺盛是对木行亢盛的报复。余四行的胜复依此类推。五行胜复，又称“子复母仇”。通过胜复调节机制，五行系统在局部出现不平衡的情况下，自行调节以维持其整体的协

调平衡。

相同之处主要有：①均与五行相克规律有关。②均通过五行系统中的这种固有的内在联系和自我调节机制，维持五行系统自身的协调和稳定。

36. 试述五行学说对中医学藏象学说构建的影响。

答：五行学说对中医学最重要的影响在于它促进了五行藏象体系的建立。五行藏象体系是古代医家借助五行，运用取象比类、推演络绎方法建立的一个以五脏为中心的整体宏观模式。它将复杂的人体组织结构划分为五个功能系统，每个系统都以五脏为核心，联系六腑、五官、九窍、五体、五志，体现了人体整体功能的统一、形神的统一。并将人体内部的五个系统与外部自然界的五方、五时、五气、五化、五色、五味等相联系，体现了人与自然环境的统一性。五行藏象体系的建立，使中医学脏腑的概念逐渐由形态学实体演变为功能态模型。

37. 五行中的木火土金水是并列关系还是主次关系？

答：以五行的相生相克关系看，五行中的木火土金水是并列的，不分主次的，因而五脏配五行，它们之间也应是平等的，无主次之分的。

但中医藏象理论中，五脏因其所起的作用不同而有不同的地位，如有心为“五脏六腑之大主”、“中央土以灌四傍”等说法。若这些有主次的五脏关系，仍以并列的五行生克来表述，自然难以胜任。

《内经》中除了以五行生克说明五脏的并列关系外，还用另一种五行模式来说明五脏的主次关系，这就是“中控四方”的五行模式，也就是土居中而木火金水各位东南西北四方的五行模式。

在“中控四方”的五行模式中，肝属木，位东方，通于春，其气升发；心属火，位南方，通于夏，其气升已而降；肺属金，位西方，通于秋，其气肃降；肾属水，位北方，通于冬，其气降已而升；脾（胃）属土，居中央，主四时，为脏气升降之枢纽。如此形成了心上肾下、左肝右肺、脾居于中的四时五脏体系。

居中的土是控制或支撑四方的。故藏象学说中既有脾属土，居中央，“长养四脏”，“中央土以灌四傍”，称为“后天之本”和脾胃为脏气升降运动的枢纽等理论，又有心属土居中央而为太极，心为君主之官，心为“五脏六腑之大主”等说法。

38. 在太少阴阳二分法中，肾属“阴中之少阴”还是“阴中之太阴”？

答：《素问·六节藏象论》和《灵枢·九针十二原》、《灵枢·阴阳系日月》等篇对五脏的太少阴阳属性作了两种不同表述：一是《素问·六节藏象论》以心为阳中之太阳，肺为阳中之太阴，肾为阴中之少阴，肝为阳中之少阳；二是《灵枢》二篇以肺为阳中之少阴，心为阳中之太阳，肝为阴中之少阳，肾为阴中之太阴。两说中肺、肾两脏的阴阳属性不同。另外《素问·金匮真言论》又有心为阳中之阳、肺为阳中之阴、肝为阴中之阳、肾为阴中之阴的说法。

太少阴阳二分法，源于《周易·系辞上》，云：“易有太极，是生两仪，两仪生四象，四象生八卦。”太极生天地阴阳两仪，天地阴阳生太阳、少阴、太阴、少阳四象，即四时。其中夏为太阳，秋为少阴，冬为太阴，春为少阳。

将五脏与四时四方相配，则得出五脏的太少阴阳属性：心属火，位南方，通于夏，阳气盛长，天气炎热，为阳中之阳，称为太阳；肺属金，位西方，通于秋，而秋源于夏，阴气始生，天气始凉，为阳中之阴，称为少阴；肾属水，位北方，通于冬，阴气盛长，天气寒冷，为阴中之阴，称为太阴；肝属木，位东方，通于春，而春源于冬，阳气始生，天气始暖，为阴中之阳，称为少阳；脾属土，居中央，主四时，称为至阴（参见第39题）。

据《周易》的太少阴阳二分法，肾当为阴中之阴，或阴中之太阴，或太阴；肺当为阳中之阴，或阳中之少阴，或少阴。这与《素问·金匮真言论》和《灵枢》二篇的说法是一致的。

39. 你对脾为“阴中之至阴”和脾为“孤脏”是怎样理解的？

答：脾为“阴中之至阴”的说法，见于《素问·金匮真言论》、《素问·六节藏象论》和《灵枢·九针十二原》、《灵枢·阴阳系日月》等篇。

第一个阴字，是说脾位于腹部——与背部相对而属阴的部位。至于脾为至阴，是与脾属土而居中央，支撑和调控其他四脏有关。

以内外论阴阳，则中央为阴，外周为阳。相对于外周的木、火、金、水而言，居于中央的土属阴，脾居中央，故称为至阴。这可理解为是道家的内外阴阳说及中根思想在中医学藏象理论体系中的体现。因道家以内外隐显论阴阳：内在的隐藏的属阴，外在的显露的属阳，并且认为内在的属阴的能生成并决定外在的属阳的。即阳生于阴，阴贵于阳。这一思想引入中医学的藏象理论体系，便产生了内在的五脏决定外在的六腑和形体官窍，而居中心的脾能长养并调控外周的肝、心、肺、肾四脏的认识。

脾为“孤脏”，见于《素问·玉机真藏论》，道理也与脾为至阴相通。“孤”字有二义：一是指无所配属，脾属土居中央，与四时四方无配，可称为孤脏；二是指大或重要，土敦厚而生万物，脾属土而为精气血津液的生化之源，长养四脏，充养全身，为后天之本，是人体最大最重要的脏，故称为孤脏。《素问·玉机真藏论》所说“脾为孤脏，中央土以灌四傍”，是说脾因其属土，居中央，能“灌四傍”而称为孤脏。

40. 试分析人体之精的概念内涵及其功能。

答：人体之精，是由禀受于父母的生命物质与后天水谷精微相融合而形成的一种精华物质，是人体生命的本原，是构成人体和维持人体生命活动的最基本物质。

人体之精可从三个层次来认识：①狭义之精：指具有繁衍后代作用的生殖之精，是精的本始含义；②广义之精：指人体之内的一切液态精华物质，包括先天之精、后天之精、血液、津液等；③一般意义的精，即通常所说的精，只包括先天之精、后天水谷之精、生殖之精及脏腑之精，并不包含血和津液。

确定人体之精的概念内涵，必须辨明以下几个问题：①人体之精与古代哲学之精的区别（见第6题的解答）。②人体之精与人体之气的区别（见第7题的解答）。③人体之精与血液、津液的关系：一般意义的精与血液和津液是同一层次的概念，只能并称，不可相互包含。④先天之精与生殖之精的区别：生殖之精由先天之精在后天水谷之精的充养下合化而成，不能只说由先天之精化生，但可说由肾精化生，因肾精的主体成分虽是先天之精，但受后天之精的充养才能壮大；当然先天之精也并非都化为生殖之精，尚有一大部分化为先天之气，即元气或肾气，推动和调控人体的生长发育生殖和脏腑气化，是人体生命活动的原动力。⑤肾精与脏腑之精的关系：肾精仅是脏腑之精之一，虽然因其主体成分是先天之精而功能强大，地位重要，但也不能以其替代五脏六腑之精。

人体之精的功能主要有：①繁衍生命：由先天之精与后天之精合化而生成的生殖之

精，具有繁衍生命的作用。肾精不仅产生生殖之精这种物质，而且化生肾气以促进生殖。这一给予后代的生命遗传物质，即是新生命的“先天之精”。因此，精是生命的本原。②濡养作用：精能滋润濡养人体各脏腑、形体、官窍。先天之精与后天之精充盛，则脏腑之精充盈，肾精也充盛，因而全身脏腑、组织、官窍得到精的充养，各种生理机能得以正常发挥。③化血：精可以转化为血，是血液生成的来源之一。《张氏医通·诸血门》说：“精不泄，归精于肝而化清血。”因而肾精充盈，则肝有所养，血有所充。故精足则血旺，精亏则血虚。精化血的另一层意义，是指精作为精微的生命物质，既可单独存在于脏腑组织中，也可不断地融合于血液中。如心精一般融入心血中，肝精一般融入肝血中以发挥其濡养作用。④化气：精可以化生为气。先天之精可以化生先天之气（元气），水谷之精可以化生谷气，再加上肺吸入的自然界清气，综合而成一身之气。气不断地推动和调控人体的新陈代谢，维系生命活动。因此，精是生命之本原，是构成人体的最基本物质。脏腑之精充盈，肾精充盛，则化气充足，机体生命活动旺盛，身体健康，生殖功能正常，能够抗御外邪，祛病延年。⑤化神：精能化神，精是神化生的物质基础。神是人体生命活动的外在总体表现，它的产生离不开精这一基本物质。《灵枢·平人绝谷》说：“神者，水谷之精气也。”只有积精，才能全神，这是生命存在的根本保证。

41. 人体之精的生成与施泄主要与哪些脏腑的功能相关？试述之。

答：从精的生成来源而言，精有先天之精和后天之精之分，人体之精的生成主要与肾和脾有关。

先天之精禀受于父母，是构成胚胎的原始物质。《灵枢·本神》说：“生之来，谓之精。”先天之精在胎儿时期就贮藏于肾，是肾精的主体成分。由于先天之精主要藏于肾，并在后天之精的资助下化为生殖之精以繁衍生命，因而称肾为“先天之本”。

后天之精来源于水谷，又称“水谷之精”。脾气升运，化饮食水谷为水谷之精，是人出生后赖以维持生命活动的精微物质，故称为后天之精。水谷之精以与津液相合的液态形式由脾气转输全身各脏腑、形体、官窍，如《素问·厥论》说：“脾主为胃行其津液者也。”《素问·玉机真藏论》说：“脾为孤脏，中央土以灌四傍。”因而称脾为“后天之本”。

一般说来，精的施泄有两种形式：一是分藏于全身各个脏腑之中，濡养脏腑，并化气以推动和调控各脏腑的机能。二是化为生殖之精而有度地排泄以繁衍生命。因此人体之精的施泄与各个脏腑均有关，但主要与肾的闭藏，肝的疏泄，以及脾的运化有关。

42. 肾“受五脏六腑之精而藏之”（《素问·上古天真论》）与“五脏者主藏精”（《灵枢·本神》）之说有无相悖？试述之。

答：五脏共同的生理特点是化生和贮藏精气，人体之精分藏于五脏，则为五脏之精。肾精是五脏之精之一，但由于其主体成分是先天之精，并受后天水谷之精的充养，在五脏之精中最为重要。故《灵枢·本神》有“五脏者主藏精”之说，而《素问·上古天真论》又有肾“受五脏六腑之精而藏之”之论。先天之精在胎儿时期就贮藏于肾，是肾精的主体成分。而在胎儿发育和各脏腑、组织、官窍的生成过程中，先天之精也有部分分藏于其他脏腑中。后天之精来源于水谷，由脾胃化生的精微物质，经脾气的转输作用源源不断地输送到各个脏腑组织，化为脏腑之精，在供给脏腑生理活动需要的同时，又将其剩余部分输送于肾中贮藏，以充养肾藏的先天之精。经过后天之精的不断充养，肾所藏的先天之精逐渐充盛起来。因此，五脏皆藏寓先天之精和后天之精，但有成分比例的不同：肾精以先天之精为主体，其他脏腑之精以水谷之精为主体。各脏所藏之精，是其功能活动的物质支撑。各脏之精化生各脏之气，推动和调控各脏的生理机能。由于先天之精主要藏于肾，并在后天之精的资助下化为生殖之精以繁衍生命，因而称肾为“先天之本”。

由上可知，肾“受五脏六腑之精而藏之”（《素问·上古天真论》）与“五脏者主藏精”（《灵枢·本神》）之说并无相悖，而且二者有相辅相成的关系。

43. 人体之气的生成和运动主要与哪些脏腑的功能相关？试述之。

答：人体之气来源于先天之精所化生的先天之气（即元气）、水谷之精所化生的水谷之气和自然界的清气，后两者又合称为后天之气（即宗气），三者结合而成一身之气，《内经》称为“人气”。从气的来源得知，人体之气的充足与否有赖于全身各个脏腑的综合协调作用，其中与肾、脾胃和肺的生理功能尤为密切相关。

肾为生气之根：肾藏先天之精，并受后天之精的充养。先天之精是肾精的主体成分，先天之精所化生的先天之气（即元气），是人体之气的根本，因而肾藏精的生理机能对于气的生成至关重要。

脾胃为生气之源：脾主运化，胃主受纳，共同完成对饮食水谷的消化吸收。脾气升转，将水谷之精上输心肺，化为血与津液。水谷之精及其化生的血与津液，皆可化气，统称为水谷之气，布散全身脏腑经脉，成为人体之气的主要来源，所以称脾胃为生气之源。

肺为生气之主：肺主气，主司宗气的生成，在气的生成过程中占有重要地位。一方面，肺通过吸清呼浊的呼吸功能，保证了体内之气的生成及代谢。另一方面，肺将吸入的清气与脾气上输水谷精微所化生的水谷之气二者结合起来，生成宗气。宗气积于胸中，上走息道行呼吸，贯注心脉行血气，下蓄丹田资元气。

总之，就一身之气的生成来说，肺、脾、胃、肾各担任不同的角色，具有同等重要的作用。

在人体之气的运动过程中，如肝气之升发、肺气之肃降、心火之下降、肾水之上升、脾气之上升、胃气之下降等脏腑气机升降运动中，以肾气及其分化的肾阴、肾阳最为重要，是气机升降之本。

在人体脏腑之气的升降运动过程中，心与肾、肝与肺、脾与胃各起不同的作用。心气分为心阴、心阳两部分，心火的下降，依赖心阴的牵制；肾气分为肾阴、肾阳两部分，肾阴的上济，依赖肾阳的鼓动。心阴足则心火下降以温肾，肾阳充则肾阴上升以济心。如此则心肾二气升降交感，水火既济，心肾协调。

肺气的宣发肃降运动，调节一身之气的升降出入运行。肝气的疏泄作用，调畅全身气机。肝气主左升，肺气主右降，肝气与肺气升降协调，龙虎回环，全身气机畅达有序。

脾胃为一身气机升降的枢纽，二者皆居中央而属十，脾属阴土而其气上升，胃属阳土而其气下降。土位于中，而火上水下，左木右金，左主乎升，右主乎降，而升降之权，又在中气。脾气升则肝气、肾水皆升，胃气降则肺气、心火下降。脾胃之气合称中气，中气旺则脾气升而胃气降，木火金水得以轮转；中气衰则脾气不升而郁，胃气不降而逆，木火金水皆失其运行。

44. 试述人体之气的推动与调控作用。

答：按照“气分阴阳”的逻辑思维，

一身之气分为阴气和阳气。在人体之气的功能中，既要讲阳气的作用，也要讲阴气的作用，阴气和阳气的综合协调作用才是一身之气的作用。阳气与阴气的作用是相对的，推动是阳气的作用，调控则是阴气的作用。

气的推动作用，是指阳气的激发、兴奋、促进等作用。主要体现于：①激发和促进人体的生长发育及生殖机能；②激发和促进各脏腑经络的生理机能；③激发和促进精血津液的生成及运行输布；④激发和兴奋精神活动。

气的调控作用，是指阴气的减缓、抑制、宁静等作用。主要体现于：①抑制和减缓人体的生长发育及生殖机能；②抑制和宁静各脏腑经络的生理机能；③抑制和减缓精血津液的生成及运行输布；④抑制和宁静精神活动。

人体生长发育及生殖机能的稳定、脏腑经络各种机能的协调、精血津液的生成及运行输布有序，以及精神活动的适度，既有赖于阳气的激发、兴奋等推动作用，又离不开阴气的抑制、宁静等调控作用，是阴阳二气的推动与调控作用相反相成的结果。若阴气不足，宁静、抑制等作用减弱，阴不制阳，阳气相对亢盛，激发、兴奋作用过亢，则脏腑机能虚性亢奋，精气血津液的生成、输布、运行、代谢加快，消耗过多，精神亢奋，可见遗精、多汗、出血、烦躁、失眠等症。反之，若阳气不足，激发、兴奋等作用减退，阳不制阴，阴气相对过盛，宁静、抑制等作用过亢，则脏腑机能减弱，精气血津液的生成、输布、代谢减缓，运行不畅，精神抑制，可见精瘀、血瘀、痰饮、精神委顿等病症。

45. 试述人体之气的温煦与凉润作用。

答：气的温煦作用，是指阳气的促进产热、消除寒冷、使人体温暖的作用。气的温煦作用对人体有重要的生理意义：①温煦机体，维持相对恒定的体温；②温煦各脏腑、经络、形体、官窍，助其进行正常的生理活动；③温煦精血津液，助其正常施泄、循行、输布，即所谓“得温而行，得寒而凝”。

气的凉润作用，是指阴气的抑制产热、消除热量、使人体寒凉的作用。气的凉润作用对人体有重要的生理意义：①凉润机体，维持相对恒定的体温；②凉润各脏腑、经络、形体、官窍，防其生理机能过亢；③凉润精血津液，防其过度代谢和运行失常。

发挥温煦作用的气是人身之阳气。清代何梦瑶《医碥·杂症·气》说：“阳气者，温暖之气也。”若阳气不足，产热过少，可见虚寒性病变，表现为畏寒喜暖，四肢不温，体温低下，脏腑生理活动减弱，精血津液代谢减弱、运行迟缓等。

发挥凉润作用的气是人身之阴气。阴气具有寒凉、制热的特性。体温的恒定、脏腑机能的稳定发挥及精血津液的有序的运行输布代谢，既与阳气的温煦作用密切相关，也离不开阴气的凉润作用，是阴阳二气的温煦与凉润作用对立统一的结果。若阴气的凉润作用减退，可出现低热、盗汗、五心烦热、脉细数等脏腑机能亢奋、精血津液代谢加快的虚热性病变。

46. 人体之元气与古代哲学之元气在概念上有何不同？试述之。

答：作为宇宙本原的古代哲学之元气与存在于人体内的元气有着不同的概念，并处于气学理论结构的不同层次。前者属于中国古代哲学的研究范畴，后者属于中医学的研究范围。两种不同学科范畴的元气学说所研究的对象、范围也有明显的区别。

人体之元气，是人体最根本、最重要的气，是人体生命活动的原动力。元气主要由肾藏的先天之精所化生，通过三焦而流行于全身。元气的生理功能主要有两个方面：一是推动和调节人体的生长发育和生殖机能，二是推动和调控各脏腑、经络、形体、官窍的生理活动。元气在一身之气中属于先天禀赋的一部分，不能涵盖后天获得的谷气和呼吸之自然界清气，不可作为一身之气的代称。

古代哲学之元气，是宇宙的本原，是构成宇宙万物最基本、最原始的物质。“元”者，原也，始也。这就是后世所谓的“元气一元论”。两汉时期，精气学说被元气说所同化，并逐渐发展为“元气一元论”。“元气一元论”认为，气是最原始的，是宇宙的唯一本原或本体，万物皆由气化生，故称气为“元气”。古代哲学之元气学说，是研究元气（即气）的概念、结构和运动规律，并用以解释宇宙万物发生、发展、变化的一种古代的宇宙观和方法论。

人体之元气与古代哲学之元气在概念上有所不同：①所指的对象和范围不同。按照古代哲学的元气一元论，人的形体与精神，皆由存在于宇宙之中的元气所化生。在中医学中，人的形体与精神，是由禀受于父母的先天之精所化生，而非由先天之精所化生的元气来生成。因此，不能以古代哲学之元气一元论来阐释中医学的这一较具体的元气，也不能以中医学的元气理论来阐释古代哲学之元气一元论。②两个元气概念的来源有别。中医学元气概念的产生，源于古人对人体生命现象的观察和体悟。古代哲学气概念的产生，则源于对自然现象如风、云等的观察与推理。③在气学理论结构中所处的层次不同。古代哲学中的元气，作为宇宙的本原，是极为抽象的概念，因此处于气学理论结构中的最高层次。人体之气是较具体的气，是气学理论结构中的第二层次。人体之元气只是一身之气的一个重要组成部分，并不能代表一身之气而为人体之气的最高层次。

47. 营气与卫气是相偕而行还是各行其道？

答：据《灵枢·营卫生会》等篇所述，营卫的运行有两种方式：一是营卫分别运行再相会，即营气按十二经脉加督任二脉的次序循行，卫气按白天行于阳经或体表，夜间行于阴经或内脏的方式循行；二是营卫相偕而行，昼行于阳（体表）而夜行于阴（内脏）。营卫的这两种运行方式是难以统一的，营卫若按第一种方式分别运行，就不可能相偕而行。为解决这一问题，将《内经》各篇中的不同说法作了分析比较，得出的结论是：营卫相偕而行是《内经》的主体认识，也是临床有用的理论。

卫气属阳，营气属阴。阳得阳旺，阴得阴强，同气相求。昼日阳旺，卫气为主导；夜间阴盛，营气为主导。故昼日卫气行于阳经或体表，以发挥“温分肉，充皮肤，肥腠理，司开阖”以保卫机体的作用，营气也要随卫气循行于阳经或体表，以资助和促进卫气的作用，只是营气行于阳经之内，卫气行于阳经之外而已。夜间营气行于阴经或内脏，以“和调于五藏，洒陈于六府”，卫气也要随营气行于阴经或内脏，以资助和促进营气的作用，并协调人身之阴阳的平衡，同样也是营气行于阴经之脉中，卫气行于阴经之脉外。若白天营气不能随卫气运行于阳经或体表，卫气的温养作用和防御作用就减弱，或出现“昼不精”的表现；夜间卫气不能随营气循行于阴经或内脏，则削弱营气的濡养功能，或出现“夜不瞑”的表现。只有营卫相偕而行，和调共济，才能发挥正常的防御作用，使人体阴阳协调，昼精夜瞑。据《素问·逆调论》所言，营卫失和还会导致“不仁且不用”的“肉苛”病。据《伤寒论》和《金匮要略》所言，营卫失和除为太阳中风证的病机外，男子失精、女子梦交的病机也是营卫失和。上述各种病证的治疗方法是调和营卫，所用方剂主要是桂枝汤类方。营卫相偕而行的理论，对失眠、遗精、梦交以及感冒等病证的调理具有重要指导意义。

48. 你对“营出中焦，卫出下焦”是怎样理解的？

答：《灵枢·营卫生会》中有“营出于中焦，卫出于下焦”之论，似与营卫皆由水谷精微化生之说相悖，其实不然。营卫两气都由水谷精微所化，营气由水谷精微中的浓重而富有营养的部分所生，即“水谷之精气”；卫气由水谷精微中的升浮而善运动的部分化生，即“水谷之悍气”。因此营卫都由脾胃之气运化而来，最初应是俱出于中焦脾胃，然后营气由中焦进入手太阴经（手太阴经起于中焦）开始循行，先上行至上焦，“出上焦之后，此所受气者，泌糟粕，蒸津液，化其精微，上注于肺脉，乃化而为血”（《灵枢·营卫生会》）；卫气由下焦沿足太阳经开始循行，并“尝从足少阴之分间，行于五藏六府”（《灵枢·邪客》）。此即《灵枢·五味》所说：“谷始入于胃，其精微者，先出于胃之两焦，以溉五脏，别出两行，营卫之道。”明代张介宾认为：“卫气者，出其慓悍之滑疾，先行于四末分肉皮肤之间，不入于脉，故平旦阴尽阳气出于目，循头项下行，始于足太阳膀胱经而行于阳分，日西阳尽则始于足少阴肾经而行于阴分，其气自膀胱与肾，由下而出，故卫气出于下焦。”又说：“卫气属阳，乃出于下焦，下者必升，故其气自下而上，亦犹地气上为云也；营本属阴，乃自中焦而出于上焦，上者必降，故营自上而下，亦犹天气降为雨也。”指出了卫气与命门、元气、元阴、元阳的关系，对认识卫气的来源及其防御机能，具有一定的理论意义。此说对临床治疗阳虚感冒、少阴伤寒证具有指导意义，如临床上以麻黄附子细辛汤治疗少阴伤寒证，即以卫气根源于下焦的理论为指导。

另外，《灵枢·营卫生会》还有“谷入于胃，以传与肺，五脏六腑，皆以受气，其清者为营，浊者为卫”之句，示营卫俱由上焦肺出。因此还有“卫出上焦”的说法，杨上善的《黄帝内经太素》、孙思邈的《千金要方》、王焘的《外台秘要》、张志聪的《灵枢集注》等均作此解。从卫气的输布来看，“卫出上焦”也是合理的，因卫气敷布于体表，是靠肺气的宣发作用。参照《灵枢·决气》所说：“上焦开发，宣五谷味，熏肤，充身，泽毛，若雾露之溉，是谓气”，《灵枢·五味论》所说：“辛入于胃，其气走于上焦，上焦者，受气而营诸阳也”，《灵枢·平人绝谷》所说：“上焦泄气，出其精微，慓悍滑疾，下焦下溉诸肠”，再结合《灵枢·营卫生会》篇“上焦出胃上口”来看，卫气由上焦敷布是对的。

总之，“卫出下焦”与“卫出上焦”是从不同角度说明卫气由上焦或下焦敷布，并与肺或肾有密切的联系，并非说卫气直接由上焦或下焦化生。卫气仍然在中焦由脾胃之气运化的水谷精微中的悍烈部分所化生。因此，“卫出下焦”、“卫出上焦”、“卫者水谷之悍气也”这三种认识可以并存。

49. 营卫即是气血吗？

答：营气与卫气从性质、功能和分布等方面相较而言，营属阴，卫属阳，故又常称之为“营阴”、“卫阳”。但不能据此认为营卫等同于气血。营卫都属于气的范畴，不能以气血论之。虽然营气有化生血液的作用，是血生成的原料之一，但与血是不同的概念；卫气有保卫的作用，是一身之气的组成部分，也不能与气相同并论。

营气与卫气的作用和相互关系也与气血有原则性的区别。营卫和调，功能正常，则机体内阴阳协调，维持正常的体温和汗液排泄，机体抗邪力量旺盛，脏腑生理活动如常，并保持“昼精夜瞑”的健康睡眠状态。这些作用和现象都是不能用气血关系来解释的，也是以气血关系解释不通的。因此，桂枝汤调和的是营气与卫气的关系，纠正的是卫强营弱的矛盾，不能说成是调和气血；桂枝加龙骨牡蛎汤调和营卫以使人“昼精夜瞑”，也不能以气与血的关系来论说。以营卫等同气血的说法是不恰当的。

50．水谷之精气的内涵应该怎样确定？

答：“水谷之精气”在《内经》中有两指：一指营气，二指神。《素问·痹论》说：“荣者，水谷之精气也”，“卫者，水谷之悍气也”。此“水谷之精气”是与“水谷之悍气”相对而言的，而非与“水谷糟粕”相对而论。营气由水谷之精中的浓重而富有营养的部分所生，故言“水谷之精气也”；卫气由水谷之精中的升浮而善运动的部分所化，故言“水谷之悍气也”。水谷之精气与水谷之悍气相对，只是水谷之精所化生的水谷之气的一部分，不能以其代替水谷之精，也不能代替水谷之气。《灵枢·平人绝谷》说：“神者，水谷之精气也。”是说水谷之精与水谷之气是神产生的物质支撑。

因此，“水谷之精气”是一个内涵不明确的概念，有时指营气，有时指水谷之精与水谷之气的合称，并不单指“水谷之精”或“水谷之气”。决不可以其替代“水谷之精”或“水谷之气”。

51．试述人体之神的含义及其与心、脑的关系。

答：人体之神，有广义与狭义之分。广义之神，是整个人体生命活动的主宰和总体现；狭义之神，是指人的意识、思维、情感及性格倾向等精神活动。人体之神，又有先天、后天之别：由与生俱来的先天之精化生和充养的神，称为先天之神，又称元神；由后天之精及其化生物血液、津液等化生和充养的神，称为后天之神，又称识神，如人的思维、情感、欲望等。

若以“五脏一体观”来论，人体的所有功能活动都归属于以五脏为中心的“五脏系统”，人之神，包括广义的神、狭义的神、先天之神和后天之神，都应由心来主司。此即是所谓的“心藏神”，又称心主神明或心主神志，如《素问·灵兰秘典论》说：“心者，君主之官也，神明出焉。”《素问·六节藏象论》说：“心者，生之本，神之变也。”《灵枢·邪客》说：“心者，五脏六腑之大主也，精神之所舍也。”心藏神与其主血脉的功能是密切相关的。血是神志活动的物质基础之一，如《灵枢·营卫生会》说：“血者，神气也。”心血充足则能化神养神而使心神灵敏不惑，而心神清明，则能驭气以调控各脏腑的功能活动，并能调控心血的运行，濡养全身脏腑、形体、官窍及心、脉自身。

脑，又名髓海，是精髓和神明汇集发出之处，又称为“元神之府”。脑的主要生理机能是主宰生命活动，主司意识、思维、情志等精神活动及感觉运动。近年来中西医学对“脑”的研究比较注重，也就引起了神在心还是在脑的争论。目前一般有三种说法：一是脑主神，并试图将奇恒之腑的脑升格为一个脏来认识；二是仍然坚持心藏神的说法；三是心、脑分主神，即脑主元神而心主识神。

另外，精神活动虽由脑与心主司，但尚有“五神脏”之说，即精神活动分由五脏主司。如《素问·宣明五气》说：“心藏神，肺藏魄，肝藏魂，脾藏意，肾藏志。”神虽分藏于五脏，但总由心神来调节和控制。

52．试述人体之精与人体之气之间的生理病理联系。

答：人体之精是由禀受于父母的先天之精和后天获得的水谷精微相融合的液态精华

物质，是构成人体和维持人体生命活动的最基本物质，是人体生命的本原；人体之气是由先后天之精化生的并与吸入的自然界清气相融合的运行不息的极细微物质（无形），是构成人体和维持人体生命活动的基本物质之一，是生命的维系。人体之精与人体之气的联系如下：

（1）生理方面：①气能生精摄精：气的运行不息能促进精的化生。肾中所藏之精以先天之精为基础，且赖后天水谷之精的不断充养才得以充盛。只有脾胃之气充足，升降协调，功能正常，才可以运化吸收饮食水谷之精微以充盈脏腑之精，脏腑之精利用后的剩余部分，流注于肾而充养先天之精，合为肾精。因而，精的化生依赖于气的充盛。气不但能促进精的化生，而且又能固摄精，使精聚而充盈，不致无故耗损外泄，这是气的固摄作用之体现。②精能化气：人体之精在气的推动激发作用下可化生为气。各脏之精化生各脏之气，而藏于肾中的先天之精化为元气，水谷之精化为谷气。精为气化生的本源，精足则人身之气得以充盛，分布到各脏腑经络，则各脏腑经络之气亦充足；各脏之精充足则各脏之气化生充沛，自能推动和调控各脏腑、形体、官窍的生理活动。故精足则气旺，精亏则气衰。临床中，精虚及失精患者常常同时见到气虚的病理表现。

（2）病理方面：①精气两虚：由于精可化气，气聚为精，精气并虚或精伤及气、气伤及精，都可见精气两虚的病变。肾藏精，元气化于肾精，故精气两虚病机中最具有代表性的是肾的精气两虚。肾之精气亏虚，以生长、发育迟缓，生殖功能障碍以及早衰等为临床特征。②气滞精瘀：气机失调，疏泄失司可致精道瘀阻而形成气滞精瘀的病机变化。临床所见，除有一般精瘀症状外，以情志异常表现为多，阴部胀痛重坠明显。③气不摄精：即气虚失于固摄而致精流失的病理变化。肾气虚衰而不固，可致生殖之精的过度流失而见滑精、早泄等病变。

53．试述肺气宣降与其行水和司呼吸的关系。

答：肺气的宣发与肃降，是指肺气的向上向外和向内向下的相反相成的运动，分别称为“肺气宣发”和“肺气肃降”。肺气宣降与其行水和司呼吸的功能具有密切的关系。

肺气的宣发运动，能向上向外布散气与津液，主要体现在以下三个方面：一是呼出体内浊气；二是将脾所转输来的津液和部分水谷精微上输头面诸窍，外达于全身皮毛肌腠；三是输布卫气于皮毛肌腠，以温分肉，充皮肤，肥腠理，司开阖，将代谢后的津液化为汗液，并控制和调节其排泄。若因外感风寒而致肺失宣发，则致呼吸不畅，胸闷喘咳；卫气被郁遏，腠理闭塞，可致恶寒无汗；津液内停，可变为痰饮，阻塞气道，则见呼吸困难，喘咳不得卧。

肺气的肃降运动，能向内向下布散气和津液，主要体现在以下三个方面：一是吸入自然界之清气，并将吸入之清气与谷气相融合而成的宗气向下布散至脐下，以资元气；二是将脾转输至肺的津液及部分水谷精微向下向内布散于其他脏腑以濡润之；三是将脏腑代谢后产生的浊液下输于肾或膀胱，成为尿液生成之源。若肺失肃降，则可出现呼吸表浅或短促，咳喘气逆等症。

肺气的宣发和肃降，是相互制约、相互为用的两种运动趋向。宣发与肃降协调，则呼吸均匀通畅，水液得以正常地输布代谢，所谓“水精四布，五经并行”。宣发与肃降失调，则见呼吸失常和水液代谢障碍。

54．肺主行水是指输布调节全身的水液还是肺中的水液？试述之。

答：肺主行水，是指肺气的宣发肃降运动推动和调节全身水液的输布和排泄。《素问·经脉别论》称作“通调水道”。肺主行水的内涵主要有两个方面：

一是通过肺气的推动和蒸化作用，调节肺系统（包括皮毛）的水液的输布代谢。这一作用与肺的呼吸功能一般无明显的相关性。肺之所以能调节肺系统水液的输布代谢，依赖于肺气能向外“输精于皮毛”，并宣发卫气于皮毛以控制腠理的开阖和汗液的排泄的作用。肺气的这一功能失调，则致肺系统的水液代谢紊乱。汗出当风，水液停于皮下，则发为“风水”。

二是通过肺气的宣发和肃降运动调节肺脏本身水液的输布。这一作用与肺的呼吸功能密切相关。若肺的这一作用失调，则可导致脾转输到肺的水液不能正常布散，聚而为痰饮水湿；水饮蕴积肺中，阻塞气道，则影响气体交换，一般都有咳喘痰多的表现，甚则不能平卧，称为“支饮”或“伏饮”。如“肺胀”、“哮喘”等病，其病机多是水饮蕴肺。病情进一步发展，可致全身水肿，并能影响他脏的功能。

因此，肺主行水，既是指肺气推动和调节肺系统的水液的输布代谢，又指肺气宣降以推动和调节肺中的水液的输布代谢。

55. 你对脾为“中央土以灌四傍”是怎样理解的？

答：脾属土而居中央，土位于中而火上水下、左木右金，亦即心、肾、肝、肺四脏分列上下左右。脾主运化，即脾气具有把饮食水谷转化为水谷精微（即谷精）和津液（即水精），并把水谷精微和津液吸收、转输到全身各脏腑的生理机能。这是整个饮食物代谢过程中的中心环节，也是后天维持人体生命活动的主要生理机能。食物的消化虽在胃和小肠中进行，但必须经脾气的推动、激发作用，食物才能被消化。由胃传入小肠的食糜，经脾气的作用进一步消化后，则分为清浊两部分。其精微部分，经脾气的激发作用由小肠吸收，再由脾气的转输作用输送到其他四脏，如《素问·经脉别论》所言：“食气入胃，散精于肝，淫气于筋”；“食气入胃，浊气归心，淫精于脉”；“饮入于胃，游溢精气，上输于脾，脾气散精，上归于肺”。然后分别变化为精、气、血、津液，内养五脏六腑，外养四肢百骸、皮毛筋肉。即《素问·玉机真藏论》所谓“脾为孤脏，中央土以灌四傍”。因此，脾气的运化功能健全，则能为化生精、气、血等提供充足的养料，脏腑、经络、四肢百骸以及筋肉皮毛等组织就能得到充足的营养而发挥正常的生理功能。

56. 脾主为胃行其津液的方式和通道各是什么？试述之。

答：脾主为胃行其津液，实际上是指脾气具有转输水谷精微和水液于全身各脏腑、形体、官窍的功能。此“津液”是指水谷之精和水液的融合物，并非单指水液，与现行《中医基础理论》教科书上所说的“津液”的概念不同。脾气转输水谷之精和津液的方式有二：一是脾气直接将水谷之精和津液转输至四脏，即《素问·玉机真藏论》所谓“脾为孤脏，中央土以灌四傍”。《素问·经脉别论》所言“食气入胃，散精于肝，淫气于筋”、“食气入胃，浊气归心，淫精于脉”、“饮入于胃，游溢精气，上输于脾，脾气散精，上归于肺”等，也可作为脾气转输水谷之精和津液直接至四脏的佐证。二是脾气将水谷之精和津液全部上输于肺，由肺气的宣发和肃降运动再输送到其他脏腑。如《灵枢·营卫生会》说：“人受气于谷，谷入于胃，以传于肺，五脏六腑，皆以受气。”《灵枢·营气》说：“谷入于胃，乃传之肺，流溢于中，布散于外，精专者行于经隧。”

水谷之精和津液输送的通道，一般有四：一是部位三焦与六腑三焦。三焦作为六腑之一，是位于腹腔中的充实于胃肠与膀胱之间的器官，是胃肠中的水液渗透到膀胱内的通路，故三焦是水液运行的通路，膀胱是盛水液的器官，如《素问·灵兰秘典论》说："三焦者，决渎之官，水道出焉"，"膀胱者，州都之官，津液藏焉"。其后在《难经》"三焦无形"思想影响下，本作为人体上中下部位划分的三焦，也有了通行诸气和运行水液的功能。现行教科书中的"三焦"，大多都是作为运行诸气和水液通路的"部位三焦"，而非"决渎之官"的六腑三焦。二是经脉。即水谷之精和津液通过经脉（血脉）得以输送。如足太阴脾经注于心，为脾气转输水谷之精中的精华部分于心和血脉以化血提供了通路；足厥阴肝经夹胃两旁，为水谷之精"散精于肝"提供了通路；手太阴肺经起于中焦（相当于胃的中脘部），为水谷之精和津液全部上输于肺提供了通道。《素问·太阴阳明论》又有"太阴为之行气于三阴，阳明为之行气于三阳"之论。另外，从津液与血液的同源互化关系来说，津液入脉为血液的组成部分，血液中的水分渗出脉外又为津液，那么在津液充足的部位津液则进入血脉，而到需要津液的组织时津液就渗出脉外，血脉实际上起到了输送津液的通路的作用，可以称为津液运行的第二通道。三是腠理。腠理是津液和水谷精微在肌表和四肢的输布通路，即张仲景所谓"脏腑通会元真之处"。津液和水谷精微在脏腑之间输送，是以三焦为通道，而输送到肌肉、筋骨、皮肤等部位，则以腠理为通道。四是胆道。古人根据胆道的形态及其与胃肠道的连接情况，推测胃与小肠中经消化产生的水谷精微，在脾气的推动下沿胆道输送到胆腑，然后再输送到肝。由于胆藏水谷精微和津液，称为"精汁"，与其他六腑不同，又称为奇恒之腑。

57. 试述脾气下陷的病理机制。

答：脾气下陷，是指脾气虚损，升举无力，气机趋下，内脏位置维系无力，而发生某些内脏的位置下移，形成胃下垂、肾下垂、子宫脱垂、脱肛等病理状态。"中气"是脾胃二气的合称，是升降协调的冲和之气，其气下陷的病机主要责之脾气不升，故中气下陷也称为脾气下陷，其病机从属于脾气下陷的病机之中。

由于脾的生理特性有二：一是脾气主升，二是喜燥恶湿。因此，脾气下陷的病机也有二：一是脾气虚衰，无力升举而致下陷，当健脾益气治之；二是脾气被湿所困，不得升举反而下陷，治当除湿与健脾兼用。

58. 试述肝气疏泄失常出现的两种不同的病理变化及其对临床的指导意义。

答：肝气的疏泄功能失常，称为肝失疏泄。根据其所致病证的不同表现，可分为两个方面：一为肝气郁结，疏泄失职。多因情志抑郁，郁怒伤肝而致。临床多见闷闷不乐，悲忧欲哭，胸胁、两乳或少腹等部位胀痛不舒等症。肝气郁结，易导致女子月经不调，经行不畅，甚或痛经，也可影响脾胃运化，导致胆汁分泌排泄不畅。二是肝气亢逆，疏泄太过。多因暴怒伤肝，或气郁日久化火，导致肝气亢逆，升发太过，临床表现为急躁易怒，失眠头痛，面红目赤，胸胁乳房常走窜胀痛，或血随气逆而吐血、咯血，甚则突然昏厥。另外，肝气虚弱，升发无力，疏泄不及，可引起一系列因虚而郁滞的临床表现，如忧郁胆怯、懈怠乏力、头晕目眩、两胁虚闷、时常太息、脉弱等。

59. 试述脏腑之气的概念及其与脏腑之阴、脏腑之阳的关系。

答：脏腑之气，是一身之气分布于各脏腑者，由分藏于各脏腑之精所化生。脏腑之气的运行不息推动和调控着脏腑的机能活动。例如，心气推动和调控着心脏的搏动、血脉的舒缩以及神志活动，肺气推动和调控着肺的呼吸运动和行水功能等。

脏腑之气既推动其脏腑的机能得以发挥，又调控之以防其太过；既可使之兴奋，又可使之抑制。故脏腑之气可分为阴气和阳气两部分：脏腑之阴气，是指脏腑之气中具有凉润、宁静、沉降、抑制等作用或运动趋向的部分；脏腑之阳气，是指脏腑之气中具有温煦、推动、升发、兴奋等作用或运动趋向的部分。在正常情况下，脏腑之阴气与阳气维持着协调平衡关系，因而脏腑之气冲和畅达，运行有序，各发挥其应有的功能。如肺气分为肺阴与肺阳：肺阳主温煦、宣发；肺阴主凉润、沉降。肺阴与肺阳运行协调，则宣发与肃降相反而相成，呼吸均匀，水精四布。其他脏以此类推。若脏腑之阴气与阳气失去了协调平衡，则可导致脏腑之气升降失常，变生寒热。脏腑之阴气虚衰，凉润、抑制等功能减退，则生内热；脏腑之阳气虚弱，温煦、兴奋等功能减退，则生内寒。但不管阴气虚还是阳气虚，一般都兼有气虚的表现。

精藏于脏腑之中，是为脏腑之精；脏腑之精所化之气，是为脏腑之气。脏腑之气分为阴阳两部分，则为脏腑之阴和脏腑之阳。

60. 试述心之精气阴阳的概念及其生理作用。

答：心精，是一身之精分藏于心的部分，有的医家称其为“心液”。一般说来，心精可以与心血融合的形式存在于心脉之内。心精的化源主要是水谷之精中的精华部分，即化生营气的部分，也有在发育过程中先天之精分布到心脏的部分，故心精的构成成分主要是后天获得的水谷之精，但也有部分先天之精。“心精”最早见于《素问·大奇论》，其云：“脉至如火薪然，是心精之予夺也。”《素问·经脉别论》所说“惊而夺精，汗出于心”中的“精”也是指“心精”，故王冰注云：“惊夺心精，神气浮越，阳内薄之，故汗出于心也。”

心精与心血的概念是有明显的区别的：心精是指心脏中具有遗传特性和濡养作用的精微物质，是心脏功能的物质支撑；心血是指在心和脉中流动的血液（广义的心血），如《素问·五藏生成》说：“诸血者，皆属于心。”换句话说，除了肝所藏的血外，都可称为“心血”。心血可由心精、营气及津液化生。心血，有时特指在心脏本身血脉内流动的血液（狭义的心血），如“心血瘀阻”中的“心血”即指此而言。

心精心血具有濡养心脏及与其相应的形体、官窍的生理作用，心精心血充足，则能充养心脏本身及血脉、面部、舌体等形体官窍，这对心主血脉功能的正常发挥是十分重要的。心精心血不足，则血脉空虚而心无所主，可见脉细无力；心失血液濡养，则心悸怔忡；心血虚少，不能上荣于面，可见面色苍白无华、舌色不荣等病理表现。治当补养心血，药用当归、地黄、阿胶等，方如炙甘草汤。

心精心血是化生心神的基本物质。心以精为基，以血为养，以神为用，只有心精充足，心血充盈，神志思维才正常，表现于外则精神饱满，意识清楚，思维敏捷。心血不足则濡养心神的功能减退，神识衰弱可见精神萎靡；心血虚少不能涵养心神，则见神不守舍，多梦健忘。

心气是一身之气分布于心和血脉的部分，是推动和调控心脏搏动、脉管舒缩及精神活动的一类极细微物质和能量。心气由心精心血化生，并与宗气中贯心脉、行血气的部分相合而成。心精心血充足，呼吸通畅，则心气化生充沛。心气允沛，则心脏搏动有力，脉管舒缩有度，血运通畅，精神振奋，思维敏捷；心气虚衰，则心搏无力，脉管弛缓，血运失常，精神委顿，可见心悸气短、自汗、乏力，活动时尤甚，脉弱或结代，当用补心气药如黄芪、人参、党参、五味子、大枣等药治之。方如养心汤。

心阴与心阳是心气的两种不同属性的部分。心阴是心气中具有凉润、宁静、抑制作用的部分，即心之阴气；心阳是心气中具有温煦、推动、兴奋作用的部分，即心之阳气。心阴能制约心阳，防止心火过亢；宁静和抑制心脏的搏动和精神活动。心阳能制约心阴，防止心阴过盛；激发和兴奋心脏的搏动和精神活动。心之阴阳协调，则心气冲和畅达，心脏搏动和精神活动稳定有度。心阴不足则凉润、宁静、抑制等作用减退，虚火上炎，症见心悸（心动过速）、烦躁、手足心热、少寐多梦、舌红少苔、脉细数等，治用生地、麦冬、天冬、元参、丹参等药或用天王补心丹(《摄生秘剖》）等方；心阳虚衰则温煦、推动功能减退，虚寒内生，症见心悸（心动过缓）、胸闷、身寒肢冷、精神困倦、气喘自汗、面浮肢肿，或心痛暴作、面色晄白、舌淡润、脉迟弱等，治用附子、桂枝等药或桂枝人参汤等方。心阴虚和心阳虚，一般都兼有心气虚的表现，治疗时可酌加人参、黄芪等补气药。

61. 试述肺之精气阴阳的概念及其生理作用。

答：肺精，是一身之精分藏于肺的部分。肺精由在发育过程中分藏于肺的先天之精与脾转输至肺的津液和水谷之精之轻清部分组成，故又称肺之精津。肺精依靠肺气的宣发与肃降运动，上濡头面诸窍，外“输精于皮毛”，下输各脏腑以濡润之。故涕、汗皆由肺精所化。肺精不足，不但本脏不得濡养，呼吸运动失常，而且大肠、皮肤、毛发、鼻喉亦失其濡养而见肠燥便秘、皮肤粗糙、毛发枯槁稀疏或声音嘶哑等异常表现，治当补养肺之精津，药如黄精、山药、阿胶、胡桃、沙参、麦冬等，方如清燥救肺汤。

肺气，是一身之气分布于肺的部分，也可以说是由肺精化生，并与宗气中上出息道司呼吸部分相合而成的能推动和调控肺功能活动的一类极细微物质和能量。肺气通过宣发与肃降的矛盾运动，主司呼吸，调节水液的输布和血液的运行。肺气不足则呼吸无力而见少气不足以息，水液不得输布而见痰饮内生，阻塞气道，咳喘并作。肺气不足，不得布散卫气以卫外，则多发感冒。治以补益肺气，药如黄芪、人参、五味子、蛤蚧等。方如六君子汤加减。

肺气中含有肺阴与肺阳两种成分：具有凉润、沉降等作用的称为肺阴，即肺之阴气；具有温煦、宣发等作用的称为肺阳，即肺之阳气。肺阴能够凉润肺脏，使肺气下行；肺阳能温暖肺脏，使肺气上行。肺阴与肺阳的功能协调，则肺气的宣发与肃降运动相反相成，呼吸均匀，和缓有度，“水精四布，五经并行”。肺阴亏虚则肺失凉润，气不下降而上逆，故见咳喘、逆气、潮热、少痰等症；肺阳虚衰则宣发无力，津液不得四布而停聚肺中为痰为饮，阻塞气道，引发咳喘。滋肺之阴可助肺气之肃降而除咳喘、潮热，药用沙参、麦冬、玄参、杏仁、百合、地黄等，方如百合固金汤；温肺之阳可助肺气之宣发以化痰蠲饮除咳喘，药用干姜、细辛、肉桂、麻黄等，方如小青龙汤等。

肺阴与肺阳相对，有肺之阴气就必有肺之阳气。那种认为只有肺阴而无肺阳的观点是不合逻辑的。肺阴与肺阳皆是肺气的具有不同功能的部分，都属气的范畴。那种将肺阴当作肺津，肺阳当作肺气的认识，因概念混淆，已经不能适应临床的应用，应该扬弃。

62. 试述脾之精气阴阳的概念及其生理作用。

答：脾精，是一身之精分藏于脾的部分，由发育过程中分藏于脾的先天之精与脾吸收的水谷之精融合而成。脾精一词，最早见于《素问·示从容论》，其云："四肢解堕，此脾精之不行也。"脾精由脾气的转输而分布到其他四脏，化为该脏之精，故《素问·厥论》有"脾主为胃行其津液者也"，《素问·玉机真藏论》有"脾为孤藏，中央土以灌四傍"之说。其中脾精之浓重者化营化血，轻清者化卫化气，故又有"脾藏营"，脾为"后天之本，气血生化之源"，以及"荣者，水谷之精气也"，"卫者，水谷之悍气也"(《素问·痹论》）之论。脾精不足则既少化营生血之源，亦缺生卫化气之本，可出现形体消瘦、面色萎黄、少气乏力、倦怠神疲等血与气皆虚的症状。补益脾精的药物（包括食物）多为营养丰富之品，如山药、熟地、薏米、莲子肉、桂圆、芡实、大枣、甘草等皆可补养脾精，即所谓"培后天须参谷食之方"（《清代名医医案精华·王旭高医案》)。

脾气，是一身之气分布于脾的部分，也可以说是由脾精所化的具有推动和调控脾之机能活动的一类极细微物质和能量。脾气化水谷为精微，化水饮为津液，并转输水谷之精与津液于全身各脏腑、形体、官窍。脾气以升为健，既体现于将水谷之精与津液上输心肺，化生气血以养全身，又体现于维持内脏位置的稳定而不下垂，还体现于统摄血液运于脉中而不逸出，控制水谷之精输布于脏腑而不无故随大小便排出。脾气虚衰，则运化水谷、转输精微、统摄血液的功能减退，可见食少腹胀、少气懒言、四肢乏力、面色㿠白、形体消瘦或浮肿、舌淡苔白、脉弱等症，还可出现内脏下垂及各种出血或失精（如蛋白尿、乳糜尿）症状。治当补益脾气，药用黄芪、人参、党参、白术、茯苓、扁豆等补益脾气及健脾渗湿之品，方如参苓白术散。

脾阴即脾气中具有凉润、宁静等作用的部分，脾阳是脾气中具有温煦、推动等作用的部分。脾阴与脾阳协调统一，维护着脾功能的正常发挥。脾阴虚则其凉润、宁静等功能减退，可见虚热证，表现为消瘦、烦热、食少、口唇生疮、舌红少津、脉细数。治当滋养脾阴，药如沙参、麦冬、生地、山药、石斛等，方如养胃汤(《临证指南》)。吴澄《不居集》中虽专论"补脾阴法"，但其"脾阴"类似于本文所说的"脾精"，其补脾阴方中的药物亦多为补脾精之品，故应注意区别。脾阳虚则其温煦、推动等功能减退，可见虚寒证，表现为腹胀食少、腹痛喜温、大便清稀、四肢发凉、面色㿠白或周身浮肿、舌质淡胖苔白滑、脉沉迟无力。治当温补脾阳，药用附子、干姜、吴茱萸、肉豆蔻、乌药等，方如理中汤或附子理中汤。脾阴虚与脾阳虚一般都兼有脾气虚，治疗时可酌加黄芪等补气药。

因脾与胃关系密切，脾气与胃气、脾阴与胃阴、脾阳与胃阳的概念内涵既有相类又有区别。脾气主升，胃气主降；脾气易虚，胃气易实。所谓"阳道实，阴道虚"也。脾阴、脾阳主内，胃阴、胃阳主外，故外在火邪易伤胃阴，寒邪易损胃阳，而内伤火热易耗脾阴，内生寒湿易损脾阳。

63. 试述肝之精气阴阳的概念及其生理作用。

答：肝精，是一身之精分藏于肝的部分，由发育过程中分藏于肝的先天之精及脾气"散精于肝"的水谷之精相合而成。肝精主要以与肝血相融合的形式存于肝内。肝所藏之血称为肝血。肝精肝血是肝功能活动的物质基础，又是化生胆汁（精汁）的本原。肝精化泪以濡目，目受肝精肝血的濡养而能视。肝精肝血濡养筋、爪，筋得滋养而能耐劳，故肝被称为"罢极之本"。魂与怒亦肝精肝血所化生和涵养，魂得其濡养而舍于肝，怒志得其濡养则涵敛而不妄发。肝血在人的生命过程中呈动态变化，“人动则血运于诸经，人静则血归于肝脏”（王冰对《素问·五藏生成》“人卧血归于肝”的注语）。肝精不足主要表现为肝血亏虚，肝血亏虚则不能濡养筋、目等，可见头昏眼花，夜盲，甚至出现肢体震颤等症，治当补肝精益肝血，药如山萸肉、酸枣仁、动物肝脏，方如四物汤等。

肝气乃肝精所化，亦即推动和调控肝之机能活动的动力。肝气有升发、疏泄、条达的特性，能调畅全身气的运行，促进血液与津液的运行输布，促进饮食物的消化吸收，促进胆汁的分泌与排泄，并使人心情舒畅而无抑郁。女子月经、排卵，男子施泄排精等机能，也是肝气疏泄功能的体现。肝气的疏泄作用失常有三：一是疏泄失职，称肝气郁结，表现为胸脘满闷、忧郁不乐、经前乳房少腹胀痛，或见梅核气，脉弦细，治当疏肝解郁，用四逆散或柴胡疏肝散类；二是疏泄太过，称肝气上逆，表现为头胀痛、头晕目眩、心烦易怒或面红目赤等，治当平肝柔肝，用逍遥散或丹栀逍遥散；三是肝气虚弱，疏泄不及，表现为忧郁胆怯、懈怠乏力、两胁虚闷、不得太息、脉弱，治当补养肝气，用四逆散加人参、黄芪等药。

肝阴是肝气中具有凉润、宁静、抑制作用的部分，肝阳是肝气中具有温煦、推动、兴奋作用的部分。肝阴抑制肝阳，以防肝阳上亢；肝阳制约肝阴，以防肝经寒气太盛。肝阴与肝阳协调，肝气冲和条达。肝阴不足则肝阳偏亢，可见眩晕、头痛、耳鸣、目涩、少寐、急躁易怒、脉弦细等症，亢阳化风又可见抽搐、掉摇等症，治当滋阴潜阳，用六味地黄汤加龙骨、牡蛎、龟板、枸杞子等，或用杞菊地黄丸、滋水清肝饮。肝阳虚弱则寒滞肝脉，可见少腹冷痛拘急，或小腹隐痛而畏寒，囊冷阴湿或阳痿，四肢厥冷，巅顶疼痛，舌淡苔白滑，脉沉缓等症，当温肝散寒，用附子、吴茱萸、桂枝、乌药、元胡等组方治之，如暖肝煎(《景岳全书》)等。

64. 试述肾之精气阴阳的概念及其生理作用。

答：肾精，是一身之精分布于肾的部分，由禀受于父母的先天之精与余脏之精利用后的剩余部分输入肾相结合而生成。肾藏的部分先天之精在后天水谷之精的资助下合化为生殖之精，藏于肾而为胚胎生成之本，生命产生之原。故《素问·上古天真论》有“肾者主水，受五藏六府之精而藏之，故五藏盛乃能泻”之论，《医宗必读》称肾为“先天之本”。肾精的盛衰决定着人体的生长发育与生殖机能。肾精化髓充骨养齿，肾精充足则骨骼强壮，牙齿完坚，故有“肾者，作强之官”、“齿者，肾之标”之说。肾精化髓通脑，“脑为髓之海”，肾精充盛则脑髓充满，精力充沛，思维敏捷，故“伎巧出焉”。肾精不足常见不育不孕，小儿发育迟缓、囟门迟闭，或未老先衰，牙齿过早脱落，精神委顿、健忘恍惚等表现，治当补养肾精，药用紫河车、鹿茸、沙苑子、何首乌、熟地黄、冬虫夏草、黑芝麻、黑豆等，即所谓“治先天当求精血之属”。

肾气，即一身之气分布于肾的部分，也可以说是由肾精所化的具有推动和调控人体的生长发育、生殖、呼吸、水液代谢等机能的一类极细微物质和能量。由于肾精的成分主要是先天之精，而先天之精所化之气为元气，故肾气与元气的内涵类同，并皆赖水谷之精的培育才能旺盛。肾气推动和调控人体的生长发育，使人具备生殖能力，促进与调节全身水液的代谢，并使肺吸入的清气下纳于肾以维持呼吸的深度。同时，肾气还是人体防御机能的根本。肾气不足，则上述功能皆减退，常见气不化水而见水肿尿少，或气虚不摄而见尿失禁或遗精、滑精，或肾不纳气而见虚喘，或卫外不固而易感冒。治当补益肾气，药如人参、鹿茸、菟丝子、蛤蚧、山茱萸、金樱子、覆盆子、杜仲等，方如金匮肾气丸等。

肾阴与肾阳是肾气的两种不同属性的部分：肾阴主凉润、静谧，肾阳主温煦、推动。肾阴与肾阳协调共济，则合化为冲和之肾气，推动和调控肾的各种功能。若肾阴不足，不能制阳，则相火偏亢，出现潮热盗汗、五心烦热、性欲亢进、遗精或梦交、舌红少苔、脉细数等症，治当滋养肾阴，“壮水之主，以制阳光”，药如枸杞子、山萸肉、百合、地黄、女贞子、龟板、鳖甲、元参等，方如知柏地黄丸等。若肾阳虚衰，不能制阴，则虚寒内盛，出现畏寒肢冷、腰痛阴冷、性欲减退、浮肿或泄泻、夜尿频数、舌淡苔白、脉沉迟无力等症，治当温补肾阳，“益火之源，以消阴翳”，药如附子、肉桂、仙茅、淫羊藿、巴戟天、补骨脂、海狗肾、海马等，方如真武汤、四神丸等。

肾气与元气、真气的内涵类同，在人体生命活动中起着极为重要的作用。肾气所分化的肾阴又称为元阴或真阴，肾阳又称为元阳或真阳。肾阴是一身阴气之源，肾阳是一身阳气之根，所谓“五脏之阴气，非此不能滋；五脏之阳气，非此不能发”。故肾阴、肾阳又称为“五脏阴阳之本”。

65. 你对“膀胱者，州都之官，津液藏焉”是怎样理解的？

答：“膀胱者，州都之官，津液藏焉”出自《素问·灵兰秘典论》，是说膀胱具有贮存水液和排泄尿液的功能。

贮存水液：饮食水谷化生的津液，经脾气的转输、肺气的宣降、肝气的疏泄等作用，布散全身，发挥其滋养濡润机体的作用。津液代谢产生的浊液（废水）下归于膀胱而贮存之。即《素问·经脉别论》所说：“脾气散精，上归于肺，通调水道，下输膀胱。”膀胱中的浊液，经肾气的蒸化作用，升清降浊：清者回流体内，重新参与水液代谢；浊者变为尿液，留于膀胱，适时排出体外。

排泄尿液：膀胱中尿液的适时排泄，由肾气及膀胱之气的激发和固摄作用调节。肾气与膀胱之气的作用协调，则膀胱开阖有度，尿液可及时地从溺窍排出体外。

膀胱的贮存水液和排泄尿液的功能，依赖于肾气与膀胱之气的升降协调。肾气主上升，膀胱之气主通降。肾气之升，激发尿液的生成并控制其排泄；膀胱之气通降，推动膀胱收缩而排尿。即《素问·灵兰秘典论》所谓的“膀胱者，州都之官，气化则能出矣”。若肾气和膀胱之气的激发和固摄作用失常，膀胱开阖失权，既可出现小便不利或癃闭，又可出现尿频、尿急、遗尿、小便不禁等。故《素问·宣明五气》说：“膀胱不利为癃，不约为遗尿。”

66. 经络的概念是怎样产生的？“经脉”与“血脉”的内涵有无区别？

答：就经络概念的起源来说，经络是指脉管或筋一类的条索状结构，脉、经、筋的形态学认识是经络概念形成的始基。古代医家在解剖中发现了血管和一些条索状组织是连接在内脏之间的主要形态结构，并且延伸到了四肢末端。这是经络的原始解剖形态，《内经》称之为“经脉”，有时又称“筋脉”。早于《内经》的长沙马王堆汉墓出土的帛书《阴阳十一脉灸经》和《足臂十一脉灸经》，言“脉”而不言“经”，也说明古人对“脉管”的形态学认识是相当早的。《灵枢·经脉》说：“经脉者，常不可见也。其虚实也，以气口知之。”可见经脉是指脉管而言。但临床实践中，针刺脉管只能出血而不能“得气”，只有针刺到一些条索样组织结构时才能得气，于是就出现了“筋脉”的概念。没有对脉、经、筋的形态学认识，就不可能有经络的命名。

古人在经络原始形态学的基础上，将对针刺感传现象的领悟、导引行气的体验以及在腧穴的发现和积累过程中获得的认识和推理，赋予原始形态学的经络，使经络的形态和机能融为一体，形成了经络是以脉管和一些条索样组织结构（筋）为形态学基础的传导通路的概念。经络感传现象的出现和导引过程中体悟到的气血的流动，使古人误认为是脉管中的血液在流动，故帛书《阴阳十一脉灸经》和《足臂十一脉灸经》均称经络为“脉”，《难经·一难》中也有“十二经中皆有动脉”之说。

因此，经络概念的产生，实际上是古人将通过对人体经络感应传导现象的观察和对导引气功的自身体验而得出的推理，赋予到本是脉管或筋一类条索状结构的经络上，使理性的概念和具体的形态结构融合在一起的结果。经络的结构应是在形态性结构的基础上（如脉管或筋），因赋予了一些经观察和推理而产生的理性概念后形成的一种形态性结构与功能性结构的结合。

经脉既是血液运行的通道，又是气运行的通道。血脉是血液运行的通道，因血能载气，自然也是气运行的通道。因此，经脉与血脉的概念是同一的，都是血与气运行的通道。但就临床针灸治疗来看，针刺经脉上的穴位多不出血而能“得气”，而针刺血脉则出血但不能“得气”。可见经脉与血脉还是有一定区别的。目前，一般将血液运行的通道称为“血脉”，而将经络学中经气运行的通道称为“经脉”，因针灸等疗法主要是通过调理经气来防治疾病的。

67. 经气与一身之气、脏腑之气的关系如何？

答：经气，是一身之气分布于经络者，具有感受、负载和传递信息的作用（是一身之气的中介作用的体现）。通过经气对信息的感受和负载作用，各种治疗刺激及信息可以随经气到达病所，起到调整疾病虚实的作用。故《灵枢·九针十二原》强调：“刺之要，气至而有效。”如果肌表受到外界某种刺激（针刺、按摩等），这些信息就会由经络中的经气感受和负载，沿经络传送至内脏，根据信息的性质和强度的不同，而产生或补或泻的作用。内脏功能活动或病理变化的信息，亦可由经络中的经气感受，并沿经脉、络脉、经筋、皮部等传达于体表，反映出不同的症状和体征，这是“有诸内必形诸外”的主要生理基础。运行于经络系统中的经气的感受、负载和传导信息的作用，能对各脏腑、形体、官窍的功能活动进行调节，使人体复杂的生理功能相互协调，维持阴阳动态平衡状态。故《灵枢·经脉》说：“经脉者，所以决死生，处百病，调虚实。”

经气与脏腑之气都是一身之气的分化，并且经脉与脏腑是相连的，故运行于经脉中的经气与各脏腑之精所化生的能推动和调控该脏腑机能的脏腑之气是相通的。脏腑之气运行于经脉之中，即是经气；经气调节脏腑的机能活动，也可称其为脏腑之气。二者的关系是分之则二，合之则一。

68. 试比较督、任、冲三脉在循行与功能上的异同。

答：在循行分布上，督、任、冲三脉皆起于胞中，出于会阴。但三脉各有其特定的循行分布部位：督脉沿背部正中线上行至巅顶、上唇，任脉沿腹胸正中线向上分布到口唇、目下，冲脉则前出气街而上行胸中以至口唇、目下，后行脊里与督脉相会，下行两下肢内侧至足底、足大趾。

在功能上，督、任、冲三脉皆与生殖功能有关。但督脉为阳脉之海，并与肾相连，故主要与男子的生殖功能有关，凡精冷不育、阳痿等病证，多从督脉为治；任脉为阴脉之海，冲脉为诸经气血之要冲，又为血海，与肝关系密切，女子以肝为先天，以血为本，故任、冲二脉主要与女子的生殖功能有关，凡月经失调，孕育失常，多调理冲任二脉。若以任、冲二脉来比较，则任脉偏主妊养，冲脉偏主月经，所谓“冲为血海，任主胞胎”。

69. 试述体质的基本概念和构成要素。

答：体质是指人类个体在生命过程中，由遗传性和获得性因素所决定的表现在形态结构、生理机能和心理活动方面综合的相对稳定的特性。它由形态结构、生理机能和心理状态三个方面的差异性构成。

形态结构上的差异性是个体体质特征的重要组成部分，包括外部形态结构和内部形态结构。外部形态结构是体质的外在表现，内部形态结构是体质的内在基础。形态结构的差异性主要通过身体外形体现出来，以躯体形态为基础，与内部脏器结构密切相关，首先表现为体表形态、体格、体型等方面的差异。

形态结构决定生理机能，生理机能又反向影响形态结构，人体的生理机能是其内部形态结构完整性、协调性的反映，是脏腑经络及精气血津液的功能体现，涉及人体消化、呼吸、血液循环、水液代谢、生长发育、生殖、感觉运动、精神活动等各方面。生理机能的差异性反映了脏腑功能的盛衰偏倾，表现为脏腑经络及精气血津液的生理功能、机体的防病抗病能力、自我调节能力的强弱差异、新陈代谢情况以及或偏于兴奋或偏于抑制的基本状态等，是了解体质状况的重要内容。

一定的形态结构与生理机能，是心理特征产生的基础，使个体容易表现出某种心理特征。某种特定的形态结构总是表现为某种特定的心理倾向；不同脏腑的机能活动，总是表现为某种特定的情感、情绪反应与认知活动。而心理特征在长期的显现中，又影响着形态结构与生理机能，并表现出相应的行为特征。因此在体质构成因素中，形构、机能、心理之间有着密切的关系，心理因素是体质概念中不可缺少的内容。心理特征的差异性，主要表现为人格、气质、性格等的差异。

70. 体质辨析的内涵是什么？

答：辨析体质类型，是运用中医学的理论，通过辨析个体的形态结构、生理机能和心理状态等方面的特点，结合体质的分类依据，综合分析，以确定其体质类型。

辨形体结构，即依据个体形体结构的特征来判断其体质类型，包括观察体格、体型、体态、体重、头面、五官、躯干、四肢、皮肤面色、毛发、性征、舌象等，重点了解身体的发育水平、身体缺陷及所患疾病等。

辨机能代谢，即依据个体的脏腑机能和代谢水平辨析个体的体质类型。通过观察和询问，了解个体的饮食、好恶、二便、睡眠、语言、呼吸、脉象、对疾病的易感性及主观感觉等方面的情况，可以判断机体各脏腑机能和新陈代谢水平，有助于判断个体的体质类型。如：机体代谢过亢，产热过多，心跳加快，血压偏高，五心烦热，失眠盗汗，喜食寒凉，大便常干结，小便常短赤，言语亢奋，脉多滑数等，一般属于阴虚体质；而机体代谢减缓，产热不足，心跳缓慢，血压偏低，畏寒肢凉，多寐自汗，喜食温热，大便常稀，小便清长，语声低微，脉多迟缓等，多是阳虚体质。

辨心理特征，即依据个体的心理特征辨析个体的体质类型。心理活动是以脏腑精气为基础的，是体质构成的重要组成部分，因而辨析心理特征是确定个体体质类型的必不可少的环节。传统认识人的心理特征的方法，主要是通过观察和询问，现代中医体质学则借鉴心理调查等手段把握个体的心理特征。若精神委顿，抑郁不畅，不喜欢与人交流，多属阳虚气郁性体质；而精神亢奋，烦躁易怒，与人交谈滔滔不绝，得意忘形，多属阳亢气逆性体质。

因此，辨析体质的基本内涵，综合了形态结构、生理机能和心理特征等三方面的内容，概括了体质构成的基本要素，也深刻把握了个体生命的本质特征，能对体质特点作出准确判断。

71. 临床怎样辨析病人的体质类型？

答：在临床操作中，认识病人体质类型的思维过程与辨证论治思维过程是融合在一起的，也可以说，确定病人体质特征是在辨证论治过程中实现的。当你接诊某一病人时，在诊治过程中，你既要询问病人的现时病情，也要询问既往病史。通过询问既往病史，可以了解病人在此次发病之前的体质状况，并推测和评价病人的体质状况对此次发病及病变演化的作用和影响。如对痹证，病人表现为关节红肿热痛者，为热痹，该病人的体质一般是阴虚质；若病人表现为关节怕冷疼痛，遇寒加重，为寒痹，该病人的体质一般是阳虚质。再如心脏病，如病人表现为心动过速，失眠多梦，五心烦热，证属阴虚，该病人的体质一般是阴虚质；如病人表现为心动过缓，四肢发凉，证属阳虚，该病人的体质一般是阳虚质。明确了病人的体质类型，对提高诊断治疗效果具有重要的意义。

72. 体质与证候有何区别？

答：证候是疾病过程中某一阶段或某一类型的病理概括，一般由一组相对固定的、有内在联系的、能揭示疾病某一阶段或某一类型病变本质的症状和体征构成。证候是病机的外在反映；病机是证候的内在本质。证候具有时空二相性：证候反映疾病的阶段性本质，表明了证候的时相性特征；证候反映疾病不同类型的本质，表明了证候的空间性特征。

体质是指人类个体在生命过程中，由遗传性和获得性因素所决定的表现在形态结构、生理机能和心理活动方面综合的相对稳定的特质。它由形态结构、生理机能和心理状态三个方面的差异性构成。

由上可见，证候是疾病过程中的病理概括，属于病理状态；而体质是生命过程中的特质概括，属于生理状态。但体质与证候存在着相关性：体质因素决定病机的从化（即病情随体质而变化），从而决定疾病的证候类型。

73. 外感六淫与“内生五邪”有何区别和联系？

答：六淫，是由自然界“六气”变化异常而成，属外感致病因素；“内生五邪”又称“内生五气”，因其名称及病理变化、病证特点与六淫有相似之处而名之，但两者有本质的区别。

一是有病因与病机概念的不同。六气，即风、寒、暑、湿、燥、火，是古人对一年四时正常气候变化的高度概括。六气是自然界万物生长的条件，而人类在其长期生存过程中亦适应之。但如六气变化出现太过或不及，或因人体适应调节能力下降，则可致人发病，此时则称之“六淫”。《内经》认为，六气是外感性疾病的主要病因，指出：“夫百病之生也，皆生于风寒暑湿燥火，以之化之变也”（《素问·至真要大论》）。由此，“六淫”是一个病因学概念，泛指风、寒、暑、湿、燥、火六种外感致病邪气。内生五邪，又称“内生五气”，是由脏腑功能失调，精气血津液代谢失常而形成的化风、化寒、化湿、化燥、化火的病理变化。因其类似于风、寒、湿、燥、火六淫外邪致病的病理现象，病起于内，故称“内生五邪”。可见“内生五邪”是一个综合性的病机概念。它反映了中医学在认识人体病理变化过程中，以天人相应的整体观为主导，借助“援物比类”的方法，以自然界的某些现象来说明人体的病理变化。所以，“六淫”与“内生五邪”虽然从认识过程来看有着相同之处，但在概念上却有本质区别，一为病因概念，一属病机范畴。

二是病证与临床表现有别。六淫与内生五邪在发病机制、病机之表里虚实、症状表现诸方面多有不同。外感六淫属外邪，致病首先袭于肌表，侵犯途径由外而内，故所致病证称外感病。内生五邪是由机体自身脏腑的功能失调或精气血津液的代谢失常而产生，病从内生，属内伤杂病。从病机特点看，六淫致病初期多见表证，如恶风（寒）、发热、鼻塞、头痛、脉浮等，多属实证；内生五邪致病，由于病起即为里证，因病变脏腑之不同而形成不同的病机变化，如肝阳亢逆变动为风，脾肾阳虚而寒从中生，脾气不运而湿浊内生，肺与大肠津亏化燥等内生诸证，多为虚证，或虚实夹杂证，亦有实证，但一般无表证。二者的症状表现也各有特点。外邪致病，其临床表现一般都具有表证特征。如外风证因风邪易袭头面肌表等阳位，症见恶风、汗出、头痛等；内风则以病位在肝，肝阳亢逆变动生风而症见掉摇、震颤、眩晕、抽搐等。

外感六淫与内生五邪虽然有种种不同，但二者之间亦有一定的联系。两者之间的相关性主要表现于以下两方面。

一是在发病过程中相互影响。中医学在论述发病过程时，强调正邪两方面的作用，正气不足是发病的内在根据，邪气是发病的条件。六淫致病往往是人体调节适应能力降低而乘虚侵袭为病。如内有脏腑阳虚，则易受外寒侵袭；脾虚湿浊内生，易招致外湿来犯。故《金匮要略心典·痉湿暍病脉证治第二》说：“中湿者，亦必先有内湿而后感外湿。”另一方面，六淫侵袭，损伤正气，脏腑机能失调，内邪由生。如寒邪直中少阴，伤及肾阳，寒从中生；外感湿邪，困阻脾阳，脾不化湿，内湿由生。

二是临床表现有一定关联性。如外感寒邪致病，寒盛则伤阳，尤其寒邪直中，伤及脏腑阳气，既有寒邪致病的特点，又呈现脏腑阳虚里寒的特征。即《类证治裁·伤寒证治纲领》所谓：“伤寒证，有表寒，有里寒……何谓里寒？凡伤寒不由阳经传入，而直入阴经者，手足厥冷，脉微细，下利清谷，名曰中寒，仲景所谓急温之，宜四逆汤是也。”又如外湿与内湿，虽性质不同，但都易困脾，阻遏气机，俱可见脘腹胀闷、不思饮食、泛恶欲吐、口腻不爽、腹泻便溏等症。

可以认为，外感六淫与内生五邪，有病因与病机变化本质的区别，其发病过程及证候表现均有不同，故以“外”、“内”别之；在证候特点上皆有类同自然界风、寒、湿、燥、火之征象，是以外感之“六淫”、内生之“五邪”都以风、寒、湿、燥、火名之。

74. 你认为应怎样评价“火无外火”之说？你认为火与热作为六淫邪气有何区别？

答：“火无外火”，是说火邪只能自体内产生，而不能从外感受。此与“火邪为六淫之一”的概念相悖，故值得商榷。正确的说法是火既有外火，即六淫之火邪，又有内火，即内生之火热。前者属于病因概念，后者属于病机范畴。

火与热作为外感六淫邪气，都属阳邪，都具有炎热之性，致病特征也基本相同。二者的主要区别是：热邪致病，临床多表现为全身性弥漫性发热征象，如伤寒中以白虎汤治疗的阳明经证；火邪致病，临床多表现为某些局部症状，如肌肤局部红、肿、热、痛，或口舌生疮，或目赤肿痛等。火热皆为暑性，二者相较，热属阳，火属阴，故热性弥散，火性结聚。故《素问·阴阳应象大论》说："其在天为热，在地为火……其性为暑。"

75. 温、热、火是否只是热度上的区别？

答："温为热之渐，火为热之极"之说，试图说明温邪、热邪、火邪的致病作用和致病程度是逐级递增的，即温邪的致病作用小，致病程度轻浅，而火邪的致病作用最大，致病程度最重。其实不然，这是一种误解。因"温邪"是"温热病"的特指病因，不可指代比火热之邪致病作用小、致病程度轻浅的病邪。如叶桂所说"温邪上受，首先犯肺，逆传心包"，其致病作用不比火热小，致病程度也不比火热轻。温邪与火邪、热邪在致病上没有可比性，故"温为热之渐"或"温为热之始"等说法是不成立的，也不可用于外感六淫病因范畴。另外，火邪与热邪都是外感病邪，六淫中的火邪包含着热邪，现一般统称为"火热之邪"。火邪与热邪都属阳邪，都具有炎热之性，但也有少许不同。然火邪与热邪的区别，也不在于致病作用的大小和致病程度的轻重，而在于致病特征略有不同：火邪致病有火热结聚的局部症状，而热邪致病常见全身性发热征象。因此，"热为火之渐，火为热之极"的说法也是值得商榷的。

76. 你对七情各自的概念是怎样认识的？

答：七情，是指喜、怒、忧、思、悲、恐、惊七种正常的情志活动，是人体的生理和心理活动对内外环境变化产生的情志反应，属人人皆有的情绪体验。情志是中医学对情绪的特有称谓，即是对现代心理学中情绪的中医命名。情志与七情是一般和个别的关系：情志是对包括七情在内的所有情志特征与属性的抽象和概括，七情则是情志概念下的具体的七种情志。

喜，是伴随愿望实现、紧张情绪解除时的轻松愉快的情绪体验。情绪研究认为：快乐是指盼望的目的达到、紧张解除时的情绪体验。愿望实现是喜的来源。机体的脏腑精气充盛，气血和调，生命状态良好，则感受敏锐且对生活期待高，易于对愿望实现产生相应的内心体验并感受到心身的喜悦。喜的情绪体验的关键特征是紧张的解除和轻松、愉快的体验。

怒，是由于愿望受阻、行为受挫而致的紧张情绪的体验。怒与其他情绪不同，单纯体内气血冲逆足以导致怒的产生。因此，机体气血亢逆的内在变化，外界因素阻碍个体愿望实现，是导致怒产生的基本条件。

忧，是对所面临问题的解决看不到头绪，心情低沉并伴有自卑的复合情绪状态。其情绪范围较广，包括从轻微的一时性的忧郁体验到较严重的难以自行恢复的忧郁状态。一般轻者曰忧，中度者称为忧郁，重度忧郁则称为郁证。忧郁以情绪低落、兴趣减低甚或丧失为特征，机体活动水平也处于低下状态，故伴有性欲低下、活动减少等相应表现。

思，是对所思问题不解，事情未决，思虑担忧的复合情绪状态，通常称为忧思。思虑与忧郁相近，均有脏腑精气不足的内在因素及情绪低落的特征。但思虑尚伴有轻微焦虑，即对所面临的环境感到压力、对所考虑的问题感到担忧的心理负担，其思维是正常的活跃的。而忧郁不同，其思维以迟钝呆滞为显著特点。

悲，是指人失去所爱之人或物，及所追求的愿望破灭时的情绪体验。悲有程度的不同，轻微曰难过，稍重可谓悲伤，再甚则曰哀痛。产生悲的外界原因是失去所珍重的人或物和所追求的愿望的破灭，内在因素则是个体的脏气虚衰。悲与喜具有对立属性，表现在对社会事件的满足与破灭、脏腑精气的亏虚与充实两个层面上。

恐，指遇到危险而又无力应付而引发的惧怕不安的情绪体验。恐惧产生的外在因素是面临威胁而无能为力，这是导致恐惧的关键原因。另外，看到或听到恐怖情景，即使并非亲身经历也能产生恐的情绪体验。恐的内在因素主要为脏腑精气亏虚。

惊，指突然遭受意料之外的事件而引发的紧张惊骇的情绪体验。产生惊的关键是意外之事不期而至。惊虽多由外发，但常伴随其他情绪体验，以复合情绪状态存在。如因已盼望之事不期而至产生的惊喜，突遇险情而险未至的惊吓，遭受不测风云而前景未卜时的惊恐等。恐和惊不同，体验较单纯，主要为惧怕不安，伴随逃脱的企图行为，而惊可伴喜亦可伴恐。

七情代表中医学对人的基本情绪的认识。除七情之外，爱与恨、自豪与羞涩、尊严与蔑视等，也是人类基本的情志表现。

77. 你对情志病“无不从心而发”是怎样认识的？

答：情志是心神对外界刺激的反应。中医学在心主神明理论的基础上，认为心是情志发生的脏腑。《灵枢·邪客》所谓：“心者，五脏六腑之大主，精神之所舍也。”外界的各种刺激首先由心感知，而表现出各种不同的情志变化，即七情皆产生于心。

心神主持调节情志变化。心主神明，司五志，调节控制情志活动。情志致病，虽然可以损伤各相关的脏腑，但都由心始。情志分属五脏，但皆由心而发；而外在情志刺激，先由心受。七情首先影响心神，产生异常的心理反应和精神状态。如《灵枢·本神》说：“是故怵惕思虑者则伤神……喜乐者，神惮散而不藏；愁忧者，气闭塞而不行；盛怒者，迷惑而不治；恐惧者，神荡惮而不收。”喜乐过度，可致精神涣散，神志失常；大怒发作，可致精神冲动，失去理智；过于恐惧，可致神气散失，神不守舍。《素问·举痛论》所说：“惊则心无所倚，神无所归”，“思则心有所存，神有所归”，也明确指出了惊与思也首先损伤心神，然后影响相应的脏腑。故《类经·疾病类·情志九气》对此解释说：“情志之伤，虽五脏各有所属，然求其所由，则无不从心而发。”清代费伯雄《医醇剩义》说：“然七情之伤，虽分五脏而必归本于心。”

78. 正气与邪气是否属于气的范畴？

答：人体之气，是人体内活力很强运行不息的极精微物质，是构成人体和维持人体生命活动的基本物质之一。气的运动，推动和调节着人体新陈代谢的气化过程，维系着人体的生命进程。

正气，是一身之气相对邪气时的称谓，是指人体内具有抗病、祛邪、调节、修复等作用的一类细微物质和能量。一身之气又称人气，是构成人体和维持人体生命活动的细微物质，其在体内运行不息，既有推动和调节人体生长发育和脏腑机能的作用，又有抗邪、祛邪、调节、修复等能力。

自然界中的气，在正常情况下称为“六气”，实指自然界正常的气候变化。如果六气变化异常，则称为“不正之气”；伤人致病，则称为“六淫”或“疠气”。

邪气，现泛指各种致病因素，简称为“邪”。包括存在于外界或由人体内产生的种种具有致病作用的因素。如六淫、疠气、外伤、虫兽伤、寄生虫、七情内伤、饮食失宜、痰饮、瘀血、结石等。

邪气，原指异常的能致病的“六气”（即六淫）及“疠气”，是存在于自然界大气中的细微物质，也是大气流动的表现形式。但到了《内经》时代，则将七情内伤、饮食不节、劳逸失度等也归为致病因素，以“邪气”二字概之，如此将“邪气”的概念泛化，因而“邪气”的概念已经超出了六气和疠气的范畴。另有称人体之气在人体内运行或作用失常者为“邪气”。因此，从气的概念内涵来看，邪气应是存在于自然界大气中的能致病的极细微物质，或是人体内运行或作用失常的气。

为了阐述疾病发生、发展和变化的机理，我们仍将正气与邪气归属为气的范畴。从气分阴阳的角度来看，正气，即一身之气，分为阴气与阳气；邪气，主要指外感病邪，也可分为阳邪与阴邪。人体的阴气抵抗阳邪的侵袭，人体的阳气对抗阴邪的入侵。因而邪正相搏，实际上也就是阴阳斗争。

79. 正气与邪气在发病中各起什么作用？

答：正气是决定发病的关键因素。邪气之所以能够侵袭人体而致病，必然是因正气虚弱，故说“邪之所凑，其气必虚”。正气在发病中的主导作用主要体现在以下几个方面：①正虚感邪而发病。正气不足，抗邪无力，外在邪气乘虚而入，疾病因之发生。如《灵枢·百病始生》说：“风雨寒热，不得虚，邪不能独伤人。卒然逢疾风暴雨而不病者，盖无虚，故不能独伤人。此必因虚邪之风，与其身形，两虚相得，乃客其形。”正气不足，适应和调节功能低下，也易对外界的情志刺激产生较为强烈的反应而发为情志病。②正虚生“邪”而发病。正气不足，对脏腑经络功能活动的推动和调节能力下降，脏腑经络功能失常，精血津液的代谢运行失常，可产生内风、内寒、内湿、内燥、内火等内生五“邪”而发病，或导致痰饮、瘀血、结石等病理产物的产生而引起新的病变。③正气的强弱可决定发病的证候性质。邪气侵人，若正气充盛，奋起抗邪，邪正相搏剧烈，多表现为实证；若正气虚衰，不能敌邪，邪气深入内脏，多发为重证和危证。正气不足，脏腑功能减退，精血津液输布代谢失常而发病，多表现为虚证或虚实夹杂证。综上，说明正气不足是疾病发生的内在因素，正气的盛衰决定着发病与不发病以及发病的深浅和病证的性质。

邪气是发病的重要条件，主要体现于：①邪气是导致发病的原因。疾病是邪气作用于人体而引起邪正相搏的结果，没有邪气的侵袭，机体一般不会发病。②邪气影响发病的性质、类型和特点。不同的邪气作用于人体，表现出不同的发病特点、证候类型。如六淫邪气致病，发病急，病程较短，初起多有卫表证候，证属风、寒、暑、湿、燥、火证。七情内伤，发病多缓慢，病程较长，发病途径是直接伤及内脏，首先作用于心，然后波及相应的脏，使脏腑气机紊乱、气血失调产生病变。饮食所伤，常损伤脾胃，或致五脏的功能失调，或致气血不足，或致食物中毒等。外伤，都是从皮肤侵入，损伤皮肤、肌肉、筋骨、脏腑。毒蛇咬伤还可致全身中毒，甚至死亡。③邪气影响病情和病位。邪气的性质与感邪的轻重，与发病时病情的轻重有关。④某些情况下邪气在发病中起主导作用。在邪气的毒力和致病力特别强，而正气虽盛但也难以抗御的情况下，邪气对疾病的发生起着决定性的作用。如疠气、高温、高压、电流、枪弹伤、虫兽伤等，即使正气强盛，也难免被损伤而产生病变。故历代医家都十分强调应避其侵害，如《素问·上古天真论》说：“虚邪贼风，避之有时。”

80. 你对“外内合邪”的发病观是怎样认识的？其临床意义如何？

答：“外内合邪”之说，最早见于《内经》。《素问·咳论》在论述肺咳的病因病机时说：“皮毛者，肺之合也。皮毛先受邪气，邪气以从其合也。其寒饮食入胃，从肺脉上至于肺则肺寒，肺寒则外内合邪，因而客之，则为肺咳。”“外内合邪”是中医发病学中的重要内容之一，是指疾病常由人体内外邪气共同作用而引起。如《灵枢·邪气藏府病形》说："形寒寒饮则伤肺，以其两寒相感，中外皆伤。"《类经》注云："然必内有所伤，而后外邪得以入之。"《难经·四十九难》说："形寒饮冷则伤肺。"另外，《金匮要略》所说的"夫病痼疾，加以卒病"，实际上也包含外内合邪致病之意。

"外内合邪"的发病观主要包括以下几方面含义：

(1) 内邪伏留最易招致外邪侵袭。所谓内邪，指的是伏留于人体内的致病因素。内伏之邪，所赅颇为广泛，如痰饮、瘀血等。其生成之源有二：①外感病日久不愈，邪气伏着不解，成为内伏之邪。如外受湿邪，蕴而化热，或湿热外袭，直犯下焦，影响膀胱与肾的气化，导致小便淋沥不畅，尿道热涩疼痛，发为湿热淋证。湿有缠绵之性，湿与热合，胶结不解，伏着下焦。若遇外邪侵袭，每易引动下焦伏着之湿热，以致淋证反复发作，经久不愈。若湿热侵犯大肠，湿热郁蒸，损伤肠络，血败肉腐发为痢疾，邪伏不解，常因饮食不当、劳累、受凉等因素的诱导而反复发作，出现下痢赤白脓血黏液，名曰休息痢。②邪自内生，伏着体内。人体内部因疾病而出现的病理产物，如果不能及时祛除，则会成为致病因素，导致其他疾病的发生。内生邪气，以痰饮、瘀血、气郁、郁热、湿浊、食积以及砂石等较为常见。痰饮由于脏腑气化失司，津液输布障碍，停滞结聚而成。痰为有形邪气，伏留体内，常结于脏腑，如宿痰伏肺，常因外感寒热而引触，使积痰内动，壅阻肺气，阻塞气道，发为哮病。故《证治汇补》说："哮乃痰喘之久而常发者也。因内有壅塞之气，外有非时之感，膈有胶固之痰，三者相合，闭拒气道，搏击有声，发为哮病。"瘀血内阻，妨碍脏腑，阻滞气血，必然会影响正气的抗病能力，从而易于招致外邪侵袭。气机郁滞，气化失常，脏腑功能失于协调，难以达到抗邪防病的最佳状态，因此也易招致邪袭。如情志不舒，肝气郁结之人，多易感触外邪，其感冒、外感发热的发病率明显高于常人。内有蕴热，热壅气滞，卫外不利，热盛伤津，其抗御外热的能力下降，每每感受风热燥邪，或感寒而迅即从热化。故前人有"内里无伏热，不易受外感"的说法。湿浊内伏，常责之脾运失健，而脾运失健，则抗御湿邪的功能低下，此时外界湿邪则易内犯。简言之，内有伏着之邪，是招致外邪侵袭的重要因素，而体内邪气常为外感邪气的内应。

(2) 外感邪气是外内合邪致病的重要条件。外邪是否致病取决于人体正气的强盛与否。正气旺盛，御邪有力，外邪难入；反之，正气不足，则外邪易于侵入。内有伏邪，说明人体正气本身不足，或原本失调，其御邪抗病能力必然下降，此时，外邪就成为外内合邪发病的重要条件。外感邪气主要是风、寒、暑、湿、燥、火六淫诸邪，属性有阴阳之别，风、暑、火属阳，寒、湿属阴，燥则随热从阳，随寒从阴。外感邪气的阴阳属性常随内伏之邪的寒热性质依类相从，如内邪属热者，易受阳邪，内邪属阴者，易受寒湿。但也有例外，如内蕴伏热，复为外感风寒所束，发为表寒里热证，亦称"寒包火"证。

(3) 外内合邪而发病，病机更趋复杂。①外内合邪，胶结难解。外内合邪，每每同气相求，即蕴热受热，缊湿受湿，因寒受寒等。由于外内邪气性质相同，合邪发病，则其势归一，愈发难以解除。如膀胱湿热，气化不利，发为淋证。湿热内伏，易感外邪，以致其病反复发作，湿热煎熬，日久可使尿中渣滓结为砂石，导致石淋；而湿热内陷营血，复因外感，终则引发营血分伏热，出现神昏、谵语，甚则危及生命。②邪结不解，易伤正气。邪分内外，但伤人致病，性质则一，即邪正斗争必然损伤正气。邪气内伏，正气本已失常，复受外邪，内外邪气相合，其势愈盛，则愈伤正。如内蕴伏热，复受风热发为温热病。伏热以阴亏为基础，而热病以伤阴为最终转归，因而内外俱热之人，最易发生阴竭之变。再如，内有蕴湿之体，必是脾运失司，复为外湿所犯，内外湿邪交结，其势弥增，则最伤脾阳，有碍脾运，终至脾虚不运。

"外内合邪"的发病观，对临床分析病证的病因病机并进而防治疾病，具有重要的指导意义。在分析疾病的病因病机时，不仅要认识到外在邪气的侵袭，更重要的是要认清机体正气和内伏病证的情况。在治疗时，不仅要祛除外邪，还要调理机体的正气和消除内伏的病证，要内外兼治，攻补兼施。

81. 你对阴阳失调的概念是怎样理解的?

答：阴阳失调，即阴阳之间失去平衡协调的简称，是指在疾病的发生发展过程中，由于各种致病因素的影响，导致机体的阴阳双方失去相对的平衡协调而出现的阴阳偏胜、偏衰、互损、格拒、亡失等一系列病理变化。阴阳失调是疾病的基本病机之一，临床上主要用阴阳的对立制约和互根互用关系失调来阐释寒热性病证及动静失常病证的病变机制。从更广的意义上讲，由于阴阳概念可用以说明脏腑、经络、营卫及气机升降出入等的相互关系，因而阴阳失调又是脏腑、经络、营卫等相互关系失调及气机升降出入运动失常的概括。但通常只以阴阳失调的阴阳偏胜、阴阳偏衰、阴阳互损、阴阳格拒、阴阳亡失等病机阐释寒热虚实病证、寒热真假病证、具有寒热表现的危重病证，以及兴奋与抑制失调的动静失常病证。一般说来，邪正盛衰是虚实性病证的机理，阴阳失调是寒热性及动静失常病证的病机，二者在阐释疾病的发生发展及转归机理时，是联合应用、互为羽翼的。

82. 试用虚实变化的病机分析阴阳失调的常见类型。

答：阴阳失调主要包括阴阳偏胜、阴阳偏衰、阴阳互损、阴阳格拒、阴阳亡失五种类型。

阴阳偏胜："阳胜则热"的实热证，"阴胜则寒"的实寒证，属于"邪气盛则实"的实证，治当"实则泻之"，"损其偏胜"。"阴胜则阳病"的实寒兼阳虚证，"阳盛则阴病"的实热兼阴虚证，属于实中夹虚证，治应攻补兼施，扶正祛邪兼用。

阴阳偏衰："阴虚则热"的虚热证，"阳虚则寒"的虚寒证，属于"精气夺则虚"的虚证，治当"虚则补之"，"补其偏衰"。虚热证当"阳病治阴"，或"阳中求阴"；虚寒证当"阴病治阳"，或"阴中求阳"。阴虚阳亢证和阳虚寒盛证，多属虚中夹实证，治应补虚与泻实兼施，扶正与祛邪兼用。

阴阳互损：阴损及阳和阳损及阴，都属"精气夺则虚"的虚证，但虚损的程度较重，多在累及肾阴、肾阳的情况下发生。阴损及阳的以阴虚为主的阴阳两虚证，治当补阴兼补阳；阳损及阴的以阳虚为主的阴阳两虚证，治当补阳兼补阴。

阴阳格拒：阴盛格阳，属阴寒盛极，格阳于外的实证，治当"甚者从之"，"热因热用"；阳盛格阴，属阳热极盛，格阴于外的实证，治当"甚者从之"，"寒因寒用"。

阴阳亡失：阴气或阳气突然大量脱失，则为亡阴或亡阳，都属气脱之极虚之证，治当救阴固脱或回阳固脱，都应兼以峻剂补气药如人参等。

83. 阴阳偏胜、阴阳偏衰病机的发展趋势如何?

答：阴阳偏胜不仅可出现“阳胜则热”、“阴胜则寒”的实热、实寒证，而且进一步发展，可导致对方的亏损而出现“阳胜则阴病”的实热兼阴虚证和“阴胜则阳病”的实寒兼阳虚证；也可形成阴阳格拒的真热假寒证与真寒假热证；还可形成阴阳转化的病机变化，如热证转为寒证，或寒证转为热证。

阴阳偏衰不仅可出现阴虚则热的虚热证或阳虚则寒的虚寒证，而且进一步虚损，累及对方，可发展为阴损及阳的以阴虚为主的阴阳两虚或阳损及阴的以阳虚为主的阴阳两虚，再进一步发展，可导致亡阴或亡阳。

84. 精虚、血虚、津亏与阴虚有何区别？试述之。

答：（1）概念不同：①精虚主要是指肾精（主要为先天之精）和水谷之精不足，及其功能低下的病理状态。②血虚，是指血液不足，血的濡养功能减退的病理状态。③津亏，即津液不足，是指津液亏少，濡润、滋养功能减退而出现一系列干燥枯涩的病理状态。④阴虚，是指机体阴气不足，凉润、宁静、抑制作用减退，出现阳气相对偏盛、机能虚性亢奋、代谢相对增快、产热相对增多的病理状态。

（2）病因病机不同：①精虚，分肾精不足和水谷之精亏虚。肾精不足多由于先天禀赋不足，或后天失养，或过劳伤肾，以及脏腑精亏不足，日久累及于肾等所致。若因脾失健运，或饮食不当等，致使水谷之精乏源或生成不足，则形成水谷之精匮乏的病理变化。②血虚，多由失血过多，新血不能生成补充；或因脾胃虚弱，饮食营养不足，血液生化乏源；或因血液的化生功能障碍；或因久病不愈，慢性消耗等因素而致营血暗耗等引起。③津液不足的原因主要有三方面：一是热邪伤津，如外感燥热之邪，灼伤津液；或火热内生，如阳亢生热、五志化火等耗伤津液。二是丢失过多，如吐泻、大汗、多尿及大面积烧伤等，均可损失大量津液。三是生成不足，如体虚久病，脏腑机能减退，可见津液生成不足。另外，慢性疾病耗伤津液，亦致津液亏耗。④阴虚，多由于阳邪伤阴，或因五志过极，化火伤阴，或因久病伤阴所致。其病机特点多表现为阴气不足，阳气相对偏盛的虚热证。

（3）临床表现不同：①肾精不足有多方面的临床表现，如生长发育不良、女子不孕、男子精少不育或滑遗过多、精神委顿、耳鸣、健忘，以及体弱多病、未老先衰等。水谷之精不足，可以出现面黄无华、肌肉瘦削、头昏目眩、疲倦乏力等营养不足的虚弱状态。②血虚出现全身或局部的失荣失养，功能活动逐渐衰退等虚弱征象，常见面色淡白或萎黄、唇舌爪甲色淡无华、神疲乏力、头目眩晕、心悸不宁、月经量少、脉细等症。③伤津常见于吐、泻之后。如夏秋季节，多有饮食伤中而致呕吐、泄泻或吐泻交作。损失大量津液者，如不及时补充，可出现目陷、螺瘪、尿少、口干舌燥、皮肤干涩而失去弹性；甚则见目眶深陷、啼哭无泪、小便全无、精神委顿、转筋等症。另外，炎夏、高热、多汗也易伤津，常见口渴引饮、大便燥结、小便短少色黄；气候干燥季节，常见口、鼻、皮肤干燥等均属于伤津为主的临床表现。④阴虚主要表现为虚热及虚性亢奋的症状，如五心烦热、骨蒸潮热、面红升火、消瘦、盗汗、舌红少苔、脉细数等。

85. 气虚与阴虚、阳虚有何关系？

答：气虚，指一身之气不足及其功能低下的病理状态。阴虚，是指机体阴气不足，凉润、宁静、抑制作用减退，出现阳气相对偏盛，机能虚性亢奋，代谢相对增快，产热相对增多的病理状态，其病机特点多表现为虚热证。阳虚，是指机体阳气虚损，温煦、推动、兴奋作用减退，出现阴气相对偏盛，机能减弱，代谢减缓，产热不足的病理状态，其病机特点多表现为虚寒证。

根据“气分阴阳”的理论，气虚可表现为偏于阴气虚或偏于阳气虚的不同。阴气虚则凉润作用减退而见热象，所谓“阴虚则热”；阳气虚则温煦作用不足而见寒象，所谓“阳虚则寒”。若热象与寒象皆不明显，则为气虚的表现。因此，气虚若偏于阴气虚，则为阴虚；若偏于阳气虚，则为阳虚。阴虚者，治应补阴以制阳；阳虚者，治应补阳以消阴。不管是阴虚还是阳虚，都可兼见倦怠乏力等气虚的表现，因而都可兼用人参、黄芪以补气。

86. 气脱与亡阴、亡阳有何关系？

答：气脱，即气不内守，大量向外亡失，以致机能突然衰竭的一种病理状态。亡阴，是指由于机体阴气发生突然大量消耗或丢失，而致全身机能严重衰竭的一种病理状态。亡阳，是指机体的阳气发生突然大量脱失，而致全身机能严重衰竭的一种病理状态。

气脱与亡阳、亡阴在病机和临床表现方面多有相同之处，病机都属气的大量脱失，临床上都可见因气脱失而致虚衰不固以及机能严重衰竭的病理表现。但亡阳是指阳气突然大量脱失，当见冷汗淋漓、四肢厥冷等寒象；而亡阴是阴气突然大量脱失，当出现大汗而皮肤尚温、烦躁、脉数疾等热性征象。若无明显寒象或热象，但见气虚不固及机能衰竭的上述表现，则称为气脱。所以，气脱若偏向阳气的暴脱，则为亡阳；若偏向阴气的大脱，则为亡阴。所以，无论是亡阳还是亡阴，都要在回阳固脱或救阴固脱的基础上兼用人参等补气之品。

87. 试述心血虚、心气虚、心阴虚、心阳虚、心阳暴脱的概念及其临床表现。

答：心血虚，是指心血不足及其濡养功能减退的病理状态。临床常见心悸怔忡、失眠多梦、健忘、眩晕、面色淡黄或淡白、口唇色淡、舌质淡白、脉细弱。治当补益心血，用炙甘草汤等。

心气虚，是指心气不足及其推动和调控血液运行、精神活动等能力减退的病理状态。临床常见心悸怔忡，胸闷气短，活动后加重。伴有精神疲惫，少气懒言，面白自汗，舌淡苔白，脉细弱。治当补益心气，用养心汤等。

心阴虚，是指心之阴气不足，凉润、宁静、抑制等功能减退，虚热内生的病理状态。临床常见心悸（多为心动过速）、心烦、失眠多梦、五心烦热、午后潮热、盗汗等症，舌红少苔或无苔，脉细数。治当滋补心阴，如天王补心丹之类。

心阳虚，是指心之阳气虚衰，温煦、推动、兴奋等功能减退，虚寒内生的病理状态。临床常见心悸气短，心胸憋闷或作痛，动则尤甚，畏寒肢冷。伴有神疲乏力，少气懒言，自汗，面色苍白，或多寐，舌淡胖嫩，脉迟无力，或结代。治当补益心阳，用桂枝人参汤等。

心阳暴脱，是指心之阳气突然大量脱失而致全身机能严重衰竭的病理状态，临床常见心悸怔忡，胸闷气短，或心胸憋闷作痛，突然面色苍白，四肢厥冷，冷汗淋漓，呼吸微弱，口唇青紫，神志模糊甚至昏迷，舌淡紫，脉微细欲绝。治当回阳救逆，用参附汤等。

88. 试述肺津虚、肺气虚、肺阴虚、肺阳虚的概念及其临床表现。

答：肺津虚，即肺精津亏虚，是指肺之精津不足及其滋润濡养功能减退的病理状态。临床常见干咳无痰，或痰少而黏，口咽干燥，皮肤粗糙，毛发枯槁稀疏，或声音嘶哑，舌淡苔干，脉细。治当补养肺之精津，药如黄精、山药、阿胶、胡桃、沙参、麦冬等，方如清燥救肺汤，并增加水液的摄入。

肺气虚，是指肺气不足及其推动和调节呼吸、输布水液、布散卫气以防御等功能减退的病理状态。临床常见咳喘无力，气少不足以息，动则益甚，痰液清稀，声音低怯，面色淡白或㿠白，神疲体倦，或有自汗，畏风，易于感冒，舌淡苔白，脉虚。治宜补益肺气，用六君子汤加减。

肺阴虚，是指肺之阴气不足，凉润、宁静、抑制等功能减退，虚热内生的病理状态。临床常见形体消瘦，午后潮热，五心烦热，盗汗，颧红，干咳无痰，或痰少而黏，甚则痰中带血，声音嘶哑，舌红少苔，脉细数。治宜滋养肺阴，方选沙参麦冬汤、百合固金汤等。

肺阳虚，是指肺之阳气虚衰，温煦、推动、兴奋等作用减退，虚寒内生的病理状态。临床常见咳喘无力，咳吐涎沫，量多质清稀，面色㿠白，形寒肢冷，背寒如掌大，神疲少气，声音低怯，气短息微，口不渴，舌淡胖，苔白滑润，脉迟缓。治宜温补肺阳，化痰平喘，方选温肺汤或小青龙汤加减。

89. 试述肝血虚、肝气虚、肝阴虚、肝阳虚的概念及其临床表现。

答：肝血虚，是指肝血不足及其濡养功能减退的病理状态。临床常见眩晕耳鸣，爪甲不荣，视物模糊或雀盲，胁肋隐痛或肢体麻木，关节拘急不利，手足震颤，肌肉瞤动，或妇女月经量少色淡，甚则闭经，面白无华，唇淡，舌淡苔白，脉弦细。治当补养肝血，可用四物汤之类。

肝气虚，是指肝气不足及其疏泄功能减退的病理状态。临床常见忧郁胆怯，懈怠乏力，头晕目眩，两胁虚闷，时常太息，脉弱。治当补肝解郁，用逍遥散加人参、黄芪等。

肝阴虚，是指肝之阴气不足，凉润、宁静等作用减退，虚火内生或肝阳上亢的病理状态。临床常见眩晕耳鸣，两目红赤，面部烘热，胁肋灼痛，五心烦热，潮热盗汗，舌红少苔，脉弦细数。治当滋养肝阴，用滋水清肝饮之类。

肝阳虚，是指肝之阳气不足，温煦、推动等功能减退，虚寒内生的病理状态。临床常见形寒肢冷，囊缩阴冷或少腹冷痛，腹胀如鼓，四肢肿胀，大便溏薄，体倦乏力，脉细无力。治当温补肝阳，用暖肝煎之类。

90. 试述脾精虚、脾气虚、脾阴虚、脾阳虚的概念及其临床表现。

答：脾精虚，是指脾中水谷之精不足及其濡养等功能减退的病理状态。临床常见消瘦面黄，四肢乏力，食欲不振，食不消化，腹胀泄泻，舌淡脉弱。类似于营养不良。治当补益脾精，增加饮食营养，多以食补。

脾气虚，是指脾气不足，推动和调控饮食物和水液运化等功能减退的病理状态。临床常见腹胀，食后尤甚，纳少，大便溏薄，形体消瘦或浮肿、肥胖。伴有肢体倦怠，神疲乏力，少气懒言，舌淡苔白，脉缓弱。治当补益脾气，用参苓白术散等。

脾气下陷，是指脾气虚衰，升提无力而致内脏下垂的病理状态。临床常见脘腹重坠作胀，食后益甚，肛门重坠，甚则脱肛，子宫下垂，便意频数，久泻不止，小便混浊如米泔，或蛋白尿。治当健脾升提，用补中益气汤等。

脾阴虚，是指脾之阴气不足，凉润、宁静、抑制等功能减退，虚热内生的病理状态。临床常见肌肉消瘦，体倦乏力，唇干色红或生疮，兼有低热，五心烦热，舌红苔少，脉细数。治当补养脾阴，用养胃汤等。

脾阳虚，是指脾之阳气不足，温煦、推动、兴奋等功能减退，虚寒内生的病理状态。临床常见脘腹冷痛，喜温喜按，大便溏泄或完谷不化，或浮肿，小便不利，或妇女带下清稀量多。伴畏寒肢冷，口淡不渴，舌淡胖或有齿痕，苔白滑，脉沉迟无力。治当补益脾阳，用理中汤或附子理中汤等。

91. 试述肾精虚、肾气虚、肾阴虚、肾阳虚的概念及其临床表现。

答：肾精虚，是指肾中所藏之精的虚亏及其濡养、繁衍功能减退的病理状态。临床常见小儿发育迟缓，身体矮小，囟门迟闭，智力低下，动作迟钝，骨骼痿软；男子精少不育，女子经闭不孕，性机能减退；成人早衰，发脱齿摇，耳鸣耳聋，健忘恍惚，足痿无力，神情呆钝。治当补益肾精，用河车大造丸之类。

肾气虚衰，是指肾气不足，推动、调控、防御、固摄等功能减退的病理状态。临床常见胎儿发育迟缓，小儿发育迟缓，成人未老先衰，性机能减退，滑精或早泄，腰膝酸软，体乏无力，精神委顿，或易感冒，舌淡苔白，脉虚无力。治当补益肾气，用金匮肾气丸。

肾阴虚，是指肾之阴气虚衰，凉润、宁静、抑制等作用低下，虚热内生的病理状态。临床常见腰膝酸痛，头晕耳鸣，失眠多梦，男子阳强易举，遗精，妇女经少闭经，或崩漏，形体消瘦，潮热盗汗或骨蒸潮热，五心烦热，咽干颧红，舌红少苔或无苔，脉细数。治当滋养肾阴，用六味地黄丸或知柏地黄丸之类。

肾阳虚，是指肾之阳气虚衰，温煦、推动、兴奋等作用减退，虚寒内生的病理状态。临床常见腰膝酸软冷痛，或男子阳痿，早泄，精冷，妇女宫寒不孕，性欲减退，或久泻不止，完谷不化，五更泄泻，面色㿠白或黧黑，畏寒肢冷，精神萎靡，小便清长或夜尿频，舌淡胖苔白滑，脉沉迟无力或沉弱。治当温补肾阳，用真武汤、四神丸之类。

92. 试述肾的精气阴阳不足与他脏之精气阴阳不足的关系。

答：肾精的主体成分是先天之精，故又可称为元精、真精，是各脏腑之精的根源；肾精所化生的肾气主要是先天之气，与元气、真气的内涵类同，是各脏腑之气的根本；肾气所分化的肾阴与肾阳，分别称为元阴与元阳或真阴与真阳，分别是各脏腑之阴气与阳气的根本，所谓“五脏之阴气，非此不能滋”，“五脏之阳气，非此不能发”。故称“肾为五脏阴阳之本”。各脏之阴气或阳气不足，即各脏出现了阴虚或阳虚，久之则损及肾阴与肾阳，故有“久病及肾”之说。

93. 试述五脏之病证与其精虚、气虚、阴虚、阳虚的关系。

答：中医学用各脏之精气阴阳的作用来说明该脏的生理机能，因而各脏的生理机能失常而出现疾病时，也用其精气阴阳的作用失常来解释。每脏都有几个生理机能，不同的生理机能失常其病证是不同的，但都可以其精气阴阳的失常来阐释。如心的生理机能主要有主血脉和藏神，血液运行的失常，心脏搏动的强弱速率及节律的失常，脉道的瘀滞及血管的舒缩失常等，可用心血虚、心气虚、心阴虚、心阳虚等来阐释；而心神的失常，如烦躁，失眠多梦，或精神萎靡不振等，也可用心血虚、心气虚、心阴虚、心阳虚来解释。同一病机可用来阐释两类不同的病证，而在治疗用药上虽大致相同又有一定的区别。因此，心血虚、心气虚、心阴虚、心阳虚等不属于针对某一具体证候的病机，而属于类证病机。

94. 试述阴虚、阳虚、气虚与精虚、血虚、津虚之间的关系。

答：阴虚是指阴气虚，阳虚是指阳气虚，气虚（狭义）是阴气与阳气对等的两虚，故阴虚、阳虚不能与气虚同时并存而出现气阴两虚和气阳两虚。但阴虚、阳虚、气虚可与精虚、血虚、津虚同时发生，从而出现阴气与精皆不足的阴精两虚，阴气与血皆不足的阴血两虚，阴气与津液皆不足的阴津两虚，阳气与精皆虚衰的阳精两虚，阳气与血皆虚衰的阳血两虚，阳气与津液皆不足的阳津两虚，气与精皆虚损的精气两虚，气与血皆虚损的气血两虚，气与津液皆虚损的气津两虚等病机和证候。临床上此类病机和证候是常见的，只是因对此类概念的内涵认识不清，辨证不明，有时误称或混称而已。如将既有五心烦热又有面色萎黄的阴血两虚误称为单纯的血虚，因而得出血虚发热的推理；将既有少气乏力又有咽干口燥的气津两虚误作为气与阴气皆不足，因而得出了“气阴两虚”的悖论；将既有五心烦热又有咽干口燥的阴津两虚误作为单纯的阴虚，致使阴虚与津亏的概念混淆，并推出“津液即是阴气”，“阴虚即是津亏”的悖论等。

95. 肺燥与肺阴虚有何区别？胃燥与胃阴虚有何区别？

答：（1）肺燥，是指肺中津液亏虚，失其滋润而出现干燥枯涩的病理状态。肺燥有内燥和外燥之分，外燥主要为外感燥邪犯肺，损耗肺津；内燥以津伤化燥为主。

燥为秋季的主气，伤人多自口鼻而入，首犯肺卫，发为外燥病证。初秋尚有夏末之余热，燥与热合，发为温燥；深秋近冬之寒气与燥相合，发为凉燥。燥性干涩，易伤津液，出现各种干燥、涩滞的症状，如口鼻干燥，咽干口渴，皮肤干涩，甚则皲裂，毛发不荣，小便短少等。燥邪多从口鼻而入，最易损伤肺津，影响肺气之宣降，甚或燥伤肺络，出现干咳少痰，或痰黏难咯，或痰中带血，甚则喘息胸痛等。由于肺与大肠相表里，肺津耗伤，大肠失润，传导失司，还可出现大便干涩不畅等症。治疗肺燥当生津润燥，方如桑杏汤、清燥救肺汤或杏苏散。

肺阴虚是肺的阴气受损，凉润、宁静、抑制等作用减退，阴虚不能制阳，阳气相对偏亢而虚热内生的虚热证。临床可见干咳少痰、声音嘶哑、形体消瘦、低热、潮热、盗汗、颧红、五心烦热、舌红少苔、脉细数等虚性机能亢奋和虚热表现。治疗当滋养肺阴，方如百合地黄汤、一贯煎等。

（2）胃燥，是指胃中津液亏虚，滋润失职的病理状态。胃中津液是胃的受纳腐熟机能得以发挥的基础，胃中津液不足，滋润作用不行，则饮食水谷不得腐熟下传，故有胃“喜润而恶燥”之说。胃中津液亏虚则发为胃燥病证，所谓津伤化燥，临床可见口干食少、饥不欲食、大便干结、舌干苔少等症状。治疗当滋养胃中津液，方如麦门冬汤。

胃阴虚是指胃的阴气受损，凉润、宁静、抑制等作用减退，阴不制阳，胃中阳气相对偏亢而虚热内生的病理状态。临床可见胃脘隐隐灼痛、饥不欲食，或胃脘嘈杂、脘痞不舒、五心烦热、形体消瘦，或低热潮热、颧红盗汗、舌红少苔、脉细数等虚性机能亢奋和虚热表现。治疗当滋阴清热，方如养胃汤等。

总之，肺燥与胃燥属于津液不足的病机和证候，而肺阴虚和胃阴虚属于阴气虚，归属于气虚（广义）的范畴。

96. 心气虚、心阳虚、心阴虚的临床表现和治疗有何不同？

答：心阴与心阳都属于心气的组成部分，心阳虚其实质是心气虚偏于阳气虚而出现的虚寒及机能减退的状况，心阴虚其实质是心气虚偏于阴气虚而出现的虚热及虚性机能亢奋的状况。因此心气虚、心阳虚、心阴虚三者都共有心气虚的一些病理表现如：心悸怔忡、气短乏力、自汗神疲、动则加重、面色㿠白、舌淡脉虚等。其中心气虚没有明显的寒热症状。心阳虚则是心之阳气衰少及其温煦、推动功能减退，因而出现形寒畏冷、心胸憋闷疼痛、舌质淡胖苔白滑、脉虚弱或结代等虚寒内生、推动无力的症状。心阴虚则是心之阴气不足及其凉润、抑制功能减退，因而出现五心烦热、失眠多梦、潮热盗汗、颧红、舌红少苔、脉细数等虚热内生、虚性亢奋的症状。

三者治疗的相同点是都可用补气药。心气虚当单补气；心阳虚当温补心阳兼补气，如桂枝人参汤；心阴虚当滋养心阴兼补气，如生脉散。

97. 脾阳与脾气有无区别？脾阳虚与脾气虚有何区别？

答：脾气是构成和维持脾生命活动的基本物质，推动和调控着脾的运化、统血等生理机能。脾阳是指脾气中具有温煦、推动、兴奋特性的部分，对脾脏的生理活动起着促进作用。因此，脾阳与脾气是有区别的，脾阳只是脾气的一个组成部分。

脾气虚以脾气不足、运化无力为主要病机，临床表现为食少，腹胀，食后尤甚，大便溏薄，形体消瘦或浮肿、肥胖，伴有肢体倦怠，神疲乏力，少气懒言，舌淡苔白，脉缓弱。还可出现水肿、小便不利、带下清稀等水湿停聚的症状。

脾阳虚，或因饮食生冷，或因外感寒邪直中脾胃伤损脾阳所致。脾阳虚主要表现为温煦失职、运化无力的虚寒症状，如畏寒肢冷、腹痛喜温、下利清谷、纳呆食减、脉象缓弱等，并兼有脾气虚的表现如食少乏力、少气懒言等，也可兼有水肿、小便不利等症。

在治疗方面，脾气虚证与脾阳虚证都需要补脾气，但治疗脾气虚时应选用平性方药，平补脾气，如补中益气汤等；而脾阳虚当温补阳气，选用温热性方药，如理中汤等。

98. 试述治则治法理论体系的层次结构。

答：治则治法理论体系结构分主导思想、治疗原则、治疗方法和治疗技术手段4个层次：最高层次是主导思想，即治病求本；第二层次是治则，受主导思想的控制，有正治反治、治标治本、扶正祛邪、调整阴阳、三因治宜等；第三层次是治法，受治则的控制，又分治疗八法和具体治法两个层面，其中具体治法又受治疗八法的控制；第四层次是治疗技术手段，受具体治法的支配，如内服、外用、针灸、推拿、拔罐等治病的技术手段。

99. 你对“治病求本”是怎样理解的？此“本”与“标本缓急”之“本”在概念上有何区别？

答：治病求本是中医学治病的主导思想，是指在治疗疾病时，必须辨析出疾病的病因病机，抓住疾病的本质，并针对疾病的本质进行治疗。故《素问·阴阳应象大论》说：“治病必求于本。”病因病机是对疾病本质的抽象认识，因其涵盖了病因、病性、病位、邪正关系、机体体质及机体反应性等，因而是疾病本质的概括。故“求本”，实际上就是辨清病因病机，确立证候。这是整体观念与辨证论治在治疗观中的体现。

“治病求本”之“本”，是辨证论治的核心，是指疾病的本质，即病因病机。所以说“治病求本”之“本”，本于辨证。

“标本缓急”之“本”，属于治则学的内容。标与本是相对而言的，标本关系常用来概括说明事物的现象与本质，在中医学中常用来概括病变过程中矛盾的主次先后关系。作为对举的概念，不同情况下标与本之所指不同。如就邪正而言，正气为本，邪气为标；就病机与症状而言，病机为本，症状是标；就疾病先后而言，旧病、原发病为本，新病、继发病是标；就病位而言，脏腑精气病为本，肌表经络病为标等。从标本所涵盖的内容而言，“本”是指疾病过程中具有决定作用，或居主导、主要地位的矛盾方面。“标本缓急”之“本”，本于论治。

100. 怎样调整阴阳的偏盛和偏衰？

答：对于阴阳偏胜的实性病证，当用“损其有余”即“实则泻之”的方法，包括泻其阳热与损其阴盛两个方面。①泻其阳盛：“阳胜则热”的实热证，据阴阳对立制约原理，宜用寒凉药物以泻其偏盛之阳，此即“热者寒之”之意。若在阳偏盛的同时，由于“阳胜则阴病”，每易导致津液和阴气的亏减，此时，不宜单纯地清其阳热，而需兼顾津液和阴气的不足，即清热的同时，配以滋阴生津之品，即祛邪为主兼以扶正。②损其阴盛：“阴胜则寒”的实寒证，据阴阳对立制约原理，宜用温热药物以消解其偏盛之阴，驱散其寒。此即“寒者热之”之意。若在阴偏盛的同时，由于“阴胜则阳病”，每易导致阳气的不足，此时，不宜单纯地温散其寒，还须兼顾阳气的不足，即在散寒的同时，配以扶阳之品，同样是祛邪为主兼以扶正之法。另外，寒因寒用与热因热用，虽属反治之法，但因是针对阳盛与阴盛的本质而治，故也可归为“损其有余”之法。阳盛格阴所致的真热假寒证，治用寒因寒用，因其本质是实热证，故实为清泻阳热之法；阴盛格阳所致的真寒假热证，治用热因热用，因其本质是阴寒内盛，故实为祛寒温阳之法。

对于阴阳偏衰出现的虚性病证，当补其不足，即所谓“虚则补之”。一般包括以下几个方面：①对于阴阳偏衰的虚寒证和虚热证，调补方法有两类：一是单用阴阳对立制约理论来调补：阴虚不足以制阳而致阳相对偏亢的虚热证，治宜滋阴以抑阳，即“壮水之主，以制阳光”的方法，《内经》称之为“阳病治阴”；阳虚不足以制阴而致阴相对偏盛的虚寒证，治宜扶阳以抑阴，即“益火之源，以消阴翳”的方法，《内经》称之为“阴病治阳”。二是在运用阴阳对立制约理论的基础上兼用阴阳互根互用理论来调补：对于虚寒证，可在补阳时适当佐以补阴药，所谓“阴中求阳”，“阳得阴助而生化无穷”，如在温补肾阳的方中佐芍药、五味子等；对虚热证，可在补阴时适当佐以补阳药，所谓“阳中求阴”，“阴得阳升而泉源不竭”，如在滋补肾阴的方中少佐肉桂或附子等。②对于阴阳两虚病证，当阴阳并补，但须分清主次：阳损及阴者，出现以阳虚为主的阴阳两虚证，治宜在补阳的基础上辅以滋阴之品；阴损及阳者，出现以阴虚为主的阴阳两虚证，治宜在滋阴的基础上辅以补阳之药。③对于阴阳亡失者，当阴阳分固：亡阳者，当回阳以固脱；亡阴者，当救阴以固脱。不论亡阳或亡阴，都要兼用人参等补气药。

101. 试用阴阳的运动规律和形式解释阴病治阳，阳病治阴，阴中求阳，阳中求阴四种治法。

答：（1）阴病治阳和阳病治阴，都是根据阴阳对立制约原理所设的治法。《素问·阴阳应象大论》所说的“阴病治阳”，是指阳虚不能制阴所致的虚寒证，即所谓“阳虚则寒”，一般不能用辛温发散性的药物以祛其寒，而宜用补阳以消阴的治法。即即干冰《素问次注·至真要大论》所说的“益火之源，以消阴翳”。《素问·阴阳应象大论》所说的“阳病治阴”，是指阴虚不能制阳引起的虚热证，即所谓“阴虚则热”，一般不能用苦寒性的药物直折其热，而宜用滋阴以制阳的治法。即王冰《素问次注·至真要大论》所说的“壮水之主，以制阳光”。

（2）阴中求阳和阳中求阴，都是根据阴阳互根互用原理所设的治法。对于阴阳偏衰的虚热证和虚寒证的治疗，明代张介宾还提出了阴中求阳与阳中求阴的治法，他说：“善补阳者，必于阴中求阳，则阳得阴助而生化无穷；善补阴者，必于阳中求阴，则阴得阳升而泉源不竭”（《景岳全书·新方八阵》）。此即阴阳互济的方法。即据阴阳互根的原理，补阳时适当佐以补阴药谓之阴中求阳，补阴时适当佐以补阳药谓之阳中求阴。其意是使阴阳互生互济，不但能增强疗效，同时亦能限制纯补阳或纯补阴时药物的偏性及副作用。如肾阴虚衰而相火上僭的虚热证，可用滋肾阴的知柏地黄丸少佐肉桂以阳中求阴，滋阴制火，即是其例。

102. 试比较正治与反治的异同。

答：正治与反治的不同点：①概念有别：正治，是指采用与疾病的证候性质相反的方药以治疗的一种治疗原则。由于采用的方药与疾病证候表象性质相逆，如热证用寒药，寒证用热药，故又称“逆治”。正治主要包括：寒者热之，热者寒之，虚则补之，实则泻之。反治，是指顺从病证的外在假象而治的一种治疗原则。由于采用的方药性质与病证中假象的性质相同，故又称为“从治”。反治主要包括：热因热用，寒因寒用，塞因塞用，通因通用。②适用病证不同：正治适用于疾病的征象与其本质相一致的病证。即表象与本质一致，因此无须顾忌其他，径可逆其病机而治。反治适用于疾病的征象与其本质不完全吻合的病证。即表象与本质不完全一致，如出现寒热真假或虚实真假等。因此治疗既须顺表象，还要逆病机。

正治与反治的相同点：正治与反治都是针对疾病的本质而治的法则，皆为“治病求本”主导思想的体现。

总之，正治与反治同属治病求本之治，其差异主要是正治逆表象，而反治则顺表象。

103. 心肝火旺的病证临床常用清泻心火兼利尿的方药治疗，并嘱其饮用充足的水，请解释利尿以泻心肝火的道理和途径。

答：依据五行学说，子能令母实，心火亢盛可致肝火亢盛，故泻心火也能泻肝火。藏象学说中，心与小肠相表里，心火可沿手少阴心经和手太阳小肠经下移小肠而为小肠火。小肠主液，小肠中的水液吸收后沿三焦（六腑之三焦）渗入膀胱，故称膀胱为“津液之府”。心火下移小肠，也随水液一起下注膀胱。若心火亢盛，则小肠火也盛，下注膀胱后，可出现尿频、尿急、尿痛、尿赤等症状。故清泻心火，当在摄入充足水液的基础上兼以利尿。如此可调心肝火旺的病变。

附2 模拟试题

《中医基础理论》模拟试题共分三类，适用于不同层次的考试：一是供中医药类专业本科学生该课程结业考试用，即A1、A2两份试卷；二是供中医药类专业七年制本硕连读学生该课程结业考试用，即B1、B2两份试卷；三是供硕士研究生入学考试将《中医基础理论》作为专业课考试科目用，即C1、C2、C3三份试卷。

中医药类专业本科
中医基础理论课程结业考试试卷一（A1）

（答题时间120分钟，总分100分）

一、A_1 型题（1～10题，每题1分，计10分）

（答题说明：请从每题的5个备选答案中选择1个最佳答案）

1. 中医学理论体系形成于

A. 隋唐时期
B. 金元时期
C. 明清时期
D. 战国至秦汉时期
E. 春秋战国时期

2. 金元四大家中，“养阴派”的代表人物是

A. 刘完素　B. 李杲
C. 张从正　D. 朱震亨
E. 张元素

3. 以下属于阴中之阳的是

A. 心　B. 脾　C. 肝
D. 肾　E. 肺

4. “佐金平木”法确立的理论依据是

A. 五行相生　B. 五行相克
C. 五行相乘　D. 五行相侮
E. 五行制化

5. 脏腑之中，被称为“孤府”的是

A. 胆　B. 胃　C. 三焦
D. 脾　E. 脑

6. 五脏与五窍的关系密切，其中肾开窍于

A. 鼻　B. 耳　C. 口
D. 舌　E. 目

7. “罢极之本”是指

A. 肝　B. 肾　C. 脾
D. 胆　E. 心

8. 五脏中，与全身气机调节关系密切的是

A. 肝与肺　B. 心与肺
C. 脾与肺　D. 肾与肺
E. 心与肾

9. 具有“贯心脉行血气”功能的是

A. 元气　B. 心气
C. 宗气　D. 营气
E. 卫气

10. “吐下之余，定无完气”的理论基础是

A. 气能生津　B. 气能行津

C. 气能摄津　D. 津能载气

E. 津能化气

二、B_1型题（11～20题，每题1分，计10分）

（答题说明：请从5个备选答案中，为下列每题选择1个正确答案。每个备选答案可以选用一次，也可以选用多次，也可以一次都不选）

A. 宗气虚　B. 胃气虚

C. 脾气虚　D. 肾气虚

E. 肺气虚

11. 内脏下垂的主要病机是

12. 呼吸短促微弱、语言不清、发声低微的主要病机是

A. 拇指端　B. 食指端

C. 中指端　D. 小指端

E. 无名指端

13. 手少阴心经与手太阳小肠经的交接部位是

14. 手厥阴心包经与手少阳三焦经的交接部位是

A. 风邪　B. 火邪

C. 暑邪　D. 燥邪

E. 以上都不是

15. 六淫邪气中，具有伤津而不耗气致病特征的是

16. 六淫邪气中，具有伤津、耗气且易致疮痈的致病特征的是

A. 阴损及阳　B. 阳损及阴

C. 阴盛格阳　D. 阳盛格阴

E. 阴盛转阳

17. 真热假寒证的病机是

18. 真寒假热证的病机是

A. 阴偏盛　B. 阳偏盛

C. 阴偏衰　D. 阳偏衰

E. 阳胜则阴病

19. 阳中求阴的方法，适用于上述哪种病证

20. 阳病治阴的方法，适用于上述哪种病证

三、C型题（21～30题，每题1分，计10分）

（答题说明：请从每组4个备选答案中，为下列每题选择1个正确答案。若考题与A有关，则选A；若与B有关，则选B；若与A、B两项都有关，则选C；若与A、B两项都无关，则选D）

A. 脑　B. 肝

C. 二者均是　D. 二者均非

21.“髓海”指的是

22.“血海”指的是

A. 辛　B. 甘

C. 二者均是　D. 二者均非

23. 在药食五味中，属于阳的味是

24. 在药食五味中，属于阴的味是

A. 心　B. 肝

C. 二者均是　D. 二者均非

25. 五脏分阴阳，属阳中之阳的是

26. 在五行中属木的是

A. 心　B. 肺

C. 二者均是　D. 二者均非

27. 与气的生成关系密切的脏是

28. 与血液运行关系密切的脏是

A. 足少阳胆经

B. 手太阳小肠经

C. 二者均是

D. 二者均非

29. 十二正经中，既分布于目内眦，又分布于目外眦的经脉是

30. 起于目外眦的经脉是

四、X型题（31～40题，每题1分，计10分）

（答题说明：下列每题的5个备选答案中至少有1个是正确的，请为每题选择1个或1个以上的正确答案，多选、漏选、错选者均不得分。）

31. 以下病邪，属于阳邪的有
A. 风邪　B. 寒邪
C. 暑邪　D. 湿邪
E. 燥邪

32. 因人制宜治则的应用包括以下几种情况
A. 年龄不同　B. 性别差异
C. 体质强弱　D. 生活地域不同
E. 肤色不同

33. 宗气的生成与下列何脏的关系密切
A. 心　B. 肝　C. 脾
D. 肺　E. 肾

34. 以下何脏腑与水液代谢有关
A. 肺　B. 脾　C. 肾
D. 三焦　E. 膀胱

35. 五脏之中，与饮食物的消化吸收关系密切的有
A. 心　B. 肝　C. 脾
D. 肺　E. 肾

36. 以下经脉中循行至齿的是
A. 手太阴肺经
B. 手阳明大肠经
C. 足阳明胃经
D. 足太阴脾经
E. 手太阳小肠经

37. 六淫之中，易耗气伤津的邪气有
A. 风邪　B. 燥邪
C. 暑邪　D. 湿邪
E. 火邪

38. 胆的主要生理功能是
A. 化生血液　B. 排泄糟粕
C. 分泌胆汁　D. 贮存胆汁
E. 排泄胆汁

39. 血液的生成来源有
A. 津液　B. 肾精
C. 营气　D. 元气
E. 卫气

40. 影响外环境的因素有
A. 气候变化　B. 地域特点
C. 生活环境　D. 工作环境
E. 社会环境

五、填空（41～50 题，每空 0.5 分，共 10 分）

41. 中医学的基本特点是________、________。

42. 按五行相生规律确立的治疗原则是________与________。

43. 肝的主要生理功能包括________与________两个方面。

44. 六腑的共同的生理功能是________和________水谷。

45. 血运失常包括________与________两个方面。

46. 十二经脉循行，足少阴肾经上接________经，下交________经。

47. 气随津脱的生理基础是________，大失血急用补气药的理论依据是________。

48. 燥邪的性质和致病特征包括________与________。

49. 饮食失宜包括饮食不节、________与________三个方面。

50. 预防包括________与________两个方面。

六、名词术语解释（51～55 题，每题 2 分，计 10 分）

51. 阴阳
52. 藏象
53. 经络
54. 体质
55. 内生“五邪”

七、简答题（56～60 题，每题 4 分，计 20 分）

56. 何谓五行的相生相克？其规律如何？

57. 十二经脉的走向与交接规律是什么？

58. 简述湿邪的性质和致病特征。

59. 何谓反治？其常用的治法有哪些？

60. 简述人体之精的概念内涵。

八、论述题（61～62 题，每题 10 分，计 20 分）

61. 何谓肝主疏泄？主要表现在哪些方面？试述之。

62. 试述邪正盛衰与疾病虚实变化的关系。

【参考答案】

一、A_1 型题（1～10 题，每题 1 分，计 10 分）

1. D　2. D　3. C　4. B　5. C
6. B　7. A　8. A　9. C　10. D

二、B_1 型题（11～20 题，每题 1 分，计 10 分）

11. C　12. A　13. D　14. E　15. D
16. B　17. D　18. C　19. C　20. C

三、C 型题（21～30 题，每题 1 分，计 10 分）

21. A　22. B　23. C　24. D　25. A
26. B　27. B　28. C　29. B　30. A

四、X 型题（31～40 题，每题 1 分，计 10 分）

31. AC　32. ABC　33. CD
34. ABCDE　35. BC　36. BC
37. CE　38. DE　39. ABC
40. ABCDE

五、填空（41～50 题，每空 0.5 分，计 10 分）

41. 整体观念　辨证论治
42. 虚则补其母　实则泻其子
43. 主疏泄　主藏血
44. 受盛　传化
45. 血瘀　出血
46. 足太阳膀胱　手厥阴心包
47. 津能载气　气能摄血
48. 燥性干涩，易伤津液　燥易伤肺
49. 饮食偏嗜　饮食不洁
50. 未病先防　既病防变

六、名词术语解释（51～55 题，每题 2 分，计 10 分）

51. 阴阳：是中国古代哲学的一对范畴，是对自然界中相互关联（1 分）的某些事物和现象对立双方属性的概括（1 分）。

52. 藏象：是藏于人体内的内脏（1 分）及其表现于外的生理病理征象及与自然界相通应的事物和现象（1 分）。

53. 经络：是经脉和络脉的总称，是运行全身气血（1 分）、联络脏腑、形体、官窍、沟通上下内外，传导感应信息的通路系统（1 分）。

54. 体质：是指人类个体在生命过程中，由遗传性和获得性因素所决定的（1 分）在形体结构、生理功能和心理活动方面综合的相对稳定的特性（1 分）。

55. 内生“五邪”：是指在疾病的发展过程中，由于脏腑经络及精气血津液的功能失常而产生的化风、化寒、化湿、化燥、化火的病理现象（1 分），由于病生于内，故分别称为内风、内寒、内湿、内燥、内火，统称为“内生五邪”（1 分）。

七、简答题（56～60 题，每题 4 分，计 20 分）

56. 答：五行相生，是指五行之间存在的有序的递相滋生、助长、促进的关系（1 分）；相生的规律为：木生火，火生土，土生金，金生水，水生木，依次相生（1 分）。五行相克，是指五行之间存在的有序的递相克制、制约的关系（1 分）；相克的规律为：木克土，土克水，水克火，火克金，金克木，依次相克（1 分）。

57. 答：十二经脉的走向规律为：手三阴经，从胸走手（0.5 分）；手三阳经，从手走头（0.5 分）；足三阳经，从头走足（0.5 分）；足三阴经，从足走腹至胸（0.5 分）。十二经脉的交接规律为：手三阴经与手三阳经交接于手指末端（0.5 分）；手三阳经与足三阳经交接于头面部（0.5 分）；足三阳经与足三阴经交接于足趾末端（0.5 分）；足三阴经与手三阴经交接于胸腹部（0.5 分）。

58. 答：湿邪的性质与致病特征是：①湿为阴邪，易阻遏气机，损伤阳气。湿性类水，故为阴邪；湿邪袭人易阻滞气机，损伤脾阳（1 分）。②湿性重浊。湿邪致病的症状有沉重、秽浊不清等特征（1 分）。③湿性黏滞。湿邪致病具有症状上黏腻不爽，病程上缠绵难愈的特征（1 分）。④湿性趋下，易袭阴位。湿邪致病多引起下肢及下焦部位病变（1 分）。

59. 答：反治，又名从治，是指顺从疾病的假象而治的治疗原则，适用于疾病的现象与本质不全一致的病证（2 分）。反治的常用治法有：①寒因寒用，即以寒性药物治疗具有假寒征象的真热假寒证（0.5 分）；②热因热用，即以热性药物治疗具有假热征象的真寒假热证（0.5 分）；③塞因塞用，即用补益的药物治疗具有闭塞不通症状的真虚假实证（0.5 分）；④通因通用，即用通利的药物治疗具有通泻症状的真实假虚证（0.5 分）。

60. 答：人体之精，是由禀受于父母的生命物质与后天水谷精微相融合而形成的一种精华物质，是人体生命的本原，是构成人体和维持人体生命活动的最基本物质（1 分）。

人体之精的概念可从三个层次来认识：①狭义之精：指具有繁衍生命功能的生殖之精，是人体之精的本始含义（1 分）；②广义之精：指人体之内的一切液态精华物质，包括先天之精、水谷之精、血液、津液等（1 分）；③一般意义的精，即通常所说的精，只包括先天之精、水谷之精、生殖之精及脏腑之精（1 分）。

八、论述题（61～62 题，每题 10 分，计 20 分）

61. 答：肝主疏泄，是指肝气具有疏通、畅达全身气机，进而促进精血津液的运行输布、脾胃之气的升降、胆汁的分泌排泄以及情志的舒畅等作用（2 分）。肝气的疏泄作用主要表现在以下几个方面：①促进血与津液的运行输布：气能行血，行津，肝气能调畅气机，故能促进血液运行与津液输布（2 分）；②促进脾胃的运化与胆汁的分泌排泄：肝通过调节脾胃气机的升降与胆汁的分泌、排泄而促进饮食物的消化吸收（2 分）；③调畅情志：情志活动以气血运行通畅为基础，肝气疏泄能调畅气机，促进血行，故能调畅情志（2 分）；④促进男子排精与女子排卵行经：女子的排卵与月经来潮，男子的排精，依赖于气机的调畅及肝气的疏泄功能（2 分）。

62. 答：邪正盛衰决定病证的虚实：实，是以邪气盛为矛盾主要方面的病理状态，其病机特点是邪气亢盛，正气未衰，正邪斗争剧烈，出现一系列亢奋有余的证候，称为实证（2 分）；虚，是以正气不足为矛盾主要方面的病理状态，其病机特点是正气不足，邪气不盛或已退，难以出现剧烈的邪正斗争，出现一系列虚损、衰退、不足的证候，称为虚证（2 分）。

邪正盛衰与虚实的变化有关：①虚实错杂，包括虚中夹实（正虚为主，兼有实邪）（1 分）与实中夹虚（邪实为主，兼有正虚）（1 分）；②虚实转化，包括由实转虚（邪气久留，损伤正气）（1 分）与因虚致实（正气不足而邪气积聚）（1 分）；③虚实真假，包括真实假虚（大实有羸状）（1 分）与真虚假实（至虚有盛候）（1 分）。

中医药类专业本科

中医基础理论课程结业考试试卷二（A2）

（答题时间120分钟，总分100分）

一、A_1 型题（1～10题，每题1分，计10分）

1. 奠定中医学理论基础的经典著作是
A.《黄帝内经》
B.《难经》
C.《伤寒杂病论》
D.《神农本草经》
E.《诸病源候论》

2. 下列属于阴的属性是
A. 向上的　B. 温暖的
C. 无形的　D. 下降的
E. 明亮的

3. 以昼夜分阴阳，前半夜为
A. 阴中之阳　B. 阳中之阴
C. 阳中之阳　D. 阴中之阴
E. 以上都不是

4. 以下可用阴阳互相转化来解释的是
A. 阳虚则寒　B. 重阴必阳
C. 寒者热之　D. 阴损及阳
E. 阴盛则阳病

5. 五行中木的“所不胜”是
A. 水　B. 木　C. 土
D. 金　E. 火

6. 下列属于母子关系的是
A. 木与土　B. 火与金
C. 水与土　D. 水与金
E. 火与水

7. “益火之源，以消阴翳”，是根据阴阳之间何种关系提出的治法
A. 阴阳交感　B. 对立制约
C. 互根互用　D. 相互转化
E. 相互消长

8. “木火刑金”在五行学说中属于
A. 相乘　B. 相侮
C. 相生　D. 子病及母
E. 母病及子

9. “大实有羸状”的疾病本质属于
A. 实中夹虚　B. 虚中夹实
C. 实转为虚　D. 因虚致实
E. 真实假虚

10. 具有闭阻不通症状的虚性病证，用补益药物来治疗，属于下列哪一种治疗法则
A. 实者泻之　B. 虚者补之
C. 通因通用　D. 塞因塞用
E. 攻补兼施

二、B_1 型题（11～20题，每题1分，计10分）

A. 足少阴　B. 足阳明
C. 足太阴　D. 足厥阴
E. 足少阳

11. 十二经脉之中，循行于腹面的经脉，最靠近腹中线的是上面中的哪一项

12. 十二经脉之中，循行于腹面的经脉，由腹中线向外的第二条经是上面中的哪一项

A. 心　B. 肝　C. 肺
D. 肾　E. 脾

13. 唾与何脏关系密切

14. 涎与何脏关系密切

A. 肺　B. 肾　C. 脾
D. 小肠　E. 肝

15. “以升为健”的脏是

16.“主升主动”的脏是

A. 脏　　B. 腑

C. 奇恒之腑

D. 既是腑，又是奇恒之腑

E. 既是脏，又是奇恒之腑

17. 胆属于

18. 脑属于

A. 手指末端　　B. 胸中

C. 足趾　　D. 头面部

E. 背部

19. 十二经脉中，同名的手阳经和足阳经交接于

20. 十二经脉中，相为表里的手阴经和手阳经交接于

三、C 型题（21 ~ 30 题，每题 1 分，计 10 分）

A. 湿邪　　B. 风邪

C. 二者均是　　D. 二者均非

21. 以上哪一种病邪致病，可表现为周身困重，四肢倦怠

22. 以上哪一种病邪致病，可表现为震颤、抽搐、颈项强直

A. 喜　　B. 恐

C. 二者均是　　D. 二者均非

23. 导致“气消”的情志因素是

24. 导致“气上”的情志因素是

A. 真热假寒证　　B. 真寒假热证

C. 二者均是　　D. 二者均非

25.“阴盛格阳”属于

26.“阳胜则阴病”属于

A. 益火补土法　　B. 培土生金法

C. 二者均是　　D. 二者均非

27. 以上治法中，哪一项以五行相克规律为依据

28. 以上治法中，哪一项以五行相生规律为依据

A. 心肾关系　　B. 肝肾关系

C. 二者均是　　D. 二者均非

29.“水火既济”是指

30.“乙癸同源”是指

四、X 型题（31 ~ 36 题，每题 2 分，计 12 分）

31. 以下属于五行相乘的是

A. 水气凌心　　B. 肝气犯脾

C. 肝火犯肺　　D. 水不涵木

E. 心肝血虚

32. 下列哪几项是循行于上肢外侧面的经脉

A. 大肠经　　B. 胃经

C. 小肠经　　D. 胆经

E. 三焦经

33. 女子胞的生理功能与哪些脏腑关系密切

A. 心　　B. 肝　　C. 肺

D. 脾　　E. 肾

34. 形成瘀血的病因病机有

A. 外伤　　B. 气虚

C. 气滞　　D. 血虚

E. 血热

35. 下列哪些是疠气的致病特点

A. 传染性强，易于流行

B. 发病急骤，病情危笃

C. 一气一病，症状相似

D. 转化性

E. 地区性

36. 下列中哪些是在祛邪原则指导下确立的治疗方法

A. 发汗　　B. 涌吐

C. 攻下　　D. 活血化瘀

E. 益气

五、填空题（37 ~ 43 题，每空 1 分，计 18 分）

37. 根据五行相生规律制定的治疗原则有________，________。

38. 中医理论体系的主要特点有________，________。

39. 饮食致病的类型包括________、________和________。

40. 过劳包括________、________、________三个方面。

41. 《素问·通评虚实论》指出："________则实，________则虚。"

42. 反治主要包括热因热用、________、________、________四种治法。

43. 三因制宜的内容包括________、________、________。

六、名词术语解释（44～49题，每题3分，计18分）

44. 五行相克

45. 精血同源

46. 十二经筋

47. 阳盛格阴

48. 辨症求因

49. 阴阳

七、问答题（50～53题，计22分）

50. 试述宗气的生成、分布与功能。（5分）

51. 简述正气与邪气的概念及其在发病中的作用。（5分）

52. 试述肺与肾的关系。（6分）

53. 试述痰饮的形成原因及致病特点。（6分）

【参考答案】

一、A_1 型题（1～10题，每题1分，计10分）

1. A　2. D　3. D　4. B　5. D
6. D　7. B　8. B　9. E　10. D

二、B_1 型题（11～20题，每题1分，计10分）

11. A　12. B　13. D　14. E　15. C
16. E　17. D　18. C　19. D　20. A

三、C 型题（21～30题，每题1分，计10分）

21. A　22. B　23. D　24. D　25. B
26. D　27. D　28. C　29. A　30. B

四、X 型题（31～36题，每题2分，计12分）

31. AB　32. ACE　33. ABDE
34. ABCE　35. ABC　36. ABCD

五、填空题（37～43题，每空1分，计18分）

37. 虚则补其母　实则泻其子
38. 整体观念　辨证论治
39. 饮食不节　饮食不洁　饮食偏嗜
40. 劳力过度　劳神过度　房劳过度
41. 邪气盛　精气夺
42. 寒因寒用　塞因塞用　通因通用
43. 因时制宜　因地制宜　因人制宜

六、名词术语解释（44～49题，每题3分，计18分）

44. 五行相克：是指木、火、土、金、水五行之间的递相克制、制约关系，即五行中的任何一行对其所胜行的克制和制约（1分）。其顺序为：木克土，土克水，水克火，火克金，金克木（2分）。

45. 精血同源：即肝肾同源（1分）。肝藏血，肾藏精，精血皆由水谷之精化生和充养，且能相互资生，故曰同源互化（2分）。

46. 十二经筋：是十二经脉之气结、聚、散、络于筋肉、关节的体系（2分），受十二经脉气血的濡养和调节（1分）。

47. 阳盛格阴：是指阳热偏盛至极，深伏于里，阳气被遏，郁闭于内，不能外达于肢体而将阴气排斥于外的一种病理状态（2分），形成真热假寒证（1分）。

48. 辨症求因：以疾病的临床表现为依据，通过分析病证的症状、体征来推求病因，为治疗用药提供依据。（3分）

49. 阴阳：是对自然界相互关联的某些

事物或现象对立双方属性的概括。(3分)

七、问答题(50~53题，计22分)

50. 答：宗气是由谷气与自然界清气相结合而积聚于胸中的气，其生成来源有二：一是脾胃运化的水谷之精所化生的水谷之气，二是肺从自然界中吸入的清气。二者在肺中相结合而生成宗气，积于胸中气海（2分）。宗气聚于胸中，通过上出息道、贯注心脉及沿三焦下行的方式布散全身（1分）。宗气的生理功能主要有：上走息道以行呼吸、贯注心脉以行血气和下蓄丹田以资先天元气（2分）。

51. 答：正气，是一身之气相对邪气时的称谓，是指人体内具有抗病、祛邪、调节、修复等作用的一类细微物质（1分）。邪气，泛指各种致病因素（1分）。正气和邪气是决定疾病发生的重要因素，其中，正气不足是疾病发生的内在因素，邪气是发病的重要条件（1分）。正气在发病中的作用体现在：正虚感邪而发病；正虚生邪而发病；正气的强弱可决定发病的证候性质（1分）。邪气在发病中的作用体现在：邪气是导致发病的原因；影响发病的性质、类型和特点；影响病情和病位；某些情况下在发病中起主导作用（1分）。

52. 答：肺与肾的关系，主要表现在水液代谢、呼吸运动及阴阳相互资生三个方面。

①水液代谢：肺主行水，为水之上源；肾主水液代谢，为主水之脏。肺气宣发肃降而行水的功能，有赖于肾气及肾阴肾阳的促进；肾气所蒸化及升降的水液，有赖于肺气的肃降作用而下归于肾或膀胱（2分）。

②呼吸运动：肺主气而司呼吸，肾藏精而主纳气。人体的呼吸运动，虽为肺所主，但亦需肾气的纳气功能协助。只有肾精及肾气充沛，封藏功能正常，肺吸入的清气才能经过其肃降而下纳于肾，以维持呼吸的深度（2分）。

③阴阳相互资生：金为水之母，肺阴充足，下输于肾，使肾阴充盈；肾阴为诸阴之本，肾阴充盛，上滋于肺，使肺阴充足。肺阴不足与肾阴不足，既可同时并见，亦可互为因果，最终导致肺肾阴虚内热之候。肾阳为诸阳之根，能资助肺阳，共同温暖肺阴及肺津，推动津液输布（2分）。

53. 答：①痰饮的形成，多为外感六淫，或七情内伤，或饮食不节等，导致脏腑功能失调，气化不利，水液代谢障碍，水液停聚而形成。由于肺、脾、肾、肝及三焦等对水液代谢起着重要作用，故痰饮的形成，多与肺、脾、肾、肝及三焦功能失常有关。如肺失宣降，津液不布，水道不利，则聚水而生痰饮；脾失健运，水湿内生，可以凝聚生痰；肾阳不足，水液不得蒸化，也可停而化生痰饮；肝失疏泄，气机郁滞，津液停积而为痰为饮；三焦水道不利，津液失布，也能聚水生痰（3分）。

②痰饮的致病特点为：阻滞气血运行；影响水液代谢；易于蒙蔽心神；致病广泛，变幻多端（3分）。

中医药类专业本硕连读

中医基础理论课程结业考试试卷一（B1）

（考试时间120分钟，总分数100分）

一、A_1 型题（1～10题，每题1分，计10分）

1. 中医治病主要着眼于辨析

A. 疾病　　B. 证候

C. 体征　　D. 症状

E. 体质

2. “阴虚则热”所致病证的性质是

A. 实热证

B. 虚热证

C. 真热假寒证

D. 真寒假热证

E. 上热下寒证

3. “益火之源，以消阴翳”属于以下何种治法

A. 阴病治阳　　B. 阳病治阴

C. 阴中求阳　　D. 阳中求阴

E. 以上都不是

4. “阳胜则阴病”，用下列哪种理论解释为宜

A. 阴阳相互消长

B. 阴阳相互转化

C. 阴阳互根互用

D. 阴阳相互制约

E. 阴阳相互交感

5. 根据五行相克规律确定的治疗方法是

A. 滋水涵木　　B. 益火补土

C. 培土生金　　D. 佐金平木

E. 金水相生

6. 下列哪一项属肺的生理特性

A. 生成宗气　　B. 调理气机

C. 肺为娇脏　　D. 主一身之气

E. 朝百脉

7. 心在液为

A. 汗　　B. 泪　　C. 涕

D. 唾　　E. 涎

8. 脾主升清的内涵是

A. 脾之阳气上升心肺

B. 脾气以升为健

C. 脾气将水谷精微上输心肺

D. 脾气输布水液于全身

E. 脾气上升防止下出血

9. 称肝为“罢极之本”，主要是由于肝有下列哪种功能

A. 促进血行　　B. 调畅气机

C. 贮藏血液　　D. 疏通水道

E. 疏泄肾精

10. 心藏神，其主要的物质基础是

A. 精　　B. 血　　C. 津液

D. 营气　　E. 心气

二、B_1 型题（11～20题，每题1分，计10分）

A. 气门　　B. 吸门

C. 贲门　　D. 飞门

E. 户门

11. 不属于“七冲门”的是

12. “会厌”为

A. 气能生血　　B. 气能行血

C. 气能摄血　　D. 血能载气

E. 血能生气

13. 治疗血瘀时配用补气药，其理论依据是

14. 治疗出血时配用补气药，其理论依据是

A. 手太阴与手太阳经

B. 足厥阴与足少阳经

C. 督脉与任脉

D. 阴跷脉与阳跷脉

E. 阴维脉与阳维脉

15. 以上具有表里关系的经脉是

16. 以上具有交接关系的经脉是

A. 手太阳经　B. 足太阴经

C. 足厥阴经　D. 任脉

E. 冲脉

17. 在循行过程中连舌本、散舌下的经脉是

18. 在循行过程中到达目外眦和目内眦的经脉是

A. 暑邪　B. 寒邪

C. 风邪　D. 燥邪

E. 火邪

19. 致病有明显季节性的病邪是

20. 致病易伤肺脏的病邪是

三、C 型题（21 ~ 30 题，每题 1 分，计 10 分）

A. 滑利关节　B. 入脉化血

C. 二者均是　D. 二者均非

21. 以上属于液的功能的是

22. 以上属于津的功能的是

A. 风邪　B. 寒邪

C. 二者均是　D. 二者均非

23. 容易引起气血不通的邪气是

24. 善行而数变的邪气是

A. 喜　B. 怒

C. 二者均是　D. 二者均非

25. 导致气机郁结的情志刺激因素是

26. 导致气机逆上的情志刺激因素是

A. 阴阳的失调

B. 邪正的盛衰

C. 二者均是

D. 二者均非

27. 病证的虚实变化，主要取决于

28. 病证的寒热变化，主要取决于

A. 寒凉季节慎用寒药

B. 炎热季节慎用热药

C. 二者均是

D. 二者均非

29. 以上哪种治法符合“用热远热”的原则

30. 以上哪种治法符合“因时制宜”的原则

四、X 型题（31 ~ 50 题，每题 1 分，计 20 分）

31. 根据五行特性，下列属木的有

A. 肝　B. 胆　C. 筋

D. 喉咙　E. 辛味

32. 下列属于阴阳转化的有

A. 重阴必阳，重阳必阴

B. 寒极生热，热极生寒

C. 真寒假热，真热假寒

D. 水极似火，火极似水

E. 阴胜则阳病，阳胜则阴病

33. 肾气亏虚可出现

A. 发育迟缓　B. 遗精滑精

C. 水液不化　D. 动则气喘

E. 髓海空虚

34. 与肝的疏泄功能密切相关的生理活动有

A. 血液的循行

B. 津液的输布

C. 情志的舒畅

D. 脾气的升健

E. 女子的月经

35. 导致胆汁排泄障碍的有

A. 脾气不升　B. 肝失疏泄

C. 肺失肃降　D. 湿热蕴脾

E. 胃失和降

36. 宗气的生理功能有

A. 推动血行　B. 充养皮毛
C. 司膝理开阖　D. 化生血液
E. 助肺司呼吸

37. 与津液输布有关的脏腑功能有
A. 脾之运化　B. 肺之宣降
C. 肝之疏泄　D. 胃之游溢精气
E. 三焦之决渎

38. 以补气方法治疗出血证，其理论依据是
A. 气能生血　B. 气能行血
C. 气能摄血　D. 血能载气
E. 血能生气

39. 小肠的生理功能有
A. 受盛化物　B. 泌别清浊
C. 传化糟粕　D. 吸收水液
E. 吸收水谷精微

40. 起于胞中的经脉有
A. 督脉　B. 任脉
C. 带脉　D. 冲脉
E. 阴维脉

41. 任脉的基本功能是
A. 总督阳经气血
B. 调节阴经气血
C. 妊养胞胎
D. 调节十二经气血
E. 约束纵行诸脉

42. 循行于下肢内侧的经脉有
A. 足少阴经　B. 足厥阴经
C. 冲脉　D. 任脉
E. 阴跷脉

43. 下列属于"偏阴质"特征的有
A. 形体偏瘦　B. 性格内向
C. 喜静少动　D. 急躁易怒
E. 精力旺盛

44. 寒邪的性质和致病特点是
A. 黏滞　B. 凝滞
C. 收引　D. 趋下
E. 重浊

45. 易伤津液的病邪有
A. 风邪　B. 寒邪
C. 火邪　D. 燥邪
E. 暑邪

46. 七情致病，扰乱心气的情志有
A. 喜　B. 恐　C. 悲
D. 怒　E. 惊

47. 气滞常见于下列哪些脏腑
A. 肺　B. 胃　C. 肝
D. 脾　E. 肾

48. 形成阳偏胜的主要原因有
A. 感受阳邪　B. 五志过极
C. 食积瘀血　D. 久病耗伤
E. 阴邪从阳而化

49. 因人制宜的原则包括考虑病人的
A. 性别差异　B. 生活地域不同
C. 年龄不同　D. 体质不同
E. 证候不同

50. 下列属于扶正的治法有
A. 滋阴制阳　B. 阴中求阳
C. 阴病治阳　D. 热者寒之
E. 塞因塞用

五、填空题（51～60题，每空0.5分，计10分）

51. 金元四大家中，提出相火论的是________，后世称其为________派。

52. 以五行学说来分析，肝病及肺称为________，肺病传肾称为________。

53. 中精之府是指________，孤脏是指________

54. 宗气积聚于________，故称此处为________。

55. 脾在窍为________，与之通应的季节是________。

56. 称为血海的经脉和脏腑分别是________和________。

57. 手太阳经与________为表里，足少阳经与________为表里。

58.《素问·举痛论》说：“怒则气上；思则________；寒则________。”

59. 内风中属于阳盛化风病机的有________和________。

60. 根据扶正祛邪治则，虚中夹实证当用________或________法治疗。

六、简答题（61～65 题，每题 4 分，计 20 分）

61. 为什么说事物的阴阳属性是相对的？

62. 简述元气的概念、生成、分布和功能。

63. 简述奇经八脉的含义及其总体功能。

64. 简述体质的基本概念及其构成。

65. 简述六淫的概念及其共同致病特点。

七、论述题（66～67 题，每题 10 分，计 20 分）

66. 肺气的宣发与肃降各体现于哪些方面？试述之。

67. 试述阴阳偏衰的病机、证候及其相应治法。

【参考答案】

一、A_1 型题（1～10 题，每题 1 分，计 10 分）

1. B　2. B　3. A　4. D　5. D
6. C　7. A　8. C　9. C　10. B

二、B_1 型题（11～20 题，每题 1 分，计 10 分）

11. A　12. B　13. B　14. C　15. B
16. B　17. B　18. A　19. A　20. D

三、C 型题（21～30 题，每题 1 分，计 10 分）

21. A　22. B　23. B　24. A　25. D
26. B　27. B　28. A　29. B　30. C

四、X 型题（31～50 题，每题 1 分，计 20 分）

31. ABC　32. AB　33. ABCD
34. ABCDE　35. BDE　36. AE
37. ABCE　38. AC　39. ABDE
40. ABD　41. BC　42. ABCE
43. BC　44. BC　45. CDE
46. AE　47. ABCD　48. ABCE
49. ACD　50. ABCE

五、填空题（51～60 题，每空 0.5 分，计 10 分）

51. 朱震亨　滋阴
52. 相侮　母病及子
53. 胆　脾
54. 胸中　气海
55. 口　长夏
56. 冲脉　肝
57. 手少阴经　足厥阴经
58. 气结　气收
59. 肝阳化风　热极生风
60. 扶正祛邪兼用　先扶正后祛邪

六、简答题（61～65 题，每题 4 分，计 20 分）

61. 答：事物阴阳属性的相对性主要体现于以下三点：①事物的阴阳属性在一定条件下可转化，即属阳的事物可以转化为属阴，属阴的事物也可转化为属阳，如证的阴阳转化（1 分）；②阴阳之中复有阴阳，即阴阳之中可再分阴阳，原有的阴阳属性被淡化，如昼为阳而夜为阴：昼中之上午为阳中之阳，下午为阳中之阴，夜间之前半夜为阴中之阴，后半夜为阴中之阳（2 分）；③比较的对象不同，阴阳属性不同，春天与冬天比较属阳，但与夏天比较则属阴（1 分）。

62. 答：元气是人体中最根本最重要的气，是人体生命活动的原动力（1 分）。元气由肾藏的先天之精化生，沿三焦分布全身（1 分）。元气的功能：①推动和调节人体的生长发育和生殖（1分）；②推动和调控各脏腑、经络、形体、官窍的生理活动（1分）。

63. 答：奇经八脉，是督、任、冲、带、阴跷、阳跷、阴维、阳维脉的总称（1分）。由于它们的分布没有十二经脉那样规则，与脏腑没有属络关系，彼此之间也无表里关系，与十二经脉不同，故称（1分）。总体功能有：①密切十二经脉之间的关系（1分）；②调节十二经脉气血（1分）；③加强了五脏与某些奇恒之腑的联系。

64. 答：体质，是指人类个体在生命过程中，由遗传性与获得性因素所决定的表现在形态结构、生理功能与心理特征等方面综合的相对稳定的特性（1分）。体质的构成成分主要有：形态结构的差异性（1分）；生理功能的差异性（1分）；心理特征的差异性（1分）。

65. 答：六淫，即风、寒、暑、湿、燥、火（热）六种外感病邪的统称（1分）。六淫致病一般有以下共同特点：①外感性：六淫致病，其致病途径多从肌表、口鼻而入，或两者同时受邪（1分）。②季节性：六淫致病常有明显的季节性，如春季多风病，夏季多暑病，长夏多湿病，秋季多燥病，冬季多寒病（0.5分）。③地域性：六淫致病与生活、工作的区域环境密切相关（0.5分）。④相兼性：六淫邪气既可单独伤人致病，又可两种以上同时侵犯人体而为病。如风热感冒、暑湿感冒、湿热泄泻、风寒湿痹等（1分）。

七、论述题（66～67题，每题10分，计20分）

66. 答：肺主宣发是指肺气具有向上升和向外周布散的作用（1分），主要体现在以下三个方面：①呼出体内浊气（1分）；②将脾所转输来的津液和部分水谷精微上输头面诸窍，外达于全身皮毛肌腠（1分）；③宣发卫气于皮毛肌腠，以温分肉，充皮肤，肥腠理，司开阖，将代谢后的津液化为汗液，并控制和调节其排泄（1分）。

肺主肃降是指肺气具有向内向下清肃通降的作用（1分），主要体现在以下三个方面：①吸入自然界之清气，并将吸入之清气与谷气相融合而成的宗气向下布散至脐下，以资元气（1分）；②将脾转输至肺的津液及部分水谷精微向下向内布散于其他脏腑以濡润之（1分）；③将脏腑代谢后产生的浊液下输于肾或膀胱，成为尿液生成之源（1分）。

肺气的宣发和肃降，是相互制约、相互为用的两个方面（1分）。宣发与肃降协调，则呼吸均匀通畅，水液得以正常的输布代谢，所谓“水精四布，五经并行”（1分）。

67. 答：阳偏衰，即是阳虚，是指机体阳气虚损，机能减退或衰弱，代谢减缓，产热不足的病理状态（1分）。一般来说，其病机特点多表现为机体阳气不足，阳不制阴，阴气相对偏亢的虚寒证（2分）。临床可见面色㿠白、畏寒肢冷、脘腹冷痛、喜静蜷卧、小便清长、下利清谷、舌淡、脉迟等症。治宜补阳消阴，即所谓“阴病治阳”，“益火之源，以消阴翳”（2分）。

阴偏衰，即是阴虚，是指机体阴气不足，阴不制阳，导致阳气相对偏盛，机能虚性亢奋的病理状态（1分）。一般来说，其病机特点多表现为阴气不足，阳气相对偏盛的虚热证（2分）。临床常见五心烦热、骨蒸潮热、面红升火、消瘦、盗汗、咽干口燥、舌红少苔、脉细数等症。治宜补阴抑阳，即所谓“阳病治阴”，“壮水之主，以制阳光”（2分）。

中医药类专业本硕连读

中医基础理论课程结业考试试卷二（B2）

（考试时间120分钟，总分数100分）

一、A_1型题（1～10题，每题1分，计10分）

1. 奠定中医学的理论基础的著作是
   A.《黄帝内经》
   B.《难经》
   C.《伤寒杂病论》
   D.《神农本草经》
   E.《脉经》

2. 金元四大家中被称为养阴派的是
   A. 刘完素　B. 李东垣
   C. 张从正　D. 朱丹溪
   E. 张元素

3. 五脏之中，阴中之阳是指
   A. 心　B. 肝　C. 脾
   D. 肺　E. 肾

4. 阳病治阴，用于
   A. 阴虚　B. 阳虚
   C. 阴盛　D. 阳盛
   E. 阴阳两虚

5. 五行中木的特性是
   A. 曲直　B. 炎上
   C. 从革　D. 稼穑
   E. 润下

6. 五行中的所胜是指
   A. 生我者　B. 我生者
   C. 我克者　D. 克我者
   E. 我侮者

7. 根据五行相生规律确定的治法是
   A. 抑木扶土　B. 佐金平木
   C. 滋水涵木　D. 泻南补北
   E. 培土制水

8. 十二经脉中循行于腹面者，自内向外的次序是
   A. 足少阴、足阳明、足太阴、足厥阴
   B. 足少阴、足太阴、足阳明、足厥阴
   C. 足少阴、足阳明、足厥阴、足太阴
   D. 足少阴、足厥阴、足阳明、足太阴
   E. 足阳明、足少阴、足太阴、足厥阴

9. “吐下之余，定无完气”是因为
   A. 气能生津　B. 气能行津
   C. 气能摄津　D. 津能载气
   E. 津能生气

10. 肾在志为
   A. 喜　B. 悲　C. 思
   D. 恐　E. 惊

二、B_1型题（11～20题，每题1分，计10分）

A. 心　B. 气　C. 脾
D. 肾　E. 精

11. “身之本”是指
12. “生之本”是指

A. 足厥阴　B. 足少阴
C. 足太阴　D. 冲脉
E. 任脉

13. 以上经脉中，循行至足根部的有
14. 以上经脉中，循行绕阴器的有

A. 气滞　B. 气逆
C. 气陷　D. 气闭
E. 气脱

15. 气的上升不及或下降太过，可出现
16. 气的下降不及或上升太过，可出现

A. 真寒假热证　B. 真热假寒证

C. 虚热证　　D. 虚寒证
E. 实热证
17. 阳中求阴法，可用于
18. 寒因寒用法，可用于
A. 喜　B. 悲　C. 恐
D. 思　E. 忧
19. 怒之所胜为
20. 怒之所不胜为

三、C 型题（21～30 题，每题 1 分，计 10 分）

A. 阴阳格拒　　B. 阴阳转化
C. 二者均是　　D. 二者均非
21. 真寒假热、真热假寒证的病机是
22. 寒极生热、热极生寒的病机是
A. 宇宙中无形而运动不息的极细微物质
B. 专指气中的精粹部分
C. 二者均是　　D. 二者均非
23. 古代哲学精的基本概念是指
24. 古代哲学气的基本概念是指
A. 大小肠连接处
B. 胃与小肠连接处
C. 二者均是
D. 二者均非
25. 魄门位于
26. 阑门位于
A. 推动作用　　B. 固摄作用
C. 二者均是　　D. 二者均非
27. 血液的正常运行依赖于气的
28. 津液的正常运行依赖于气的
A. 肿块时聚时散
B. 疼痛如针刺
C. 二者均是
D. 二者均非
29. 以上属瘀血所致病证之特征的是
30. 以上属气滞所致病证之特征的是

四、X 型题（31～50 题，每题 1 分，计 20 分）

31. 根据五行相克规律确定的治法有
A. 滋水涵木　　B. 培土生金
C. 培土制水　　D. 益火补土
E. 抑木扶土
32. 运行于血脉中的气有
A. 宗气　　B. 元气
C. 营气　　D. 卫气
E. 中气
33. 五味之中属阴的有
A. 辛　B. 甘　C. 酸
D. 苦　E. 咸
34. 五脏之中属阳的有
A. 心　B. 肝　C. 脾
D. 肺　E. 肾
35. 与呼吸运动关系最密切的有
A. 心　B. 肝　C. 脾
D. 肺　E. 肾
36. 十二经脉中在目内眦交接的有
A. 手太阳　　B. 足太阳
C. 手阳明　　D. 足阳明
E. 手少阳
37. 与血液运行关系密切的有
A. 心　B. 肝　C. 脾
D. 肺　E. 肾
38. 与水液的输布相关的脏腑有
A. 心　B. 肝　C. 脾
D. 肺　E. 肾
39. 以下五脏与情志的关系中，正确的有
A. 心在志为喜
B. 肺在志为怒
C. 肝在志为悲
D. 肾在志为恐
E. 脾在志为思
40. 循行至耳的经脉有
A. 足太阳　　B. 手太阳
C. 足少阳　　D. 手少阳
E. 足阳明

41. 六淫致病，易伤津耗气的有

A. 风邪　　B. 火邪
C. 寒邪　　D. 燥邪
E. 暑邪

42. 下列属正治法的有

A. 寒者热之　　B. 寒因寒用
C. 热者寒之　　D. 热因热用
E. 虚者补之

43. 虚实夹杂证可用下列哪些方法治疗

A. 扶正
B. 祛邪
C. 扶正祛邪兼用
D. 先扶正后祛邪
E. 先祛邪后扶正

44. 气逆病变常见于

A. 心　　B. 肝　　C. 脾
D. 肺　　E. 胃

45. 头痛在巅顶者，病属

A. 太阳经　　B. 少阳经
C. 阳明经　　D. 太阴经
E. 厥阴经

46. 以下情志变化与肺关系密切的有

A. 喜　　B. 怒　　C. 忧
D. 思　　E. 悲

47. 在下肢内侧循行的经脉有

A. 足太阴　　B. 足厥阴
C. 足少阴　　D. 阴跷脉
E. 冲脉

48. 以下病邪属阳的有

A. 风邪　　B. 寒邪
C. 湿邪　　D. 热邪
E. 暑邪

49. “气为血之帅”的含义包括

A. 气生血　　B. 气行血
C. 气摄血　　D. 血载气
E. 血生气

50. 在气血津液关系失调的病机中，津液亏虚可引起

A. 血瘀　　B. 气虚
C. 血燥　　D. 血虚
E. 气滞

五、填空题（51～60题，每空0.5分，计10分）

51. 补土派的代表人物是________，他的主要学术观点是________。

52. 依据五行学说，肺病及肝称为________，肺病及肾称为________。

53. 元气由________化生，沿________运行全身。

54. 胃的生理特性是________，________。

55. ________为骨之余；________为筋之余。

56. ________为髓之海；________为十二经脉之海。

57. 体质，主要由形体结构的差异性、________和________构成。

58. 脾之华在________；肺之门户是________。

59. 与目系相连的两条经脉是________、________。

60. 阴中求阳法的理论依据是________，适应证是________。

六、简答题（61～65题，每题4分，计20分）

61. 阴阳互根互用的含义是什么？举例说明之。

62. 简述肝藏血的生理意义。

63. 简述督脉与任脉在循行部位和生理功能方面的异同。

64. 试述寒邪的性质和致病特征。

65. 何谓反治？其常用治法有哪几种？

七、论述题（66～67题，每题10分，计20分）

66. 试述肾精、肾气、肾阴、肾阳的含义及相互关系。

67. 试述阳偏胜的概念、形成原因、病机发展及其相应治法。

【参考答案】

一、A_1 型题（1～10 题，每题 1 分，计 10 分）

1. A 2. D 3. B 4. A 5. A
6. C 7. C 8. A 9. D 10. D

二、B_1 型题（11～20 题，每题 1 分，计 10 分）

11. E 12. A 13. B 14. A 15. C
16. B 17. C 18. B 19. D 20. B

三、C 型题（21～30 题，每题 1 分，计 10 分）

21. A 22. B 23. C 24. A 25. D
26. A 27. C 28. C 29. B 30. A

四、X 型题（31～50 题，每题 1 分，计 20 分）

31. CE 32. ACE 33. CDE
34. AD 35. DE 36. ABD
37. ABCD 38. BCDE 39. ADE
40. BCD 41. BE 42. ACE
43. CDE 44. BDE 45. AE
46. CE 47. ABCDE 48. ADE
49. ABC 50. ABCD

五、填空题（51～60 题，每空 0.5 分，计 10 分）

51. 李杲　百病皆由脾胃衰而生也
52. 相乘　母病及子
53. 肾精（先天之精）　三焦
54. 以降为和　喜润恶燥
55. 齿　爪
56. 脑　冲脉
57. 生理机能的差异性　心理特征的差异性
58. 唇　鼻
59. 手少阴经　足厥阴经
60. 阴阳互根互用　阳偏衰的虚寒证

六、简答题（61～65 题，每题 4 分，计 20 分）

61. 答：阴阳互根，即阴阳相互依存，是指阴阳双方各以对方的存在为自己存在的前提，任何一方都不能脱离另一方而单独存在。如寒与热，寒属阴而热属阳，没有寒就无所谓热，没有热就无所谓寒（2 分）。

阴阳互用，即阴阳相互为用，是指阴阳双方之间存在着相互资生、相互促进的关系。如气与血，气属阳而血属阴，气能生血、行血、摄血，血能载气、养气，所谓“气为血之帅，血为气之母”（2 分）。

62. 答：肝藏血的生理意义有五：①贮藏充足的血液，涵养肝气，使其冲和，防其亢逆（1 分）。②调节血量。肝贮藏充足的血液，可根据生理需要调节人体各部的血量分配（1 分）。③濡养肝脏自身及筋目等形体、官窍，使其发挥正常的生理功能（1 分）。④防止出血（0.5 分）。⑤为女子经血之源（0.5 分）。

63. 答：在循行部位方面，督脉与任脉皆起于胞中。但督脉行腰背正中线，任脉行腹胸正中线，在上唇系带处相交（1 分）。

在生理功能方面，督脉与任脉皆与生殖功能相关。但督脉总督一身之阳经，调节阳经气血，称为阳脉之海，并与脑髓和肾有一定的联系（1 分）；任脉总任一身之阴经，调节阴经气血，称为阴脉之海，并主司妊娠和胎儿的发育，所谓“任主胞胎”（1 分）。

64. 答：①寒为阴邪，易伤阳气（1 分）：寒邪袭表，郁遏卫阳；寒邪直中于里，损伤脏腑阳气（1 分）。②寒性凝滞，主痛（1 分）；③寒性收引（1 分）。

65. 答：反治是顺从病证的外在假象而治的一种治疗原则。由于采用的方药性质与病证中的假象性质相同，又称为“从治”（2 分）。反治常用治法包括：热因热用，寒因寒用，通因通用，塞因塞用（2 分）。

七、论述题（66～67 题，每题 10 分，计 20 分）

66. 肾精，即肾所藏的精，由禀受于父母的先天之精，加之部分后天之精（脾胃化生的水谷之精）的充养而成（2 分）。

肾气，即肾精所化的、因运动而具有推动和调节人体的生长发育、生殖功能、各脏腑气化等功能的一类精微物质（2 分）。

肾气中具有温煦、推动、兴奋等作用的部分，称为肾阳，又称元阳、真阳，是一身阳气之根，“五脏之阳气，非此不能发”（2 分）；具有凉润、宁静、抑制等作用的部分称为肾阴，又称元阴、真阴，是一身阴气之本，“五脏之阴气，非此不能滋”（2 分）。

肾之精气阴阳的关系是肾精化肾气，肾气分为肾阴和肾阳两部分。肾阴与肾阳协调，则肾气冲和，发挥应有的作用（2 分）。

67. 阳偏胜，即阳盛，是指机体阳气亢盛、机能亢奋、产热过多的一种病理状态（2 分）。

导致原因有：①感受温热阳邪；②感受阴邪而化热；③情志过激而化火；④气滞、血瘀、食积而化热（2 分）。

病机发展：病初多表现为阳盛而阴未虚的实热证，所谓“阳胜则热”。若病情进一步发展，阳盛伤阴明显，病则从实热证转化为实热兼阴虚证，所谓“阳胜则阴病”；若阴气大伤，病由实转虚则发展为虚热证（3 分）。

治法：实热证当用“热者寒之”；实热兼阴虚证，当以清热兼滋阴；阴虚内热证，当补阴以制阳，即滋阴清热法，又称“阳病治阴”（3 分）。

硕士研究生入学考试

专业课中医基础理论试卷一（C1）

（答题时间180分钟，总分150分）

一、A_1型题（1~10题，每题1分，计10分）

1.《素问·天元纪大论》所说的“物生谓之化，物极谓之变”，说明了阴阳的

A. 对立制约　B. 交感相荡

C. 互藏互寓　D. 消长转化

E. 互根互用

2. 心火亢盛累及肝而形成肝火，属于

A. 母病及子　B. 子令母实

C. 子盗母气　D. 乘其所胜

E. 侮所不胜

3. 培土生金法确立的基础是五行的

A. 相克规律　B. 相乘规律

C. 相生规律　D. 相侮规律

E. 制化规律

4.“阳病治阴”适用于

A. 阳虚阴盛　B. 阳盛伤阴

C. 阴虚阳亢　D. 阴盛伤阳

E. 阴阳两虚

5. 气机升降的枢纽是指

A. 肝肺　B. 肺肾

C. 肝肾　D. 心肺

E. 脾胃

6. 称为“动气”的是

A. 元气　B. 宗气

C. 卫气　D. 营气

E. 经络之气

7.“气有余便是火”之说的生理基础是

A. 气的推动作用

B. 气的温煦作用

C. 气的调控作用

D. 气的防御作用

E. 气的固摄作用

8. 补气与活血并用治疗瘀血证的理论依据是

A. 气能生血　B. 血能生气

C. 气能行血　D. 血能载气

E. 气能摄血

9. 下列哪项不符合“液”的特性

A. 质较稠厚

B. 流动性较小

C. 灌注骨节、脏腑、脑髓

D. 渗注血脉

E. 起濡养作用

10.“生之本”是指

A. 心　B. 精　C. 血

D. 脾　E. 肾

二、B_1型题（11~20题，每题1分，计10分）

A. 气血互用

B. 血液的生成、贮藏及运行

C. 津液的生成与输布

D. 气机的调节

E. 情志活动的调节

11. 以上哪项体现了肝脾两脏的密切联系

12. 以上哪项体现了肺肾两脏的密切联系

A. 中正之官　B. 州都之官

C. 受盛之官　D. 决渎之官

E. 传导之官

13. 以上哪项是指三焦而言
14. 以上哪项是指膀胱而言
A.《内经》 B.《难经》
C.《类经》 D.《医贯》
E.《医旨绪余》
15. 左肾为肾，右肾为命门之说，始自
16. 两肾之间为命门说，始自
A. 经脉 B. 经别
C. 经筋 D. 络脉
E. 皮部
17.《灵枢·经脉》所谓“诸脉之浮而常见者”是指
18. 循行分布有“离、合、出、入”特点的是指
A. 筋 B. 骨 C. 肉
D. 气 E. 血
19.《素问·宣明五气篇》谓“久立”则伤
20.《素问·宣明五气篇》谓“久卧”则伤

三、C 型题（21 ~ 30 题，每题 1 分，计 10 分）

A. 心中 B. 胸中
C. 二者均是 D. 二者均非
21. 足太阴脾经与手少阴心经交接于
22. 足厥阴肝经与手太阴肺经交接于
A. 统帅、联络和调节十二经脉
B. 加强表里两经在体表的联系及渗灌气血
C. 二者均是 D. 二者均非
23. 十五别络的主要作用是
24. 奇经八脉的主要作用是
A. 怒 B. 悲
C. 二者均是 D. 二者均非
25.《灵枢·本神》说“肝气虚”则
26.《灵枢·本神》说“心气虚”则
A. 阴虚风动 B. 热极生风
C. 二者均是 D. 二者均非
27. 热病后期出现筋惕肉瞤，手足蠕动之症，多为
28. 热病极期出现痉厥、抽搐、目睛上吊之症，多为
A. 气闭 B. 气逆
C. 二者均是 D. 二者均非
29. 导致内脏下垂的病机是
30. 导致咳嗽、呕吐的病机是

四、X 型题（31 ~ 50 题，每题 1 分，计 20 分）

31. 下列症状属阴的有
A. 语声低微 B. 口干而渴
C. 恶寒喜热 D. 下利清谷
E. 脉象沉迟
32. 下列符合阴阳互根互用理论的有
A. 阴中求阳，阳中求阴
B. 阴损及阳，阳损及阴
C. 阳生阴长，阳杀阴藏
D. 阴为阳之守，阳为阴之使
E. 孤阴不生，独阳不长
33. 下列五脏病变可用五行乘侮规律解释的有
A. 肾病及脾 B. 脾病及肝
C. 心病及肺 D. 肺病及肾
E. 肾病及肝
34. 汗液和尿液的正常排泄主要依赖气的
A. 温煦作用 B. 凉润作用
C. 防御作用 D. 固摄作用
E. 推动作用
35. 血液的正常循行主要依赖气的
A. 推动作用 B. 温煦作用
C. 固摄作用 D. 凉润作用
E. 调控作用
36. 用补气法治疗大出血的理论依据是
A. 气能生血 B. 血为气母
C. 气能摄血 D. 气能行血
E. 血能载气

37. 肺失于宣发可出现

A. 呼气不利　　B. 胸闷咳喘

C. 呼吸表浅　　D. 小便不利

E. 皮毛憔悴

38. 反映肾精与肾气盛衰变化的主要征象有

A. 齿　B. 骨　C. 肉

D. 皮　E. 发

39. 属于中焦生理特点的是

A. 宣五谷味　　B. 泌糟粕

C. 蒸津液　　D. 为升降之枢

E. 气血生化之源

40. 入耳中的经脉有

A. 手太阳小肠经

B. 足太阳膀胱经

C. 手少阳三焦经

D. 足少阳胆经

E. 手阳明大肠经

41. 经络的生理功能有

A. 运行气血

B. 感应传导信息

C. 调节机能平衡

D. 沟通表里上下

E. 联络脏腑组织

42. 交会于督脉的经脉有

A. 足三阳经　　B. 手三阳经

C. 阳跷脉　　D. 阴跷脉

E. 阳维脉

43. 结石的致病特点有

A. 多发于肝肾及六腑等脏器

B. 易阻滞气机，损伤脉络

C. 病程较长，病情轻重不一

D. 易扰乱神明

E. 甚则发生绞痛

44. 痰饮的形成原因有

A. 外感六淫　　B. 内伤七情

C. 饮食不节　　D. 劳逸失度

E. 感受疠气

45. 七情致病以下列哪些脏腑为多见

A. 心　B. 肺　C. 肝

D. 肾　E. 脾

46. 影响发病的主要因素有

A. 气候因素　　B. 地域因素

C. 体质因素　　D. 情志因素

E. 生活工作环境

47. 导致肺失宣降的原因有

A. 外邪袭表犯肺

B. 肺阴亏虚

C. 肺气不足

D. 痰浊内阻肺络

E. 肝火犯肺

48. 虚性病机主要表现为

A. 邪气不盛或已退

B. 正气不足或衰弱

C. 出现平缓的病理反应

D. 邪气久留体内

E. 出现剧烈的病理反应

49. 脾不升清所致“上气不足”，可见

A. 头晕　　B. 恶心

C. 耳鸣　　D. 眼花

E. 疲倦乏力

50. 下列治法中，体现阴阳对立制约理论的有

A. 寒者热之，热者寒之

B. 阳中求阴，阴中求阳

C. 阴病治阳，阳病治阴

D. 塞因塞用，通因通用

E. 用热远热，用寒远寒

五、填空题（51～60 题，每题 2 空，每空 1 分，计 20 分）

51. 人与环境的密切联系表现在________和________两个方面。

52. 阴阳偏胜属于阴或阳任何一方________的病变；阴阳偏衰属于阴或阳任何一方________的病变。

53. 宗气积聚于________，上出息道，

贯注________。

54. ________为“水谷气血之海”；________为“中正之官”。

55. 奇恒之腑中除胆之外，其余的都没有________，也没有________，是其区别于五脏六腑的特点。

56. 相为表里的两条经脉，都在________交接；分别属络于________的脏腑。

57. 十二经别的循行特点可概括为________；十二经别手足三阴三阳共组成六对，称为________。

58. 寒邪致病，________为“伤寒”；________为“中寒”。

59. 导致气虚的原因主要有两方面，一是________，二是________。

60. 阴邪侵犯人体，阴胜则导致________证，用________的治疗方法。

六、名词术语解释（61～70 题，每题 2 分，计 20 分）

61. 形与神俱

62. 阳病治阴

63. 津血同源

64. 肺为水之上源

65. 喜则气缓

66. 经筋

67. 无形之痰

68. 五行制化

69. 正虚邪恋

70. 内生五邪

七、简答题（71～76 题，每题 5 分，计 30 分）

71. 何谓阴阳交感？其意义如何？

72. 试述营气和卫气的联系与区别。

73. 为什么说“汗为心之液”？有何临床意义？

74. 何谓邪郁化火？邪郁化火的机理是什么？

75. 简述经络学说在疾病诊断和治疗中的应用。

76. 何谓既病防变？主要措施是什么？

八、论述题（77～79 题，每题 10 分，计 30 分）

77. 试述人体之气的生成、运动及其与脏腑的关系。

78. 暑邪与热邪皆为阳邪，其致病特征有何异同？

79. 何谓整体观念？整体观念在中医学认识人体生理、病理和疾病的诊断、治疗等方面有何意义？

【参考答案】

一、A_1 型题（1～10 题，每题 1 分，计 10 分）

1. D　2. B　3. C　4. C　5. E
6. B　7. B　8. C　9. D　10. A

二、B_1 型题（11～20 题，每题 1 分，计 10 分）

11. B　12. C　13. D　14. B　15. B
16. D　17. D　18. B　19. B　20. D

三、C 型题（21～30 题，每题 1 分，计 10 分）

21. A　22. D　23. B　24. A　25. D
26. B　27. A　28. B　29. D　30. B

四、X 型题（31～50 题，每题 1 分，计 20 分）

31. ACDE　32. ABCDE　33. ABC
34. DE　35. ABCDE　36. AC
37. ABDE　38. ABE　39. BCDE
40. ACD　41. ABCDE　42. ABE
43. ABCE　44. ABCDE　45. ACE
46. ABCDE　47. ABCDE　48. ABC
49. ACDE　50. AC

五、填空题（51～60 题，每空 1 分，计 20 分）

51. 人与自然环境的统一性　人与社会的密切关系

52. 高于正常水平　低于正常水平

53. 胸中　心脉

54. 胃　胆

55. 表里配合　五行配属（或所属经脉）

56. 四肢末端　相为表里

57. 离合出入　六合

58. 伤于肌表，阻遏卫阳　直中于里，伤及脏腑阳气

59. 气的生化不足　消耗太多

60. 实寒　寒者热之

六、名词术语解释（61～65 题，每题 2 分，计 20 分）

61. 形与神俱：指形体与精神的统一协调。形，即形体，神，精神。有形体才有生命，从而产生精神活动和具有生理功能，而机体功能活动又受神的主宰（1 分）。形与神相互依存、不可分割的关系，称为“形与神俱”（1 分）。

62. 阳病治阴：对阴偏衰产生的虚热证，治疗当滋阴以制阳，即“阳病治阴”（2 分）。

63. 津血同源：血和津液的生成都来源于饮食水谷，由水谷之精所化生，并能相互资助，津液入脉化为血液，血中水液渗出脉外又为津液，故称“津血同源”（2 分）。

64. 肺为水之上源：肺气的宣发肃降，推动水液布散全身，调节汗和尿的生成与排泄，在维持水液代谢平衡中发挥着重要的调节作用（1分），并且肺在五脏中位置最高（1分），喻为“华盖”，故将肺称为“水之上源”。

65. 喜则气缓：包括缓和紧张情绪和心气涣散两个方面：正常情况下，喜能缓和紧张情绪，使营卫通利，心情舒畅（1 分）；喜乐过度，则心气涣散，神不守舍，可见精神不集中，甚则失神狂乱，或见心气暴脱等（1 分）。

66. 经筋：是十二经脉之气结、聚、散、络于筋肉关节的体系，受十二经脉气血的濡养和调节，是十二经脉的连属部分（2分）。

67. 无形之痰：停滞于脏腑经络等组织中而看不见形质的痰液，临床上可通过其所表现的症状来确定，这种痰称为“无形之痰”（2 分）。

68. 五行制化：是指五行之间通过递相资生和制约所形成的平衡协调关系，表明事物间稳定有序的变化与发展，所谓生中有克，克中有生，相反而相成（2 分）。

69. 正虚邪恋：是指正气大虚，余邪未尽，以致正气不复，无力祛邪，使疾病处于缠绵难愈的病理过程（2 分）。

70. 内生五邪：是指在疾病过程中，由于精气血津液和脏腑等生理功能的失常而产生的化风、化寒、化湿、化燥、化火等病理现象（1 分）。由于病起于内，故分别称为内风、内寒、内湿、内燥、内火等，统称为内生五邪（1 分）。

七、简答题（71～76 题，每题 5 分，计 30 分）

71. 答：阴阳交感，是指阴阳二气在运动中相互感应而交合的过程（2 分）。阴阳交感是宇宙万物产生和发展、变化的根源（2 分），是生命产生的基本条件（1 分）。

72. 答：营气与卫气都由水谷之精化生（2 分），但在性质、功能和分布上有所区别：营气其性精粹，属阴而行于脉中，具有营养周身、化生血液之功（1 分）；卫气其性慓疾滑利，属阳，行于脉外，具有温养脏腑、护卫肌表之能（1 分）。营卫之间相互协调，才能发挥其正常的生理功能（1 分）。

73. 答：汗由津液所化，津液与血同源于水谷之精且可相互转化，故有“津血同源”、“血汗同源”的说法，而血由心所主，故称“汗为心之液”（3 分）。汗与血在病

理上相互影响，汗出过多可伤及心血、心气，甚则导致心气暴脱（1分）。反之，心病亦可导致汗出异常（1分）。

74. 答：邪郁化火包括两方面：①外感六淫中风、寒、燥、湿等病邪，在病理过程中郁滞从阳化热化火（1.5分）；②体内病理产物及食积、虫积等，郁而化火（1.5分）。邪郁化火的机理，主要是这些因素导致人体气机的郁滞不畅，气郁则生热化火（2分）。

75. 答:经络学说在诊断上的应用:①循经诊断,即根据疾病的症状,结合经络循行的部位及所联系的脏腑进行诊断(2分);②分经诊断,即根据病变所在部位,详细区分疾病所属经脉进行诊断(1分)。经络学说在治疗上的应用:①针灸和按摩疗法的“循经取穴”(1分);②指导用药的“药物归经”理论和“引经报使”理论的形成(1分)。

76. 答：既病防变，是指在疾病发生的初始阶段，早期诊断、早期治疗，把疾病消灭于萌芽状态，防止疾病的发展与传变(2分)。措施有二:①早期诊治:疾病初期,病位较浅,病情较轻,正气受伤较轻,因而早期诊治有利于疾病的早日痊愈,防止疾病的发展和传变(1分);②防止传变,包括阻截病传途径(1分)和先安未受邪之地（1分）。

八、论述题（77～79题，每题10分，计30分）

77. 答：人体之气的生成：人体之气来源于禀受于父母的先天之精所化生的先天之气、后天水谷之精所化生的水谷之气（简称谷气）以及吸入的自然界的清气（1分）。先天之气即元气，由肾藏的先天之精化生，故先天之气的化生有赖于肾藏精的功能（1分）；水谷之精由脾胃运化水谷而生成，故谷气的化生有赖于脾胃的运化功能（1分）；自然界的清气通过肺的呼吸功能而吸入（1分）。因此，一身之气是在肺、脾胃、肾等脏腑的综合作用下而生成的（1分）。

气的运动，称为气机，以升降出入为主要形式（1分）。一身之气分布到各脏腑，则为脏腑之气，具有推动和调控各脏腑的功能的作用，而脏腑之气的升降出入运动也在各脏腑的功能活动中得以体现（2分）。一般说来，脏腑之气的升降运动规律是：位上者其气以下行为顺，位下者其气以上升为顺（1分）。故心肺在上，其气主降；肝肾在下，其气主升；脾胃居中，一升一降，为气机升降之枢纽（1分）。

78. 答：暑邪与火邪致病的相同点：皆为阳邪，其性炎热，致病易伤津耗气（4分）。二者的不同主要表现在以下两个方面：①暑为夏季主气，乃火热之气所化，有明显的季节性，独见于夏季。火热之邪虽旺于夏季，但无明显的季节性，不受季节气候的限制，一年四季均可发生火热之证（3分）。②暑邪致病时，虽也可扰神和伤津耗气，但往往兼夹湿邪为患，即暑多夹湿；火热之邪致病常易生风动血和易致痈肿，又因火与心相应，致病多见扰动心神而出现神志异常的症状（3分）。

79. 答：整体观念是中医学关于人体自身的完整性及人与自然和社会环境的统一性的认识（2分）。主要体现在两方面：一是认为人体是一个有机整体；二是认为人与自然和社会环境之间有着密切联系（1分）。在生理上，强调组织结构上不可分割，生理功能上相互协调，并重视自然环境和社会环境对人体生理的影响（2分）；在病理上，着眼于整体，重视局部病变所引起的整体病理反应，病变的相互影响和传变，并重视自然环境和社会环境对人体病理的影响（2分）；在诊断上，察外知内，根据外在病变表现推测内在脏腑的病理变化，综合分析辨证（2分）；在治疗上，强调从整体进行调节，注重因时、因地、因人制宜（1分）。

硕士研究生入学考试
专业课中医基础理论试卷二（C2）

（答题时间180分钟，总分100分）

一、A_1型题（1～10题，每题0.5分，计5分）

1. 可用阴阳互根互用理论来解释的是
A. 阴病治阳　B. 寒极生热
C. 阳盛阴衰　D. 阴盛格阳
E. 阴中求阳

2. 可用阴阳相互转化理论来解释的是
A. 阴盛格阳　B. 阴虚阳亢
C. 阴损及阳　D. 重阴必阳
E. 阴盛伤阳

3. 肾水上泛导致心阳不振的病变属于
A. 子病及母　B. 制己所胜
C. 侮己所不胜　D. 己所胜乘之
E. 己所不胜侮之

4. “同病异治，异病同治”的实质是
A. 病因的异同
B. 病机的异同
C. 疾病的异同
D. 患者素质的异同
E. 病变阶段的异同

5. 言心为五脏六腑之大主，主要是因为
A. 心为君主之官
B. 心为生之本
C. 心主神志
D. 心主血脉
E. 心主任物

6. 在肝主疏泄的各种表现中，最主要的是
A. 促进食物的消化
B. 调畅气的运行
C. 促进胆汁的分泌
D. 使人心情舒畅
E. 调畅血的运行

7. 与人体生殖机能密切相关的气是
A. 宗气　B. 元气
C. 卫气　D. 营气
E. 以上都不是

8. 对血液的运行具有推动和调节作用的是
A. 肝的生理功能
B. 肺的生理功能
C. 肾的生理功能
D. 脾的生理功能
E. 以上都不是

9. “通因通用”治法适用于
A. 小便清长　B. 下利清谷
C. 痢下赤白　D. 尿意频频
E. 久泻脱肛

10. 下列不属于“火热内生”的是
A. 阴虚生热　B. 邪郁化火
C. 气郁化火　D. 虫积化火
E. 邪热壅盛

二、B_1型题（11～20题，每题0.5分，计5分）

A. 三阳脉衰于上，发始白
B. 阳气衰竭于上，面焦
C. 肝气衰，筋不能动
D. 肾气衰，发堕齿槁
E. 阳明脉衰，面始焦

11.《素问·上古天真论》之“女子五七”在生理上的表现是

12.《素问·上古天真论》之“男子五八”在生理上的表现是

A. 元气　　B. 宗气

C. 营气　　D. 卫气

E. 以上都不是

13. 能调节和控制腠理开阖的气是

14. 能贯心脉、行呼吸的气是

A. 肾　B. 胆　C. 三焦

D. 督脉　E. 女子胞

15.“中精之府”是指

16.“作强之官”是指

A. 足太阳经　　B. 手太阳经

C. 手少阳经　　D. 足少阳经

E. 足阳明经

17. 既分布于目内眦，又分布于目外眦的经脉是

18. 既分布于目内眦，又上达巅顶的经脉是

A. 肝　B. 心　C. 脾

D. 肺　E. 肾

19. 称为生气之根的是

20. 称为生气之源的是

三、C 型题（21～30 题，每题 0.5 分，计 5 分）

A. 心肝火旺　　B. 心肾不交

C. 二者均是　　D. 二者均非

21. 可以运用实则泻其子治法的证候是

22. 可以运用虚则补其母治法的证候是

A. 足太阳经　　B. 足少阴经

C. 二者均是　　D. 二者均非

23. 以上与督脉交会于巅顶的经脉是

24. 以上分布于足跟部的经脉是

A. 寒邪　　B. 湿邪

C. 二者均是　　D. 二者均非

25. 易阻滞脾胃气机的病邪是

26. 易导致肌肤不仁，关节疼痛重着的病邪是

A. 津枯血燥　　B. 血瘀水停

C. 二者均是　　D. 二者均非

27. 表现为皮肤干燥、肌肤甲错、瘙痒脱屑等症的病机为

28. 表现为口唇爪甲青紫、舌有瘀斑、下肢面目浮肿等症的病机为

A. 祛邪为主

B. 先扶正后祛邪

C. 二者均是

D. 二者均非

29. 正虚邪实不耐攻伐时，应采取的治疗措施是

30. 以邪实为主的虚实夹杂证，应采取的治疗措施是

四、X 型题（31～40 题，每题 0.5 分，计 5 分）

31. 可用阴阳对立制约来解释的有

A. 热者寒之　　B. 阴病治阳

C. 阴胜则阳病　　D. 阳中求阴

E. 温阳除寒

32. 与水液输布密切相关的有

A. 肺之宣降　　B. 脾之运化

C. 肝之疏泄　　D. 三焦之决渎

E. 胃之降浊

33. 根据五行相克规律制定的治法有

A. 滋水涵木　　B. 培土生金

C. 益火补土　　D. 佐金平木

E. 抑木扶土

34. 出血的病机有

A. 气逆　　B. 气虚

C. 血热　　D. 血寒

E. 瘀血

35. 下列能在脉中运行的有

A. 宗气　　B. 元气

C. 营气　　D. 卫气

E. 精气

36. 与血液的正常运行有关的气的功能是

A. 推动作用　　B. 温煦作用

C. 凉润作用　　D. 固摄作用
E. 防御作用

37. 进入耳中的经脉有
A. 手少阳经　　B. 足少阳经
C. 手少阴经　　D. 手太阳经
E. 足太阳经

38. 易耗伤津液的病邪有
A. 风邪　　B. 火邪
C. 暑邪　　D. 燥邪
E. 寒邪

39. “塞因塞用”治法适用于
A. 脾虚胀满　　B. 肝郁胁胀
C. 瘀血经闭　　D. 气虚便秘
E. 血枯经闭

40. 津液亏损可导致
A. 血虚　　B. 血燥
C. 血热　　D. 血瘀
E. 出血

五、填空题（41～50题，每空0.5分，共20空，计10分）

41. 阴损及阳，表现为________证，当用________法治之。

42. 胆附于________间。胆汁由________所化生。

43. “夺血者无汗”的正确含义是________。

44. 《素问·阴阳应象大论》所说的“阳生阴长，阳杀阴藏”，属于________形式的阴阳消长，其内在机理是________。

45. 五行之间产生相侮的原因，一是________，二是________。

46. 十二经脉中与“目系”相连的是________和________。

47. 足少阴经除属肾络膀胱外，还上贯肝膈，与________、________等脏腑相连，最后注于________，与手厥阴经相接。

48. 脏腑中，________为水谷之海；________为血海。

49. ________为孤府；________为孤脏。

50. 《灵枢·百病始生》所说的“两虚相感，乃客其形”中的“两虚”是指________和________。

六、名词术语解释（51～60题，每题2分，计20分）

51. 证
52. 五行制化
53. 肺为娇脏
54. 奇经八脉
55. 元气
56. 神
57. 三因学说
58. 通因通用
59. 湿性黏滞
60. 瘀血

七、简答题（61～64题，每题5分，计20分）

61. 何谓“阴平阳秘”？其维持机制是什么？

62. 简述肺主行水的机理。

63. 简述十二经脉在躯干部的分布规律。

64. 标本的含义是什么？临床上怎样运用治标与治本的原则？

八、论述题（65～67题，每题10分，计30分）

65. 试从经络联系和脏腑功能相关两方面论述肝、肾与生殖功能的关系。

66. 试述阴阳偏衰、阴阳格拒的病机特点及其相应的治法。

67. 试述人体之精与气的区别及联系。

【参考答案】

一、A_1型题（1～10题，每题0.5分，计5分）

1. E　2. D　3. B　4. B　5. C
6. B　7. B　8. A　9. C　10. E

二、B_1 型题（11～20 题，每题 0.5 分，计 5 分）

11. E　12. D　13. D　14. B　15. B
16. A　17. B　18. A　19. E　20. C

三、C 型题（21～30 题，每题 0.5 分，计 5 分）

21. A　22. D　23. A　24. B　25. B
26. B　27. A　28. B　29. B　30. D

四、X 型题（31～40 题，每题 0.5 分，计 5 分）

31. ABCE　32. ABCD　33. DE
34. ABCE　35. AC　36. ABCD
37. ABD　38. BCD　39. ADE
40. ABD

五、填空题（41～50 题，每空 0.5 分，计 10 分）

41. 以阴虚为主的阴阳两虚　补阴为主兼以补阳

42. 肝之短叶间　肝之精气（肝之余气，或肝血）

43. 大出血病人不可再用发汗法

44. 阴阳皆长和阴阳皆消　阴阳互根互用

45. 所胜过亢（太过）　所不胜太弱（不及）

46. 手少阴心经　足厥阴肝经

47. 肺　心　胸中

48. 胃　肝

49. 三焦　脾

50. 虚邪贼风　正气虚弱

六、名词术语解释（51～60 题，每题 2 分，计 20 分）

51. 证：是疾病过程中某一阶段或某一类型的病理概括（1 分），由一组相对固定的能反映疾病某一阶段或某一类型病变本质的症状和体征构成（1 分）。

52. 五行制化：制化，即制则生化之义（1 分）。五行制化，是指五行相生与五行相克之间的协调共济，维持事物的正常的发展变化，所谓生中有克，克中有生，相反而相成（1 分）。

53. 肺为娇脏：由于肺叶娇嫩，不耐寒热燥湿诸邪侵袭（1 分），而肺与外界相通，外邪易伤肺，故称肺为娇脏（1 分）。

54. 奇经八脉：是督、任、冲、带、阴跷、阳跷、阴维、阳维脉的统称（1 分）。它们的分布没有十二经脉那样规则，与脏腑没有直接的属络关系，彼此之间也没有表里关系，与十二经脉不同，故称奇经（1 分）。

55. 元气：是人体中最根本、最重要的气，是由肾藏的先天之精所化生的先天之气，是人体生命活动的原动力（1 分）。在古代哲学范畴中，因气是宇宙万物的构成本原，故称之为“元气”（1 分）。

56. 神：人体之神，有广义与狭义之分。广义的神，是人体生命活动的主宰和总体现；狭义的神，是指人的精神、意识、思维和情志活动（1 分）。古代哲学范畴中的神，是指调控宇宙万物发生发展变化的一种力量，是宇宙的主宰和规律（1 分）。

57. 三因学说：是宋代陈言的病因分类学说，即将病因分为三类（1 分）：外因，即外感六淫；内因，即情志内伤；饮食不节，劳逸失度等，为不内外因（1 分）。

58. 通因通用：即以通治通，是指用通利的药物治疗具有通泻症状的实性病证（1 分），如真实假虚证（1 分）。

59. 湿性黏滞：一是指湿邪为病，病程较长，缠绵难愈（1 分）；二是指湿邪为病，多出现黏腻停滞的症状，如大便黏滞不畅等（1 分）。

60. 瘀血：是指体内血液停积而形成的病理产物（1 分），既包括体内瘀积的离经之血，又包括血液运行不畅而停滞于经脉或脏腑组织内的血液（1 分）。

七、简答题（61～64 题，每题 5 分，计 20 分）

61. 答："阴平阳秘"，即阴阳相对平衡，是指阴阳之间相互协调、稳定的状态（2 分）。由阴阳的对立制约及在一定限度内的相互消长所维持（3 分）。

62. 答：肺主行水的机理：通过肺气的宣发和肃降作用，将水液输布全身（1 分）。①通过肺气的宣发作用，将脾气转输至肺的水液和水谷之精中的较轻清部分，向上向外布散，上至头面诸窍，外达全身皮毛肌腠以濡润之（1 分）；输送到皮毛肌腠的水液在卫气的推动作用下化为汗液，并在卫气的调节作用下有节制地排出体外（1 分）。②通过肺气的肃降作用，将脾气转输至肺的水液和水谷精微中的较稠厚部分，向内向下输送到其他脏腑以濡润之（1 分），并将脏腑代谢所产生的浊液下输至肾（或膀胱），成为尿液生成之源（1 分）。

63. 答：十二经脉在躯干部的分布：手三阴经从胸部走向腋下（1 分）；手三阳经分布于肩与肩胛部（1 分）；足三阴经分布于胸腹面（1 分）；足三阳经则阳明在前，少阳在体侧，太阳在背部（1 分）；分布于胸腹面的经脉，自内向外依次为足少阴、足阳明、足太阴、足厥阴经（1 分）。

64. 答：标本是一个相对的概念，主要反映病变过程中的主次先后关系。如正气为本，邪气为标；先病为本，后病为标（2 分）。

应用原则：①缓则治本，多用在病情缓和，病势迁延，暂无急重病状的情况下。此时必须着眼于疾病本质的治疗（1 分）。②急则治标，当病证急重时则当先治、急治其标（1 分）。如大出血病人，应紧急止血以治标，待血止，病情缓和后再治其病本。③标本兼治，当标本并重或标本均不太急时，当标本兼治（1 分）。

八、论述题（65～67 题，每题 10 分，计 30 分）

65. 答：①肝与肾的经络联系：督脉起于胞中而络肾（1 分），足少阴经夹阴器（1 分），故肾与胞及前阴有密切的联系；足厥阴经环阴器抵少腹（1 分），密切了肝与前阴和胞的联系；冲脉与足少阴经、足厥阴经有联系，加强了肝肾两脏之间的生理联系（1 分）。

②肝与肾的生理联系：肝主疏泄，调畅气机，促进血的运行，并调畅情志，与女子月经、孕育有密切的关系，与男子的泄精也有关（1 分）；肝又藏血，称为"血海"，女子以血为本，也与女子月经和孕育密切相关，因而有"女子以肝为先天"之说（1 分）。肾藏精，主生长发育与生殖（1 分）；肾精充盈到一定程度，体内产生天癸，促使冲任二脉充盛，女子发生月经，男子精气溢泻，具备了生殖能力，故称肾为"先天之本"（1 分）。肝主疏泄与肾主藏精之间协调共济，使精的闭藏与施泄有度，方能维持正常的生殖功能，故有"主闭藏者，肾也；司疏泄者，肝也"之论（2 分）。

66. 答：①阳偏衰，是指机体阳气虚损、机能减退或衰弱、代谢减缓、产热不足的病理状态。其病机特点多表现为机体阳气不足，阳不制阴，阴气相对偏盛的虚寒证。既有面色㿠白、畏寒肢冷、脘腹冷痛、舌淡、脉迟等寒象，又见喜静蜷卧、小便清长、下利清谷、脉微细等虚象（2 分）。治当补其偏衰，补阳消阴，即所谓"阴病治阳"（1 分）。

②阴偏衰，是指机体阴气不足，阴不制阳，导致阳气相对偏盛、机能虚性亢奋、产热相对增多的病理状态。其病机特点多表现为阴气不足，阳气相对偏盛的虚热证。临床常见五心烦热、骨蒸潮热、面红升火、消

瘦、盗汗、咽干口燥、舌红少苔、脉细数等症（2分）。治当补其偏衰，补阴制阳，即所谓“阳病治阴”（1分）。

③阴盛格阳，系指阴寒偏盛至极，壅盛于内，逼迫阳气浮越于外，导致内有真寒而外见假热的病理状态，病机特点是出现真寒假热证，即在原有面色苍白、四肢逆冷、精神萎靡、畏寒蜷卧、脉微欲绝等阴寒盛于内的基础上，又出现面红、烦热、口渴、脉大无根等假热之象（1分）。治当从治，热因热用，即以热性的药物顺从其假热征象而治（1分）。

④阳盛格阴，系指阳热内盛，深伏于里，阳气被遏，郁闭于内，不能外达于肢体而逼迫阴气于外，导致内有真热外见假寒的病理状态。病机特点是出现真热假寒证，即在原有壮热、面红、气粗、烦躁、舌红、脉数大有力等邪热内盛的基础上，又见四肢厥冷、脉象沉伏等假寒之象（1分）。治当从治，寒因寒用，即以寒性的药物顺从其假寒征象而治（1分）。

67. 答：①在概念上：精是指由禀受于父母的先天之精和后天水谷之精相融合而形成的精华物质，是人体生命的本原，是构成人体和维持人体生命活动的最基本物质，一般呈液态贮藏于脏腑之中或流动于脏腑之间。一般而言，精的概念范畴包括先天之精、水谷之精、脏腑之精和生殖之精，但不包括血液和津液（1分）。气是人体内活力很强、运行不息的极精微物质，是构成人体和维持人体生命活动的基本物质之一（1分）。

②在生成上：精由先天之精和后天之精融合而成，脾肾两脏起着至关重要的作用（1分）；气由先天之精化生的先天之气（即元气）、后天水谷之精化生的谷气以及吸入的自然界清气相融合而成，肺、脾胃、肾等脏腑起着重要作用（1分）。

③在分布上：精分藏于脏腑，称为脏腑之精，但由于先天之精主要藏于肾，后天之精也有部分藏于肾以充养先天之精，故肾精在脏腑之精中占有重要地位（1分）。一身之气分布到各脏腑，则为脏腑之气，起推动和调控脏腑功能的作用，但由于先天元气由肾精化生，为人体生命活动的原动力，故肾气在脏腑之气中占有重要地位，由肾气分化的肾阴和肾阳，则分称为“一身阴气之源”和“一身阳气之本”（1分）。

④在功能上：精有繁衍生命、濡养脏腑及化血、化气、化神等功能（1分）；气有推动与调控、温煦与凉润及防御、固摄、中介等作用（1分）。

因此，精与气相较，精是构成人体的最基本物质，也是维持人体生命活动的基本物质；气是由精化生的运行不息的极细微物质。精是脏腑生理活动的物质支撑，气是推动和调控脏腑生理活动的动力。精有形，贵在藏于脏腑之中而不妄泄；气无形，贵在运行不息而不紊乱。精是生命的本原，气是生命的维系（2分）。

硕士研究生入学考试

专业课中医基础理论试卷三（C3）

（答题时间180分钟，总分100分）

一、A_1 型题（1～10题，每题0.5分，计5分）

1. “肝火犯肺”，在五行理论中属于

A. 相乘　B. 相侮

C. 母病及子　D. 子病犯母

E. 以上都不是

2. “重阴必阳”可用阴阳之间何种关系来解释

A. 对立制约　B. 互根互用

C. 相互消长　D. 相互转化

E. 相互交感

3. “阴中求阳”的治法，以阴阳之间的何种关系为理论根据

A. 对立制约　B. 互根互用

C. 相互消长　D. 相互转化

E. 相互交感

4. “益火之源，以消阴翳”是

A. 阴中求阳　B. 阳中求阴

C. 阴病治阳　D. 阳病治阴

E. 损其阴盛

5. “吐下之余，定无完气”的理论依据是

A. 气能生津　B. 气能行津

C. 气能摄津　D. 津能载气

E. 以上都不是

6. 具有“泌其津液，注之于脉，化以为血”的气是

A. 元气　B. 宗气

C. 营气　D. 卫气

E. 谷气

7. “体阴而用阳”是对何脏生理功能的概括

A. 心　B. 肺　C. 肝

D. 肾　E. 脾

8. 肺主气的生理功能取决于肺的

A. 生成宗气　B. 调节气机

C. 主司呼吸　D. 宣发卫气

E. 通调水道

9. 按十二经脉流注次序，手少阴经上接

A. 足太阴经　B. 手太阴经

C. 足少阴经　D. 手厥阴经

E. 足厥阴经

10. 足三阴经的走向是

A. 从胸走足　B. 从头走足

C. 从腹走足　D. 从足走腹

E. 以上都不是

二、B_1 型题（11～20题，每题0.5分，计5分）

A. 足少阴经　B. 足厥阴经

C. 足阳明经　D. 足太阴经

E. 以上都不是

11. 以上循行于胸腹部的经脉中，距腹中线最近的是

12. 以上循行于胸腹部的经脉中，循行于乳中线的是

A. 风邪　B. 寒邪

C. 燥邪　D. 暑邪

E. 湿邪

13. 其性升散的外邪是

14. 其性轻扬的外邪是

A. 胆　B. 三焦

C. 女子胞　　D. 脑

E. 脉

15. 被称为“孤府”的是

16. 被称为“子处”的是

A. 皮肤　　B. 汗孔

C. 头发　　D. 津液

E. 卫气

17. 与肺的宣发关系不密切者是

18. 与人体抵御外邪关系最密切的是

A. 分为阴阳两类

B.“六气致病”说

C. 三因学说

D. 首次提出“乖戾之气”说

E.“千般疢难，不越三条”

19.《内经》将病因分为

20. 宋代陈无择将病因归类，提出

三、C 型题（21～30 题，每题 0.5 分，计 5 分）

A. 头面　　B. 胸部

C. 二者均是　　D. 二者均非

21. 相为表里的两经交接于

22. 同名手足阳经交接于

A. 冲脉　　B. 带脉

C. 二者均是　　D. 二者均非

23. 能够调节十二经脉气血的奇经是

24. 能够约束纵行诸经的奇经是

A. 因人制宜　　B. 因时制宜

C. 二者均是　　D. 二者均非

25.“用寒远寒”、“用热远热”属于

26. 妊娠期禁用峻下、破血类药物属于

A. 心　　B. 肝

C. 二者均是　　D. 二者均非

27. 称“先天之本”的是

28. 称“罢极之本”的是

A. 身体素质　　B. 心理素质

C. 二者皆是　　D. 二者皆非

29. 气质包括

30. 体质包括

四、X 型题（31～40 题，每题 0.5 分，计 5 分）

31. 下列属于“相乘”的有

A. 水气凌心　　B. 肝气犯胃

C. 肝火犯肺　　D. 心病传脾

E. 肺病传肝

32. 心主血脉功能正常与否可通过下列哪项表现出来

A. 舌苔　　B. 面色

C. 脉象　　D. 精神意识状态

E. 心胸部感觉

33. 脑在中医学中又称为

A. 元神之府　　B. 神明之府

C. 中精之府　　D. 精明之府

E. 髓海

34. 下列到达耳中的经脉有

A. 三焦经　　B. 胆经

C. 肾经　　D. 小肠经

E. 肝经

35. 心的阳气过亢的病理反应有

A. 躁扰心神　　B. 血流薄疾

C. 心神不振　　D. 心火亢盛

E. 心脉痹阻

36. 胃火炽盛的主要表现有

A. 口苦　　B. 口干

C. 口臭　　D. 善饥

E. 便秘

37. 足厥阴肝经经过部位有

A. 阴器　　B. 少腹

C. 乳房　　D. 咽喉

E. 头顶

38. 气逆多发生在

A. 肺　　B. 肝　　C. 心

D. 胃　　E. 脾

39. 起于胞中的经脉有

A. 督脉　　B. 任脉

C. 冲脉　　D. 带脉

E. 肾经

40. 与肾关系密切的有

A. 脑　B. 髓　C. 骨

D. 耳　E. 女子胞

五、填空题（41～50题，每空1分，计20分）

41. 按五行相生规律确立的治则是________，________。

42. 胆汁由________化生。

43. 火热内生的病理机制主要有________、________、________、________。

44. “寒因寒用”治法适用于________；“通因通用”治法适用于________。

45. 足少阴肾经起于小趾下，于________处交________经。

46. 经脉之中络脑的有________和________。

47. 预防包括________和________。

48. 脾的生理特性是________、________。

49. 精按其来源可分为________和________。

50. 病治异同体现了中医学的________基本特点。

六、简答题（51～56题，每题5分，计30分）

51. 何谓阴损及阳、阳损及阴？

52. 何谓精血同源、水火既济？

53. 何谓佐金平木、泻南补北？

54. 何谓十二经筋、十二皮部？

55. 何谓五脏合体、五脏化液？

56. 何谓仓廪之官、决渎之官？

七、论述题（57～59题，每题10分，计30分）

57. 寒邪和湿邪同属阴邪，在致病特征上有何异同？

58. 试用虚实变化的病机分析阴阳失调的常见类型。

59. 试述“气为血之帅，血为气之母”的生理病理学意义。

【参考答案】

一、A_1型题（1～10题，每题0.5分，计5分）

1. B　2. D　3. B　4. C　5. D
6. C　7. C　8. C　9. A　10. D

二、B_1型题（11～20题，每题0.5分，计5分）

11. A　12. C　13. D　14. A　15. B
16. C　17. C　18. E　19. A　20. C

三、C型题（21～30题，每题0.5分，计5分）

21. D　22. A　23. A　24. B　25. B
26. A　27. D　28. B　29. B　30. C

四、X型题（31～40题，每题0.5分，计5分）

31. ABE　32. BCE　33. AE
34. ABD　35. ABD　36. ABCDE
37. ABCDE　38. ABD　39. ABC
40. ABCDE

五、填空题（41～50题，每空1分，计20分）

41. 虚则补其母　实则泻其子

42. 肝之精气（或肝之余气，或肝血）

43. 阳气过盛化火　邪郁化火　五志过极化火　阴虚火旺

44. 真热假寒证　真实假虚证

45. 胸中　手厥阴心包

46. 督脉　膀胱经

47. 未病先防　既病防变

48. 以升为健　喜燥恶湿

49. 先天之精　后天之精（水谷之精）

50. 辨证论治

六、简答题（51～56题，每题5分，计30分）

51. 答：阴损及阳是指阴虚到相当程度，病变发展影响到阳的一方，继而形成以阴虚为主的阴阳两虚（2.5分）；阳损及阴是指阳虚到相当程度，病变发展影响到阴的一方，继而形成以阳虚为主的阴阳两虚（2.5分）。

52. 答：精血同源即肝肾同源。肝藏血，肾藏精，肝血和肾精相互资生、相互转化，肾精可化生肝血，肝血可滋养肾精，故称精血同源（2.5分）。水火既济又称"心肾相交"。心在五行属火，肾在五行属水。心位居于上，肾位居于下。在生理上，心火必须下降于肾，肾水必须上济于心，心肾之间的生理功能才能协调。心肾之间这种关系，称为"水火既济"（2.5分）。

53. 答：佐金平木，是滋肺阴清肝火以治疗肝火犯肺证的治法，又称滋肺清肝法，适用于肺阴不足，右降不及的肝火犯肺证（1.5分）；若属肝火亢盛，左升太过，上炎侮肺，耗伤肺阴的肝火犯肺证，当清肝平木为主，兼以滋肺阴以肃降肺气为治（1.5分）。泻南补北即泻心火滋肾水，又称泻火补水法，适用于肾阴不足、心火偏旺，水火不济，心肾不交证（2分）。

54. 答：十二经筋是十二经脉之气结、聚、散、络于筋肉关节的体系，其功能活动有赖于经络气血的濡养，并受十二经脉调节，所以也划分为十二个系统，称为"十二经筋"（2.5分）。十二皮部是十二经脉之气在体表皮肤一定部位的反映区。十二经脉及其所属络脉，在体表有一定的分布范围，与之相应，全身的皮肤也就划分为十二个部分，称十二皮部（2.5分）。

55. 答：人体中五种形体组织，包括脉、皮肤、肌肉、筋、骨，合称五体。五体与五脏有密切联系，依赖五脏精气血津液的濡养，故称五脏合体。分别为：心在体合脉，肺在体合皮，脾在体合肉，肝在体合筋，肾在体合骨（2.5分）。汗、涕、泪、涎、唾五种分泌物称为五液。五液由五脏之精所化生并分属于五脏，故称五脏化液。分别为：心在液为汗，肺在液为涕，脾在液为涎，肝在液为泪，肾在液为唾（2.5分）。

56. 答：仓廪之官为脾胃的别称。仓廪即粮仓之义。脾胃主受纳、运化水谷，主管饮食物的消化吸收，故称其"仓廪之官"（2.5分）。决渎之官为三焦的别称。"决"即疏通之义，"渎"指水道。三焦为水液运行的通道，三焦通利，则水液运行畅通，故称其"决渎之官"（2.5分）。

七、论述题（57～59题，每题10分，计30分）

57. 答：寒邪与湿邪致病的相同点：①同伤机体阳气。寒邪与湿邪同属阴邪，侵袭人体后，都具有损伤阳气的特点（1分）。②都易侵犯人体下部。寒邪与湿邪同属阴邪，人体下部属阴，同气相求，故皆易侵犯人体下部，所谓"清（寒）湿袭虚，病起于下"（1分）。

寒邪与湿邪致病的不同点：①寒邪直接损伤机体阳气，而湿邪易困阻脾阳。寒为阴气盛的表现，侵人后或困遏卫阳，或损伤脏腑阳气，使阳气的温煦、推动、兴奋等作用减弱，表现出一系列寒性症状，如恶寒、脘腹冷痛、下利清谷等；湿邪侵人，多阻遏脏腑的气机升降，尤易困阻脾胃，损伤脾阳，使脾阳不振，运化失职，水湿内停，出现胸脘痞闷、腹部胀满、大便溏泄等症。因此，治疗寒邪伤阳，应祛寒温阳；治疗湿邪伤阳，应通过利湿来通阳（2分）。②寒性凝滞主痛，而湿性重着。寒邪伤人，易使气血凝结阻滞于经脉，导致筋脉、经络、腠理、毛窍的收缩闭塞，阳气不得布散，故出现恶寒、无汗、肢体屈伸不利、脉紧等症。又寒凝气收，血脉拘急，气血运行不畅，不通则痛，故受寒常见头身肢体关节疼痛之症。湿性重着，湿邪犯人，常见头沉如裹、周身困重、四肢酸沉、关节重着等（2分）。③两邪在致病中，其分泌物和排泄物在形质上不同。寒邪伤阳，使阳气的温煦、推动功能减退，故分泌物和排泄物澄澈清冷，如鼻流清涕、呕吐清水、咳吐稀痰、小便清长、下利清谷等；湿性黏滞秽浊，故分泌物和排泄物多秽浊不清、滞涩不畅（2分）。④所致病证的病程长短不同。寒邪为寒冷之气，致病较快，病程较短；湿邪为重浊有质之邪，致病较缓，但病程较长，甚至缠绵难愈（1分）。⑤发病季节有异。冬季多寒病，长夏季节多湿病（1分）。

58. 答：阴阳失调主要包括阴阳偏胜、阴阳偏衰、阴阳互损、阴阳格拒、阴阳亡失五种类型。

阴阳偏胜：阳胜则热的实热证，阴胜则寒的实寒证，属“邪气盛则实” （2分）；阴胜则阳病的实寒兼阳虚证，阳盛则阴病的实热兼阴虚证，属实中夹虚（2分）。

阴阳偏衰：阴虚则热的虚热证，阳虚则寒的虚寒证，属“精气夺则虚”；阴虚阳亢证和阳虚寒盛证，属于虚中夹实（2分）。

阴阳互损：属“精气夺则虚”，但虚损的程度较重，多在累及肾阴、肾阳的情况下发生（1分）。

阴阳格拒：阴盛格阳，属阴寒盛极（1分）；阳盛格阴，属阳热极盛（1分）。

阴阳亡失：阴气或阳气突然大量脱失，则为亡阴或亡阳，都属气脱之极虚（1分）。

59. 答：“气为血之帅，血为气之母”是对气血关系的高度概括。“气为血之帅”，包括气能生血、气能行血、气能摄血（1分）；“血为气之母”，包括血能载气、血能养气（1分）。

气能生血：血的生成，离不开气作为动力。营气和津液，是血液的主要组成部分，它们来自脾胃运化的水谷之精。从摄入的饮食物转化为水谷之精，从水谷之精化生营气和津液，从营气和津液生成血液，整个过程都离不开气的运动。因此说气能生血。气旺则化生血液的功能强，气虚则化生血液的功能弱，甚至发生血虚。临床上治疗血虚病证，在补血的同时，每加补气药以提高疗效（2分）。

气能行血：血属阴而静，血的运行，必须依赖于运行不息的气的推动。具体地说，血是依靠心气的推动而流行的。肺气的宣降、敷布，肝气的疏泄、条达，也是保持血行通畅的重要因素。若心肺气虚，推动无力，可引起血瘀；肝失疏泄，气机郁滞，也会引起血瘀。此外，气机的逆乱，升降出入的异常，也常导致血运失常。临床上治疗血行失常，在治血的同时常配伍补气（以行血）、行气（以活血）、降气（以降血）、升提（以升血）等药物，才能获得较好的疗效（2分）。

气能摄血：摄血，是气的固摄作用的具体体现。血循脉道而行，不致逸出脉外，正是依赖于气的固摄作用。如果气虚无力摄血，就会出现各种出血倾向，临床上称为“气不摄血”，治疗时必须配合应用补气之品，以增强气的摄血功能而达到止血目的（2分）。

血能载气：气无形而动，必须附着于有形之血，才能行于脉中而不致散失。当大量出血时，气亦随之逸脱，故大出血的病人每见面色苍白、精神委顿、汗出不止、全身瘫软等症，即所谓“气随血脱”（1分）。

血能养气：人体各部，内至五脏六腑，外至四肢百骸，无不有赖于血的濡养，才能维持正常的生理功能。机体的组织器官若得不到血的供养，其功能活动也就无法维持，气亦无由化生。故临床上血虚之人，往往兼有气虚（1分）。